Katrina Pfundt

Die Regierung der HIV-Infektion

Katrina Pfundt

Die Regierung der HIV-Infektion

Eine empirisch-genealogische Studie

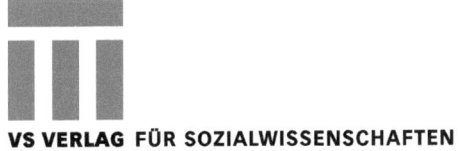

VS VERLAG FÜR SOZIALWISSENSCHAFTEN

Bibliografische Information der Deutschen Nationalbibliothek
Die Deutsche Nationalbibliothek verzeichnet diese Publikation in der
Deutschen Nationalbibliografie; detaillierte bibliografische Daten sind im Internet über
<http://dnb.d-nb.de> abrufbar.

1. Auflage 2010

Alle Rechte vorbehalten
© VS Verlag für Sozialwissenschaften | GWV Fachverlage GmbH, Wiesbaden 2010

Lektorat: Katrin Emmerich / Tilmann Ziegenhain

VS Verlag für Sozialwissenschaften ist Teil der Fachverlagsgruppe
Springer Science+Business Media.
www.vs-verlag.de

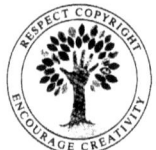

Das Werk einschließlich aller seiner Teile ist urheberrechtlich geschützt.
Jede Verwertung außerhalb der engen Grenzen des Urheberrechtsgesetzes
ist ohne Zustimmung des Verlags unzulässig und strafbar. Das gilt insbesondere für Vervielfältigungen, Übersetzungen, Mikroverfilmungen und die Einspeicherung und Verarbeitung in elektronischen Systemen.

Die Wiedergabe von Gebrauchsnamen, Handelsnamen, Warenbezeichnungen usw. in diesem Werk berechtigt auch ohne besondere Kennzeichnung nicht zu der Annahme, dass solche Namen im Sinne der Warenzeichen- und Markenschutz-Gesetzgebung als frei zu betrachten wären und daher von jedermann benutzt werden dürften.

Umschlaggestaltung: KünkelLopka Medienentwicklung, Heidelberg
Druck und buchbinderische Verarbeitung: Rosch-Buch, Scheßlitz
Gedruckt auf säurefreiem und chlorfrei gebleichtem Papier
Printed in Germany

ISBN 978-3-531-17095-4

**Für meine Eltern:
Adriana Lais und Heimar Pfundt**

Danksagung

Diese Arbeit hätte ohne die Hilfe und Unterstützung anderer, ihrer Bereitschaft zu Diskussion, Kritik und Gedankenaustausch, ihren vielfältigen Anregungen, Hinweisen und Aufmunterungen nicht entstehen können. Sie ermöglichten mir diese lange Zeit, die nicht nur von Freude und Interesse an der Arbeit, sondern auch von Fragen und Zweifeln begleitet war, durchzustehen.

Ich möchte mich dafür bei meinen Freundinnen und Freunden, meinen Kolleginnen und Kollegen, meiner Familie und Prof. Dr. Marianne Pieper bedanken. Darüber hinaus gilt mein ganz spezieller Dank meinen Interviewpartnerinnen. Diese Studie beruht auf ihren Geschichten; auf ihrem Schmerz mit einer Infektion leben zu müssen, die in unserer Gesellschaft als Stigma gilt. Sie beruht auf ihrer Bereitschaft mir davon zu erzählen, mir Einsicht in ihr Leben und ihre Erfahrungen, Gedanken und Gefühle zu geben.

Inhaltsverzeichnis

Einleitung 13
1 Der theoretische Rahmen 25
   1.1   Von der Zentrierung zur Dezentrierung des Subjekts 25
       1.1.1   Die Zentrierung des Subjekts 27
       1.1.2   Soziologische Subjektkonzeptionen im Kontext
                der Metaphysik 31
       1.1.3   Die Dezentrierung des Subjekts 33
       1.1.4   Strukturalismus und Poststrukturalismus 38
       1.1.5   Die Projekte Foucaults 45
   1.2   Das Gouvernementalitätskonzept 50
       1.2.1   Das Pastorat als Matrix der Gouvernementalität 54
       1.2.2   Die Konzeptionalisierung von Macht als Führung 62
       1.2.3   Die Konstituierung der politischen Regierungstätigkeit 65
       1.2.4   Die Biopolitik 70
       1.2.5   Die Selbstführung 76
       1.2.6   Die „Sorge um sich selbst" 79
       1.2.7   Das „Erkenne dich selbst" 83
       1.2.8   Das Instrumentarium der Gouvernementalitätsanalyse 88
2 Der methodologische und methodische Rahmen 93
   2.1   Die Methodologie des „narrativen Interviews":
           Kritik, Tansformationen und Verortung 95
   2.2   Der methodische Rahmen 100
       2.2.1   Der Zugang zum Feld 100
       2.2.2   Die Interviewsituation 102
       2.2.3   Das Sample 104
       2.2.4   Der Auswertungsprozess 105
       2.2.5   Triangulation der Perspektiven 108
3 Die Rationalitäten der Biopolitik 111
   3.1   Die liberale Gouvernementalität 112
   3.2   Die Rationalität des Vorsorgestaats 120
   3.3   Die Rationalität des Neoliberalismus 127
4 Die Regierung der HIV- Infektion im medizinischen Kontext ... 137
   4.1   Die Diagnose 139

4.1.1	Die Rationalität des HIV-Antikörpertests	140
4.1.1.1	Rechtliche und historische Hintergründe der „informierten Zustimmung"	140
4.1.1.2	Der HIV-Test als Konstruktion von Besonderheit	144
4.1.1.3	Der HIV-Test als „Wahrheitsdispositiv"	145
4.1.1.4	Der „Test" vor dem Hintergrund biopolitischer Debatten	147
4.1.1.5	Die biopolitische Formierung aktueller Gesetze	150
	Das Transfusionsgesetz	151
	Das Infektionsschutzgesetz	155
	Fazit	156
4.1.2	Die Suche nach der Diagnose	158
4.1.2.1	Die Testdurchführung bei körperlichen Veränderungen	158
4.1.2.2	Die Testdurchführung im Zusammenhang einer „Risikoevaluation"	162
4.1.2.3	Die Testdurchführung im Kontext der Blutspendepraxis	164
4.1.2.4	Fazit	164
4.1.3	Die Diagnosemitteilung durch den Arzt	165
4.1.3.1	Die Diagnosemitteilung bei fremdinitiierter Testdurchführung	165
4.1.3.2	Diagnosemitteilung und „Risikoevaluation" bei selbstinitiierter Testdurchführung	168
4.1.4	Die Diagnose als Schock	170
4.1.5	Die Diagnosemitteilung an andere	172
4.1.6	Die (mangelnde) Beratung nach der Diagnosemitteilung: Selbstverhältnisse in der Nähe des Todes	175
4.1.6.1	HIV = Tod	175
4.1.6.2	Die Technologie der Prognosen	180
4.1.7	Selbstkonstituierungen zwischen Responsabilisierung und Schicksal	183
4.1.7.1	Die Transmission als vermeidlich Vermeidbares	185
4.1.7.2	Selbstpositionierungen jenseits der Selbstverantwortung	190
	Verantwortungszurechnung und Geschlecht	191
	Die Transmission jenseits einer autonomen Subjektposition	192
4.2	Die Regierung der Antiretroviralen Therapie (ART)	194
4.2.1	Die medizinische Wissensproduktion zur antiretroviralen Therapie	195
4.2.2	Die Technologie der Werte	199
	Zusammenfassung	209
4.2.3	Die Einnahmepraxis	210
4.2.3.1	Die positive Wirkung der Medikamente	210

Inhaltsverzeichnis

4.2.3.2 Die Ablehnung der ART: Die Einnahmepraxis als Reglementierung der Lebensführung 212
4.2.3.3 Die Unterbrechung: Therapiepausen oder die Einnahmepraxis zwischen Krankheitsbegrenzung und Reglementierung der Lebensführung 215
4.2.3.4 Die Aufrechterhaltung der Einnahmepraxis: Selbstregulierungen 219
Einnahmeschwierigkeiten im Kontext der Resistenzbildung 220
4.2.3.5 Zwischen „Versuchskaninchen" und „Testperson": Die Einnahme als unkalkulierbare Praxis 228
Die Ablehnung einer ART 229
Die Befürwortung der ART 232
4.3 Die Regierung der Untersuchungs- und Behandlungspraktiken 235
4.3.1 Identifizierung und Behandlung der Nebenwirkungen 236
4.3.2 Die paternalistische Führung 240
4.3.3 Die „partnerschaftlich-dialogische" Führung 244
4.3.4 Die selbstverantwortliche Patientin 247

5 Das Sagbare und das Sichtbare 253
5.1 Die Rationalität der Geständnispraktiken 257
5.1.1 Die Diffundierung der Geständnisse 259
5.1.1.1 Die Institutionalisierung der Beichtpflicht 259
5.1.1.2 Geständnisse in der juridischen Praxis 261
5.1.2 Die Transformation der Geständnisse 263
5.2 Die Situation Diskreditierbarer 264
5.2.1 Die Regierung des Sagbaren 265
5.2.1.1 Geständnisse im medizinischen Kontext 266
5.2.1.2 Geständnisse gegenüber signifikanten Anderen 269
Informationssteuerung bei Post-Stigma-Beziehungen 271
Informationsmanagement bei Ante-Stigma-Beziehungen 276
Das Geständnis als strategisches Mittel 282
5.2.1.3 Geständnisse im Arbeitsbereich 286
5.2.1.4 Auswirkungen der Geheimhaltung 291
Psychische und körperliche Auswirkungen der Geheimhaltung 292
Soziale Effekte der Geheimhaltung 293
5.2.2 Die Regierung des Sichtbaren: Der Umgang mit Stigmasymbolen 294
5.2.3 Fazit: Geständnispraktiken im Kontext der Biomacht 299
5.3 Die Situation Diskreditierter 301
5.3.1 Die HIV-Infektion zwischen Stigma und Hilfe 302
5.3.1.1 Im medizinischen Kontext 302

	5.3.1.2	Im Arbeitskontext	308
	5.3.1.3	Signifikante Andere	316
	5.3.1.4	Fazit	320
5.3.2		Die HIV-Infektion als Normalität	323
	5.3.2.1	Die Normalisierung des Verhaltens anderer	323
	5.3.2.2	Informationskontrolle	335
	5.3.2.3	Die Thematisierung	340
	5.3.2.4	Norm und Normalisierungsverfahren im Kontext der Biomacht	341

6 Biographische Transformationsprozesse ... 345
  6.1   Körperliche Materialisierungsweisen als Transformationsagenten ... 345
    6.1.1   Regulierungspraktiken ... 346
    6.1.2   Einschränkungen: „Seit meiner Infektion ist das alles nicht mehr drin" ... 352
    6.1.3   Der Ausstieg aus der Erwerbstätigkeit ... 354
  6.2   Stigmatisierung und Endlichkeit als Transformationsagenten ... 364
    6.2.1   „Ich wollte auch immer die gute Frau sein" ... 365
    6.2.2   „Irgendwie bin ich durch die Krankheit wieder gesund geworden" ... 373

7 Die Regierung der HIV-Infektion ... 381
  Die medizinische Regierung der HIV-Infektion ... 381
  Das Sagbare und das Sichtbare ... 398
  Biographische Transformationsprozesse ... 406

8 Fazit ... 411
Literaturverzeichnis ... 423

Einleitung

AIDS, das Acquiered Immune Deficience Syndrom – das erworbene Immunschwächesyndrom – ist bis heute nicht nur eine unheilbare Infektionserkrankung mit oftmals tödlichem Ausgang, sondern auch „das Prinzip eines speziellen Diskurses" (Eirmbeter, Hahn und Jacob 1993: 35). Ein Diskurs, der neben wissenschaftlichen Annahmen und Kenntnissen „über Erreger, Übertragungswege, Ansteckungsgefahren, Diagnose- und Therapieverfahren [..] einen kollektiv unterstellten Zusammenhang von anderer Lebensform, Charakter und Gefahr, von Schuld und Tod, von Sexualität und Bedrohung" (Eirmbeter, Hahn und Jacob 1983: 35; vgl. auch: Rosenbrock 1987: 2; Venrath 1994: 13, 60; Jacob 1995: 132) impliziert.

Infolge dieser Diskursivierungsweise sehen sich HIV-infizierte Menschen nicht nur mit den Effekten der Erkrankung, sondern gleichsam mit Problemen konfrontiert, die sich aus den Folgen der „sozialen Infektion" (Bleibtreu-Ehrenberg 1989: 65) ergeben. Unter diesem Begriff werden aus sozialwissenschaftlicher Perspektive Verhaltensweisen wie Stigmatisierungen, Diskriminierungen und Ausgrenzungspraktiken subsumiert, mit denen Nicht-infizierte auf HIV-infizierte und vermeintlich infizierte Menschen reagieren (Eirmbeter et al. 1993: 10 f.; Unger 1999: 13). Das „Andere" und Besondere der HIV-Infektion bzw. der AIDS-Erkrankung ergibt sich demnach aus der Konstruktionsweise der Erkrankung, die infizierte bzw. erkrankte Menschen mit spezifischen gesellschaftlichen Folgen konfrontiert.

Dieser Hintergrund bildet den Ausgangspunkt meines Forschungsinteresses. Anhand einer qualitativen Analyse wollte ich untersuchen, in welcher Form und in welchem Ausmaß HIV-Infektion bzw. AIDS-Erkrankung für infiierte Frauen[1] lebensgeschichtlich relevant wird. Im Mittelpunkt der Analyse steht

---

[1] Angesichts der v. a. innerhalb der feministischen Theorie und in den Sozialwissenschaften geführten Kontroversen und Debatten um die Kategorie „Frau" erscheine es heute unmöglich, eine wissenschaftliche Studie unter Verwendung des allgemeinen Nenners „Frauen" zu beginnen, konstatiert Riesling-Schärfe (1998: 33). In der folgenden Studie geht es nicht um eine Homogenisierung der Darstellung von Frauen, die das Reden im Namen „der Frau" beinhalten würde (Guitiérrez Rodríguez 1996: 166). Vielmehr soll den unterschiedlichen gesellschaftlichen Positionierungen Rechnung getragen werden, indem die verschiedenen Lebensführungen und Konstituierungsweisen HIV-infizierter Frauen dargelegt und auf ihre Konstituierungsbedingungen

dabei die Frage, wie sich das Selbst unter der Bedingung einer terminalen Erkrankung konstituiert, die im gesellschaftlichen Kontext mit Diskreditierungen und Stigmatisierungen belegt wird. Im Zentrum steht dabei eine „Betroffenengruppe"[2], die bis heute in der soziologischen Forschung weitgehend unbeachtet geblieben ist.

Die Forschungsmerkmale der Studie gilt es nun in Differenz zum soziologischen Forschungsstand genauer zu fassen, wobei gleichsam der epidemiologische und soziale Hintergrund HIV-infizierter Frauen skizziert wird.

Mit den gesellschaftlichen Implikationen und Problematiken der HIV-Infektion und AIDS-Erkrankung haben sich frühzeitig zwei sozialwissenschaftliche Forschungsfelder auseinandergesetzt. Differenzieren lassen sich Untersuchungen, die den gesellschaftlichen Umgang mit HIV/AIDS analysieren und dabei die Vorstellungen, Reaktions- und Verhaltensweisen Nichtinfizierter in den Mittelpunkt stellen[3] und sozialwissenschaftliche Studien, die die Lebensbedingungen HIV-Infizierter und AIDS-erkrankter Menschen als Ausgangspunkt der Analyse nehmen. Zwischen diesen Feldern stehen sozialwissenschaftliche Forschungsvorhaben, die sich mit dem Feld der Primärprävention befassen. Auf-

---

hin untersucht werden. Der der „Frau" steht hier für eine soziale Konstruktionsweise und nicht für eine natürliche Wesenseinheit.

[2] In der BRD sind nach Angaben des Robert-Koch-Instituts (RKI) aktuell (2006) ca. 56.000 Menschen mit dem HI-Virus infiziert; ca. 8500 Frauen, 400 Kinder und 47.000 Männer; ca. 8700 von ihnen leben mit AIDS. Die Zahl der HIV-Neuinfektionen steigt laut RKI seit 2001 kontinuierlich an. Gemeldet wurden dem RKI für das Jahr 2006 2611 Neuinfektionen. Der Anteil der Frauen belief sich mit 494 Fällen auf 19 % und steht damit der weltweiten Entwicklung entgegen, die sich durch eine zunehmende Feminisierung der HIV-Infektion kennzeichnet. Von den weltweit ca. 40 Millionen HIV-infizierten Menschen, von denen 63 % (= 25 Millionen) südlich der Sahara leben, sind gegenwärtig ca. 17 Millionen Frauen, wobei südlich der Sahara bereits 59 % der HIV-Infizierten Frauen sind (RKI: Stand der Infektion Ende 2006; UNAIDS: Stand der Infektion Ende 2006).
Für die BRD konstatiert das RKI in den letzten Jahren einen rückläufigen Frauenanteil, wenngleich die absolute Zahl der Neuinfektionen von Mädchen/ Frauen leicht steigt. Seit 2001 – dem Jahr des absoluten Tiefstands, der „weder in den neunziger Jahren noch danach" wieder erreicht wurde (FAZ 3.6.2007), bei dem die Neuinfektionsrate von Mädchen/ Frauen bei 345 lag – pendelt die Anzahl der Neuinfektionen zwischen 400 (397 im Jahr 2003) und 500 (494 für 2006) Fällen. Die Anzahl der Neuinfektionen von Jungen/ Männern dokumentiert das RKI für 2006 mit 2094. Auch hier wurde 2001 der absolute Tiefstand mit 1078 Fällen erreicht, und auch hier begann 2002 der Anstieg der Infektionsrate auf zunächst 1275 Fälle, die sich bislang jährlich zwischen 113 und 272 Fällen erhöht hat (zu Zahlen und Anstiegsgründen vgl.: www.rki.de; aerzteblatt.de (31.5.2007); tagesschau.de (3.6.2007)).

[3] Mit der Analyse der gesellschaftliche Konstruktion von AIDS setzen sich Bleibtreu-Ehrenberg (1989), Parin (1987), Dunde (1989); Sonntag (1997); Köhl et al. (2001) auseinander. Andere Arbeiten untersuchen die Konstruktion von HIV und AIDS in spezifischen Feldern. Die mediale Konstruktion von HIV und AIDS haben bspw. Rühmann (1985), Riesling-Schärfe (1999), Wießner (2003) und Schmidt (2005) analysiert. In verschiedenen Veröffentlichungen der DAH (Deutsche AIDS-Hilfe) wird die Situation Zu- und Angehöriger (Band 46) sowie ehrenamtlicher und professioneller HelferInnen thematisiert (Band 17).

Einleitung

gabe solcher Forschungsvorhaben sei es, über die „Erforschung gruppenspezifischer Alltagswelten" zur Primärprävention und deren Evaluation beizutragen (Schemman 1996: 139)[4]. Angesichts mangelnder kurativer Therapeutika liegt ein Schwerpunkt der die AIDS-Problematik bekämpfenden Gesundheitswissenschaften[5] nach wie vor in diesem Bereich (Schemmann 1996: 138; vgl. auch: Riesling-Schärfe 1999; Rosenbrock 2000)[6].

Unterschiedliche Disziplinen – Psychologie, Public Health, Soziologie – haben sich dem zweiten Forschungsfeld zugewandt und die Lebenssituation HIV-infizierter und AIDS-erkrankter Menschen aus verschiedenen Perspektiven analysiert. Gemeinsam ist diesen Untersuchungen, dass sie sich v. a. mit der Situation homosexueller Männer beschäftigen[7], die in der BRD nach wie vor mit 34.000 (von 56.000) Infizierten die größte „Betroffenengruppe" darstellen (Robert-Koch-Institut: 11/2006). Aber auch zu der Situation Drogenabhängiger[8] und Bisexueller[9] lassen sich Untersuchungen finden. Weitgehend unsichtbar[10] sind

---

[4] Fragen zum Sexualverhalten und die Anwendung von Safer-Sex-Praktiken stehen hier im Vordergrund. Befragt werden bestimmte Subpopulationen wie auch die Gesamtbevölkerung. Der wissenschaftlichen Präventionsforschung hat sich u. a. auch die deutsche AIDS-Hilfe (DAH) zugewandt. Das (veränderte) Präventionsverhalten der „Hauptbetroffenengruppe" „Männer, die Sex mit Männer haben" (MSM), ist allein Gegenstand acht verschiedener Studien der DAH. Während sich vier Untersuchungen allgemein mit schwulem Präventionsverhalten beschäftigen (DAH Band 31; 40; 48, 50), widmen sich zwei Untersuchungen dem präventiven Verhalten homosexueller Männer der Unterschicht (DAH Band 25 und Band 26), eine Studie dem Verhalten schwuler Männer aus dem Osten (DAH Band 34) und eine Studie dem Thema Prävention und männlicher Prostitution (DAH Band 45). Mit dem präventiven Verhalten von Frauen beschäftigt sich das „Handbuch. Prävention für Mädchen und Frauen" (Hilgefort 2000) sowie eine Veröffentlichung der DAH (Band 45: 2), die sich spezifisch auf „Prostitution, Prävention und Gesundheitsförderung" bezieht. Leopold (1993) analysiert in einer Studie das präventive Verhalten von Frauen der neuen Bundesländer. Mit dem Thema Jugend und Prävention beschäftigt sich Plies (1997); Stöver (2000) mit Prävention im Strafvollzug; die DAH spezifisch mit der „Gesundheitsförderung für Drogen Gebrauchende im Strafvollzug (Band 42, Teil 1 und 2). Das präventive Verhalten der Gesamtbevölkerung analysieren bspw. Habermehl (1989), Venrath (1994), Hahn, Eirmbeter & Jacob (1983) wie auch die Bundeszentrale für gesundheitliche Aufklärung (BzgA) 1985; 1987; 1988. In einer aktuellen Studie untersucht die BzgA in Zusammenarbeit mit dem Robert-Koch-Institut (RKI) das Sexualverhalten homo- und bisexueller Männer (RKI: 06/2007).
[5] Auf den historischen und genealogischen Kontext dieser Praxis wird weiter unten noch genauer eingegangen.
[6] Allgemein zu HIV und Prävention vgl.: Rosenbrock (1986; 1987; 2000; 2002); Rosenbrock & Salem (1990); Raschke & Ritter (1991); Jacob (1995); Hahn, Eirmbeter & Jacob (1983). Zu Bedeutung, Geschichte, Kosten und Formen von Prävention vgl. der Überblick von Jacob (1995: 17-36). Mit Prävention als gesellschaftlicher Praxis setzt sich Rosenbrock (2006) auseinander. Mit Prävention als Regierungspraxis: Lupton & Peterson (1996); Gestaldo (2000); Gottweis et al. (2004).
[7] Vgl. Bochow (1989); Pollack (1990); Dannecker (1990); Dunde (1994); Schemmann (1996); Hemmerlein (1997); vgl. auch Fußnote 3.
[8] Vgl.: Hedrich (1990).
[9] Vgl.: Feldhorst (1998).

dagegen die Lebensbedingungen und die Lebensführung HIV-infizierter und AIDS-erkrankter Frauen geblieben[11], einer heterogenen Gruppe, die aktuell ca. 8500 - 9500 Personen entspricht und Frauen aus sogenannten Hochprävalenzregionen[12] und Deutschland umfasst, die sich entweder über heterosexuellen Weg

---

[10] Die Unsichtbarkeit von Frauen im AIDS-Diskurs analysierte Treichler (1988) für die USA. Sie zeigt auf, wie die anfängliche Konstruktion von AIDS als eine hauptsächlich Männer betreffende Erkrankung in der Folge dazu führte, dass weder Frauen sich „at risk" fühlten noch seitens der Medizin ein Risiko für Frauen angenommen wurde.

[11] 1987 wurde der englische Reader „Women and the AIDS Crisis" (Richardson 1986) ins Deutsche übertragen („Frauen und die AIDS-Krise") und im Auftrag des Frauenverlags Orlanda durch die Soziologin Parsa mit Materialien und Vergleichsdaten der Berliner AIDS-Hilfe angereichert. Das „Handbuch" klärt auf über Erkrankung, Übertragungswege, (un-) riskante Sexpraktiken, HIV-Test, Pflege und Betreuung ErkrankteR und thematisiert darüber hinaus den politischen Umgang und die gesellschaftlichen Folgen von AIDS. Ähnlich verhält es sich mit der Veröffentlichung der US-amerikanischen „Act up"-Bewegung: „Women, AIDS, and Activism" aus dem Jahr 1990. 1994 übersetzten und bearbeiteten die AIDS-Aktivistinnen Hoffmann, Knust und Schmidt die amerikanische Ausgabe der ACT-UP-Bewegung (ACT UP = The AIDS Coalition to Unleash Power = „Aids-Koalition, um Energie freizusetzen" (1994: 13)). Der Reader, der als Sachbuch und Ratgeber fungiert und durch persönliche Berichte ergänzt ist, will die unterschiedlichen Wege im Umgang mit der HIV-Infektion/AIDS aufzeigen und gleichsam die „AIDS-Krise" als ein politisches Phänomen beleuchten (1994: 12). Der Zusammenschluss HIV-positiver Frauen und ihr gemeinsames Handeln gegen Diskriminierung und strukturelle Problematiken (wie bspw. Mittelkürzungen im Gesundheits- und Sozialbereich) sowie gemeinsame politische Aktionen (wie bspw. gegen die AIDS-Politik der katholischen Kirche), veranschlagte die ACT-UP-Bewegung als wirksames Mittel, um analog der „feministischen Einsicht, dass die meisten persönlichen Probleme eine wesentliche politische Dimension haben", die Rolle als schuldige Frau gegen eine Position als aktiv Handelnde einzutauschen, die selbst als Expertin für ihre Belange eintritt (1994: 11 ff.). Mit diesem Vorgehen wendete sich ACT UP gegen die Praxis des Schweigens, die sie mit ihrem weltweiten Motto „Silence = Death" als größtes Übel im Kampf gegen HIV und AIDS brandmarkte (1994: 13). Entsprechend legt die Bewegung, wie auch das 1992 neu gegründete Referat „Frauen mit HIV und AIDS" der DAH, „ein großes Augenmerk [...] auf das Sichtbarmachen von HIV-positiven und erkrankten Frauen", wie deren erste Vertreterin Claudia Fischer formulierte. Die deutsche Übersetzung und Ergänzung der amerikanischen Ausgabe wurde daher als „hilfreiche Unterstützung" und erste Voraussetzung gewertet, um gemeinsam das Schweigen zu brechen, so die Isolation von HIV-positiven und erkrankten Frauen aufzuheben und damit das Leben mit HIV und AIDS lebenswerter gestalten zu können (Fischer 1994: 9 f. ebd.).
In der 1991 von Rieder und Ruppelt übersetzten und mit einem Vorwort versehenen US-amerikanischen Anthologie „Frauen sprechen über Aids" thematisieren Frauen unterschiedliche Positionen und Perspektiven – als Angehörige, als in der AIDS-Arbeit tätige, als HIV-Infizierte bzw. AIDS-Erkrankte – die Folgen und (politischen) Implikationen von AIDS. Fast 10 Jahre später – im Jahr 2000 – erschien schließlich das erste „Selbsthilfehandbuch" HIV-infizierter Frauen in der BRD (Kremer 2000: „Storchenbeine im Minirock"). Biographische Berichte zu vielfältigen Aspekten und Problematiken der HIV-Infektion werden durch sozialrechtliche Informationen, Literaturempfehlungen, Kontaktadressen und Hinweise auf Hilfsangebote ergänzt. Gleichzeitig wird dabei auch auf die sozialpolitische Situation und entsprechende Angebote der Schweiz und Österreichs eingegangen.

[12] Darunter fasst das RKI Migrantinnen aus Ländern (v. a. SUB-Sahara Afrika, in der zwei Drittel – 24,7 Millionen aller HIV-positiven Menschen leben), in denen HIV endemisch ist und die sich vor-

oder intravenösen Drogengebrauch infiziert haben oder über Blutprodukte bzw. Bluttransfusionen oder eine prä- oder perinatale Transmission infiziert wurden (RKI, Stand 6/2007; BzgA, Stand 6/2007).

Die Analyse der Zahlen zeigt dabei zweierlei. Nicht mehr der intravenöse Drogengebrauch, sondern die heterosexuelle Transmission gilt seit den 1990er-Jahren bei Frauen als bedeutendster Übertragungsweg, und die Anzahl HIV-positiver Migrantinnen[13] steigt (RKI, Stand 6/2007; Bundesgesundheitsblatt 2004). Als eine Gemeinsamkeit dieser heterogenen Gruppe erscheint zum einen das frühe Alter, in dem die Frauen mit dem positiven Ergebnis konfrontiert werden, und zum anderen ihre ökonomisch prekäre Situation. Die meisten Frauen, konstatierte das Deutsche Ärzteblatt (11/2004[14]), sind zwischen 20 und 40 Jahre alt, wenn sie das HIV-positive Testergebnis erhalten. Schulte et al. (2000: 393 f.), die 2000 ein Kollektiv HIV-positiver PatientInnen im Raum Hannover im Hinblick auf sozioökonomische Daten untersuchten, stellten fest, dass die Frauen aufgrund eines wesentlich höheren Prozentsatzes an Teilzeitbeschäftigungen sowie der Tendenz zu geringer dotierten Berufen finanziell weitaus schlechter gestellt waren als die HIV-positiven Männer, obgleich die Erwerbstätigkeitsrate HIV-infizierter Frauen und Männer ähnlich hoch lag. Bestätigt wird dieses Ergebnis durch die Daten der Deutschen AIDS-Stiftung. Sie stellt fest, dass an AIDS erkrankte Frauen in Deutschland häufiger als betroffene Männer in Armut leben und doppelt so häufig wie diese auf die Hilfe der Stiftung angewiesen sind (AIDS-Stiftung 3/1999; 6/2007).

Die weitgehende Unsichtbarkeit HIV-infizierter Frauen leitete Muthesius & Schaeffer 1996 (S. 3) zu der Konstatierung der dreifachen Benachteiligung bzw. Stigmatisierung AIDS-erkrankter Frauen: in Gesellschaft, Versorgungspraxis[15] und Wissenschaft.

---

wiegend über heterosexuellen Kontakt bereits in ihrem Herkunftsland angesteckt haben (UNAIDS/WHO-Bericht, Stand 12/ 2006; 6/2007; RKI, Stand 6/2007).

[13] Seit 1995 wird HIV am häufigsten in dieser Gruppe diagnostiziert, gefolgt von heterosexuellen und intravenösen Übertragungswegen. So wurden seit 1993 von den positiven HIV-Antikörpertests 2313 bei Migrantinnen, 1613 bei Frauen, die sich über heterosexuellem Weg infiziert hatten, und 709 bei Frauen registriert, die sich über intravenösen Drogengebrauch infiziert hatten (RKI, Stand 6/2007). Insgesamt wurden seit diesem Zeitpunkt (1993-2006) 6048 Infektionen bei Frauen registriert, wobei in 1292 Fällen keine Angaben über den Infektionshintergrund gemacht wurden, 38 Frauen angaben, sich über eine Bluttransfusion infiziert zu haben und 83 Frauen bzw. Mädchen über eine Mutter-Kind-Transmission infiziert wurden, d. h. die Transmission vor, während oder nach der Geburt durch die Mutter erfolgte (RKI, Stand 12/2006; Stand 6/2007).

[14] Vgl. auch: Muthesius & Schaeffer 1995: 4; Unger 1999: 20.

[15] Die Ebene der medizinischen Versorgung HIV-positiver Menschen sei – so konstatierten Muthesius & Schaeffer 1996 (S. 9) – bislang kaum von der sozialwissenschaftlichen Forschung akzentuiert worden, wenngleich diese „eine unübersehbare und eigene Problematik" impliziere, wie sie anhand ihrer Studie belegen. Ausweisen lassen sich gleichwohl einige Aufsätze – Moers (1991); Leopold & Steffan (1992); Moers & Steffan (1992); Schaeffer, Moers & Rosenbrock (1992); Schaeffer & Moers

Im Anschluss an Muthesius & Schaeffer (1996), die als Erste die Situation HIV-infizierter Frauen in der BRD zum Anlass einer qualitativen Studie nahmen, haben Unger (1999) und Dybowski (2005) die Effekte der HIV-Infektion auf die Lebensführung „positiver" Frauen untersucht. Während Muthesius & Schaeffer die Krankheits- und Versorgungsläufe HIV-positiver Frauen analysieren, die sich im Kontext ihres intravenösen Drogengebrauchs infiziert haben, untersucht Unger (1999) v. a. die Auswirkungen und Implikationen des Stigmamanagements. In einer neueren Arbeit wendet sich Dybowski (2005) schließlich dem Spagat zwischen Compliance und Lebensgestaltung zu.

Wesentlich für die Ergebnisse von Unger (1999) und Muthesius & Schaeffer (1996) ist die gemeinsame Konstituierungsweise der interviewten Frauen. So kommen die Autorinnen beider Studien zu dem Fazit, dass die das Bewältigungshandeln steuernden Relevanzkriterien entscheidend durch das „Dasein für andere" (Muthesius & Schaeffer 1996: 6) strukturiert wird. Diese Motivation kennzeichnen die Autorinnen als eine geschlechtsspezifische „Lebenskonstruktion", die sich durch ein traditionelles Rollen- und Selbstverständnis mit Fokus auf das Wohlergehen von Familie und Partner auszeichnet (Muthesius & Schaeffer 1996: 6; 35 ff.). Der „Verpflichtungszwang für soziale Beziehungen" (Muthesius & Schaeffer 1996: 6) führt dazu, wie die Autorinnen beider Studien zeigen, dass Krankheits- und Stigmabewältigung weitgehend durch die Rücksichtnahme auf Andere bei gleichzeitiger Rückstellung eigener Interessen geprägt ist (Muthesius & Schaeffer 1996: 35 ff.; Unger 1999: 98-103; 108-110). Ist diese Lebensführung mit spezifischen Konsequenzen belastet, die sich bspw. durch eine reduzierte Symptomwahrnehmung und/oder in der Schwierigkeit zeigt, Hilfe und Unterstützung für eigene Interessen und Problematiken einzufordern, so ermöglicht sie den Frauen gleichsam Lebensmotivation und Sinnstiftung (ebd.).

Die Studie von Dybowski (2005), die die Frage nach dem Einfluss medikamentöser Therapie auf die Alltagsanforderungen HIV-positiver Frauen stellt, siedelt sich wie die Untersuchung von Schaeffer & Muthesius (1996) im Bereich Public Health und Versorgungsforschung an. Vor diesem Hintergrund arbeitet Dybowski (2005) den unterschiedlichen strategischen Umgang der Interviewpartnerinnen mit den Medikamenten heraus, um zu einer kritischen Einschätzung der gegenwärtigen Behandlung zu gelangen, an die sie wiederum Forderungen einer zu verändernden Versorgungspraxis anschließt. Die einseitige Perspektive der medizinischen Behandlung, die sich durch die Vernachlässigung sozialer

---

(1993); Schaeffer (1995) – Zwischenberichte der wissenschaftlichen Begleitung zum Modellprogramm „Frauen und AIDS" – Leopold & Steffan (1990; 1990b; 1990c); Schaeffer & Moers (1992); Schaeffer, Moers & Rosenbrock (1994) – und Studien – Schaeffer, Moers & Rosenbrock (1992); Schaeffer & Moers (1995) –, die sich der Analyse der ambulanten Pflege, der Krankenversorgung und Versorgungsverläufe von AIDS-Patienten angenommen haben.

Aspekte und Effekte auszeichnet, wertet die Autorin als Rückschritt zum Konzept des „old Public Health", der nicht auf eine umfassende psychosoziale Gesundheitsförderung zielte (Dybowski 2005: 8). Sie zeigt, wie die Nebenwirkungen und Effekte der Medikamente den Umgang der Interviewpartnerinnen mit der Therapie strukturieren und spricht sich vor diesem Hintergrund gegen den Trend aus, HIV „als rein medizinisches Problem wahrzunehmen und zu behandeln" (Dybowski 2005: 252). In diesem Zusammenhang unterzieht sie das Paradigma der Eigenverantwortung, mit denen die Patientinnen im Rahmen einer antiretroviralen Therapie konfrontiert werden, der Kritik und plädiert angesichts der Resultate ihrer Untersuchung für eine „individuelle Therapie" und ein Konzept „individueller Verantwortung", bei dem gleichermaßen Lebensqualität und lebensweltliche Bedingungen der Patientinnen berücksichtigt werden sollten (Dybowski 2005: 252).

Anhand der vorliegenden Studien wird deutlich, dass einerseits spezifische, mit der HIV-Infektion verbundene Problematiken (Stigmamanagement und Krankheitsbewältigung) bislang ausschließlich aus der Perspektive infizierter Frauen untersucht wurden, deren Lebensführung vorwiegend durch das Paradigma des „Daseins für andere" strukturiert wird. Offen bleibt damit die Frage, wie sich diejenigen Frauen konstituieren und den Umgang mit Stigma, Erkrankung und Lebensführung strukturieren, die sich jenseits dieses Paradigmas positionieren. Andererseits werden durch die vorliegenden Studien bisher nur spezifische Aspekte der Lebensführung HIV-infizierter Frauen einer Analyse zugeführt, während andere Aspekte und Problematiken noch unberücksichtigt sind. So konstatierte beispielsweise das bundesweite Netzwerk „Frauen und AIDS" im Mai 2007 angesichts seiner Auseinandersetzung mit dem Thema „HIV/AIDS und Arbeit", „dass es keine aktuellen Erhebungen zu der Situation der ca. 9000 HIV-positiven in Deutschland lebenden Frauen in Bezug auf Arbeit und Beschäftigung gibt" und nahm diese Situation zum Anlass, eine Untersuchung über die Bedürfnisse, den Bedarf und Problemlagen HIV-infizierter Frauen „im Kontext von ‚HIV und Arbeit'" einzuleiten (www.netztwerkfrauenundaids.de).

Die Gemeinsamkeit der vorhandenen Studien erschöpft sich jedoch nicht nur in der weitgehend homogenen Konstituierungsweise der Informantinnen (Muthesius & Schaeffer (1996); Unger (1999)) und der Ausrichtung des Erkenntnisinteresses auf eine jeweils spezifische Problematik (Stigmamanagement, Krankheits- und Versorgungsverlauf, strategischer Umgang mit den Medikamenten), die durch die HIV-Infektion ausgelöst wird. Gleichsam ähneln sich die Studien durch ihre theoretische Konzeptionalisierung. Gemeinsam ist allen drei Studien, dass sie die Konstituierungsweisen und das Bewältigungshandeln der Interviewpartnerinnen vor dem Hintergrund sozialer, biographischer und geschlechtsspezifischer Aspekte, jedoch losgelöst von makropolitischen Entwicklungen und jenseits einer genealogischen Perspektive analysieren. Vor diesem Hintergrund gelingt es den Autorinnen zu zeigen, welches Strukturierungspotential biographische, soziale und geschlechtsspezifische Aspekte in jeweils spezifischen Bereichen entfalten und welche Problematiken dadurch generiert werden; offen bleibt dagegen die Frage, wie die konstatierten Verhaltensweisen und Subjektivierungsprozesse, gesellschaftliche Lösungsstrategien (wie bspw. das Paradigma der Eigenverantwortung im Kontext der Medizin) und sich manifestierende Problematiken (wie bspw. die Offenlegung der Diagnose) durch gesellschaftspolitische Implikationen und Kräfteverhältnisse strukturiert und konstituiert werden. Genau dieser Aspekt steht im Zentrum der nachfolgenden Studie und im Mittelpunkt meines Forschungsinteresses: „Überall und zu jeder Epoche ist es das Individuum, das krank ist, aber es ist krank in den Augen der Gesellschaft, in Funktion zu ihr und entsprechend der von ihr gesetzten Modalitäten", wie Herzlich & Pierret (1991: 9) akzentuieren.

Vor diesem Hintergrund lassen sich Fragestellung und Konzeption der Studie genauer fassen.

Im Mittelpunkt der Untersuchung steht die Frage nach der Selbstkonstituierung HIV-infizierter Frauen. Die Frage nach der Selbstkonstituierung fokussiert auf das Verhältnis des Individuums zu sich selbst und analysiert es aus soziologischer Perspektive in Bezugnahme der Gesellschaft (Becker-Schmidt 2000: 14). Es wird so danach gefragt, wie soziale Strukturen und Subjektivität zusammenhängen, d. h. wie soziale Strukturen subjektiv relevant werden (Villa 2000: 14). Damit lässt sich die Arbeit innerhalb des Feldes soziologischer Subjekttheorien verorten, die nach der gesellschaftlichen Vermittlung von Subjektivität fragen.

Neben der Wahl für eine Subjekttheorie, die auf der gesellschaftlichen Vermittlung von Subjektivität gründete, musste ein Instrumentarium gefunden werden, das die Untersuchung von Machtverhältnissen nicht vernachlässigte; denn „wenn das menschliche Subjekt innerhalb von Produktions- und Sinnverhältnissen steht, dann steht es zugleich in sehr komplexen Machtverhältnissen" (Foucault 1994: 243).

Vor diesem Hintergrund bot sich das von Foucault (1978; 2004) entwickelte Konzept der Gouvernementalität an. Im Mittelpunkt des Gouvernementalitätskonzepts steht der Begriff der „Regierung" (gouverner), der es ermöglicht, das Verhältnis zwischen „Selbstkonstituierung und Staatsformierung" (Bröckling et al. 2000: 10) zu analysieren und damit eine Verbindung zwischen den „abstrakten politischen Rationalitäten und den empirischen Praktiken des Alltags" (Lemke 2000: 31) zu ziehen.

Regieren verdeutlicht Foucault (1978: 42; 2004: 187 f.) im Rückgriff auf seine historischen Analysen als eine spezifische Form der Machtausübung, die paradigmatisch[16] für die Moderne wird und über die Führung und Lenkung von Menschen verläuft. Als ihr charakteristisches Merkmal fungiert eine Form der Machtausübung, die die Individuen nicht direkt unterwirft oder beherrscht, sondern über die Produktion von „Wahrheit" leitet (Lemke 1997: 327 f.). Regierung verweist aus dieser Perspektive „auf zahlreiche und unterschiedliche Handlungsformen und Praxisfelder, die in vielfältiger Weise auf die Lenkung, Kontrolle, Leitung von Individuen und Kollektiven zielen und gleichermaßen Formen der Selbstführung wie Techniken der Fremdführung umfassen" (Bröckling et al. 2000: 10).

Führung ist aus dieser Perspektive weder bloßes Spezifikum politischer Machtausübung noch eine Form der Machtausübung, die ausschließlich über die Anleitung anderer verläuft, sondern visiert gleichsam auf die Beziehung des Subjekts zu sich selbst: Meint Führung einerseits die Anleitung anderer, so verweist sie gleichzeitig auf die Art, wie man sich unter einer Führung verhält (Foucault 1994: 254). Subjektivität erscheint damit jenseits humanistischer Subjektvorstellungen, die das Subjekt als metaphysisches fassen und dadurch außerhalb gesellschaftlicher Zusammenhänge positionieren.

Um die Beziehung zwischen Selbst- und Fremdführung zu analysieren, entwickelt Foucault verschiedene Instrumente. Im Rahmen der „Geschichte der Gouvernementalität" (Foucault 1978[17]; 2004), in der er Form und Charakteristiken politischer Machtausübung analysiert, fokussiert er auf zwei Aspekte: auf Regierungstechniken und -technologien einerseits und auf Regierungsrationalitäten andererseits. Er nimmt damit das „implizite Wissen historischer Praktiken" (Lemke 1997: 147) in die Perspektive und untersucht gleichzeitig, mittels welcher Techniken die Lenkung und Führung anderer erfolgt. Die „Technologien des Selbst", die er im zweiten Band seiner „Geschichte der Sexualität" (Foucault 1995) vorstellt, dienen ihm dagegen als Instrumentarium, um die verschiedenen Aspekte der Subjektivierung darzulegen und damit zu zeigen, wie sich die Subjekte vor dem Hintergrund spezifischer Anleitungs- und Führungsweisen konstituieren.

Vor diesem Hintergrund lässt sich das Erkenntnisinteresse der Untersuchung Charakteristiken politischer Machtausübung analysiert, fokussiert er auf zwei Aspekte: auf Regierungstechniken und -technologien einerseits und auf „Regierungsrationalitäten" andererseits. Er nimmt damit das „implizite Wissen

---

[16] Paradigmatisch wird diese Form der Machtausübung ab dem 18. Jahrhundert, wie weiter unten noch genauer aufzuzeigen sein wird.
[17] Bei dem Text handelt es sich um die Vorlesung Foucaults vom 1. Februar 1978, die zum ersten Mal in deutscher Sprache in dem von Bröckling et al. (2000) veröffentlichten Band: „Gouvernementalität der Gegenwart" veröffentlicht wurde. Da diese erheblich von der im Jahre 2004 publizierten Fassung abweicht, die sich im ersten Band der „Geschichte der Gouvernementalität" findet, wird sie im Folgenden unter ihrem Erscheinungsjahr 1978 zitiert.

historischer Praktiken" (Lemke 1997: 147) in die Perspektive und untersucht gleichzeitig, mittels welcher Techniken die Lenkung und Führung anderer erfolgt. Die „Technologien des Selbst", die er im zweiten Band seiner „Geschichte der Sexualität" (Foucault 1995) vorstellt, dienen ihm dagegen als Instrumentarium, um die verschiedenen Aspekte der Subjektivierung darzulegen und damit zu zeigen, wie sich die Subjekte vor dem Hintergrund spezifischer Anleitungs- und Führungsweisen konstituieren.spezifizieren, die Zielsetzung formulieren und die Vorgehensweise darlegen: Anhand der lebensgeschichtlichen Darstellungen HIV-positiver Frauen untersuche ich, wie die Beziehung zwischen Selbst- und Fremdführung verläuft, um über die Analyse von Machtverhältnissen zu einer Einschätzung gegenwärtiger Machtausübung in den von den Interviewpartnerinnen als relevant erachteten bzw. als problematisch geschilderten Kontexten zu gelangen. Eine Konzeptionalisierung von Macht, die sich weder auf staatliche Institutionen noch auf das politische System beschränkt, dient mir als Voraussetzung, um heterogene Regierungsweisen zu analysieren (Bröckling et al. 2000: 10).

Um das „Feld der Machtverhältnisse" zu bestimmen, müssen die „Bedingungen der Akzeptabilität" (Foucault 1992[18]) offengelegt werden. Entsprechend gilt es, einerseits die „Rationalitäten" und Techniken der Fremdführung herauszupräparieren und andererseits zu zeigen, wie sich die Informantinnen vor dem Hintergrund dieser Führungsweisen konstituieren.

Zum Abschluss soll nun der Aufbau der Arbeit vorgestellt werden, die sich in fünf Hauptkapitel untergliedert.

Im ersten Kapitel wird der theoretische Rahmen der Untersuchung vorgestellt. In einem ersten Schritt (1.1) wird vor der Folie humanistischer Subjektvorstellungen die Wahl für eine poststrukturalistische Subjektkonzeption begründet. Anhand der Skizze verschiedener theoretischer Konzeptionen wird dargelegt, wie in der fortschreitenden Moderne die metaphysische Essenz des Subjekts dezentriert und damit (theoretisch) „unhaltbar" (Frank 1984: 116) wird. Dem metaphysischen Subjektverständnis wird in einem zweiten Schritt (1.2) das Gouvernementalitätskonzept von Foucault entgegengestellt. Das Subjekt wird aus dieser Perspektive als „historische Form" (Lemke 1997: 116) und als „Resultat" eines Doppelprozesses gefasst: konstituiert durch Prozesse der Unterwerfung wie der Selbstkonstitution (Lemke 1997: 114). In diesem Zusammenhang lege ich dar, wie Foucault Machtausübung konzipiert, und stelle beide „Pole" der Regierung – Fremd- und Selbstführung – vor, die gleichsam das analytische Instrumentarium der Arbeit bilden.

---

[18] Zit in: Bröckling et al. 2000: 28.

Im zweiten Kapitel wird der methodologische und methodische Rahmen der Arbeit dargelegt und damit die Maximen der Datenerhebung und die Kriterien der Auswertung offengelegt, bevor dann das der Untersuchung zugrunde liegende Sample vorgestellt wird.

Im dritten Kapitel wird die Ebene der Fremdführung ins Visier genommen, bevor die Ergebnisse der empirischen Analyse (Kapitel vier bis sechs) vorgestellt werden. Anhand der politischen Rationalitäten von Liberalismus, Vorsorgestaat und Neoliberalismus wird rekonstruiert, in welcher Form auf gesellschaftlicher Ebene der Schutz und die Sicherheit der Bevölkerung vor „existentiellen Risiken" (Gottweis et al. 2004: 41) – wie sie u. a. Krankheiten und Seuchen bilden – mit seinen wirtschaftlichen Folgen organisiert wird/wurde. Damit ist der übergeordnete Rahmen für die sich anschließende Analyse gelegt.

Die empirischen Ergebnisse untergliedern sich in drei Kapitel (4 – 6). Die Themenschwerpunkte entsprechen den zentralen Problematisierungen der Informantinnen und sind somit selbst Resultate einer gegenstandsverankerten Theoriebildung, die den Prämissen der „grounded' theory" (Strauss & Corbin 1990) folgt.

Im ersten Kapitel (4) steht die medizinische Regierung der HIV-Infektion im Mittelpunkt. Zur Disposition stehen hier die Rationalitäten medizinischer Anleitungsweisen und die Konstituierungsweisen der Informantinnen.

In einem ersten Schritt (4.1) betrachte ich, wie die „Suche nach der Diagnose", die Durchführung des HIV-Antikörpertests und die Diagnosemitteilung durch den Arzt verläuft. Ausgangspunkt der Analyse bildet hier die Rationalität des HIV-Antikörpertests und aktueller Gesetze (4.1.1). Beide lassen sich als biopolitische Instrumentarien identifizieren, die den Schutz des Lebens – d. h. der Bevölkerung wie auch der Infizierten – in spezifischer Weise entwerfen. Ihre Implikationen werden den geschilderten Praxisanwendungen gegenübergestellt, und es wird gezeigt, wie sie HIV-Testdurchführung, Diagnosemitteilung und Konstituierungsweise der Informantinnen strukturieren und jeweils spezifische Effekte und subjektivierende Wirkungsmacht auslösen.

Im Anschluss (4.2) steht die Regierung der antiretroviralen Therapie (ART) im Zentrum. Ausgangspunkt bilden hier die medizinischen Anleitungsweisen, die es den Interviewpartnerinnen ermöglichen sollen, die Medikamentenregime trotz vielfältiger Nebenwirkungen einzuhalten. Dargelegt wird, welche Rationalitäten die „Technologie der Werte" und die „Wissensproduktion" der ART implizieren und wie Anleitungsweisen und Nebenwirkungen der Medikamente Lebensführung und Selbstkonstituierungen der Informantinnen strukturieren und leiten.

In einem abschließenden Punkt (4.3) steht dann die Regierung der Untersuchungs- und Behandlungspraktiken und damit die Analyse der verschiedenen

Arzt-Patientinnen-Beziehungen mit ihren divergierenden Führungsweisen und Implikationen im Mittelpunkt.

Im zweiten empirischen Kapitel (5) geht es um den Umgang mit Informationen, die die HIV-Infektion betreffen. Ausgangspunkt der Analyse der Regierung des Sag- und des Sichtbaren bilden Goffmans (1988) Überlegungen und Untersuchungen zum Stigma, die ich mit Foucaults historischen Analysen der „Geständnispraktiken" (Foucault 1983; 1993; 2004a) konfrontiere, um zu zeigen, welche Implikationen den strategischen Umgang der Informantinnen leiten, der zwischen Informationskontrolle und dem Imperativ der Offenlegung der Diagnose verläuft. Im Anschluss lege ich dann das Informationsmanagement der Informantinnen innerhalb verschiedener Kontexte und unter verschiedenen Voraussetzungen dar und zeige einerseits, welche Anleitungsweisen sich in den christlichen Geständnisimperativ eingeschrieben haben, und andererseits, mit welchen Problematiken, Effekten und Chancen dies für die Informantinnen verbunden ist.

Im letzten empirischen Kapitel (6) stehen Transformationsprozesse im Fokus, die Lebensführung und Selbstverhältnisse betreffen. Gezeigt wird, wie der sich verändernde Körper, das Stigmatisierungspotenzial der Diagnose und die Auseinandersetzung mit der Endlichkeit heterogene Änderungen einleiten bzw. bedingen, die auf der einen Seite zu Abhängigkeiten und Restriktionen und auf der anderen Seite als Auslöser für eine positiv konnotierte Transformation des Selbstverhältnisses führen.

Im siebten Kapitel der Arbeit werden die zentralen Ergebnisse der Studie zusammengeführt, um aufzuzeigen, in welcher Form und mit welchen Effekten Machtausübung im analysierten Feld erfolgt. Schließlich werden markante Ergebnisse in einem weiteren gesellschaftlichen Rahmen verortet (Kapitel 8), um die Wirkungsmacht neoliberaler Machttechniken zu akzentuieren. In diesem Zusammenhang wird auch auf Foucaults analytische Konzept der Biomacht Bezug genommen und dargelegt inwiefern die verschiedenen Macht-und Herrschaftstechnologien, die im Kontext der Regierung der HIV-Infektion wirksam werden, mit diesen kompatibel sind oder gar erweitern.

Einleitend gilt es nun in Abwendung von metaphysischen Subjektvorstellungen die Wahl für eine poststrukturalistische Subjektkonzeption zu begründen.

1 Der theoretische Rahmen

1.1 Von der Zentrierung zur Dezentrierung des Subjekts

Soziologische Subjekttheorien lassen sich dahingehend differenzieren, wie sie Subjekt und Subjektkonstituierung[19] und – daraus resultierend – soziale Handlungsfähigkeit begreifen. Unterscheiden lassen sich Subjektkonzeptionen, die aus dem Kontext der humanistischen Tradition hervorgegangen sind, von solchen, die sich im Zuge des „linguistic turn"[20] entwickelt haben und mit dem Begriff des Strukturalismus und/oder des Poststrukturalismus[21] verbunden sind.

---

[19] Das Substantiv Konstitution steht nach Becker-Schmidt (2000: 128) im Zusammenhang mit der Zwiespältigkeit des Subjektbegriffs, der sowohl auf das Unterliegende, wie auch auf das Unterlegende verweise. Sie rekurriert damit auf die doppelte Bedeutung des Subjektbegriffs und konstatiert: „(W)as konstituiert ist, verdankt sich Bedingungen und ist unter bestimmten Bedingungen entstanden" (Becker-Schmidt 2000: 128). Sie verortet den Gebrauch des Konstitutionsbegriffs damit in einen theoretischen Kontext, der die gesellschaftliche Vermittlung von Subjektivität herausstellt.
[20] In der Regel wird der Begriffs des „linguistic turn" Richard Rotry zugeschrieben (vgl. z. B. Münker et al. 2000: 6). Dagegen weist Braun (2000: 50) darauf hin, dass der Begriff im Jahre 1953 von dem Sprachwissenschaftler Gustav Bergmann eingeführt wurde, um dann 1967 von dem Sprach- und Kulturwissenschaftler Rotry aufgegriffen zu werden. Bergmann verwendete den Begriff, wie Braun (2000: 50) festhält, um auf die Problematik aufmerksam zu machen, die seit der Jahrhundertwende Philosophen wie Russell und Wittgenstein beschäftigte und um die Frage kreiste, ob es überhaupt möglich sei, über philosophische Fragen nachzudenken, ohne sich der Sprachproblematik bewusst zu sein. Die von Kant aufgeworfene Problematik, um Erkenntnis und sinnliche Wahrnehmung, übertrugen diese auf die Schwierigkeit, „mit einem Instrument, nämlich der Sprache ‚arbeiten' zu müssen, das seinerseits die Möglichkeiten der Erkenntnis" vorgab (Braun 2000: 50). Während Bergmann die Auflösung dieser Problematik durch die Entwicklung einer Idealsprache anstrebte, verwarf Rotry diese Möglichkeit und bezeichnete mit dem Begriff des „linguistic turn" allgemein „den Zweifel an den philosophischen Systemen der Vergangenheit, die nicht auf das Problem der Sprache eingegangen seien" (Braun 2000: 50). Heute werden unter dem Begriff des „linguistic turn" dagegen allgemein diejenigen Ansätze gefasst, die, aufbauend auf de Saussure, die Sprache als grundlegendes Erklärungsmodell nutzen (Münker et al. 2000: 28).
[21] Foucault hat sich selbst weder als Strukturalist noch als Poststrukturalist bezeichnet, bzw. eine solche Einordnung abgelehnt. Dennoch lässt sich allein vor dem Hintergrund, dass er Sprache – bzw. Diskurse – als wirklichkeitskonstituierend konzipiert und Strukturen als offen versteht, eine Übereinstimmung mit den grundlegenden Prämissen des Poststrukturalismus konstatieren (Münker et al. 2000; Frank 1984).

In einem ersten Schritt werden die Implikationen metaphysischer Subjektkonzeptionen dargelegt, bevor skizziert wird, inwieweit metaphysische Vorstellungen in soziologischen Konzeptionen wirksam werden.

Vorstellungen die das Subjekt als metaphysisches fassen, d. h. von der Vorstellung eines allgemeinen Wesens (Essenz/Substanz) des Menschen ausgehen, das in jedem individuellen Subjekt vorhanden und universell gültig ist, werden mit der Säkularisierung auch als humanistische Subjektvorstellungen bezeichnet (Hall 1994: 194; Weedon 1991: 104 f.). Allgemeines Kennzeichen metaphysischer Subjektvorstellungen ist es, dass es ein erstes Prinzip gibt, was in der Folge sicherstellt, dass es Struktur und Gesetzmäßigkeiten in den Phänomenen gibt. Dabei kann die Konzeptionalisierung dieses Wesens – je nach Diskurs – unterschiedlich sein (Frank 1984: 77).

Die Metaphysik als Lehre vom Seienden als Seiendem – speziell als Lehre von dessen notwendigen und wesentlichen Merkmalen und als Lehre vom höchsten Seienden, das den übrigen Grund für alles andere bildet – fragt nach dem die Natur übersteigenden Sein und dem diesem zugrundeliegenden Prinzip. Die sinnliche, d. h. erfahrbare Welt werde dabei als ein Spiegelbild, eine Äußerungsweise oder nur ein Anwendungsfeld der übersinnlichen Welt verstanden (Frank 1984: 35). Auf diesen Umstand verweist bereits die Bezeichnung Metaphysik, die wörtlich das jenseits der Physik Liegende meint und damit auf das Übersinnliche – bzw. jenseits der Erfahrung liegende – rekurriere (Frank 1984: 32). In Rekurs auf Nietzsche kennzeichnet Frank (1984: 73) die Metaphysik als den Glauben an den Bestand an eine übersinnliche Welt, als ein Denken aus Prinzipien und als ein Beherrschungswissen.

Die Wandlung des obersten Prinzips, das das Sein bestimmt, zeigt sich beispielsweise in den Diskursen der vormodernen zur modernen Welt (Frank 1984: 77 f.; Schulz 1979: 237; Derrida 1967). Wurde die vormoderne Gesellschaft durch mystische oder religiöse[22] Erzählungen beglaubigt und der Mensch als Ebenbild und Geschöpf Gottes konzeptionalisiert, bricht diese Gewissheit einer übersinnlichen Welt mit der Aufklärung (Frank 1984: 77 f.; 28). Oberstes Prinzip der modernen Welt wird der Rationalitätsdiskurs (Frank 1984: 28; 107; Weedon 1991: 104): Das Subjekt wird mit Vernunft und Bewusstsein ausgestattet und gilt als unbeeinflusst von der Welt, in der es lebt (Hall 1994: 181; Lorey 1996: 72). Dieses als autonom[23] konzipierte Subjekt ist in die Philosophie als cartesianisches Subjekt eingegangen.

---

[22] Diese Fassung der Metaphysik, die Gott als höchstes Seiendes und Bestimmungsgrund für alles Übrige konzipiert, bestimmt von Platon bis Hegel die abendländische Philosophie und wird auch als ontotheologisch bezeichnet.
[23] Maihofer (1995: 114) weist auf die Bedeutungsverschiebung des Autonomiebegriffs: „Autonomie heißt genau genommen nicht Selbständigkeit oder Eigenständigkeit, wie meist angenommen, sondern

1.1 Von der Zentrierung zur Dezentrierung des Subjekts

Unter welchen historischen Bedingungen es in den Anfängen der bürgerlichen Gesellschaft, die auch als Geburtsstunde des modernen Subjekts[24] bezeichnet wird (Keupp 2001: 42), zu der cartesianischen Subjektvorstellung kommt und wie dieses philosophische Subjekt von Descartes konzeptionalisiert wird, soll nachfolgend skizziert werden[25]. Damit sollen die Implikationen einer Subjektvorstellung verdeutlicht werden, die im westlichen Abendland nicht nur innerhalb spezifischer Diskurse[26] als hegemonial auftritt, sondern die führende Konzeptionalisierung des Alltagsdiskurs darstellt, wodurch – wie Hagenbuechel (1998: 2) konstatiert – die ganze abendländische Kultur auf das selbstbestimmte Individuum hin zentriert erscheint.

1.1.1 Die Zentrierung des Subjekts

Der humanistische Diskurs vollzieht sich unter den gesellschaftlichen Bedingungen der Auflösung einer feudal-ständischen und hierarchischen Ordnung in der Neuzeit. Mit der Freisetzung der Individuen aus den durch die Ständeordnungen festgelegten Lebenstätigkeiten sind diese nicht mehr Teil eines naturhaften Kosmos, der ihnen durch äußere Instanzen und Autoritäten – Kirche und Feudalherrschaft – einen Platz zuweist und ihre Relation zueinander bestimmt (Keupp 2001: 41). Mit dieser „paradigmatischen Wende" erhält die Thematisierung von Subjektivität eine privilegierte Stellung: der Mensch wird als Subjekt zum Angelpunkt der Welt, der seine Stellung in der und zur Welt neu bedenken und sich seine eigene Ordnung jenseits festgelegter Zugehörigkeiten und Ständeordnungen suchen muss (Keupp 2001: 42).

Im historischen Kontext der sich anbahnenden Moderne, die durch die sich entwickelnden Naturwissenschaften gekennzeichnet ist, entwirft Descartes die Vorstellung eines Subjekts, das sich durch sein Denken seiner selbst vergewissern kann und sich als eigenen Ausgangspunkt imaginiert (Lorey 1996: 71 f.). Diese Ausrichtung des Subjekts auf sich selbst lässt sich als Zentrierung des Subjekts fassen. In der Philosophie wird die einsetzende Fokussierung auf die

---

Selbstgesetzgebung, d. i. freiwillige Unterordnung unter das (selbst)gegebene Gesetz, und impliziert folglich dieselbe Dialektik von Herrschaft und Unterwerfung wie das moderne Subjekt, zu dessen Diskurs dieser Begriff ja auch als zentraler Topos gehört".

[24] In der antiken Philosophie und der mittelalterlichen Scholastik ist der Begriff des Subjekts in der neuzeitlichen Bedeutung als Selbstetikettierung des Menschen nicht vorhanden, wie Guttandin (1980: VII f.) betont. Vgl. dazu auch weiter unten.

[25] Die Ausführungen basieren auf dem Philiosophielexikon von Hügli & Lübcke (2000: 140-145), wie auch der Geschichte der Philosophie von Delius et al. (2000: 32 f.).

[26] Politische, juridische wie auch ästhetische Diskurs bauen auf diese Subjektkonzeption auf (Lorey 1996: 72; Weedon 1991: 103).

Subjektivität mit der historischen Bezeichnung „Philosophie der Subjektivität"[27] belegt (Schulz 1979: 237).

Davon ausgehend, dass die unbezweifelbare Existenz Gottes nicht mehr gegeben ist, die ihm vormals als Garant für sein Vertrauen in seine Vernunft und in der Folge in seine Erkenntnisfähigkeit galt, entwickelt der Philosoph, Mathematiker und Naturwissenschaftler Descartes das Prinzip des methodischen Zweifels. Ausgehend von der Frage „Was kann ich überhaupt wissen?" fahndet er nach Dingen, die dem systematischen Zweifel standhalten können, um so zu dem absolut sicheren Fundament der Erkenntnis zu gelangen, auf das dann das System der Philosophie neu errichtet werden könne. Seine Vernunft, Sinneseindrücke und -wahrnehmungen könnten verfälscht sein, so Descartes, und können infolgedessen nicht als unbezweifelbar gefasst werden, d. h., sie halten dem Prinzip des methodischen Zweifelns nicht stand.

Die erste sichere Feststellung, die Descartes treffen kann, ist die, dass er als Denkender existiert; denn würde er nicht existieren, so könnte er nicht zweifeln (cogito ergo sum). Damit erlangt Descartes Garantie für sein Vorhandensein und seine Existenz. Diese Gewissheit bezieht er in der Folge auch auf sein Bewusstsein: um seine Existenz wissend ist er sich ihrer bewusst und damit ein Bewusstseinswesen. Von diesen unbezweifelbaren Feststellungen als Gegebenheiten muss alle andere Existenz – sei es die Gottes, anderer Menschen, physischer Gegenstände, des eigenen Körpers u. Ä. m. – bewiesen werden. Das denkende und bewusste Subjekt wird so zum ursprünglichen Ort der Gewissheit konstituiert.

Ausgehend von der in seinem Bewusstsein vorhandenen Idee eines vollkommenen Wesens – Gott – gelingt es Descartes in der Folge auch, dieses Wesen als in der Wirklichkeit gegeben zu erfassen. Denn die Idee eines vollkommenen Wesens könne nicht von ihm selbst, der ein unvollkommenes Wesen sei, stammen und so nur durch Gott selbst verursacht sein. Durch diesen Gottesbeweis erlangt Descartes wieder Vertrauen in seine Vernunftfähigkeit und hat somit das Kriterium für sichere Wahrheit an der Hand.

---

[27] Guttandin (1980: XIX) weist darauf hin, dass Subjektivität als Substantivierung des Adjektivs „subjektiv" von Hegel als erstem Philosophen in sein System eingeführt wird. Das subjektive Meinen und Wollen, was von Kant als bloß empirisch verachtet würde, gelte Hegel als jeweilige Ausprägung von Subjektivität. Damit verweise Hegel auf eine sich historisch verändernde Subjektivität. Ähnlich wird der Begriff der Subjektivität von Hagenbuechel (1998: 4; 7) gefasst, indem er diesen als eine spezifische Weise menschlicher Selbstvergewisserung bezeichnet und für besonders geeignet hält, um als übergeordneter Begriff das sich wandelnde Selbstverständnis des Menschen historisch zu untersuchen. Nach Weedon (1991: 49) wird das Konzept der Subjektivität genutzt „um die bewussten und unbewussten Gefühle des Individuums zu bezeichnen, seine Eigenwahrnehmung und die Art, wie es sein Verhältnis zur Welt begreift".

1.1 Von der Zentrierung zur Dezentrierung des Subjekts

Descartes konzeptionalisiert nicht nur die Vernunft als Mittel der Erkenntnis, sondern auch das Bewusstsein als metaphysische Seinsweise des Menschen. Das Ich oder Subjekt, dessen Existenz er hat aufzeigen können, hat eine Substanz, deren Essenz (Wesen) darin besteht Bewusstsein zu haben. Damit besitzt es die Fähigkeit, etwas zu erleben und unmittelbar von diesem Erleben zu wissen, d. h., es kann sich selbst durchschauen. Das Subjekt wird zum Urheber seines Bewusstseins konstituiert (Frank 1984: 117).

Kennzeichnend für Descartes´ metaphysisches System ist, dass er das Subjekt als ein dualistisches entwirft. Dem Bewusstsein (Seele) setzt er dabei den Körper als wesensverschieden gegenüber. Während die Essenz (Wesen) des Ichs darin besteht, Bewusstsein oder eine Seele zu haben, die er als res cogitans (Bewusstseinsding) bezeichnet, gehört der Leib/Körper zur ausgedehnten Substanz (res extensa), zur Materie, deren Wesenseigenschaft die Ausdehnung ist. Damit gelingt es ihm, die christlich-katholische Lehre, in der der Mensch ein Geschöpf Gottes ist, mit der neuzeitlichen naturwissenschaftlichen Erkenntnis zu vereinbaren, wo die lebensbedingenden Funktionen des Menschen als Funktionen einer arbeitenden Maschine konzeptionalisiert werden.

Ist es bei Descartes noch die Kraft Gottes, die der Vernunft zur Wahrheit verhilft, so sind es in der Aufklärung die Menschen selbst, die kraft ihrer Vernunft die rationale und politische Ordnung der Welt bestimmen. Innerhalb dieser philosophischen Position, die als Rationalismus bezeichnet wird, leitet sich die Erkenntnis aus der Vernunft ab und wird als unbezweifelbares Instrument der Wahrheitsfindung konzeptionalisiert (Becker-Schmidt 2000: 125).

Aus dem gottgegebenen, sozial festgelegten, unfreien Subjekt der feudalen Ordnung entsteht so das freie, rationale und selbstbestimmte Subjekt der Moderne (Weedon 1991: 103). Das Subjekt werde hier als vorgängig konzeptionalisiert, d. h. als eins, das in seinem Ursprung von gesellschaftlichen Einflüssen unabhängig sei und sich außerhalb der schon immer gegebenen sozialen Beziehungen sehe (Lorey 1996: 72), oder, wie Butler (1995: 127) konstatiert: Subjektivität erscheint hier nicht gesellschaftlich vermittelt.

In dieser Vorstellung eines autonomen und souveränen Subjekts, das unbeeinflusst ist von der Welt, in der es lebt, unterliegen Handlungen ausschließlich dem ausführenden Subjekt (Lorey 1996: 72). Das Subjekt ist durch seine Intention in der Lage die gewünschte Wirkung seiner Handlungen hervorzurufen. Diese Intention ist eine Willenskraft, die dem Subjekt kraft seiner selbst eigen ist und im Kern unbeeinflusst ist von der Welt, in der es lebt (Lorey 1996: 72). Die gesellschaftliche Ordnung erscheint damit als Werk eines selbstbewussten Subjekts, das die Welt organisiert und selbst unbeeinflusst von der Welt und den Beziehungen bleibt, in denen es lebt, wie Hall (1994: 84) diagnostiziert.

Die cartesianische bzw. rationalistische Subjektvorstellung lässt sich als eine Konzeption fassen, die innerhalb eines spezifischen historischen und geopolitischen Kontextes entstanden ist. Die Situiertheit dieses Subjektverständnisses in den Anfängen der bürgerlichen Moderne zeigt sich nicht nur aufgrund ihrer spezifischen und dualistischen Konzeption. Verschiedentlich (Maihofer 1995: 109 ff.; vgl. auch: Lorey 1996; Gerhard et al. 1990) ist darauf verwiesen worden, dass diese Subjektvorstellungen keine geschlechtsneutralen Konzeptionen sind, sondern vielmehr den bürgerlichen Mann repräsentieren.

Die Relevanz die der cartesianischen Subjektvorstellung zukommt, lässt sich anhand des Bedeutungswandels des Subjektbegriffs verdeutlichen, der sich unter Descartes „endgültig" vollzieht und zu dem Gebrauch der Begriffe Subjekt und Objekt im heutigen Sinne führt (Guttandin 1980: VIII ff.; Hügli et al. 2000: 603).

Das lateinische Wort subjectum bezieht sich vor der Aufklärung, als Übersetzung des griechischen Wortes hypokeinemon, auf den Gegenstand, der als „unveränderlicher Träger aller veränderlichen Eigenschaften" gilt und dem Begriff der Substanz sinnverwandt ist, wie Guttandin (1980: VIII) mit Bezug Aristoteles aufzeigt. Dagegen rekurriert der Begriff des Objekts auf dem Erkenntnisaspekt und bezeichnet das „vorgestellte, gedachte, gemeinte Sein" (Guttandin 1980: VIII).

Vor dem Hintergrund der Bedeutung, die Descartes dem „ich denke" (cogito) – als Beweis der Existenz und allererste Erkenntnis – zumisst, vollziehe sich ab dem 17. Jahrhunderts der Wandel beider Begriffe: das Subjekt stehe jetzt auf der Erkenntnisseite, das Objekt auf der Gegenstandsseite (Guttandin 1980: IX ff.; VIII).

Genauer lässt sich dieser Wandel nicht als Umkehrung, sondern als Ergänzung fassen. Denn auch wenn sich der Subjektbegriff nun auf die Erkenntnisseite bezieht, behält er seine alte Bedeutung des „ens obietvum", im Sinne des Substanziellen bei (Guttandin 1980: IX). Der Bedeutungswandel vollzieht sich vielmehr genau vor diesem Hintergrund. Indem das Bewusstsein als Träger von Bewusstseinszuständen gefasst wird, wird die Erkenntnis (das Denken) zur Substanz des Subjekts erklärt (Hügli et al. 2000: 604). In seiner neuen Bedeutung bezeichnet der Begriff des Subjekts so „die Einheit des Bewusstseins, d. h. das allem Gefühl, aller Wahrnehmung, allem Denken (Verstand und Vernunft) und dem Willen Zugrundeliegende" (Hügli et al. 2000: 604).

Gleichwohl ist der antike Begriff des subjectum mit einer weiteren Implikation verbunden, die in der Subjektkonzeption des autonomen Subjekts jedoch nicht zum Tragen kommt und damit – einmal mehr – die historische Situierung dieser Konzeption belegt. Der lateinische Begriff des subjectum bezieht sich nicht nur auf das zugrundeliegende Substanzielle, sondern leitet sich auch vom lateinischen subiecere ab, was im Sinne des Unterworfenen interpretiert wird, wie vielfach akzentuiert wird (z. B.: Guttandin 1980: XIII f.; Maihofer 1995: 114; Althusser 1977: 146; Foucault 1994: 246). Von dieser zweiten Bedeutung des Subjektsbegriffs sieht die Konzeption des autonomen Subjekts ab. Diese geht davon aus, dass jeder „sich für sich und durch sich als Geist erkennen kann" (Schulz 1979: 239) und folgt damit der Vorstellung, dass das Subjekt seine Substanz in der eigenen Reflexion und nicht als Unterworfener „außer sich" findet (Guttandin 1980: XIV). Mit der Absage an die metaphysische Essenz des Menschen seitens poststrukturalistischer Konzeptionen wird der antiken Implikation des Subjektsbegriffs wieder Rechnung getragen. So hat Foucault (1994: 246) die doppelte Bedeutung des Subjektsbegriffs explizit hervorgehoben: „Das Wort Subjekt hat einen zweifachen Sinn: vermittels Kontrolle und Abhängigkeit jemandem unterworfen sein und durch Bewusstsein und Selbsterkenntnis seiner eigenen Identität verhaftet sein".

1.1.2 Soziologische Subjektkonzeptionen im Kontext der Metaphysik

In der Tradition metaphysischer Subjektvorstellungen stehen auch soziologische Konzeptionen, die das Subjekt – zumindest teilweise – als ein vorgängiges konzipieren. Am Beispiel des Symbolischen Interaktionismus von Mead haben das Hall (1984), Hagenbuechel (1998) und Morel (1998) ausbuchstabiert.

Hall (1984: 191) stellt fest, dass sich mit der wachsenden Komplexität moderner Gesellschaften in der Soziologie eine gesellschaftlichere Auffassung des Subjekts entwickelt, die eine Kritik an dem „‚rationalen Individualismus' des cartesianischen Subjekts" übt, jedoch dem metaphysischen Denken verhaftet bleibe. So habe das von Mead entworfene Individuum noch immer einen Kern, ein Wesen, auch wenn dieses nicht mehr autonom, sondern im Verhältnis zu bedeutsamen anderen und zur kulturellen Welt gebildet, geformt und modifiziert werde (Hall 1984: 182; 191; Hagenbuechel 1998: 6). Die Einwirkung auf den Kern diagnostiziert Hall (1984: 182) als „Verklammerung" zwischen innen und außen, wobei Hagenbuechel (1998: 6) betont, dass „das Schwergewicht stärker auf das intersubjektiv[28] konstituierte Selbst" gelegt werde. In Übereinstimmung mit diesen kommt Morel (1989: 58) zu dem Schluss, dass die gesellschaftlich erworbenen Elemente dieser Subjektkonzeption nur einen Teil der Identität bzw.

---

[28] Die These der Intersubjektivität suggeriere einen gemeinsamen Grund oder sogar eine Fundierung des Sozialen, wie Stäheli (2000: 8) ausführt, der seitens des Poststrukturalismus ausgeschlossen werde, weil diese „die Heterogenität von Sprachspielen, die Vielfalt von Diskursen und Identitäten" vernachlässige. Aus dieser Perspektive, so lässt sich schlussfolgern, setzt der Symbolische Interaktionismus voraus, was der Poststrukturalismus erst zum Untersuchungsgegenstand erhebt.

des Selbst darstellen, nämlich den von Mead als „Me" bezeichneten Teil des Selbst. Der zweite Teil des Selbst – das „I" oder „Ich" – werde dagegen als Teil konzipiert, das das Individuelle am Individuum, das Originelle der Persönlichkeit darstelle (Morel 1989: 59), wobei dieses durchaus noch „als Entwerfer und Auslöser von Handlungen" (Hagenbuechel 1989: 6) fungiere.

Auch die Subjektkonzeptionen der Phänomenologie, des humanistischen[29] Marxismus und des humanistischen Feminismus stehen im Kontext der Metaphysik (Weedon 1991: 105 ff.). Geht die Phänomenologie von einem transzendentalen Subjekt aus, so postulieren humanistische Formen des Marxismus und des Feminismus eine „wahre" menschliche Natur, die durch gesellschaftliche Einwirkungen – Kapitalismus und/oder Patriarchiat – „verzerrt oder unterdrückt" (Weedon 1991: 104 ff.; 107; 110; 115) werde. Gemeinsam ist ihnen, dass sie auf ein vorgegebenes Wesen und damit auf eine „bereits vorhandene Subjektivität" (Weedon 1991: 107 f.; 110) rekurrieren. Entsprechend wird Handlungsfähigkeit jenseits gesellschaftlicher Einflussnahme als Werk eines „allmächtigen Subjekts [konzipiert], welches die Welt nach seinen eigenen Plänen und Ideen aktiv umgestaltet" (Hauck 1984: 185) oder, wie Butler (1995: 128) konstatiert, als „Attribut der Person [konzipiert], von dem angenommen wird, dass es Macht und Sprache vorausliegt und aus der Struktur des Selbst abgeleitet wird".

Diese Implikation durchzieht auch das Konzept der Erfahrung, das humanistischen Ansätzen – und damit auch humanistisch-soziologischen Studien – als Basis der Untersuchung dient (Weedon 1991; Scott 1992). Als Erfahrung gilt humanistischen Ansätzen, was das Subjekt „in einer beliebigen Situation denkt und fühlt", wobei die gewonnenen Erfahrungen dieser Konzeption zufolge dem Subjekt sukzessiv als Fundament der Generierung von Selbst- und Weltvorstellungen dienen (Weedon 1991: 110). Analog dem cartesianischen Verständnis, das das Subjekt als „Ursprung" und „Quelle der Selbsterkenntnis" konzipiert, werden Erfahrungen als „authentischer Ausdruck" des Subjekts (Weedon 1991: 110) gefasst und entsprechend als originäre Erklärungen und unbestreitbare Belege der Analyse (Scott 1992) konstituiert.

Das Konzept der Erfahrung, das nach diesem Theorieverständnis zur Anwendung gelangt, zeichnet sich nicht nur durch ein metaphysisches Subjektverständnis aus, sondern baut auch auf einem metaphysischen Sprachmodell auf. Als metaphysisch gilt dieses Verständnis der Sprache, weil in dieser Sprache als „passives Werkzeug" veranschlagt wird, die eine bereits bestehende Welt der Tatsachen spiegelt oder repräsentiert (Weedon 1991: 108; 102; Frank 1984: 36). So erscheine Erfahrung in humanistischen Ansätzen als etwas, was Sprache vorausgehe und letztere als bloßes Medium der Übermittlung (Weedon 1991:

---

[29] Der Begriff des Humanismus bezieht sich hier auf „die Lehre von der Verwirklichung des Menschen durch Befreiung", der beim Entfremdungsbegriff ansetzt (Hügli et al. 2000: 290).

1.1 Von der Zentrierung zur Dezentrierung des Subjekts 33

110). Dieses Sprachverständnis konzeptionalisiert Sprache als reines „Ettiketierungssystem", um bereits gegebene Bedeutungen zum Ausdruck zu bringen (Weedon 1991: 102; 108).

Es ist diese Konzeption der Sprache, gegen die sich poststrukturalistische (Subjekt-) Konzeptionen verwahren. Sprache wird von diesen nicht länger als Substanz verstanden, die das spiegelt, repräsentiert oder abbildet, was in der Wirklichkeit objektiv gegeben ist, vielmehr wird davon ausgegangen, dass sich Realität erst durch Sprache konstituiere (Raab 1989: 11) – ein Vorgang, der weiter unten noch genauer darzulegen sein wird.

1.1.3 Die Dezentrierung des Subjekts

In der fortschreitenden Moderne entwickeln sich verschiedene theoretische und philosophische Konzeptionen, die die metaphysische Essenz des Subjekts dezentrieren und damit (theoretisch) „unhaltbar" (Frank 1984: 78; 93) machen.

Dezentrierung meint, dass das autonome Subjekt der Aufklärung aus seiner Position als Zentrum von Selbst und Welt gerückt wird, indem ihm das Vermögen einer stabilen Selbstwahrnehmung, die ihm vormals durch Vernunft und Bewusstsein zugesprochen wurde, aberkannt wird (Hall 1984: 181; 66 ff.; 182 ff.; Frank 1984: 88). Aberkannt wird ihm diese Fähigkeit durch Konzeptionen, die im philosophischen Kontext unter der Bezeichnung „Philosophie der Endlichkeit" subsumiert werden (Frank 1984: 117). Als endlich gelte diesen das Bewusstsein, wie Frank (1948: 117) festhält, „genau in dem Sinne, dass es nicht Grund seiner selbst, d. h. seines eigenen Bestehens ist und somit das Subjekt nicht Urheber seines faktischen Bestandes" sein könne, wobei der „Nicht-Grund" seiner selbst je nach theoretischem Hintergrund unterschiedlich ausgelegt werde.

Die Werke von Freud und Marx, Hegel und Heidegger, Nietzsche und de Saussure sind mit dieser Ausrichtung verbunden, die „die große philosophische Verunsicherung" (Delius et al. 2000: 96) des 20. Jahrhundert auslöste und die Dezentrierung des Subjekts einleitet (Hall 1984: 181; 189).

Exemplarisch soll anhand der Konzeptionen von Marx und Freud im Folgenden skizziert werden, wie diese das zentrierte Subjekt der Aufklärung, ausgestattet mit dem Vermögen der Vernunft und des Bewusstseins erschüttern, bevor dann genauer auf das Werk des Schweizer Sprachwissenschaftlers de Saussure eingegangen wird, der als Ausgangspunkt und Wegbereiter des (Post-)Strukturalismus gilt.

Wie unter anderem Hall (1984: 193; vgl. auch: Schiwy 1984: 74 ff.; Hauck 1984: 185 ff.) herausstellt, gehört das Werk von Marx (1818-1883) in das 19.

und nicht in das 20. Jahrhundert, jedoch sei es in den sechziger Jahren des 20. Jahrhundert einer neuen Lesart unterzogen worden, die durch Althusser beeinflußt wurde. Althusser (1977: 86 f.) wendet sich explizit gegen die humanistische Auslegung des Marxismus, die auf der Entfremdungsthese gründet, und damit gegen eine metaphysische Konzeptionalisierung des marxistischen Subjekts. Anhand der von Marx verwendeten Begriffe zeigt er, dass Marx in seinen späteren Texten (ab 1848) die Verwendung subjektivistischer Begriffe – wie „Wesen der Menschen", Selbstverwirklichung in der Arbeit" und „Entfremdung" – zugunsten objektiver Kategorien – wie „Produktionsweisen", „Mehrwert" und „Produktivkräfte" – ersetzt habe (Hauck 1984: 185). Marx sei, so Althusser (1977: 86), von den gegebenen ökonomischen Verhältnissen und nicht vom Menschen als „ursprünglichem Subjekt seiner Bedürfnisse (homo oeconomicus), seiner Gedanken (homo rationalis), seiner Handlungen und Kämpfe (homo moralis, juridicus et politicus)" ausgegangen. Nach dieser Lesart, konstatiert Hall (1984: 193), sind es die Menschen, die Geschichte machen, aber unter Bedingungen, auf die sie keinen Einfluss haben; auf den Punkt gebracht durch den Ausspruch: „das Sein bestimmt das Bewusstsein".

Die zweite Verunsicherung lässt sich mit dem Namen von Freud (1856-1939) und der von ihm formulierten Theorie des Unbewussten verbinden (Hall 1984: 193). Nach dieser ist nicht mehr das Bewusstsein Ausgangspunkt oder Grundlage zum Verständnis des Subjekts, sondern das von ihm neu interpretierte Unbewusste, in dem Freud auch den zentralen Bestimmungsgrund des Bewusstseins erblickt habe (Hügli 2000: 219). Neben dem Bewusstsein werde auch das wissende Subjekt in seiner Evidenz erschüttert (Hall 1984: 194), denn „Freuds Theorie, daß unsere Identitäten, unsere Sexualität und die Strukturen unseres Begehrens auf der Grundlage der psychischen und symbolischen Prozesse des Unbewußten gebildet werden, [funktionieren] [.] nach einer anderen ‚Logik' als der der Vernunft" und stellten das Subjekt als „Herr im eigenen Haus" vehement in Frage (Delius et al. 2000: 96; Hügli et al. 2000: 219).

Eine paradigmatische Wende des metaphysischen Subjektverständnisses leitet sich schließlich durch de Saussure (1857 - 1913) ein. In seinem grundlegenden Werk, der „Cours de linguistique generale"[30], führt er ein neues Verständnis der Sprache (langue) ein, das die Vorgängigkeit und Souveränität des autonomen

---

[30] Die „Cours" (Grundfragen der allgemeinen Sprachwissenschaften), wurde 1916 posthum durch zwei Hörer de Saussures – Bally und Sechehaye – herausgegeben. Anhand von Mitschriften rekonstruierten sie die drei von ihm zwischen 1906 und 1911 in Genf gehaltenen Vorlesungen, in denen de Saussure danach fragt, wie eine einzelne Sprache aufgebaut und beschrieben werden müsse, damit sie als ein und dieselbe Nationalsprache wiedererkannt werden könne (Frank 1984: 33; Münker et al. 2000: 2).

1.1 Von der Zentrierung zur Dezentrierung des Subjekts

Subjekts demontiert. Wie sich diese Wendung verstehen lässt, soll anhand der Grundzüge seiner Theorie aufgezeigt werden.

De Saussure bestimmt zu Beginn des 20. Jahrhunderts den Gegenstand der Sprachwissenschaften neu (Schiwy 1984: 111). Nicht die geschichtliche Entwicklung, der historische Vergleich oder die Beschreibung einer Sprache mit den Mitteln der Logik, sondern die Klärung, was Sprache als Ganzes und wie ihr Aufbau beschaffen ist, steht im Mittelpunkt der strukturellen Sprachwissenschaften, die er neu begründet (Schiwy 1984: 111; vgl. auch: 38).

Als primären Gegenstand der Sprachwissenschaften bestimmt de Saussure (1967) die Sprache (langue), die er von der menschlichen Rede (langage) im Allgemeinen und dem individuellen Sprechen des Einzelnen (parole) differenziert (Schiwy 1984: 38). Das Primat der Sprache (langue) versus der Rede resultiert für de Saussure (1931/1984: 114[31]) aus dem Umstand, dass „die Sprache die Einheit der menschlichen Rede ausmacht" und diese „als Norm alle anderen Äußerungen der Menschen" (de Saussure 1931: 111) bestimmt.

Im Gegensatz zum individuellen Sprechen kennzeichnet de Saussure (1931/1984: 112; 116 f.; 1967: 88) die Sprache als „soziales Produkt" und als „System von Zeichen" und genauer: „als normatives durch allgemeine Regeln und verbindliche Konventionen strukturiertes, virtuelles System von Zeichen". Die Sprache ist es, die, aus dieser Perspektive als System, das Sprechen des Einzelnen strukturiert und den einzelnen Elementen der menschlichen Rede ihre Funktion und ihren Wert im Zusammenhang des Ganzen zuweist, wie Schiwy (1984: 38.f.) herausstellt. Sie fungiert „als abstrakte und als solche niemals manifeste Ordnung, die im Untergrund unserer Redehandlungen wirkt und diesen Akten ihr Gesetz aufprägt" (Frank 1984: 41).

Um die allgemeinen sprachlichen Strukturen – das Ordnungsprinzip – der Sprache zu beschreiben, bestimmt de Saussure die Struktur des kleinsten bedeutsamen Elements dieses Systems – des Zeichens – neu (Münker et al. 2000: 3; Raab 1989: 10; Frank 1984: 33). In Differenz zu dem bis dahin geltenden metaphysischen Sprachverständnis repräsentiert für de Saussure ein Zeichen nicht ein Ding, eine Idee oder eine Vorstellung, sondern hat zwei Seiten (de Saussure 1967: 77 f.; Raab 1989: 10 f.). Das Zeichen verknüpft nach de Saussure (1931: 116) ein Lautbild und eine Vorstellung: den Signifikanten (Bezeichnendes/Ausdruck) mit dem Signifikaten (Bezeichnetem/Begriff), wobei ihr „Bedin-

---

[31] Die Seitenzahlen entsprechen nicht dem Original von 1931, da es sich im Folgenden um einen Textausschnitt der „Cours" (Kap. 3, S. 9-21) handelt, der der Veröffentlichung von Schiwy (1969: 111-118) beigefügt ist. Im Folgenden zitiert als: de Saussure 1931.

gungsverhältnis" (Raab 1989: 10f.) durch einen Grundsatz[32] bestimmt wird, der sowohl die Beziehung zwischen Signifikant und Signifikat wie auch die Konstituierung sprachlichen Sinns erläutert (de Saussure 1967: 79 ff.).

Mit Hilfe dieses Grundsatzes – der Theorie der Beliebigkeit (Arbitrarität) der Zeichen – verdeutlicht de Saussure (1967: 79 f., 83), dass beide Seiten des Zeichens untrennbar miteinander verbunden sind, aber ihre Verbindung arbiträr (beliebig) ist, in dem Sinne, dass sie nicht natürlich vorgegeben ist, sondern unbewussten gesellschaftlichen Regeln und Konventionen folgt (Raab 1989: 11; Münker et al. 2000: 3).

Wenn die Beziehung zwischen Signifikant und Signifikat nicht natürlich gestiftet sei, dann könne die Konstituierung von Sinn nur sprachintern erläutert werden (Münker et al. 2000: 4). Diesen Aspekt erläutert de Saussure mittels der Theorie der Differenzialität der Zeichen, nach der sich die Bedeutung eines Zeichens rein negativ bestimmt (Münker et al. 2000: 4). Dieser Perspektive folgend ergibt sich der Sinn eines Zeichens durch die Unterscheidung – und das meint Abgrenzung – zu allen anderen Zeichen (Frank 1984: 33), mit anderen Worten: Sinn ist „das Ergebnis der Differenzierungen in einem System" (Münker et al. 2000: 4).

Das Zeichen erscheint damit nicht länger als eine selbstständige isolierte Einheit, welche an sich Bedeutung habe (Raab 1989: 11; vgl. auch Frank 1984: 33; 49). Diese Annahme, dass sich die Bedeutung eines Zeichen „differentiell bestimmt" (Raab 1989: 11) und sprachlicher Sinn aus den Unterscheidungen (Differenzierungen) in einem System resultiert, ist es, die de Saussure (1967: 134) dazu leitet, die Sprache (langue) – als Verbindung zwischen Bezeichnendem und Bezeichnetem – als eine Form zu kennzeichnen.

Mit diesem Sprachverständnis setzt sich de Saussure von dem bis dahin gängigen metaphysischen Sprachmodell ab, das Sprache insofern als Substanz verstand, als sie als natürliche Beziehung zwischen Wort und Bedeutung konzipiert wurde (Frank 1984: 32; Münker et al. 2000: 3). Das metaphysische Modell ging davon aus, dass die lautliche Seite eines Zeichens, das Wort, die Abbildung oder Repräsentation der unsinnlichen Welt, d. h. der geistigen Seite desselben sei (Frank 1984: 36). Demnach würde in der Sprache eine zuvor bestehende Welt unsinnlicher psychischer oder kognitiver Zustände durch Symbole dargestellt (Frank 1984: 36; 38). Nach diesem Verständnis – das auch als Repräsentationsmodell der Sprache bezeichnet wird – erscheint die Sprache als transparentes Medium (Weedon 1991: 102), durch das bereits bestehende Tatsachen ausge-

---

[32] De Saussure (1967: 79 ff.) hat insgesamt zwei Grundsätze vorgestellt. Der zweite Grundsatz bezieht sich auf den „linearen Charakter des Zeichens", der das Bezeichnende als zeitlichen Verlauf und als durch die Zeit bestimmt kennzeichnet (de Saussure 1967: 82).

1.1 Von der Zentrierung zur Dezentrierung des Subjekts

drückt werden, oder, wie Raab (1989: 11) konstatiert, das Zeichen von außen bestimmt und Bedeutungen den Dingen eigen und immanent.

De Saussure dreht nun die metaphysische Prämisse, nach der die lautliche Seite des Zeichens die Wiedervergegenwärtigung der unsinnlichen Seite sei, um: „die unsinnliche Welt der Gedanken" konstituiere sich jetzt „als Resultat von Unterscheidungen und Verbindungen im Bereich des Sinnlich-Phonetischen" (Frank 1984: 36). Damit bilde nicht länger die Sprache die Realität ab, sondern Realität konstituiere sich durch Sprache (Raab 1989: 11).

Dieses Sprachverständnis ist mit entscheidenden Konsequenzen verbunden. Es eröffnet zum einen die Perspektive auf gesellschaftliche Bedingungsverhältnisse. Denn Sprache verweist aus dieser Perspektive nicht länger auf objektiv existierende Verhältnisse, sondern vielmehr ergeben sich Sinn und Bedeutung erst unter Bezugnahme auf den sozialen Kontext (Raab 1989: 17). Gleichsam hebt de Saussure (1931: 118) mit der Charakterisierung der Sprache als unbewusste, soziale Entität, die „immer in einem gewissen Maß vom Willen des einzelnen oder der Gemeinschaft unabhängig" ist, die Souveränität des autonomen Subjekts auf. Denn der Einzelne kann die Sprache „für sich alleine weder schaffen noch umgestalten", sondern sich dieselbe nur mittels Aneignung „einregistrieren", wie er betont (de Saussure 1931: 116). Damit fungiert das Subjekt nicht länger als „Ort der souveränen Rede" (Raab 1989: 12). Das Subjekt, auf Sprache angewiesen um sich darzustellen, könne nur auf das bereits vorhandene Sprachsystem und die in diesem bereitgestellten Positionierungsmöglichkeiten zurückgreifen (Raab 1989: 12). Dementiert werde damit die Vorstellung, das Subjekt wähle seine Deutung der Welt souverän und kraft seiner eigenen Autarkie, während es doch zu seinem Selbstverständnis gelange, indem es in einer Tradition (Gadamer), einem Diskurs (Foucault) oder in einem strukturalen Feld (Althusser) stehe (Frank 1984: 129). Analog konstatiert Fink-Eitel (1989: 75), der menschliche Geist täusche sich, wenn er sich als souveränes Subjekt seiner Sprech- und Erkenntnisakte begreife. Dies sei eine von der Grammatik nahegelegte Täuschung, denn in Wahrheit unterständen die bewussten Erkenntnisakte ganz den unbewussten Strukturen der Sprache (Fink-Eitel 1989: 75).

Durch das von de Saussure konzipierte Sprachverständnis wird ein philosophischer Paradigmenwechsel ausgelöst, der unter der Bezeichnung des „linguistic turn" (Rotry 1967) heute als bedeutendster des 20. Jahrhunderts gehandelt werde (Münker et al. 2000: 28).

Die Ausweitung der strukturellen Betrachtungsweise, die sich im Kontext der 1950er Jahre unter der Bezeichnung des Strukturalismus etabliert, sowie die kritische Reflexion ihrer Prämissen durch die philosophische Bewegung des Poststrukturalismus sollen nun skizziert werden. Erst in diesem Kontext wird der

„strukturalistische Grundsatz"[33] (Frank 1984: 125) von seinen metaphysischen Residuen befreit und damit sukzessiv der Boden für eine Analyse eröffnet, die es unter der Prämisse der Dezentrierung ermöglicht, das Subjekt als „historische Form" (Lemke 1997: 116), im Kontext von Wissens-, Macht- und Selbstkonstituierungsprozessen (Lemke 2000: 31) zu analysieren.

1.1.4 Strukturalismus und Poststrukturalismus

Die Voraussetzung einer Übertragung der strukturellen Betrachtungsweise der Linguistik auf andere Wissenschaften hatte de Saussure in der „Cours" selbst angelegt (Raab 1989: 12). De Saussure (1931: 117) hatte die Sprache als nur einen Teil – wenn auch den bedeutendsten – des menschlichen Zeichensystems markiert und für die Implementation einer neuen Wissenschaftsdisziplin – der Semiotik – plädiert, die sich der Untersuchung der Zeichen widmen sollte. Aus dieser Perspektive stellt nicht nur die Sprache ein System von Zeichen dar, das bestimmte Ideen ausdrückt, sondern auch die Schrift, das Taubstummenalphabet, symbolische Riten, Höflichkeitsformen und militärische Signale, lassen sich als solche charakterisieren, wie de Saussure (1931: 117) exemplarisch darlegt.

Gleichsam ist mit dieser Konstatierung die Annahme verbunden, soziales Leben als Austausch von Zeichen zu verstehen (Raab 1989: 12). Folgt man beiden Annahmen, so lässt sich die von de Saussure entwickelte Betrachtungsweise auf die Sozial- und Geisteswissenschaften übertragen. Aus dieser Perspektive funktionieren alle menschlichen Zeichensysteme nach dem System der „langue" und könnten damit nicht länger von ihrer Inhaltsseite – von der materiellen Eigenschaften ihrer Elemente – her begriffen werden, sondern nur „als Funktionen eines Systems aus reinen Beziehungen" (Raab 1989: 13; Frank 1984: 51 ff.; Münker et al. 2000: 28) – und damit als Form. Gesellschaft differenztheoretisch zu denken, bedeutet, wie Stäheli (2000: 8 f.) schlussfolgert, dass sie nicht aus Letztelementen (Individuen oder einzelnen Handlungen) bestehe, die miteinander Verbindungen eingingen, sondern dass die einzelnen Elemente erst in einem Beziehungsgeflecht entstünden, und genauer: durch eine Position in einem Beziehungsgewebe, die sich von anderen Positionen abgrenze. Dieser Prämisse folgend rekurrieren Strukturalisten auf eine Analysemethode, die ihr Primat nicht länger auf die einzelnen „Glieder" sozialer Tatsachen, sondern auf die Beziehungen zwischen den Gliedern eines Geflechts – auf ihre Struktur[34] – richtet (Schi-

---

[33] Als strukturalistischer Grundsatz gilt, dass Sinn und Bedeutung sich nur innerstrukturell bilden (Frank 1984: 125).
[34] Der Begriff der Struktur findet sich bei de Saussure selbst nicht. Auf diesen Umstand hat zuerst Ricoeur (1967) verwiesen, den Schiwy (1984: 16 f.) als scharfsinnigen Kritiker des Strukturalismus

1.1 Von der Zentrierung zur Dezentrierung des Subjekts

wy 1984: 15). Denn aus dieser Perspektive ist es die jeweils zugrundeliegende Struktur, die gesellschaftlichen Tätigkeiten und Handlungen ihre jeweils spezifische Bedeutung und Funktion verleiht (Raab 1989: 13; Frank 1984: 51ff.; Münker et al. 2000: 28).

Im Kontext der Linguistik de Saussures zeigte sich die Struktur der Sprache als „ein System von Paaren Bedeutung/Ausdruck, derart, dass jedem signifiant ein und nur ein signifie´ zugeordnet ist, und zwar nach einer festen und dauerhaften Regel, die sowohl die Unterscheidung der Zeichen wie ihre Rekombination erlaubt" (Frank 1984: 34). Die einzelnen Zeichen seien dabei „genaue Anwendungen eines invarianten Gesetzes, zu dem sie sich verhalten wie einzelne Fälle zu dem Begriff, unter den sie fallen" (Frank 1984: 34 f.).

Der Definition des Strukturbegriffs kommt in diesem Kontext eine entscheidende Funktion zu. Die Auslegung derselben erweist sich ab 1967 als Kriterium, das über die Zugehörigkeit zum bzw. der Abwendung vom Strukturalismus Auskunft gibt (Raab 1989: 14, Frank 1984: 76).

Es ist der Ethnologe Levi-Strauss, der als Erster mit seinem Werk „Die elementaren Strukturen der Verwandtschaft" (1949) die strukturelle Tätigkeit auf die Sozialwissenschaften überträgt und damit zum „Vater" (Schiwy 1984: 18) einer Bewegung wird, die künftig unter der Bezeichnung des Strukturalismus firmiert. Wie de Saussure sieht Levi-Strauss die Aufgabe der Wissenschaften in der Aufdeckung unbewusster Strukturen (Schiwy 1984: 17). Er möchte herausfinden, was dem „Bekannten eine Ordnung" verleiht und damit „das Unbekannte bekannter und das Unbewusste bewusster zu machen" (Schiwy 1984: 37). Freud und Marx sowie die Geologie gelten ihm insofern als Vorbild, als ihm diese „zeigten, dass Verstehen darin besteht, einen Typ von Realität auf einen anderen zurückzuführen; dass die wahre Realität niemals die am meisten zutage liegende ist; und dass die Natur des Wahren sich schon andeutet in der Sorgfalt, die es aufwendet, sich zu verbergen" (Levi-Strauss 1965: 44[35]). De Saussure folgend fasst er nicht nur die Sprache, sondern „alle Äußerungen und Verhaltensweisen

---

charakterisiert. Auf dem ersten internationalen Kongress der Linguisten im Jahre 1938 sei der Begriff der Struktur in Rekurs auf den von de Saussure gebrauchten Begriff des Systems verwendet worden (Schiwy 1984: 16). Hier sei zum ersten Mal von der „Struktur eines Systems" gesprochen worden, wie Ricoeur festhält, so dass sich Struktur als Spezifizierung des von de Saussure verwendeten Begriffs des Systems fassen lasse (Schiwy 1984: 16). Nach Frank (1984: 14) geht der Begriff der Struktur in seiner „spezifisch modernen" Bedeutung auf Schleiermacher zurück, der darunter ein System von Beziehungen zwischen Elementen verstand, deren jedes seine Bedeutung durch die eindeutige Unterscheidung von allen anderen erwarb. Frank (1984: 14) weist darauf hin, dass Schleiermacher in diesem Zusammenhang explizit herausgehoben habe, dass diese Differenzierungsarbeit nicht nur die Ordnung der Sprache, sondern ebenso kulturelle, soziale, ökonomische und juridische Ordnungen konstituiere.

[35] Zitiert aus: Schiwy 1984: 37.

des Menschen als Botschaft" im Sinne von Zeichen (Schiwy 1984: 42)[36] und versucht ihre Codes – ihr jeweiliges „Gesamtsystem von Regeln und Gewohnheiten" (Raab 1989: 13) – mit Hilfe der strukturellen Methode zu entschlüsseln. Mit de Saussure teilt Levi-Strauss auch das Verständnis von Struktur[37]. Wie dieser geht er davon aus, dass sich „allgemeine universelle Gesetzmäßigkeiten" (Raab 1989: 13) ausfindig machen lassen, die das soziale Leben bestimmen. Vor diesem Hintergrund überträgt er die strukturalistische Vorgehensweise auf die Analyse „sozio-kultureller Handlungen und Interaktionen" (Münker et al. 2000: 9), um so die „unbewußte Struktur ausfindig zu machen, die jeder Institution oder jeder Sitte zugrunde liegt" (Levi-Strauss 1958: 35, in Schiwy: 1984: 46).

Ziel und Vorgehensweise der „strukturalistischen Tätigkeit" hat Barthes (1964/1984: 157[38]) exemplarisch dargelegt. Ihr Ziel bestehe darin, „ein ‚Objekt' derart zu rekonstruieren, dass in dieser Rekonstruktion zutage tritt, nach welchen Regeln es funktioniert (welches seine ‚Funktionen' sind)" (Barthes 1964: 158). Zur Erreichung dieses Ziels bedient sich die strukturalistische Methode zweier Operationen: „Zerlegen und Arrangement" (Barthes 1964: 159). Durch die Zerlegung des „Objekts" in Fragmente, die ihre Existenzberechtigung „einzig durch ihre Grenzen" und damit durch die Differenz zu anderen „Einheiten" erlangen, wird es möglich, die Bedeutung derselben hervortreten zu lassen (Barthes 1964: 159). Bei der darauf folgenden „Tätigkeit des Arrangierens" gehe es darum, den gesetzten Einheiten „Assoziationsregeln abzulauschen oder zuzuweisen", um so die Funktion des „Objekts" in Erscheinung treten zu lassen (Barthes 1964: 159 f.)[39].

---

[36] Beispielsweise betrachtet er die Verwandtschaftsbeziehungen als eine Art von Sprache und bestimmt den Tausch als dessen fundamentale Struktur (Schiwy 1984: 46).
[37] Levi-Strauss nimmt nicht direkt Bezug auf de Saussure, sondern orientiert sich an Trubetzkoy und Jakobsen, die wiederum auf de Saussure aufbauen (Münker et al. 2000: 8).
[38] Die Seitenangaben entsprechen nicht dem Original von 1964 (Der Mythos als semiologisches System, aus: Mythen des Alltags), da es sich hier um einen Textauszug (S. 88-94) handelt, der der Veröffentlichung von Schiwy (1984, 153-162) beigelegt ist. Im Folgenden zitiert als: Barthes 1964.
[39] Am Beispiel der von Levi-Strauss untersuchten Mythen lässt sich die strukturalistische Vorgehensweise exemplarisch verdeutlichen. Als ihre kleinsten Einheiten hatte Levi-Strauss einzelne Sätze ausgemacht, die er als „Mytheme" bezeichnet (Barthes 1964: 159; Frank 1984: 60). Unabhängig von ihrem individuellen Inhalt erhalten diese ihren „Wert", indem sie die gleiche Funktion erfüllen (Frank 1984: 61). So identifizierte Levi-Strauss (1964) am Beispiel der Ödipus-Erzählung vier verschiedene Mytheme: überbewertete und minderbewertete Verwandtschaftsbeziehungen, Mytheme, die sich dem Kampf mit Ungeheuern widmen und schließlich Mytheme, in denen die Namen von Personen von der Schwierigkeit aufrecht zu gehen sprechen (Frank 1984: 60 ff.). Er wendet sich damit gegen die These, dass der Mythos Ausdruck einer verborgenen Wirklichkeit sei und sich als „Widerspiegelung eines Inhalts" lesen lasse, und zeigt, dass der Mythos, wie die Sprache, eine Form darstellt (Frank 1984: 54 f.). Die Analyse der Beziehungen zwischen den verschiedenen Mythemen leitet ihn, wie Frank (1984: 62) feststellt, zu dem folgendem Resultat: „die Blutverwandtschaft – das Mutterprinzip – siegt über den gewaltsamen Versuch, es hinter sich zu bringen (Totschlag von Vater

1.1 Von der Zentrierung zur Dezentrierung des Subjekts

Als entscheidend fungiert in diesem Zusammenhang die Annahme des Strukturalismus, dass sich „transkulturelle, ahistorische, abstrakte Gesetze" (Raab 1989: 14) ausfindig machen lassen, die das menschliche Denken und Handeln bestimmen (Münker et al. 2000: 30). Diese Annahme baut auf der Vorstellung auf, es gäbe geordnete Strukturen (Münker et al. 2000: 30), d. h. einheitliche Strukturen, die – indem sie das Resultat immer gleicher Regeln und Gesetze sind –, „zur Entdeckung einer einfältigen Sinn-Einheit" (Frank 1984: 77) befähigen.

Es ist genau dieser Punkt, an dem seit 1967 die poststrukturalistische Kritik ansetzt[40] und das Konzept der geschlossenen Struktur als ein metaphysisches Residuum entlarvt, die zudem sozialen Wandel nicht hinreichend erklären könne (Raab 1989: 14; Frank 1984: 66 ff.; 76).

Gegen die Annahme einer in sich abgeschlossenen Struktur, die soziale Tatbestände[41] als Manifestationen eines immer gleichen Grundsatzes bei inhaltlichen Transformationen versteht, ist mittels verschiedener Argumente Kritik vorgetragen worden. Prominent geworden sind die Analysen Foucaults (Ordnung der Dinge: 1966/1974) und die Einwände Derridas (1967), mittels deren sie den Nachweis gegen eine einheitliche und unveränderliche Struktur mit einem sie organisierendem Zentrum antreten. Während Derrida (1967) v. a. die Interpretation von Sinn als uneindeutige, immer flüchtige verficht, zeigt Foucault, wie im historischen Verlauf unterschiedliche Episteme – die einer Epoche zugrundeliegenden Strukturen – das jeweilige Wissen und die Erfahrung der Zeit organisieren (Münker et al. 2000: 17).

Mit Hilfe eines „empirisch-geschichtlichen" und eines „systematischen Verdachts" (Frank 1984: 82) rückt Derrida 1967 dem metaphysischen Wunsch des Strukturalismus nach Kontrolle und Beherrschung[42] zu Leibe und offenbart seine „unhaltbaren Voraussetzungen" (Frank 1984: 77 f.). Vor dem Hintergrund, dass „die Namen für das Zentrum oder Prinzip der jeweiligen Daseinsstruktur" (Gott, Geist, Idee, Subjekt, Bewusstsein, Rationalität etc.) in der Kultur- und

---

und Bruder), ebenso wie das Erdprinzip – der Schwellfuß – über den Sieg über Sphinx/Mutter die Oberhand behält". Der Mythos zeige sich damit als eine Art logisches Instrument, das Widersprüche zusammenstelle, um sie dann zu überschreiten (Frank 1984: 63).
[40] Im Folgenden wird hier der Begriff des Poststrukturalismus für die philosophischen Ansätze genutzt, die sich einerseits durch Kritik am Strukturbegriff des klassischen Strukturalismus und andererseits durch das Festhalten an der Überzeugung, das „Sinn immer ein Effekt, ein Resultat sprachlicher Strukturen ist", auszeichnen (Münker et al. 2000: 28 f.).
[41] Wie bspw. die Mythen
[42] Als metaphysisch „Essenz" des Strukturalismus fungiert ihre Vorstellung, dass Strukturen die Resultate konstruktiver Handlungen darstellen, die in einem Prinzip gründen (Frank 1984: 78). Damit treten zwei der drei, in Rekurs auf Nietzsche als metaphysisch gekennzeichneten Prinzipien ins Feld: ein Denken aus Prinzipien und die Metaphysik als Beherrschungswissen (Frank 1984: 77 f.; vgl. auch: S. 81).

Philosophie-Geschichte andauernd gewechselt haben, fragt Derrida (1967), wie der Strukturalismus an der Vorstellung eines Zentrums der Struktur festhalten könne, wenn er doch zugleich die Nicht-Endgültigkeit der Seins-Interpretation zugestehe (Frank 1984: 82 f.). Neben diesem „empirisch-geschichtlichen" Einwand tritt Derrida mit einem „systematischen" Einwand gegen den klassischen Strukturalismus an, der insofern als Radikalisierung des de Saussurischen Konzepts gefasst wird, als Derrida „mit Saussure gegen Saussure" (Münker et al. 2000: 40; 29; Frank 1984: 88; 102) argumentiert.

Wenn nach der strukturellen Betrachtungsweise „Sinn und Bedeutung (.) aus dem Spiel sich unterscheidender Lautbilder" resultieren, dann könne es keinen zentralen Sinn bzw. zentrales Prinzip einer Struktur geben, denn dann stünde dieses außerhalb der Struktur und widerspräche damit dem strukturellen Grundsatz, dass sich Bedeutung nur als Effekt differenzierender Einheiten generieren lasse (Frank 1984: 78 ff.; Münker et al. 2000: 19 f.). Aus diesen Überlegungen leitet Derrida (1967: 424), entgegen der Vorstellung des klassischen Strukturalismus, das Konzept zentrumsloser Strukturen ab, die er mit dem Begriff der „Dezentrierung" – als Entsetzungen aus dem Zentrum – belegt (Frank 1984: 84).

Die Absage an ein geschlossenes Zentrum ist für Derrida (1967: 425) mit der entscheidenden Konsequenz verbunden: „dass es kein transzendentales oder privilegiertes Signifikat gibt und dass das Feld oder das Spiel des Bezeichnens von nun an keine Grenzen mehr hat". „Jeder Sinn und jede Bedeutung und jede Weltansicht" schlussfolgert Frank (1984: 85), „sind im Fluß, nichts ist dem Spiel der Differenzen entzogen, es gibt keine an und für sich und für alle Zeiten geltende Interpretation des Seins und der Welt". Denn, wenn es kein außerstrukturales Prinzip gebe, dass die Ordnung der Struktur gewährleiste, dann „ist alles Struktur und alle Strukturalität ist ein unendliches Spiel von Differenzen" (Frank 1984: 85). Sinn erscheint unter dieser Perspektive nicht länger als etwas „eineindeutig" Gegebenes, sondern als etwas immer Flüchtiges und damit auch Wahrheit als „ein problematischer Begriff" (Münker et al. 2000: 27). Als flüchtig gilt der Sinn, weil es in einer Sprache unendlich viele Differenzierungsmöglichkeiten gebe und damit unendlich viele Sinnzusammenhänge denkbar werden (Münker et al. 2000: 29). Es ist genau dieser Gedanke, auf dem der Poststrukturalismus aufbaut, wenn er auf die Bedeutung des sozialen und historischen Kontextes verweist.

Mit der Annahme dezentrierter Strukturen überwinde Derrida nicht nur die Theorie de Saussures, sondern enthebe gleichsam das Zeichenverständnis von seinen metaphysischen Implikationen (Frank 1984: 96). Denn, wenn nach der Theorie der Differenzialität jedes Zeichen seinen Sinn erhält, indem es sich zunächst von allen anderen unterscheidet, dann verweise es zunächst nicht auf sich selbst, sondern nimmt vielmehr den Umweg über alle anderen Zeichen des Sys-

1.1 Von der Zentrierung zur Dezentrierung des Subjekts

tems, bevor es identifizierend auf sich selbst zurückkommt (Frank 1984: 95). Aus dieser Perspektive werde die Differenz ursprünglicher als die Identität und damit der metaphysische Grundsatz unmöglich, dass ein Teilchen des Systems (oder außerhalb des Systems) unmittelbar mit dem Zentrum oder dem Prinzip vertraut sei (Frank 1984: 96).

Während Derrida (1967) den Nachweis offener Strukturen v. a. aus einer logisch-systematischen Perspektive entwickelt, führt Foucault (1966) denselben mittels einer historischen Analyse – mit Hilfe der von ihm als Archäologie bezeichneten Methode – vor und verdeutlicht, dass sich die „Strukturen auch ihrer Form nach zersetzen und nicht Tranformationen des immer gleichen darstellen" (Frank 1984: 66). Schon der Umstand, dass Foucault seinen Studie (Die Ordnung der Dinge) historisch anlegt, lasse sich als Kritik am Strukturalismus verstehen, der die Ahistorität gesellschaftlicher Strukturen betont hatte (Fink-Eitel 1989: 36 f.; Münker 2000: 24; 89). In seiner Studie, in der er die Geschichte des Denkens untersucht, präsentiert Foucault nicht nur verschiedene historisch Strukturen – Episteme –, die das Wissen und die Erfahrung einer jeweiligen Epoche strukturieren, sondern verdeutlicht den Übergang zwischen diesen als Diskontinuität und Bruch und tritt damit in Gegensatz zu der von de Saussure und Levi-Strauss postulierten Annahme struktoraler Universalität und Kontinuität (Münker et al. 2000: 24; Fink-Eitel 1989: 37 f.). Mit dieser „Ablehnung einer totalen Geschichte, die alle Entwicklung aus einem Prinzip herleitet", formuliere Foucault seine Kritik am strukturalistischen Projekt und seinen impliziten metaphysischen Residuen, indem er „jegliches Postulieren einer überhistorischen Struktur als Transzendentalismus ablehnt", auch wenn er sich selbst zu diesem Zeitpunkt noch nicht der Frage zugewandt hat, wie die Abfolge der Episteme erklärt werden könne, so dass ihn sein prominentester Kritiker – Sartre – mit dem Vorwurf, selbst ungeschichtlich und unpolitisch zu sein, konfrontiert (Münker et al. 2000: 25; 90 f.).

Dem Plädoyer für Dezentrierung verschreibt sich ab 1967 eine heterogene philosophische Bewegung, die unter der Bezeichnung des Poststrukturalismus neben Foucault und Derrida so unterschiedliche Autoren wie Barthes, Lacan, Lytard, Deleuze und Guatari vereint. Der Begriff des Poststrukturalismus verdeutlicht dabei die Position, die diese in Bezug zum Strukturalismus einnimmt: Wendet sich der Poststrukturalismus mit der Überzeugung einer nur noch als dezentriert, d. h. einer als offen zu denkenden Struktur einerseits vom Strukturmodell des klassischen Strukturalismus ab und eröffnet eine „Phase nach dem Strukturalismus", so bleibt er andererseits mit dem Strukturalismus in der „Einsicht der prinzipiellen Unhintergehbarkeit der Sprache und ihrer Struktur" verbunden (Münker et al. 2000: 44; 29). Wie letzterer versteht er Sinn als einen Effekt der Struktur; genauer: Sinn generiert sich aus der Differenzierung der

Elemente, die in ihrem Verhältnis zueinander untersucht werden (Münker et al. 2000: 44; 29; 18 f.).

Weitere Gemeinsamkeiten und Differenzen lassen sich ausweisen. Gemeinsam ist beiden nicht nur die Hinwendung zu Strukturen, sondern auch die Konsequenz, die sie daraus für die Position des Subjekts ableiten: Wie im Strukturalismus entheben auch die VertreterInnen des Poststrukturalismus das Subjekt von seiner sinnkonstituierenden Position (Münker et al. 2000: 29 f.). Nicht das Subjekt, sondern die Sprache sei es, die aus dieser Perspektive „jeder individuellen Praxis der Sinnstiftung und Bedeutungszuschreibung immer schon vorgängig" ist (Münker et al. 2000: 29). Aber auch wenn der Poststrukturalismus sich dem Strukturalismus in der Überzeugung anschließt, dass die sprachlichen Strukturen dem individuellen Akt der Sinnstiftung vorgängig sind, gilt dem Poststrukturalismus in Differenz zum Strukturalismus die Struktur der Sprache als „theoretisch uneinholbar" (Münker et al. 2000: 32). Uneinholbar erscheint sie durch das „Spiel der Differenzen", die sich aus der Annahme der offenen, unabgeschlossenen – dezentralen – Struktur ableiten. Weil ein Zeichen auf das nächste verweist, kann der „Kern", das Zentrum oder das Prinzip der Struktur nicht lokalisiert werden. Eine abschließende Interpretation von Sinn und Bedeutung erscheint nur unter der Bedingung der Stillstellung dieser Bewegung möglich und impliziert den Ausschluss eines „Anderen" – so der Vorwurf, mit dem die poststrukturalistische Bewegung an die Strukturalisten herantritt und diese durch ein Plädoyer für die Differenz und für „das konkrete je ausgeschlossene Andere" ersetzt (Münker et al. 2000: 30 ff.). Dieses Plädoyer ist auch als Bewegung gegen die strukturalistischen „Tendenzen der Totalisierung" (Münker et al. 2000: 34) gekennzeichnet worden. Verbunden ist diese mit einer Ausweitung des Prozesses der Dezentrierung (Münker et al. 2000: 30). Das heißt, vor dem Hintergrund, dass alle Strukturen nach dem Prinzip der Sprache funktionieren und damit aus poststrukturalistischer Perspektive als offen und unabgeschlossen zu denken sind, weiten die poststrukturalistischen VertreterInnen die vom Strukturalismus initiierte Subjektkritik auf die Bereiche der Geschichte, der Macht und des Begehrens aus, um auf Basis ihrer kritischen Einsichten, „die Erforschung der bedeutungskonstitutiven und sinnstiftenden Strukturen der Sprache in verschiedene Dimensionen voranzutreiben" (Münker et al. 2000: 34; 30 f.; Raab 1989: 16 f.).

Wie sich die verschiedenen Projekte Foucault vor diesem Hintergrund verorten lassen, soll abschließend umrissen werden, bevor dann sein Konzept der Gouvernementalität näher vorgestellt wird.

1.1.5 Die Projekte Foucaults

Hatte Foucault bis Mitte der 1960er Jahre mit dem Projekt der Archäologie demonstriert, wie sich die Wissensstrukturen – und mit diesen die Erfahrungen – des Abendlands transformieren, so wendet er sich ab 1971 mit dem Projekt der Genealogie dem Thema der Macht zu und nähert sich der Verschiebung von Sinn aus einer neuen Perspektive. Das poststrukturalistische Ansinnen, die offene Struktur der Sprache mit ihren Bedeutungsverschiebungen aufzuzeigen, erfährt in diesem Kontext eine neue Fundierung. Die Transformation des Wissens bzw. von Diskursen – nach foucaultschem Verständnis regelgeleitete Aussageformationen, die sich durch ihren „wirklichkeitserzeugenden Charakter" (Pieper 2003a)[43] auszeichnen – analysiert er jetzt vor dem Hintergrund der sich verändernden und transformierenden gesellschaftlichen „Kräfteverhältnisse", die die Grundlage und Basis der Macht bilden (Foucault 1978c: 70; 1983: 113; Münker et al. 2000: 95 f.). Erst mit dieser Verortung seiner Untersuchungen in den gesellschaftspolitischen Kontext kann er sich der Frage zuwenden, wie sich die konstatierten Transformationen kognitiver Wissens- und Ordnungsstrukturen plausibilisieren und somit erklären lassen, und damit gleichsam dem „Vorwurf der Ungeschichtlichkeit" entgegentreten mit der ihn Sarte konfrontiert hatte (Münker et al. 2000: 91; 25; 104; Fink-Eitel 1989: 14).

Wenn man auf der allgemeinsten Ebene sagen könnte, dass Foucault die Sprachabhängigkeit des Subjekts bzw. die Unüberwindbarkeit der symbolischen Vermittlung von Erfahrung gegen das universalistische Subjekt stark mache, konstatiert Kögler (2004: 186), dann bestehe das Entscheidende seines Ansatzes darin, dass er die sprachliche Vermittlung von Erfahrungen „durch bestimmte Diskursformationen" hervorhebe, die in „praktischen und sozialen Kontexte" situiert und „mit Macht relationiert" seien.

In „Der Wille zum Wissen" (1976), „Mikrophysik der Macht" (1976) und dem 1978 herausgegebenen Sammelband „Dispositive der Macht" entwickelt Foucault eine „Analytik der Macht" mit der er sich von einer Theorie der Macht abwendet, die Macht als Substanz oder Besitz versteht und ausgehend von einem Zustand in dem alle Menschen - wie Rousseau oder Boulanviellier es hypostasiert hatten - gleich sind, sich vor der Aufgabe gestellt sieht, den Übergang zu einem Zustand zu erklären, bei dem „die Leute keine Rechte mehr gehabt [hätten], und die Macht (da) war" (1978c: 126). Einer solch „trügerischen Analyse", die sich mit der Problematik konfrontiert sieht, die Macht an einem bestimmten „Ort, zu einer gegebene Zeit auftauchen zu sehen", setzt er ein Verständnis von

---

[43] Unveröffentlichtes Manuskript zur Diskursanalyse.

Macht entgegen, das Macht als ein vielfältiges und überall zirkulierendes Kräfteverhältnis versteht (1976b: 31; 1983: 113).

In seiner allgemeinsten Bestimmung versteht Foucault (1983: 113f.) unter Macht: „die Vielfältigkeit von Kräfteverhältnissen, die ein Gebiet bevölkern und organisieren; das Spiel, das in unaufhörlichen Kämpfen und Auseinandersetzungen diese Kräfteverhältnisse verwandelt, verstärkt, verkehrt" und verdeutlicht damit, dass es *„die* Macht" (1978b: 126) nicht gibt. Vielmehr betont er, dass es sich bei der Macht „in Wirklichkeit um Beziehungen", um „ein offenes, mehr oder weniger organisiertes, mehr oder weniger pyramidialisiertes, mehr oder weniger koordiniertes Bündel von Beziehungen" zwischen Menschen handelt (1978b: 126). Dieses Machtverständnis hat Foucault mit der Konzeptionalisierung der Macht als Führung im Rahmen der Gouvernementalität dann weiter spezifiziert und das „Verhältnis zwischen Partnern" als ein „Ensemble von Handlungen" bestimmt, „die sich gegenseitig hervorrufen und beantworten" (1994: 251f.)[44]. Damit akzentuiert Foucault dass Macht niemals ein einseitiges Gut, sondern vielmehr „jede Machtposition selbst, eingelassen ist in ein Feld von Beziehungen, in dem es keine absolut privilegierte und unanfechtbare Stellung gibt" (Kögler 2004: 86). In einer längeren Passage veranschaulicht Foucault (1978c: 115) dieses Verständnis und plausibiliert anhand eines Beispiels:

> „Die Macht ist niemals voll und ganz auf einer Seite. So wenig es einerseits die gibt, die Macht ‚haben', gibt es andererseits die, die überhaupt keine haben. Die Beziehung zur Macht ist nicht im Schema von Passivität-Aktivität enthalten. Sicher gibt es innerhalb des gesellschaftlichen Feldes ‚eine Klasse', die strategisch gesehen einen privilegierten Platz einnimmt und die sich durchsetzen kann, Siege einsammeln und eine Wirkung von Übermacht (surpouvoir) zu ihren Gunsten erlangen kann. Aber die Wirkung gehört nicht zur Ordnung der Besitzerweiterung (sur-possesion) oder des gesteigerten Profits (sur-profit). Die Macht ist niemals monolitisch. In jedem Augenblick spielt die Macht in kleinen singulären Teilen.
> So ist im 19. Jahrhundert des Problem des Arbeitersparens der Ort eines Machtkampfes gewesen. Seitens der Unternehmerschaft ist das Abeitsparen aus dem Bedürfnis entstanden, die Arbeiterklasse räumlich und zeitlich an einen Produktionsapparat zu fixieren. Aber dieses von der Unternehmerstrategie durchgesetzte Arbeitersparen führte dazu, dass der Arbeiter fortan über eine gewisse Ansammlung von Mitteln verfügte, die es ihm ermöglichte zu streiken".

Mit der Konzeptionalisierung der Macht als ein Kräfteverhältnis akzentuiert Foucault (1976b: 31) gleichsam, dass Macht sämtlichen sozialen Verhältnissen inhärent, dadurch allgegenwärtig und „nur im Vollzug existiert". Allgegenwärtig sei sie dabei nicht, wie Foucault (1983: 114) betont, weil sie alles umfasse, son-

---

[44] Vgl. dazu weiter unten.

1.1 Von der Zentrierung zur Dezentrierung des Subjekts

dern weil sie von überall komme und sich in jedem Augenblick und an jedem Punkt - „vielmehr in jeder Beziehung zwischen Punkt und Punkt" -, erzeuge und „zirkuliere"[45].

Darüber hinaus hat Foucault (1983: 116) Machtbeziehungen als „gleichzeitig intentional und nicht-subjektiv"[46] gekennzeichnet. Damit betont er, dass sie „Absichten und Zielsetzungen" verfolgen, die in einer bestimmten Richtung wirken, ohne dass diese aus der bewußten Wahl oder der Entscheidung eines individuellen Subjekts resultieren (1983: 116).

Mit diesem Machtverständnis wendet sich Foucault gegen klassisch-traditionelle Machtkonzeptionen, die Macht als Substanz, Besitz oder Gut fassen (1976: 114 f.; 1976b: 29; 1978c: 126). Er distanziert sich dabei gleichermaßen von rechtlichen, liberalen und marxistischen Machttheorien, deren „gemeinsamen Punkt" er im „Ökonomismus" ihrer Theorien ausmacht (1976b: 29). Darunter subsumiert Foucault ein Machtverständnis, dass entweder in den Tauschprozessen sein formales Modell oder in der Ökonomie seinen historischen Daseinsgrund, Form und Funktionsweise findet (1976b: 29f).

In klassisch juridischen Machttheorien werde politische Macht als Recht betrachtet, wie er festhält (1978c: 29), über das Individuum verfügen und entsprechend in einem rechtlichen Akt veräußern oder abtreten könnten, so dass sich politische Macht im Modell eines „Rechtsvorgangs, nach Art eines vertraglichen Tausches" konstituiere. Dagegen unterstellten marxistische Konzeptionen, eine „ökonomische Funktionalität" der Macht, insofern sie dieser die Aufgabe zumessen, „zugleich die Produktionsverhältnisse aufrecht zu erhalten und eine Klassenherrschaft abzubauen" (1976b: 29ff.; 1976: 114f.).

Gleichsam wendet sich Foucault gegen die sogenannte „Repressionshypothese" der Macht, wie sie beispielsweise von Reich oder Freud vertreten wurde, die den wesentlichsten Mechanismus der Macht in der Funktion der Unterdrückung ausmachten (1976b: 31ff; 1983: 25ff.; 101ff.).

Foucault vollzieht die Abwendung von klassischen Machttheorien und negativen juridischen Machtmechanismen[47], weil es diesen seiner Meinung nach

---

[45] Diesem Verständnis folgend, lässt sich diese auch nicht länger in den Staatsapparaten lokalisieren (Foucault 1976: 114ff.). Der Staat funktioniert nach diesem Verständnis vielmehr, weil er sich auf ein breites Netz von Machtbeziehungen „unterhalb" der staatlichen Ebene stützt, wie Steinkamp (1999: 72) konstatiert.
[46] Mit diesem Verständnis tritt Foucault in Gegensatz zu Max Weber (1922: I§ 16), der Macht intentional - als Fähigkeit der Durchsetzung des eigenen Willens - fasst. Demnach bedeute Macht, „jede Chance in einer sozialen Beziehung den eigenen Willen auch gegen Widerstreben durchzusetzen gleichviel worauf diese Chance beruht".
[47] Mit der Bezeichnung „juridisch" (1978c: 34f.) bzw. „jurisch-diskursiv" (1983: 102; 105) fasst Foucault ein Machtverständnis, dass Macht in Rechtsbegriffen, als Gesetz, Verbot, Zwang, Zensur oder Repression interpretiert, die sich von oben nach unten entfaltet und deren „Wirkungen man als Gehorsam bestimmt" (vgl. auch: Lemke 1997: 99f.).

nicht gelingt, „von einer beträchtlichen Anzahl von Phänomenen Rechenschaft zu geben" (1978b: 126). Einer Anzahl von Phänomenen, die Foucault (1978c: 35; 1983: 110) ab dem 17. Jahrhundert aufkommen sieht und die dazu führen, dass die Macht „ganz allmählich von neuen Machtmechanismen durchdrungen worden ist, die wahrscheinlich nicht auf die Repräsentation des Rechts zurück geführt werden können" (1983: 110). Diese neue Macht, die Foucault (1983) als „Biomacht" bezeichnet, verdeutlicht er als Machtform, die sich in zwei Strängen entwickelt und sich einerseits auf den Körper des Einzelnen und andererseits global auf den Gattungskörper der Bevölkerung richtet[48].

Statt Recht, Gesetz und Strafe, identifiziert Foucault (1983: 110; 163) Technik, Normalisierung, Kontrolle und Produktion als konstitutive Mechanismen der „neuen Macht". Im Gegensatz zum traditionellen juridische Machtverständnis[49], dass der Vorstellung einer repressiven, unterdrückenden Machtmechanik folgt, führt Foucault (1983: 115) den „hervorbringenden" Charakter dieser Machtmechanismen vor. Er zeigt, dass die Machtmechanismen „viel mehr sind als Repression" (1976b: 35) und sich nicht darin erschöpfen „nein zu sagen, außerstande etwas zu produzieren" (1983: 106). Vielmehr betont er (1978c: 35), dass, „(d)er Grund dafür, dass die Macht [50] herrscht, dass man sie akzeptiert, (..) einfach darin [liegt], dass sie nicht nur als Gewalt auf uns lastet, sondern in Wirklichkeit die Körper durchdringt, Dinge produziert, Lust verursacht, Wissen hervorbringt, Diskurse produziert".

Vor dem Hintergrund dieses historischen Befunds mit dem er dem alten „Bild der Gesetzes-Macht, der Souveränitätsmacht[51]" (1983: 111) Gültigkeit abspricht, verwirft Foucault eine Theorie der Macht, zugunsten ihrer Analyse, um „das konkrete und historische Spiel ihrer Verfahren" zu erfassen (1983: 111).

---

[48] Vgl. dazu weiter unten ausführlich.
[49] Foucault sieht den Grund, dass die Macht vorwiegend juridisch gedacht wird, durch den historischen Hintergrund gegeben (vgl. Foucault 1983: 107 ff.). Darüber hinaus führt er die Fähigkeit der Macht zur Verschleierung als mögliche Ursache an, dass die juridische Konzeption so plausibel erscheint und es ihr ermöglicht habe, dass sie „nur in der negativen und fleischlosen Form des Verbotes" zur Kenntnis genommen werde (Foucault 1983: 106 f.).
[50] Wenn Foucault über Macht schreibe, so klinge das oftmals so, als wenn er von einer Art Groß-Subjekt spreche, dass Pläne und Ziele verfolge, konstatieren Münker et al. (2000: 97). Um diesem Mißverständnis zu entgehen, verdeutlichen sie die Relation zwischen Macht, Kräfteverhältnissen und Strategien. Die Kräfteverhältnisse kennzeichnen sie als grundlegende Basis der Machtverhältnisse, die Strategien als analytische Begriffe die dem Genealogen zur Klärung seiner Untersuchung dienen, während die Macht als Bindeglied zwischen Intentionen/Strategien und Kräfteverhältnissen verstanden werden müsse, als eine: „nicht wirklich existente Instanz, mit deren Hilfe der Genealoge die realen Kräfteverhältnisse und die idealen Strategien, (obwohl sich beides natürlich nicht sauber trennen läßt) aufeinander zu beziehen versucht" und verweisen in diesem Zusammenhang auf Foucaults Aussage, dass die Macht der Name sei, dem man einer komplexen strategischen Situation in einer Gesellschaft gebe (Münker et al. 2000: 98).
[51] Zum Konzept der Souveränitätsmacht vgl. weiter unten.

1.1 Von der Zentrierung zur Dezentrierung des Subjekts

Die theoretische Frage „Was ist die Macht?" (1976b: 29), ersetzt er durch die Frage nach dem „Wie" der Macht (1976b: 29; 1983: 102; 1994: 251), eben weil er der Existenz „einer Macht" (1978c: 126), im Sinne einer spezifischen Macht, mißtraut und gleichsam ihre „sehr komplexen Realitäten" (1994: 251) erfassen will. Mit der Frage nach den „Wie" rückt Foucault eine Analytik der Machtbeziehungen ins Zentrum und fragt nach Mechanismen, Effekten, Strategien und (Wahrheits-)Wirkungen der Macht (1978c: 75; 126 ff.; 1976b: 29; 41 ff; 1983: 102 f.; 113 ff.). Entsprechend geht es ihm „nicht um eine ‚Theorie' der Macht, also um die Erkenntnis des Wesens des Systems, sondern um eine Analyse jener konkreten, aus den Praktiken sich herausbildenden und in ihnen auffindbaren Strukturmomente, die die Subjekte in konkreten Situationen a tergo bestimmen" (Kögler 2004: 103).

Entgegen der juridischen Auffassung, die der Implikation folgt, dass Macht den sozialen Verhältnissen äußerlich ist und „freie Individuen" das Gegenüber der Macht bilden, betont Foucault (1978c: 82 f.), dass die Individuen, die in den Maschen der Macht zirkulieren, niemals die bloße Zielscheibe der Macht, sondern ihre „erste Wirkung" darstellen. In Rekurs auf Foucault hat Kögler (2004: 89 f.) das „moderne Individuum" als „herausragendes Produkt moderner Macht" gekennzeichnet und dabei seine Konstitution als eine markiert, die über das Zusammenspiel von Wissen- und Machtpraktiken zu einem „gelehrigen Körpers" und einer „individuellen Innenwelt" führt.

Auch wenn Foucault (1978c: 82 f.) bereits in Rahmen seiner Machtanalytik darauf verweist, dass Individuen stets in der Position seien, Macht zu erfahren und ausüben, erweitert er erst in den 1980er Jahren sein Analyseraster um die Ebene der Selbstkonstituierung und schafft damit erst die Voraussetzung, um „das Problem der Produktivität der Macht aus einer neuen theoretischen Perspektive und mit anderen konzeptionellen Mitteln anzugehen" (Lemke 1997: 259).

Die genealogische „Achse" der Analyse ergänzt Foucault (1995) im Kontext seines Projekts „einer Geschichte der Sexualität als Erfahrung[52]", um die Ebene der Subjektivität, oder wie Horn (2001: 139) akzentuiert: um „die Ebene der Einstellungen eines Individuums zu seinen sexuellen Impulsen". Neben der archäologischen[53] und der genealogischen Dimension[54] widmet er sich nun der Untersuchung dessen, „was als ‚das Subjekt' bezeichnet wird" (Foucault 1995: 12). Mit dieser dritten Ebene will er klären: „welches die Formen und Modalitä-

---

[52] Erfahrung kennzeichnet er in diesem Zusammenhang als eine Korrelation, „die in einer Kultur zwischen Wissensbereichen, Normativitätstypen und Subjektivitätsformen besteht" (Foucault 1995: 10).
[53] Auf der archäologischen Ebene analysiert Foucault das Wissens in den „Formen der Problematisierung" (Foucault 1995: 19).
[54] Auf der genealogischen Ebene gilt es die „Formierung der Problematisierungen ausgehend von den Praktiken und ihren Veränderungen" (Foucault 1995: 19) zu analysieren.

ten des Verhältnisses zu sich sind, durch die sich das Individuum als Subjekt konstituiert und erkennt" (1995: 12). Wie weiter unten genauer aufzuzeigen sein wird, geht diese „Verschiebung" (Foucault 1995: 12) des Untersuchungsinteresses nicht mit der Reifizierung des autonomen Subjekts der Moderne einher. Vielmehr stellt Foucault auch seine dritte Untersuchungsebene als ein genealogisches Projekt vor und begreift das Subjekt als eine „historische Form" (Lemke 1997: 116), dass sich durch das jeweilige „historische Apriori" (Foucault 1981: 183 ff.) als spezifisches „Subjekt (an)erkennen könne und müsse" (Foucault 1995: 10 ff.; vgl. auch: Dreyfus & Rabinow 1995: 23).

Wie sich diese Ergänzungen in das Konzept der Gouvernementalität fügen, gilt es nun näher darzulegen und damit den analytischen Rahmen und das Instrumentarium der Arbeit vorzustellen.

1.2 Das Gouvernementalitätskonzept

Das Konzept der Gouvernementalität entwickelt Foucault ab Mitte der 1970er-Jahre als „Korrektur" und „Weiterentwicklung" seiner bisherigen Machtanalyse, die ihn in den letzten Jahren vor „einer Reihe von ‚Schwierigkeiten'" gestellt hatte (Lemke 1997: 29; 126)[55].

Im Mittelpunkt der neuen Machtkonzeption steht der Begriff der „Regierung" (gouverner), den Foucault im Rückgriff auf dessen mittelalterliche Bedeutung konzipiert (Foucault 2004: 183 ff.; vgl. auch: Lemke 1997: 145). Jenseits der heutigen realpolitischen Konnotation wird Regieren hier als Anleitungsweise und Führung verstanden, die sich sowohl auf die Lenkung und Leitung anderer wie auch auf Formen der Selbstführung bezieht: Meint Führung einerseits die Anleitung anderer, so verweise der Begriff andererseits auf die Art, wie man sich unter einer gegebenen Anleitungsweise verhalte (Foucault 1994: 183 ff.; 254; Bröckling et al. 2000: 10).

Mit dieser Konzeptionalisierung von Macht gelingt es Foucault, einerseits zwischen Selbst- und Fremdführung zu differenzieren, andererseits die „traditionelle Unterscheidung zwischen mikro- und makropolitischer Analyseebene" (Lemke 1997: 31) zu umgehen und damit die Konstitutionsprozesse „moderner

---

[55] Bis zu diesem Zeitpunkt hatte Foucault weder Prozesse der Subjektivierung noch Prozesse der Staatsformierung als „Resultatenten gesellschaftlicher Kräfteverhältnisse" genügend Beachtung geschenkt, wie Lemke (1997: 31 f.; 2001: 108 f.) festhält. Foucault hatte seine genealogischen Analysen auf „den Körper und seine disziplinäre Zurichtung" und „auf lokale Praktiken und einzelne Institutionen" (Bröckling et al. 2000: 8) gerichtet. Erst durch die Konzeptionalisierung von Macht als Führung, die explizit zwischen Fremd- und Selbstführung differenziert, gelingt es ihm, beide Desiderate seiner bisherigen Machtanalysen (Subjektivierung und Staatsformierung) konstruktiv zu begegnen (vgl. dazu ausführlich: Lemke 1997; v. a.: 126-156).

1.2 Das Gouvernementalitätskonzept

Staatlichkeit und moderner Subjektivität" (Bröckling et al. 2000: 10) aufeinander zu beziehen.

Der Regierungsbegriff fungiert aus dieser Perspektive als „Bindeglied" (Lemke 1997: 31), der zwischen Macht und Subjektivität vermittelt und es dadurch ermöglicht, die Beziehung zwischen Fremd- und Selbstführung zu analysieren und das Feld der Machtverhältnisse zu bestimmen (Bröckling et al. 2000: 8; 29): „Man muss die Punkte analysieren, an denen die Techniken der Herrschaft über Individuen sich der Prozesse bedienen, in denen das Individuum auf sich selbst einwirkt. Und umgekehrt muß man jene Punkte betrachten, in denen die Selbsttechnologien in Zwangs- oder Herrschaftsstrukturen integriert werden", wie Foucault (1993: 203, zit. aus Bröckling et al. 2000: 29) festhält.

Die Charakteristiken der Regierung als spezifischer Form der Machtausübung generiert Foucault vor dem Hintergrund historischer Analysen und präsentiert sie als paradigmatische Form moderner politischer Machtausübung (2004; 1978; 1993b). Diesen Hintergrund gilt es zunächst kurz zu skizzieren und die Instrumente zu umreißen, die Foucault entwickelt, um die Beziehung zwischen Fremd- und Selbstführung zu untersuchen, bevor dann seine Implikationen näher vorgestellt werden.

Foucault (2004: 187 f.; 240) verdeutlicht Regieren als eine spezifische Art der Machtausübung, die mittels der Führung von Menschen verläuft. Über den „mediterranen Orient" gelangt diese Form der Machtausübung in das Abendland und etabliert sich zunächst über die Institutionalisierung des Christentums (Foucault 2004: 187). Diesen Machttyp, der die Führung der Menschen über das Beziehungsmodell Hirt-Herde praktiziert, belegt Foucault (2004: 185 ff.; 240) mit dem Begriff der Pastoralmacht. Die Idee der Menschenführung markiert er dabei als eine Form der Machtausübung, die sich im Abendland außerhalb des religiösen Kontextes zunächst nur in „lokalen und wohlbegrenzten" Bereichen[56] findet (Foucault 2004: 240). Erst im 16. Jahrhundert beginnt dann die systematische Ausweitung dieser Machtform in das politische Feld, die in der „Gouvernementalisierung" des Staates mündet, in einen Vorgang bzw. im Ergebnis eines Vorgangs, durch den zu der Vorrangstellung des Machttyps der Regierung kommt (Foucault 1978: 64 f.)[57].

Die Ausweitung der Menschenführung in das politische Feld bedeutet dabei nicht, wie Foucault (2004: 414 f.) betont, dass der König zum Hirten werde.

---

[56] Pädagogische und sportliche Zusammenhänge (Gymnastik) führt Foucault (2004a: 240) als Beispiele für solche lokalen Bereiche an.
[57] Foucault (1978: 64 f.) subsumiert unter dem Begriff der Gouvernementalität in diesem Kontext auch die Voraussetzungen, die es ermöglicht haben, die Regierung als spezifischen Machtform auszuüben, wie auch die daraus resultierenden Effekte – wie spezifische Regierungsapparate oder Wissensformen.

Vielmehr entwickelt sich im Kontext der Staatsraison eine „spezifische Regierungskunst, eine Kunst, die ihre eigne Vernunft [...], ihre eigene Rationalität, ihre eigene ratio" besitzt und sich in Ursprung und Ziel auf den Staat bezieht[58] (Foucault 2004: 414f.; 1978: 42). Diese Vernunft, die sich auf den Staat bezieht, bezeichnet Foucault (2004b: 441) als gouvernemental und streicht damit das „Eigentümliche" moderner politischer Regierungsformen im Gegensatz zu ihren pastoralen Pendants hervor (Bröckling et al. 2000: 11). Denn im Unterschied zu diesen bedürfen jene einer „Reflexion auf die Voraussetzungen, den Gegenstand und die Ziele von Regierung" (Bröckling et al. 2000: 11; Foucault 1978: 55).

Die Gouvernementalisierung des Staates bewertet Foucault (1978: 66) dabei als einen absolut entscheidenden Vorgang, insofern dieser Prozess es dem Staat ermöglicht habe, bis heute zu überleben. Foucault (1978b: 69 f.) unterstreicht in diesem Zusammenhang, dass der Staat weder als Wesen noch als politische Universalie, sondern nur als beweglicher Zuschnitt ständiger Verstaatlichungen und unaufhörlicher Transaktionen – „welche die Finanzangelegenheiten, die Investitionsweisen, die Entscheidungszentren, die Formen und Typen der Kontrolle und die Beziehungen zwischen den lokalen Mächten und der zentralen Autorität verändern, verschieben, umstürzen oder allmählich ins Rutschen bringen" – verstanden werden könne. Der Staat ist aus dieser Perspektive „nichts anderes als der bewegliche Effekt eines Regimes vielfältiger Gouvernementalitäten" und somit verschiedener, sich transformierender Regierungsweisen (Foucault 1978b: 70): Es sind die Taktiken des Regierens, die es zu jedem Zeitpunkt gestatten zu bestimmen, „was in die Zuständigkeit des Staates gehört und was nicht in die Zuständigkeit des Staates gehört, was öffentlich und was privat ist, was staatlich und was nicht staatlich ist" (Foucault 1978: 66) Vor diesem Hintergrund verwirft Foucault (1978b: 68 ff.) die Idee einer Theorie des Staates, um im Gegenzug das Problem des Staates „von außen, [...] von den Praktiken der Gouvernementalität her zu erkunden".

Die Pastoralmacht, die die Technik der Menschenführung im Abendland etabliert, kennzeichnet Foucault (2004: 268) dabei als Ausgangspunkt der Gouvernementalität und hebt die fundamentale Bedeutung hervor, die diese für die abendländische Gesellschaft spielt. Die Pastoralmacht konstituiert nicht nur spezifische Techniken, mittels dessen die Führung der Menschen praktiziert wird, sondern führt durch die Ausübung dieser Techniken auch zu der Konstitu-

---

[58] Die Ausbildung dieser Vernunft zeichnet sich durch eine neue Weise des Denkens aus, die v. a. eine neue Auffassung von Macht, des Königreichs wie auch des Herrschens und Regierens beinhaltet und unter der Bezeichnung der Politik gefasst wird (Foucault 2004: 415). Bereits bestehende Elemente und Institutionen werden unter dem Blickwinkel dieser Vernunft zum ersten Mal als Elemente des Staates wahrgenommen, wobei der Staat nicht nur das „Verständnisprinzip einer schon bestehenden Wirklichkeit" darstellt, sondern auch das Ziel und Resultat dieser Vernunft: „der Staat ist dasjenige, was am Ende der Rationalisierung der Regierungskunst stehen soll" (Foucault 2004: 416).

1.2 Das Gouvernementalitätskonzept

ierung einer spezifischen Subjektform (Foucault 2004: 267 ff.). Einer Subjektform, die sich durch eine neue „Figur der Subjektivität" auszeichnet, die die Individuen dazu bringt, „sich zu (er-) kennen, zu entdecken und die Beziehung zu sich selbst zu strukturieren" (Lemke 1997: 294) und die „es in Folge ermöglicht, jenseits von Gewalt eine indirektere Form politischer Machtausübung über die Selbstführung der Subjekte zu etablieren (Foucault 2004: 269; 1994: 248 f.; Phase2 2005/9: 24; 5; Lemke 1997: 291 ff.). „Regieren im Sinne Foucaults bezieht sich somit nicht in erster Linie auf die Unterdrückung von Subjektivität", wie Bröckling et al. (2000: 29) festhalten, „sondern vor allem auf ihre (‚Selbst-) Produktion', oder genauer: auf die Erfindung und Förderung von Selbsttechnologien, an die Regierungsziele gekoppelt werden können". Regierung lässt sich damit als eine Form der Machtausübung charakterisieren, die über die Führung von Menschen verläuft und sich auf der Ebene der Selbstführung auswirkt.

Mit dem doppelten Blickwinkel auf die Effekte der Pastoralmacht und der Ausrichtung der Analyse auf die Praktiken der Gouvernementalität unterscheidet Foucault sich von Theoretikern, die die Relevanz des Christentums vor dem Hintergrund der Genese des abendländischen Staates unterstrichen haben. So hat erst jüngst Reinhard (2000) in seiner beachteten und gewürdigten „Geschichte der Staatsgewalt" explizit auf die „maßgebende Rolle" der christlichen Kirche bei der Konstituierung des Staates verwiesen und dabei verschiedene Elemente – wie kanonisches Recht und Institutionalisierung – identifiziert, die durch Theorie und Praxis zu Modellen des Staates würden (Reinhard 2000: 20; 259). Bei ihm bleibt jedoch nicht nur die Wirkung des Pastorats auf der Ebene der Selbstführung unbeachtet, die Foucault als andere Seite der Regierung darlegt; vielmehr führt ihn seine Perspektive dahin, das Ende des modernen Staates zu konstatieren (Reinhard 2000: 16). Auch wenn er den Staat weder als „metaphysische Substanz noch als natürlichen Organismus" (Reinhard 2000: 18), sondern als „ein durch Machtprozesse menschlichen Handelns zustande gekommenes Gedankengebilde" (Reinhard 2000: 18) fasst, hindert ihn diese Konzeptionalisierung im Gegensatz zu Foucault daran, den Staat als eine sich verändernde Form zu verstehen. In der Folge kann er das von ihm seit den 1970er-Jahren diagnostizierte Ende des Wachstums der Staatsgewalt, nicht als Effekt einer spezifischen Rationalität und Transformation der Regierungsweisen, sondern nur als Ende des modernen Staates denken (Reinhard 2000: 26; 16).

Vor diesem Hintergrund gilt es kurz das Instrumentarium zu skizzieren, das Foucault entwirft, um eine fruchtbare Analyse der Machtverhältnisse zu ermöglichen. Beide Instrumente, mit denen Foucault die Konstitutionsprozesse von Staat und Subjektivität in den Blick nimmt, werden dann weiter unten genauer vorgestellt, wenn auf der Folie der weiteren Ausführungen die Bedeutung und Tragweite ihrer Konzeptionalisierung besser ersichtlich wird.

Um die Beziehung zwischen Fremd- und Selbstführung auf ihre „Artikulation" (Bröckling et al. 2000: 29) befragen und das Feld der Machtverhältnisse bestimmen zu können, entwickelt Foucault zwei Instrumente. Auf der Ebene der Fremdführung nimmt er die Rationalitäten der Regierung in die Perspektive und fragt nach dem „impliziten Wissen" (Lemke 1997: 147) der Führung (Foucault (D&E) 1981: 184; 1993b: 171). Aus diesem Blickwinkel gilt es die Voraussetzungen, Gegenstände, Ziele und Reflexionen der Regierung darzulegen, mittels derer das Verhalten der Individuen angeleitet wird. Neben der Regierungsform untersucht Foucault die Technologien, durch die die Führung praktiziert wird, wobei er auf die historische „Differenz und Diskontinuität unterschiedlicher Technologien der Macht: Recht, Disziplin und Sicherheitstechniken" (Bröckling et al. 2000: 13) fokussiert.

Die „Technologien des Selbst"[59], die Foucault zum ersten Mal in seiner Vorlesung von 1981 vorstellt (Gros 2004: 623), dienen ihm dagegen als Instrumentarium, um die Ebene der Selbstführung zu analysieren und zu zeigen, wie sich die Individuen vor dem Hintergrund spezifischer Anleitungsweisen, Normen und Diskurse als spezifische (Moral-)Subjekte konstituieren (Foucault 1984: 18).

Die Implikationen der Regierung als spezifische Form der Machtausübung gilt es jetzt vor dem Hintergrund ihrer historischen Entwicklung genauer zu rekonstruieren und damit moderne Staatsformierung und Subjektivierung als Resultanten historischer Konstitutionsprozesse zu verdeutlichen. Inwiefern die Pastoralmacht als Matrix der Fremd- und Selbstführung fungiert, wird in einem ersten Schritt dargestellt, um im Anschluss daran zu zeigen, wie sich durch die Diffundierung der Menschenführung in das politische Feld Machtausübung transformiert hat.

1.2.1 Das Pastorat als Matrix der Gouvernementalität

Als grundlegendes Element der Pastoralmacht kennzeichnet Foucault (2004: 183 ff.; 187) die Lenkung, Leitung und Führung von Menschen in Form eines „pastoralen Verhältnisses", bei der das „Oberhaupt" – der Gott oder König – die Menschen als seine Herde leitet. Über den Orient gelangt die Idee der Menschenführung ins Abendland und etabliert sich zunächst über die Institutionalisierung des Christentums (2004: 185 f.). Diese Machtform, die sich durch eine individualisierende, kontinuierliche, permanente, lebenslange, fürsorgende und überwachende Führung charakterisiert, markiert Foucault als einen Machttypus, der dem

---

[59] Die „Technologien des Selbst" präsentiert Foucault (1994: 275; 277 f.) als einen Aspekt der umfassenderen Selbstverhältnisse, mit denen er die Beziehung oder das Verhältnis des Individuums zu sich selbst analysiert. Dazu ausführlicher weiter unten.

1.2 Das Gouvernementalitätskonzept

abendländischen Denken bis zu seiner Einführung über „das Relais der christlichen Kirche" vollkommen fremd war (2004: 184 ff.; 193; (D&E)1981: 167 ff.). Die Spezifik dieser Machtform verdeutlicht Foucault, indem er der Pastoralmacht Machtkonzeptionen der griechischen und römischen Antike gegenüberstellt. Parallel zeigt er, wie sich die Machttechniken im Laufe der pastoralen „Frühgeschichte" ((D&E) 1981: 167) entwickeln und schließlich in das politische Feld diffundieren.

Mit dieser Darlegung will er den Nachweis antreten, dass eine „Reihe von Problemen", die die gesamte abendländische Geschichte durchziehen, „sich sehr früh gestellt haben" ((D&E) 1981: 176 f.). Diese Probleme, denen er „immer noch" größte Bedeutung attestiert, resultieren aus der Beziehung „zwischen der politischen Macht (..), die innerhalb des Staates als rechtlicher Rahmen der Einheit spielt, und einer Macht, die wir ‚pastorale' Macht nennen können und deren Rolle darin besteht, ständig über das Leben von allen und jedem Einzelnen zu wachen, ihnen zu helfen und ihr Los zu verbessern" ((D&E) 1981: 177). Als Paradigma präsentiert er das „berühmte ‚Problem des Fürsorgestaats'", der „eine der äußerst zahlreichen Manifestationen der Feinabstimmung zwischen der politischen Macht, die auf bürgerliche Untertanen ausgeübt wird, und der pastoralen Macht, die sich auf die lebenden Individuen richtet" darstellt ((D&E) 1981: 177).

Diese Diagnose baut auf seiner historischen Annahme auf, „dass der moderne abendländische Staat eine alte Machttechnik, die den christlichen Institutionen entstammt, nämlich die Pastoralmacht, in eine neue politische Form integriert hat" (1994: 248). Entsprechend versteht Foucault die Macht des Staates als eine zusammengesetzte Machtform, die sich durch eine „verwickelte Kombination von Individualisierungstechniken und Totalisierungsverfahren" auszeichnet (1994: 248). Die Individualisierungstechniken und damit die individualisierende Macht führt Foucault auf die „jüdisch-christliche Form der Seelenführung" zurück, die er dem „griechischen Modell des Regierens und Führens" gegenüberstellt, die wiederum auf den kollektiven Zusammenhalt aller fokussiert (Kögler 2004: 146 f.).

Vor diesem Hintergrund klärt sich die Relevanz, die Foucault der Pastoralmacht auf der Ebene der Fremdführung zumisst. Welche Bedeutung in diesem Zusammenhang dem Christentum zukommt, gilt es nachfolgend zu rekonstruieren und damit zu zeigen, wie erst in seinem Kontext die Voraussetzung für die Konstituierung des modernen Staates geschaffen wird (Foucault 2004: 242). In einem ersten Schritt gilt es zunächst, die Charakteristiken der hebräischen Pastoralmacht zu skizzieren, bevor dann die Transformationen dargelegt werden, die diese Machtform im Kontext des Christentums durchläuft.

In der vorchristlichen Antike findet sich bei den Ägyptern, Mesopotamiern, Assyrern und vor allen bei den Hebräern die Idee, Menschen über das Beziehungsmodell Hirt-Herde zu führen (2004: 186). Bei den Hebräern intensiviert sich diese Vorstellung und wird zu einem fast ausschließlich religiösen Verhältnis konstituiert (2004: 186). Ihre Charakteristiken streicht Foucault in Gegenüberstellung politischer Konzeptionen der griechischen und römischen Antike hervor (2004: 185 ff.; (D&E) 1981: 169 ff.).

Niemals würde „der griechische Gott die Menschen der Stadt wie ein Hirte seine Schafe leiten", betont Foucault (2004: 187). Politische Machtausübung bezieht sich hier nicht auf die Führung von Menschen, sondern auf ein Territorium (2004: 187 f.). Während sich die Pastoralmacht mit der Idee der Menschenführung direkt auf jene richtet, „auf die sie ausgeübt wird", zielt die römische und griechische Macht „auf die vom Ganzen geformte höhere Einheit": „die Stadt, das Territorium, den Staat, den Souverän" (2004: 193).

Als Ziel der Pastoralmacht markiert Foucault ((D&E) 1981: 169) das Heil der Herde, wobei Heil primär die Sicherung der Nahrung, aber auch die Sorge um das Wohlergehen und die Pflege der Herde meint:

> „Das Heil ist zunächst wesentlich die Subsistenz. Die gewährte Subsistenz, die sichergestellte Nahrung, das sind die guten Weiden. Der Hirte ist derjenige, der ernährt und der direkt aus eigener Hand ernährt, oder der jedenfalls ernährt, indem er einesteils zu den guten Wiesen führt und sich dann in der Tat vergewissert, dass die Tiere fressen und vorbildlich genährt sind. Die pastorale Macht ist die Macht der Sorge. Sie versorgt die Herde, sie versorgt die Individuen der Herde, sie wacht, damit die Mutterschafe nicht leiden, sie sucht natürlich diejenigen, die sich verirren, sie pflegt diejenigen, die verletzt sind" (2004: 189 f.).

Auch der griechische Gott rettet seine Gemeinde, wie Foucault ((D&E) 1981: 169) darstellt. Jedoch rettet er sie weder individuell noch alltäglich, sondern wenn sie sich in Gefahr befindet und dann gemeinsam ((D&E) 1981: 169 f.). Vom griechischen Gott werde auch nicht die alltägliche und individuelle Sicherung des Wohlergehens verlangt, sondern „fruchtbare Erde und reiche Ernten" ((D&E) 1981: 169 f.).

Die Macht des Hirten, die sich in der Aufgabe des täglichen, lebenslangen und individuellen Kümmerns, Sorgens und Pflegens manifestiert, führt dazu, dass die pastorale Macht „zunächst nicht als strahlende Manifestation ihrer Stärke und Superiorität", sondern in der Form des Eifers, der Hingabe und des Fleißes auftritt, die sich gleichsam durch die Wachsamkeit des Hirten auszeichnet, Unglück und Böses von der Herde fernzuhalten (2004: 190). Das Wachen – im Sinne von Überwachen, was sich an Bösem und Unglück ereignen könnte, wie Foucault (2004: 190) betont – impliziert, dass der Hirte nicht nur seine Aufmerksamkeit auf die Herde und Schafe lenkt, sondern dass er „gehalten [ist], seine Herde in ihrer Gesamtheit und im Einzelnen zu kennen" ((D&E) 1981: 170).

1.2 Das Gouvernementalitätskonzept

Dieses Muster hat Steinkamp (1999: 13) als „subtiles Ineinander von Versorgung und Kontrolle" ausgewiesen und Kontrolle und Überwachung als Gegenstücke der lebenslangen Versorgung ausgewiesen.

Als weiteres Charakteristikum der hebräischen Pastoralmacht kennzeichnet Foucault ((D&E) 1981: 170 f; 2004a: 188 ff.) ihre Wohltätigkeit. Auch die griechischen und römischen Macht kennt Wohltätigkeit und die Pflicht, Gutes zu tun, aber diese eher universellen Züge stellen, wie Foucault (2004: 189) beteuert, nur eine Komponente unter anderen dar, denn gleichwohl zeichne sich hier die Macht durch ihren Reichtum, ihre Allmacht und die Darstellung ihres Glanzes aus.

Die Sicherung der Subsistenz, das Kümmern, Wachen, Sorgen und Pflegen, all seine Aufgaben vollzieht der Hirte mittels einer spezifischen Technik: „omnes et singulatim" – alles und jedes. Er richtet seine Aufmerksamkeit alltäglich und permanent auf seine Herde wie auch auf jedes einzelne Schaf (2004: 191 f.; (D&E) 1981: 169 ff.). Er übernimmt: die „Verantwortung für das Schicksal der gesamten Herde und jedes einzelnen Schafes" ((D&E)1981: 177).

Damit steht die Pastoralmacht in entschieder Differenz zu der auf die Gemeinschaft gerichteten politischen Konzeptionen der Griechen. Auch bei den Griechen findet sich die Hirtenmetapher, die verschiedentlich als Einfluss der hebräischen auf die griechische Literatur gewertet wird ((D&E) 1981: 171 ff.). Jedoch zeigt Foucault ((D&E) 1981: 171 ff.), dass Platon, auch wenn er die Idee diskutiert, den Politiker als Hirten zu fassen, diese letztlich verwirft, da er den Politiker im Gegensatz zum Arzt, Pädagogen oder Landwirt nicht als Menschenhirten, sondern als Weber versteht. Seine Aufgabe sei es nicht, Nachkommen zu ernähren, zu pflegen oder aufzuziehen, sondern „ein solides Gewebe für das Gemeinwesen zu weben" und verschiedene Tugenden und Temperamente miteinander zu verbinden, indem er das „Weberschiffchen der Volksmeinung bedient" ((D&E) 1981: 175 f.).

Vom „mediterranen Orient" gelangt die Idee der Menschenführung ins Christentum, wobei sie entscheidende Transformationen durchläuft (2004: 187; 240 f.). Es konstituiert sich ein Machttyp, den Foucault (2004: 267 f.) als „absolut neu" im Vergleich zu den politischen und religiösen Konzeptionen der griechischen, römischen und hebräischen Antike kennzeichnet.

Die „vollkommene und tiefgehende" Änderung der Pastoralmacht verortet Foucault (2004: 240) auf drei Ebenen: auf der Ebene des Denkens, der Machttechniken und der institutionellen Struktur. Indem das Christentum durch sein Denken die pastoralen Themen „bereichert, transformiert und kompliziert" (2004: 240) und „in präzise Mechanismen und bestimmte Institutionen koaguliert" (2004a: 193), etabliert sich eine „Kunst des Führens" (2004: 241), die die lebenslange und individuelle Lenkung der Menschen perfektioniert: Das „subtile

Ineinander von Versorgung und Kontrolle" (Steinkamp 1999: 13) wird in eine institutionelle Form gegossen und mit spezifischen Machtmechanismen ausgestattet.

Ab dem 3. Jahrhundert beginnt sich das Christentum in Form einer Institution – der Kirche – zu organisieren, durch die das „pastorale Thema" zum grundlegenden und wesentlichen Verhältnis konstituiert wird (2004: 240; 223). Die vormals vielfältigen und komplexen Beziehungen zwischen Gott und den Menschen werden auf den Aspekt des Hirten reduziert, während sich das Pastorat gleichsam durch seine Vervielfältigung ausweitet (2004: 223): Apostel, Bischöfe, Äbte und Pfarrer werden zu Hirten (2004: 223 ff.). Die gesamte Organisation wie auch die von der Kirche ausgeübten Funktionen – Taufe und Kommunion, Buße und Rechtsprechung – werden „pastoral bestimmt", d. h. „zugleich organisiert und gerechtfertigt als Macht des Hirten gegenüber der Herde" (2004: 225).

Parallel zu dieser gleichzeitigen Reduzierung und Ausweitung des Pastorats steigen die Anforderungen an den Hirten. Der Hirte ist fortan nicht mehr bloß für das Schicksal von Herde und Schaf allgemein verantwortlich, sondern für all ihre Handlungen, für jedes Wohl oder Übel, das von ihnen ausgehen oder ihnen zustoßen könnte ((D&E) 1981: 177 f.). Die Ausdehnung der Verantwortlichkeit des Hirten wird durch ein Komplex moralischer Bindungen zwischen Hirte und Herde untermauert, die sich durch eine „kleinteilige Analyse [...] der Verdienste und Verfehlungen" grundlegend von den ehemaligen wechselseitigen Verantwortungsbeziehungen zwischen Gemeinschaft und Oberhaupt unterscheidet (2004: 241; 245 ff.; 252).

Auch das bisherige Maß an individueller Erkenntnis über die einzelnen Schafe erweist sich vor dem Hintergrund des erweiterten Aufgabenbereichs nicht mehr als hinreichend. Künftig muss der Hirte neben dem Wissen um den Zustand eines jeden Schafes Kenntnis über seine materiellen Bedürfnisse, seine öffentlichen und geheimen Sünden haben, um sowohl seine materielle Mankos stillen als auch den „Fortschritt auf dem Weg der Heiligkeit" ermessen zu können ((D&E) 1981: 179).

Um diese Erkenntnis sicherzustellen, greift das Christentum auf zwei antike griechische Techniken zurück: die Gewissensprüfung und die Gewissensleitung, verändert diese und konturiert sie durch die „Instanz des absoluten Gehorsams"[60], die vor allem im Kontext des Mönchstums bedeutsam wird ((D&E) 1981: 178 ff.; 2004: 254 ff.).

---

[60] Die „Instanz des reinen Gehorsams" verdeutlicht Foucault (2004: 254) als Beziehung, in der das Schaf eine Beziehung „integraler Abhängigkeit" zum Pastor einnimmt, d. h. in der es sein spirituelles, materielles und alltägliches Schicksal permanent in die Hand des Pastors legt (2004: 254 f.). Gehorsam bedeutet dabei nicht einem Gesetz, Prinzip oder rationalem Element zu folgen, sondern sich „ganz und gar" in die Hand eines anderen zu begeben, weil es dieser Jemand sei (2004: 256).

1.2 Das Gouvernementalitätskonzept

Beide Verfahren, die in der Antike als episodische und freiwillige Mittel fungieren, um die Herrschaft seiner selbst zu erhöhen, werden im Christentum zu Instrumenten, die die Modulation des alltäglichen und gesamten Lebens der Individuen gewähren sollen ((D&E) 1981: 179 f.; 1994: 248). Denn auch wenn die Pastoralmacht auf die Gewissensleitung fokussiert, beschäftige sie sich mit den Seelen der Individuen und der Kollektive nur in dem Maße, wie die Seelenleitung auch eine Intervention ermöglicht, wobei sie die Güter, Reichtümer und Dinge der Menschen nicht ausnimmt, wie Foucault (2004: 226) festhält.

Die Gewissenserforschung, die sich in der Praxis der Beichte manifestiert, wird jetzt zu einem Mittel der Abhängigkeit, das gleichzeitig der „Produktion von Wahrheit" dient (1994: 248):

„Man erforscht sein Gewissen nur, um dem Leiter sagen zu können, was man getan hat, was man ist, was man erlebt und empfunden hat, welchen Versuchungen man ausgesetzt war, welchen schlechten Gedanken man in sich bewahrt hat, das heißt, man erforscht sein Gewissen, um das Abhängigkeitsverhältnis zum anderen noch besser zu verankern" (2004: 266).

Die „Wahrheit des Individuum selbst" (1994: 248) hat Foucault (2004: 267) als das zentrale und bindende Element ausgemacht, durch das einerseits die Macht des Pastors und der Gehorsam hergestellt und andererseits die Analyse der Verdienste und Verfehlungen hervorgebracht wird.

Die Praxis der Beichte, die Foucault (1983) auch als Geständnispraxis bezeichnet, wird mit der Institutionalisierung der Beichtpflicht im 13. Jahrhundert gesamtgesellschaftlich durchgesetzt; damit wird die Kenntnis der „geheimen" und „inneren" Wahrheit der Individuen sichergestellt (2004: 267). Die Kenntnis dieser Wahrheit fungiert als Voraussetzung für die Ausübung der Pastoralmacht:

„Man kann diese Form von Macht nicht ausüben, ohne zu wissen, was in den Köpfen der Leute vor sich geht, ohne ihre Seelen zu erforschen, ohne sie zu veranlassen, ihre innersten Geheimnisse zu offenbaren. Sie impliziert eine Kenntnis des Gewissens und eine Fähigkeit, es zu steuern" (1994: 248).

Die Kenntnis der „Wahrheit des Individuums" (1994: 248), seines Denkens, Fühlens und Verhaltens, fungiert als unerlässliche Voraussetzung, um die Regierung der Seelen zu gewährleisten[61].

Gehorsam wird dabei zu einer Tugend an sich konstituiert, die ihren Abschluss darin findet, seinem eigenen Willen zu entsagen (2004: 259).
[61] Foucault (1982) führt in diesem Zusammenhang einen entscheidenden Unterschied zwischen griechisch-römischer Antike und Christentum an. Während in der Antike der Lehrer und Seelenführer die „Wahrheit" formuliert, ist es im Christentum der Geleitete, dem diese Aufgabe zufällt : „Nur

Die pastoralen Verfahren – Gewissensleitung und Gewissensprüfung, Geständnispraxis und Instanz des reinen Gehorsams –, die das Christentum etabliert, unterscheiden sich wesentlich von den Mitteln, Methoden und Techniken, die bis zu diesem Zeitpunkt von Politik, Pädagogik und Rhetorik eingesetzt wurden. Das Pastorat kennzeichnet Foucault (2004: 241) auch als eine „Kunst, die Menschen zu regieren" und genauer: als eine „Kunst des Führens, Lenkens, Leitens, Anleitens, des In-die-Hand-nehmens-, des Menschen-Manipulierens, […] eine[] Kunst des Ihnen-Schritt-für-Schritt-Folgens und des Sie-Schritt-für-Schritt-Antreibens, eine Kunst, die diese Funktion hat, sich der Menschen ihr ganzes Leben lang und bei jedem Schritt ihrer Existenz kollektiv und individuell anzunehmen".

Diese „Kunst", die auf eine 15. Jahrhunderte währende Ausarbeitung gründet und im Kontext der Kirche als „Kunst der Künste und Wissenschaft der Wissenschaften" (Foucault 2004: 222; 218) bezeichnet wird, markiert Foucault (2004: 242) als Ausgangsstadium der Gouvernementalität, „deren Eintritt in die Politik […] die Schwelle des modernen Staates markiert".

Aus dieser Perspektive fungiert die pastorale „Kunst des Regierens" als Matrix des modernen Staates, der nach Foucault (2004: 242) erst entsteht, „als die Gouvernementalität tatsächlich eine kalkulierte und überlegte politische Praxis geworden ist".

Foucault (2004: 266 ff.) hebt dabei zwei Aspekte hervor, durch die die „Kunst des Führens" zum „Präludium" der Gouvernementalität wird. Den ersten Aspekt bezieht er auf die Ebene der Fremdführung, während er den zweiten auf der Ebene der Selbstführung verortet.

Zum Ausgangspunkt der Fremdführung wird das Pastorat, weil es spezifische Verfahren etabliert, um die individualisierende und totalisierende Führung der Seelen zu gewährleisten, die seit dem 16. Jahrhundert in das politische Feld diffundieren und damit zu politischen Techniken werden (Foucault 2004: 268).

Die Pastoralmacht etabliert jedoch nicht nur spezifische Techniken der Menschenführung, sondern initiiert durch die Ausübung dieser Techniken gleichsam die „typische Konstituierung des modernen abendländischen Subjekts" (Foucault 2004: 269). Die Pastoraltechniken leiten aus dieser Perspektive zu einer spezifischen Form des Selbstverhältnisses und der Selbstführung, die als Effekte dieser Machtform erscheinen. „Zur ‚Regierung von außen' tr[i]tt die ‚Regierung von innen'", wie Gottweis et al. (2004: 23) in Rekurs auf Foucault konstatieren[62].

---

um den Preis eines von ihm geäußerten wahren und ihn selbst betreffenden Diskurses kann seine Seele geführt werden" (Foucault 1982: 60; vgl. auch: Steinkamp 1999: 71).

[62] Es ist genau dieser Hintergrund, der Foucault dazu leitet, den Bereich der Politik als allumfassend bzw. alles als politisch zu werten.

1.2 Das Gouvernementalitätskonzept

Wie sich mit dem Übergang von der Antike zum Christentum die Beziehung des Subjekts zu sich selbst – das Selbstverhältnis – transformiert, wird weiter unten noch genauer dargelegt. Dabei wird aufzuzeigen sein, wie mit der Durchsetzung der Geständnispraxis Wahrheitspflicht, Selbstenthüllung und Selbstentzifferung zu internalisierten Anleitungsweisen werden, die das Selbstverhältnis der Individuen konstituieren. Eine Transformation, die mit dem Wechsel des Prinzips anheimgeht, dass das Selbstverhältnis anleitet. Statt der „Sorge um sich selbst", die in der Antike als Hauptregel, Vorschrift und praktische Anleitung der Gestaltung des sozialen und persönlichen Verhaltens fungierte, wird jetzt wird die delphische Maxime des „Erkenne dich selbst" zum konstituierenden Grund- und Anleitungsprinzip der Selbstverhältnisse (1993: 29; 31 f.)

Durch diesen Vorgang, der die Konstituierung des modernen abendländischen Subjekts einleitet, wird das Pastorat auf der Ebene der Selbstführung zum Präludium der Gouvernementalität (2004: 268 f.). Vor diesem Hintergrund markiert Foucault (2004: 269) „das Pastorat [als] zweifellos eines der entscheidenden Momente in der Geschichte der Macht [...] der abendländischen Gesellschaft". Entscheidend insofern, dass seiner „Regierungsanalyse [...] die Annahme zugrunde [liegt], dass die pastoralen Führungstechniken Subjektivierungsformen ausarbeiten, auf denen der moderne Staat und die kapitalistische Gesellschaft historisch aufbauen" (Lemke 1997: 157).

Die Regierungstechniken moderner Staaten erschöpfen sich nicht mehr auf die unmittelbare Durchsetzung von Gesetzen (Phase2 2005/9: 24); „vielmehr produzieren bestimmte Regierungstechniken ein Selbstverhältnis, in dem ‚Selbsterkenntnis' zum zentralen Vorgang wird" (Phase2 2005/9: 5). Denn wie Foucault ((D&E) 1981: 197) festhält: die „Regierung der Menschen durch die Menschen" erfordere nicht instrumentelle Gewalt, sondern eine spezifische Form der Rationalität. Politische Machtausübung wird damit zu einem vorwiegend indirekten Vorgang, der über die Anwendung spezifischer Techniken und Taktiken das Selbst zum Gegenstand und Mittel der Subjektivierung und zur Durchsetzung seiner Ziele nimmt: Herrschaft verläuft aus dieser Perspektive durch die Subjekte, und Regierung besteht „aus der Anwendung von Techniken, die das Selbst der Individuen konstituiert", wie es die AutorInnen von Phase2 (2005/9: 24) pointieren.

Mit diesem Machtverständnis eröffnet Foucault eine veränderte Sichtweise auf den Staat. Der moderne Staat entwickelt sich entgegen der allgemeinen Annahme nicht in Missachtung der Individuen, wie er (Foucault 1994: 247 ff.) betont, sondern „im Gegenteil als eine raffinierte Struktur, in die Individuen durchaus integrierbar sind – unter einer Bedingung: dass die Individualität in eine neue Form gebracht und einer Reihe spezifischer Modelle unterworfen werde".

Welche „Modelle" der Staat in seinem historischen Verlauf entwirft, um die Menschenführung umzusetzen, gilt es weiter unten darzulegen und dabei zu rekonstruieren, wie sich die politische Machtausübung mit der Integration der Menschenführung in das politische Feld transformiert hat. Vorab soll jedoch genauer auf das Machtverständnis eingegangen werden, das dem Gouvernementalitätskonzept zugrunde liegt. Damit soll gezeigt werden, wie Selbst- und Fremdführung als miteinander verbundenes Verhältnis zu verstehen sind.

1.2.2 Die Konzeptionalisierung von Macht als Führung

Um die Charakteristik der Regierung als spezifische Form der Machtausübung zu kennzeichnen, überträgt Foucault (2004: 279 f.) den griechischen Namen: „oikonomia psychon" (Seelenführung) – den die griechischen Kirchenväter „diesem Ensemble von Techniken und Prozeduren, die das Pastorat charakterisieren", gegeben haben – ins Französische. Er greift dabei auf den Begriff der „conduite" („Führung") zurück, einem Wort, dessen doppelte Bedeutung sich genau im Übergang vom 16. zum 17. Jahrhundert ausbildet – und damit zu dem Zeitpunkt, als die Menschenführung in das politische Feld diffundiert.

Die Zweideutigkeit dieses Wortes hält er für geeignet, um „eines der grundlegenden, durch das christliche Pastorat in die westliche Gesellschaft eingeführten Elemente" (Foucault 2004: 280) hervorzuheben. Führung, so hält Foucault (2004: 280) fest, bezieht sich auf „die Tätigkeit, die darin besteht, zu führen" und „ist ebenso die Art, in der man geführt wird und in der man sich schließlich unter dem Einfluß einer Führung verhält, die ein Akt der Führung oder Leitung ist". Genau diesen Doppelprozess markiert er als Spezifikum der Machtverhältnisse (Foucault 1994: 255). Der Führungsbegriff ermöglicht damit „das Spezifische an den Machtverhältnissen zu erfassen", indem er Form der Machtausübung – respektive Führungsmodus – und Verhaltensmodus auf ihr Verhältnis hin untersucht.

Machtausübung bezeichnet dabei „nicht einfach ein Verhältnis zwischen individuellen oder kollektiven Partnern, sondern gewisse Handlungen, die andere verändern" (Foucault 1994: 254). Was ein Machtverhältnis definiert, zeigt sich so als eine Handlungsweise, „die nicht direkt und unmittelbar auf die anderen einwirkt, sondern eben auf deren Handeln. Handeln auf ein Handeln, auf mögliche oder wirkliche, künftige oder gegenwärtige Handlungen" (Foucault 1994: 254). Entsprechend zeichnet sich Macht dadurch aus, dass sie „Verhältnisse zwischen Gruppen oder Individuen ins Spiel bringt": „ein Ensemble von Handlungen, die sich gegenseitig hervorrufen und beantworten" (Foucault 1994: 251 f.).

1.2 Das Gouvernementalitätskonzept

Foucault (1994: 254) markiert zwei Elemente als konstitutive Basis der Machtverhältnisse: Zum einen bleibe innerhalb eines Machtverhältnisses derjenige, auf den die Macht einwirke, als Subjekt seines Handelns anerkannt, wobei sich vor diesem ein „ganzes Feld von möglicher Antworten, Reaktionen, Wirkungen, Erfindungen" eröffnen müsse. Damit wendet sich Foucault nicht nur von seinem bisherigen Machtverständnis[63] ab, sondern differenziert jetzt auch zwischen Macht- und Gewaltverhältnissen[64], indem er Freiheit explizit als „Existenzbedingung von Macht" ausweist (1994: 255). Machtausübung konzipiert er unter diesem Blickwinkel als „Wirkungsweise gewisser Handlungen, die andere verändern", jedoch weder direkt noch unmittelbar auf ihr Gegenüber einwirken (1994: 254).

Gleichsam klärt sich damit die Voraussetzung für Widerstandspraktiken. Denn Macht, wie Foucault (1994: 255) betont, „wird nur auf ‚freie' Subjekte ausgeübt und nur insofern diese ‚frei' sind". Machtverhältnisse existieren nach dieser Konzeption erst durch die Verfügbarkeit von Handlungsalternativen: Unter „freien"' Subjekten „wollen wir individuelle oder kollektive Subjekte verstehen, vor denen ein Feld von Möglichkeiten liegt, in dem mehrere ‚Führungen', mehrere Reaktionen und verschiedene Verhaltensweisen statthaben können" (1994: 255)[65]. Indem Foucault Freiheit und Macht nicht als „Ausschließungsverhältnis" (1994: 256), sondern als Bedingungsverhältnis ausweist, werden Widerstandspraktiken zu einem integralen Bestandteil der Machtverhältnisse: Freiheit erscheint aus dieser Perspektive als „Existenzbedingung" und „das, was sich nur

---

[63] Foucault (1976b) hatte bis zur Entwicklung der Gouvernementalität Macht zur Analyse sozialer Beziehung in Abwendung einer juridischen Konzeption v. a. „in Begriffen von Kampf, Krieg und Konfrontation analysiert" (Lemke 2001: 108). Vgl. dazu ausführlich: Lemke 1997, zusammenfassend: Lemke 1997: 30; vgl. auch: Fußnote 17.
[64] Foucault (1994: 251 f.) unterscheidet jetzt nicht nur zwischen Macht und Gewalt, sondern differenziert auch zwischen Machtverhältnissen, sachlichen Fähigkeiten und Kommunikationsbeziehungen. Als sachliche Fähigkeit bezeichnet er eine Machtform, „die auf Fertigkeit beruht, die direkt körperlich oder über Instrumente vermittelt" ist und „die man auf Dinge ausübt", während die Kommunikationsbeziehungen vorrangig der Informationsvermittlung dienen (1994: 251 f.). Er macht in diesem Zusammenhang deutlich, dass letztere sehr wohl Machteffekte auslösen können und Machtverhältnisse in sehr bedeutendem Umfang durch die Produktion und den Austausch von Zeichen ausgeübt werden. Dennoch sollten Kommunikationsbeziehungen nicht mit Machtverhältnissen verwechselt werden, auch wenn sie „immer miteinander verschachtelt" seien (1994: 252). Warum letztlich Kommunikationsbeziehungen nicht als „ein Aspekt" der Machtverhältnisse betrachtet werden sollten, führt Foucault (1994: 252) nicht explizit aus. Plausibel erscheint dies vor dem Hintergrund, dass Kommunikationsbeziehungen Machtwirkungen auslösen können, nicht jedoch auslösen müssen und insofern Kommunikationsbeziehungen auch nicht die Eigenart der Machtverhältnisse – das Einwirken auf das Handeln des anderen – implizit teilen.
[65] Dieses dem Subjekt vorgelagerte Möglichkeitsfeld, das durch soziale, ökonomische und politische Strukturen bestimmt ist, bezeichnet Foucault auch als Herrschaft (Kögler 2004: 149). Freiheit zeigt sich damit als Wahl einer von mehreren durch das Möglichkeitsfeld einer Herrschaft vorgegebenen Führungen.

einer Ausübung von Macht entgegenstellen kann, die letztlich darauf ausgeht, sie vollkommen zu bestimmen" (Foucault 1994: 256).

Dagegen konstituiert sich ein Gewaltverhältnis durch seine direkte und unmittelbare Wirkungsweise, die dem Gegenüber jede alternative Handlungsmöglichkeit verstellt. „Ein Gewaltverhältnis wirkt auf einen Körper, wirkt auf Dinge ein: es zwingt, beugt, bricht, es zerstört, es schließt alle Möglichkeiten aus; es bleibt ihm kein anderer Gegenpol als der Passivität. Und wenn es auf einen Widerstand stößt, hat es keine andere Wahl als diese niederzuzwingen" (Foucault 1994: 254).

Machtausübung – respektive Fremdführung – besteht aus dieser Perspektive „im Führen der Führungen und in der Schaffung der Wahrscheinlichkeiten" (1994: 255) und zeigt sich dabei in einer Form, die „die Individuen nicht direkt unterwirft oder beherrscht, sondern durch die Produktion von ‚Wahrheit' anleitet und führt" (Lemke 1997: 327 f.).

Die Verbindung zwischen Wahrheit und Macht hat Foucault dabei nicht als Spezifität „‚westlicher' Gesellschaften ausgemacht, wie Lemke (1997: 328) darlegt. Vielmehr geht Foucault (1978c: 51) davon aus, dass sich jede Gesellschaft durch eine ihr eigene Ordnung der Wahrheit auszeichnet, die ihre „‚allgemeine Politik' der Wahrheit" darstellt, indem sie bestimmte Diskurse als wahre Diskurse[66] funktionieren lasse. Als Charakteristikum westlicher Gesellschaften bestimmt Foucault jedoch eine „‚politische Ökonomie' der Wahrheit", die sich vor allem in Form des wissenschaftlichen Diskurses zentriert und dadurch auszeichnet, dass sie in den verschiedensten Formen enormer Verbreitung und Konsumtion unterliegt, ständigen ökonomischen und politischen Anforderungen ausgesetzt und zum Einsatz in vielfältigen politischen und gesellschaftlichen Auseinandersetzungen geworden ist (1978c: 52; vgl. auch: Lemke 1997: 328 f.).

Nachdem die wesentlichen Charakteristiken Foucaults Machtverständnisses vorgestellt und die Machtkonzeption des Gouvernementalitätskonzepts geklärt ist, gilt es jetzt, die Ebene der politischen Fremdführung genauer ins Visier zu nehmen und zu rekonstruieren, wie sich mit der Integration der Regierungstätigkeit ins politische Feld Machtausübung transformiert hat. In diesem Zusammenhang werden auch von Foucault entwickelte historische Machttypen skizziert, insofern sie für das Verständnis der nachfolgenden Arbeit grundlegend sind.

---

[66] Dieses Sachverhalt spezifiziert Foucault (1978c: 51) folgendermaßen: „[E]s gibt Mechanismen und Instanzen, die eine Unterscheidung von wahren und falschen Aussagen ermöglichen und den Modus festlegen, in dem die einen oder anderen sanktioniert werden; es gibt bevorzugte Techniken und Verfahren zur Wahrheitsfindung; es gibt einen Status über jene, die darüber zu befinden haben, was wahr ist und was nicht."

1.2.3 Die Konstituierung der politischen Regierungstätigkeit

Foucault (2004: 181 ff.) zeigt, wie sich der Begriff der Regierung zwischen dem 13. und dem 15. Jahrhundert jenseits seiner heutigen Konnotation auf ein weites semantisches Feld erstreckt. Der Regierungsbegriff bezieht sich zu diesem Zeitpunkt „niemals [auf] einen Staat" und „niemals [auf] ein Territorium", sondern meint „die Herrschaft, die man über sich selbst und über andere ausüben kann, über seinen Körper, aber auch seine Seele und seine Art zu handeln" (2004: 183). „Das, was man regiert" – so Foucault (2004: 183) – „sind auf jeden Fall Leute, es sind Menschen, es sind Individuen und Kollektive". Regieren kennzeichnet Foucault damit als eine Form der Machtausübung, die sich zu diesem Zeitpunkt außerhalb des politischen Feldes auf die Führung von Menschen richtet.

Erst Ende des 16. Jahrhunderts beginnt dann die Ausweitung der Regierungstätigkeit. Diesen Vorgang verortet Foucault (1978: 42) in den Zusammenhang zweier gegenläufiger Bewegungen: „eine Bewegung der Zusammenballung zum Staat" und eine „Bewegung der religiösen Zerstreuung". Die Auflösung feudaler Gesellschaftsstrukturen und ihre allmähliche Konstituierung zu großen Territorial-, Verwaltungs- und Kolonialstaaten auf der einen Seite und religiöse Bewegungen im Kontext von Reformation und Gegenreformation auf der anderen Seite lösen Fragen aus, die die Führungsweise und ihre Inhalte betreffen (1978: 42).

Vor dem Hintergrund dieser gesellschaftlichen Wandlungsprozesse kommt es so zu dem Ausbruch des „Problems der Regierung" (1978: 42). Zur Disposition gelangen Probleme des „Regierens im Allgemeinen", die beispielsweise die Seelenführung, die Selbstregierung und die Regierung der Kinder betreffen, wie auch Fragen nach der „Regierung in ihrer politischen Form" (1978: 42).

In diesem Kontext vollzieht sich die Diffusion der Menschenführung in das politische Feld, mit der sich Ziel, Gegenstand und Form politischer Machtausübung grundlegend verändern, wie Foucault anhand der Gegenüberstellung zwischen Machiavellis „il principe" (1532) und einer Vielzahl von Abhandlungen zeigt, die sich der „Regierungsproblematik" aus politischer Perspektive annehmen (1978: 42 ff.). Diese Differenz gilt es zunächst zu skizzieren, bevor dann die Charakteristik moderner politischer Machtausübung anhand der Rationalität der Staatsraison näher vorgestellt wird.

Mit der „Regierungsproblematik" entstehen vielzählige Abhandlungen, die sich nicht länger als „Ratgeber für den Fürsten" verstehen, sondern die Frage nach einer „Regierungskunst" aufwerfen (1987: 42; 1993b: 172). Im Gegensatz zu den Schriften, die im Zeichen des „Machiavellismus" stehen, zielen diese nicht auf die Stärkung der Macht eines Einzelnen, sondern auf die Stärkung des

Staates, die sie mittels der Regierungskunst[67] bewahren und erhöhen wollen (1993b: 172 ff.; 176). Mit der Transformation der Ziele wandelt sich der Gegenstand der Machtausübung. In Differenz zu der Souveränität, die vor allem mit dem Erhalt des Fürstentums und damit des Territoriums befasst ist, fokussiert die Regierungskunst auf „eine Art Komplex, gebildet aus den Menschen und den Dingen" (1978: 52; 46). Der Regierung obliegt es jetzt, die Verantwortung für die Menschen zu übernehmen; aber für die „Menschen in ihren Beziehungen, ihren Verbindungen und ihren Verwicklungen mit jenen Dingen", wie Foucault (1978: 51) herausstellt. Potenziell fallen jetzt „jeder Bereich und jede Tätigkeit – von den seelischen Konflikten bis hin zu den militärischen Manövern, von der Führung der Familie bis hin zu Fragen des Reichtums – in die Zuständigkeit von Regieren" (Bröckling et al. 2000: 12).

Mit der Transformation der Gegenstände der Macht – vom Territorium hin zu jenem „Komplex von Menschen und Dingen" (1978: 46) – wandelt sich Definition und Form politischer Machtausübung (1978: 46 ff.). Unter Regieren versteht man jetzt „das richtige Verfügen über die Dinge, derer man sich annimmt, um sie dem angemessenen Zweck zuzuführen" (1978: 52). Damit hat politische Machtausübung nicht mehr eine „Zweckbestimmung" wie im Zeitalter der Souveränität[68], sondern vielfältige „Finalitäten" (1978: 52).

Unter der Souveränität fungiert „das Gemeinwohl und das Heil aller" als Ziel. Jedoch galt dieses letztlich mit der Unterwerfung der Untertanen unter das Gesetz als erreicht, wie Foucault (1978: 53) am Beispiel verschiedener Abhandlungen belegt. Ziel der Regierungskunst werden dagegen vielfältige und jeweils spezifische „Zwecksetzungen", die es erfordern, das über „Dinge verfügt" werde (1978: 53 f.). Die Unterwerfung unter das Gesetz erscheint damit nicht länger als geeignete Form der Machtausübung. Denn wenn „Dinge" den ihnen jeweils angemessenen Zweck und damit einem jeweils spezifischen Ziel zugeführt werden sollen, werden statt Gesetzen eher Taktiken und Kampagnen zur geeigneten Form der Machtausübung (1978: 54 f.).

Gegenstand, Ziel und Form politischer Machtausübung haben sich verändert: Von der Fokussierung auf das Territorium, um die Macht des Fürsten zu stärken, richtet sich die Aufmerksamkeit der Regierungskunst auf ein Komplex von Menschen und Dingen, um die Stärke des Staates zu erhalten. Die vielfältigen Zwecksetzungen lassen sich dabei jenseits von Gewalt eher durch Taktiken

---

[67] Die Staatsraison wird, wie Foucault (1993b: 172) darlegt, als eine Kunst und damit als eine Technik betrachtet, die bestimmten Regeln folgt.
[68] Unter dem Begriff der Souveränität fasst Foucault einen spezifischen historischen Machttyp, den er im Zeitalter des Feudalismus verortet und auch als Souveränitätsmacht bezeichnet (Foucault 1983: 161 ff.; 1978c: 88).

und Kampagnen realisieren und werden jetzt dem Prinzip der Führung (Regierung) unterstellt.

Die Charakteristiken dieser Form politischer Machtausübung akzentuiert Foucault (1993b), indem er der Rationalität[69] der Staatsraison bisherige Formen politischer und religiöser Machtausübung gegenüberstellt. Dadurch gelingt es ihm, die Spezifik moderner politischer Machtausübung herauszuarbeiten und zu zeigen, wie sich die individualisierende Technik der Pastoralmacht in ihr integriert hat.

Die erste Implikation der Staatsraison folgt der Prämisse, dass die Regierungskunst auf bestimmte Regeln aufgebaut werden muss, die nicht vorwiegend auf Sitte und Tradition, sondern auf rationalem Wissen basieren (Foucault 1993b: 1771 ff.).

Diese Vorstellung bricht mit dem bisherigen Verständnis politischer Machtausübung (1993b: 172). Zum ersten Mal in der Geschichte, betont Foucault (1993b: 174), müsse derjenige, der andere im Rahmen des Staates beherrsche, Politiker sein und damit eine spezifische politische Kompetenz und ein spezifisches Wissen erwerben. In Differenz zum „Machiavellismus" und in Absetzung von christlichen Vorstellungen gerechter Regierung befasse sich der Politiker weder mit den Rechten der Menschen noch mit menschlichen oder göttlichen Gesetzen, sondern mit der „Natur des Staates" (1993b: 174). Der Politiker muss aus dieser Perspektive genaue Kenntnis über die Stärke des Staates haben – sowohl über die Fähigkeit des Staates als auch über die Mittel, diese Fähigkeit zu erweitern –, um sie bewahren zu können (1993b: 174 f.). Mit anderen Worten: Er benötigt Kenntnis über „Dinge" und Mittel, um intendierte Ziele zu erreichen (1978: 55); politisches Wissen wird zur unerlässlichen Voraussetzung politischer Machtausübung.

Neben dem Wissen über die Stärke des eigenen Staates muss der Politiker auch mit der Stärke und den Fähigkeiten anderer Staaten vertraut sein (1993b: 175). Denn der Staat wird – so die zweite bedeutsame Implikation der Idee der Staatsraison – jetzt als ein Komplex von Kräften verstanden, die in beständiger Konkurrenz zueinander stehen und in der Folge durch die Politik der jeweiligen Regierungen gestärkt oder geschwächt werden könnten (1993b: 175). Diese Vorstellung einer nicht zu reduzierenden Vielzahl von Staaten, die sich untereinander in einem Konkurrenzverhältnis befinden, entsteht im 17. Jahrhundert und markiert die Abkehr von der im Mittelalter dominierenden Vorstellung, dass vor der Wiederkehr Christi alle Königreiche der Erde zu einem Reich vereinigt wür-

---

[69] Den Begriff der Rationalität verwendet Foucault nicht im Sinne einer allgemeinen Vernunft. Vielmehr dient er ihm, um „herauszufinden, auf welchen Typ von Rationalität" sich eine Regierungsweise bezieht ((D&E) 1981: 166 f.), indem er beispielsweise den Umfang der Modalitäten und Ziele des Handelns der Regierung untersucht (2004b: 134).

den (1993b: 175 f.). Das spezifische Wissen – über die Stärke des eigenen und anderer Staaten – erlangt der Politiker dabei über die Statistik, die als Wissenschaft der Staaten zu diesem Zeitpunkt nichts mit Wahrscheinlichkeiten gemein hatte (1993b: 175).

Auch mit ihrer dritten Implikation, die sich auf das Verhältnis zwischen Individuum und Staat bezieht, bricht die Rationalität der Staatsraison mit dem bisherigen Verständnis politischer Machtausübung (1993b: 175 f.). In Differenz zu Souveränität und antiker Polis wird die Unterordnung des Individuums im sich konstituierenden modernen Staat weder über Gesetz noch mittels einer ethischen Gemeinschaft, sondern durch die Anwendung spezifischer Techniken und Praktiken realisiert (1978: 53; 1993b: 177 ff.).

Foucault (1993b: 176 ff.) zeigt in diesem Zusammenhang, wie die Staatsraison seit dem frühen 17. Jahrhundert die Regierungstechnologie der „medicinischen Polizey" entwickelt, die über „permanent ordnende Eingriffe" (1993b: 184) in sämtliche Lebensbereiche der Menschen eindringt, um das „Individuum zu einem für den Staat wichtigen Element" (1993b: 177) zu konstituieren und dabei die „Sorge für das Leben des Einzelnen […] zu einer „Aufgabe des Staates" (1993b: 170) wird.

Diesen Vorgang hat Lemke (1997: 293) als einen Doppelprozess ausgemacht, der sich durch einen Bruch und eine Kontinuität auszeichnet. Die Staatsraison breche einerseits mit der „Vorstellung einer Finalität außerhalb des Staates", säkularisiere aber gleichzeitig die ehemals religiös bestimmten Ziele von Heil, Gehorsam und Wahrheit, die sie in einer ,,politischen Problematik der Menschenführung' (Foucault 1978, zit. in: Lemke 1997: 161) restituiere".

Diesen Eingriff, der sich in Form eines immer nachdrücklicheren „Zugriffs des Staates auf das Dasein des Einzelnen" (1993b: 185) darstellt, markiert Foucault (1993b: 180) als „historischen Wandel in der Beziehung zwischen der Macht und den Individuen" (1993b: 180). In Differenz zur Feudalgewalt, die auf die Beziehung zwischen Rechtssubjekten[70] gründete, hat es die Regierung jetzt mit „Individuen zu tun, und zwar nicht nur, soweit deren rechtlicher Status betroffen ist, sondern mit Individuen als lebendigen, arbeitenden, wirtschaftenden Wesen", auf die er mittels vielfältiger Verwaltungsakte einwirkt, um das Verhalten der Menschen zu beeinflussen (1993b: 180; 184 f.).

Den Eingriff des Staates in das Verhalten der Menschen wie auch seine Problematisierung kennzeichnet Foucault (1993b: 186) als Charakteristikum moderner Politik und ihrer Reflexion, wobei er das wichtigste Kennzeichen moderner politischer Rationalität in der Form ausmacht, in der das Verhältnis Individuum-Gemeinschaft konstituiert werde: Das wichtigste Kennzeichen sei, „dass

---

[70] Sobald diese in rechtliche Verhältnisse zueinander traten (Foucault 1993b: 180).

1.2 Das Gouvernementalitätskonzept

die Integration des Individuums in eine Gemeinschaft oder in eine Totalität aus der stetigen Korrelation zwischen einer wachsenden Individualisierung und der Stärkung eben dieser Totalität resultiert" (1993b: 184; vgl. auch: (D&E) 1981: 198). Damit verweist Foucault auf die grundlegende individualisierende Technik der Pastoralmacht („omnes et singulatim" – alle und jedes), die über die Diffusion der Regierungstätigkeit in das politische Feld eingezogen und zum konstitutiven Merkmal politischer Rationalität geworden ist.

Gleichzeitig verdeutlicht sich vor diesem Hintergrund die Relevanz, die Foucault Regierungsrationalitäten, -techniken und -technologien bei der Analyse moderner Machtverhältnisse zumisst. Denn diese sind es, die in ihrer Verknüpfung als konstitutive Merkmale moderner politischer Machtausübung fungieren: mittels spezifischer Praktiken und Technologien erfolgt die Umsetzung politischer Rationalitäten, die auf rationales Wissen und politische Kenntnisse aufbauen (Foucault 1993b: 185).

In Differenz zur Seelenführung, so lässt sich festhalten, setzt die Gouvernementalität auf ein rationales Wissen – was Foucault mit der semantischen Begriffsbindung zwischen „gouverner" und „mentalité" verdeutlicht – und resituiert[71] das Heil in säkularisierter Form ins Diesseits..

Als „neue Form der Pastoralmacht" (1994: 249) übernimmt der Staat[72] die Funktion der Heilssicherung, die die Bedeutung von Gesundheit, Wohlergehen (d. h. ausreichender Mittel, Lebensstandard), Sicherheit und Schutz (gegen Unfälle[73]) annimmt (Foucault 1994: 249)[74]. Die Umsetzung dieser fürsorgenden Funktion verfolgt der Staat dabei mittels totalisierender und individualisierender Techniken. Ihm obliegt es jetzt, „ständig über das Leben von allen und jedem Einzelnen zu wachen, ihnen zu helfen und ihr Los zu verbessern" (Foucault (D&E) 1981: 177).

---

[71] Der Begriff des Heils verweise in der hellenistischen und römischen Antike „auf nichts anderes als auf das Leben"; es entfallen Bezüge zu Tod, Unsterblichkeit wie auch zu einer „anderen Welt (Foucault 1993c: 46; zit. aus: Steinkamp 1999: 65).

[72] Die Funktion der Pastoralmacht übernimmt im Kontext der Staatsraison die „medizinische Polizei", die sich neben der Aufrechterhaltung von Ordnung und Gesetz und der Bekämpfung der Staatsfeinde um die Versorgung der Städte, um die Gewährleistung der durch Handel und Handwerk benötigten Bedingungen wie auch um Hygiene und Gesundheit kümmert (1994: 249). Ab dem 18. Jahrhundert konstatiert Foucault (1994: 248 f.) dann eine weitere Diffusion, die nicht ausschließlich von staatlichen Institutionen, sondern teilweise auch von „Privatunternehmungen", von „alten Institutionen wie der Familie" oder von „komplexen Strukturen wie der Medizin" übernommen werden.

[73] Unter dem Begriff des Unfalls bzw. Unfälle subsumiert Foucault (1983 (D&E): 452) Krankheiten wie auch angeborene und erworbene Behinderungen, die zu invalide machenden Abweichungen führen.

[74] Dieser Vorgang wird weiter unten noch genauer dargestellt. Foucault (1993b: 185) verweist in diesem Zusammenhang auch auf die „Thanatopolitik", die als Gegenüber dieser aufs Leben gerichteten Politik – der „Biopolitik" – fungiert.

Die Verstaatlichung der Fürsorgefunktion ist mit spezifischen Effekten verbunden. Mit der Vervielfachung der Ziele (Gesundheit, Wohlergehen, Schutz, Sicherheit) verstärkt sich die Verwaltung und vervielfachen sich die Agenten, die die „Sorge" für das Leben der Einzelnen übernehmen (Foucault 1994: 249; 1993b: 170). Vor diesem Hintergrund konstatiert Foucault (1994: 249 f.) die Ausweitung der individualisierenden Taktik der Pastoralmacht, die, nachdem sie über ein Jahrtausend an eine bestimmte Institution gebunden war, „plötzlich", wie er festhält, den gesamten Gesellschaftskörper durchdrang und sich auf vielfältige Institutionen – wie Familie, Medizin, Psychiatrie, Erziehung – stützen konnte.

Diese Entwicklung ist mit einer Ausweitung der Wissensproduktion über den Menschen in zwei Formen verbunden: einer individualisierenden und einer totalisierenden (1994: 249). Der erste Pol, der sich seit dem 17. Jahrhundert entwickelt, nimmt sich analytisch des Individuums an, während sich der zweite Pol seit dem 18. Jahrhundert quantitativ und global um die Bevölkerung situiert (Foucault 1994: 249). Erst mit der Ausbildung des zweiten Pols kommt es zu der autonomen Entfaltung der Regierungskunst.

Dieser Prozess vollzieht sich mit dem Aufkommen einer neuen historischen Machtform, die Foucault (1983: 168) als „Biomacht" bezeichnet. Diese Machtform, die sich des Lebens (bios) individualisierend und totalisierend annimmt, um es „zu steigern und zu vervielfältigen, um es im Einzelnen zu kontrollieren und im Gesamten zu regulieren" (1983: 163), gilt es nachfolgend vorzustellen, weil sie bis in die Gegenwart vor dem Hintergrund wechselnder politischer Rationalitäten[75] die konstitutive Matrix politischer Machtausübung darstellt.

1.2.4 Die Biopolitik

Die Regierungskunst unterlag so lange einer Blockade[76], wie ihr ein geeignetes Modell fehlte, um die Ökonomie – „d. h. die richtige Lenkung von Individuen, Gütern und Reichtümern" (Foucault 1978: 48)[77] – auf die Ebene des Staates zu

---

[75] Die politischen Rationalitäten, die im Kontext der Biopolitik entwickelt werden, werden weiter unten (Kapitel 3) dargelegt. Diese Vorgehensweise ist der Entscheidung geschuldet, den makropolitischen Rahmen der Biopolitik den empirischen Ergebnissen vorzustellen, um dadurch den Zusammenhang zwischen Mikro- und Makroregierung zu verdeutlichen.
[76] Die Blockade datiert Foucault (1978: 48) vom 16. bis hin zum 18. Jahrhundert.
[77] Das Wort Ökonomie leitet sich aus dem griechischen oikos – Haus – und vouos – Gesetz – ab, wie Foucault (1978: 49) anhand von Rousseau (1755) belegt, „und bedeutete ursprünglich nichts anderes als die weise und rechtmäßige Regierung des Hauses zum gemeinschaftlichen Wohl der ganzen Familie".

1.2 Das Gouvernementalitätskonzept 71

übertragen. Zu der Auflösung dieser Blockade kommt es mit der „Entdeckung" der Bevölkerung im 18. Jahrhundert (1978: 59 ff.).

Eine „demographische Explosion" ermöglicht es vor dem Hintergrund sich entwickelnder Statistik, dass bestimmte Phänomene als Regelmäßigkeiten und Charakteristiken einer lebenden Bevölkerung wahrgenommen werden (1978b: 60). Durch die Objektivierung von Geburten-, Sterbe- und Krankheitsraten, durch konstante Unfallhäufigkeiten, Gesundheitsniveau, Lebensdauer und Langlebigkeit wird die Bevölkerung als eine Realität sui generis wahrgenommen, als eine Realität, die sich durch eigene Regelmäßigkeiten und Effekte auszeichnet (1983: 166; 1978b: 59 f.).

Unter dieser Maßgabe wird das „Problem der Regierung" (1978: 41) neu formuliert und die Bevölkerung als Subjekt und Objekt zum neuen Referenzrahmen der Regierung deklariert. Zur Aufgabe der Regierung wird es jetzt, das Los der Bevölkerung zu verbessern, ihre Reichtümer, Lebensdauer und Gesundheit zu mehren (1978b: 59 f.).

Unter der Bezeichnung „politische Ökonomie" konstituiert sich eine Wissenschaft, die auf die Bevölkerung und ihre Bezüge zu Territorium und Reichtümern fokussiert (1978: 62 ff.). Erst mit der Integration dieser Wissenschaft in das „Regierungswissen" transformiert sich die Regierungskunst zu einer politischen Wissenschaft und leitet den Übergang von einem Regime, das noch weitgehend von den Strukturen der Souveränität gekennzeichnet war, zu einem Regime ein, das sich durch Techniken des Regierens auszeichnet und die Bevölkerung zu ihrer „Hauptzielscheibe" erklärt (Foucault 1978: 62 ff.).[78]

Absolut entscheidend ist in diesem Zusammenhang, dass die Bevölkerung weder als Volk noch als Untertan, sondern als Lebewesen wahrgenommen wird (1983: 166). Unter dieser Maßgabe kennzeichnet Foucault (1983: 169) die Durchsetzung der Regierungskunst ins politische Feld auch als „Eintritt des Lebens in die Geschichte", die Politik in Biopolitik transformiert.

Um das „Neue" dieser Machtform zu verdeutlichen, kontrastiert Foucault (1983: 110 f.; 161 ff.) Charakteristiken und Zielsetzungen der „Lebensmacht"

---

[78] Foucault (1978: 62 ff.) betont in diesem Zusammenhang, dass dies nicht bedeute, dass sich mit diesem Zeitpunkt die Souveränität – die vor allem mittels Gesetzen, Verordnungen und Reglementierungen agiert – oder die Disziplin keine Rolle mehr spielten oder gar davon die Rede sein könnte, dass sich die Souveränitätsgesellschaft, nachdem sie sich in eine Disziplinargesellschaft nun in eine Regierungsgesellschaft gewandelt hätte. Vielmehr seien Souveränität und Disziplin niemals wichtiger und niemals höher bewertet worden als zu dem Zeitpunkt, als man versuchte, die Bevölkerung zu führen (Foucault 1978: 62 f.). Daher könne eher von dem Dreieck: Souveränität, Disziplin und gouvernementale Führung gesprochen werden, dessen Hauptzielscheibe die Bevölkerung und dessen Hauptinstrument die Mechanismen der Sicherheit seien (Foucault 1978: 64) – worauf weiter unten noch genauer einzugehen sein wird.

mit denen der älteren Souveränitätsmacht und zeigt, wie mit der Transformation der Zielsetzungen ein Wandel der Macht- bzw. Regierungstechniken einhergeht.

Als wesentliches Kennzeichen der Souveränitätsmacht markiert Foucault (1983: 162) das asymmetrische Recht des Herrschers über Leben und Tod. Dieses Recht charakterisiert Foucault (1983: 162) auch als Recht, „sterben zu machen oder leben zu lassen". Der Souverän tötet seine Untertanen, wenn sie sich gegen ihn erheben oder sein Gesetz verletzen (Foucault 1983: 161; Kögler 2004: 93). Dabei habe sich dieses Recht „niemals als ein einfaches Recht dargestellt", sondern der „gute Souverän" hatte das „Gemeinwohl und das Heil aller" als Ziel (1978b: 52). Anhand historischer Texte weist Foucault (1978b: 53) jedoch nach, dass genau dieses Gemeinwohl erreicht wurde, sobald die Untertanen „alle und ohne Ausnahme den Gesetzen" gehorchten. Die Unterwerfung unter das Gesetz erscheint als Machtinstrument einer Souveränität, die die Erhaltung, Stärkung und den Schutz des Fürstentums – primär des Territoriums und erst sekundär, der diesen bewohnenden Untertanen – als vorrangigstes Ziel hat (1978b: 45). Diese juridische Machtform situiert Foucault (1978c: 88) in den Kontext des Feudalismus. Die Macht zeigt sich hier in repressiver Form, „als Abschöpfungsinstanz, als Ausbeutungsmechanismus, als Recht auf Aneignung von Reichtümern, [...] als aufgezwungene Entziehung von Produkten, Gütern, Diensten, Arbeit und Blut" und sei v. a. Zugriffsrecht auf Dinge, Zeiten, Körper und Leben (1983: 162).

Die Biomacht markiert Foucault (1983: 165; 168) dazu im Gegensatz als „Macht, leben zu machen oder in den Tod zu stoßen", die er im Zusammenhang eines beginnenden Kapitalismus und der einsetzenden Industrialisierung verortet. Nicht der Tod, sondern das Leben steht hier im Mittelpunkt und wird zum ureigensten Feld und Ziel dieser Machtform, die vor dem Hintergrund wirtschaftlicher Notwendigkeiten „ihre Zugriffe auf das Leben und seinen ganzen Ablauf" richtet (1983: 164 f.). Die Biomacht wird zum „unerläßlichen Element bei der Entwicklung des Kapitalismus", indem sie das Leben in einem Bereich von Wert und Nutzen organisiert (1983: 164 f.; 168). Zu diesem Zweck richtet sie sich auf den individuellen Körper und auf Bevölkerungsphänomene, passt diese an Produktionsapparate und ökonomische Prozesse an und entwickelt Methoden, um die Kräfte und Fähigkeiten des Lebens insgesamt zu steigern, ohne seine Unterwerfung zu erschweren (1983: 168). Zu ihrer Hauptaufgabe wird es jetzt, „Kräfte hervorzubringen, wachsen zu lassen und zu ordnen, anstatt sie [wie die Souveränitätsmacht] zu hemmen, zu beugen oder zu vernichten" (1983: 163)[79]. Im Gegensatz zur Souveränitätsmacht zeichnet sich die „Lebensmacht" durch ihren hervorbringenden, produktiven Charakter aus: Die Machtmechanismen zielen

---

[79] Foucault (1983: 163 f.) betont, dass die „Abschöpfung" bestehen bleibe, jedoch nur noch als ein „Element unter anderen Elementen" fungiert.

1.2 Das Gouvernementalitätskonzept

auf die „Anreizung, Verstärkung, Kontrolle, Überwachung, Steigerung und Organisation der unterworfenen Kräfte" (1983: 163).
Diese produktive Macht entwickelt sich zeitlich versetzt in zwei Hauptformen (1983: 166 f.). Die erste Form konstituiert sich seit dem 17. Jahrhundert und zentriert sich auf den Körper als Maschine (1983: 166). In verschieden Disziplinen – Schule, Internat, Kaserne, Fabrik – entstehen Machttechniken, die sich auf die einzelnen Körper richten, um mittels Dressur und Übungen „die Steigerung seiner Kräfte, das parallele Anwachsen seiner Nützlichkeit", seiner Gelehrigkeit und „seine Integration in wirksame und ökonomische Kontrollsysteme" zu erwirken (1978: 166; 1976: 284).
Von dieser Form, die Foucault (1983: 166) auch als „politische Anatomie des menschlichen Körpers" bezeichnet, differenziert er eine zweite Form, die sich ab Mitte des 18. Jahrhundert mit dem Auftauchen der Bevölkerung entwickelt und sich auf biologische Prozesse der Gattung richtet. Während sich die erste Form individualisierend und spezifizierend auf Körperleistungen und das einzelne Individuum richtet, zielt die zweite Form mittels „eingreifender Maßnahmen und regulierender Kontrollen" auf den Gattungskörper (1983: 166). Sie greift auf der Ebene allgemeiner globaler Prozesse ein, um mittels Regulationsmechanismen die „Zufallsfaktoren der Bevölkerung" (Sterben, Krankheiten, Geburten, Unfälle) in ein Gleichgewicht zu bringen und „einen Ausgleich zu garantieren" (1976: 290). Diese Regulationsmechanismen kennzeichnet Foucault (1976: 290; 294) auch als Sicherheitsmechanismen, die versuchen, die Serie der Zufallsereignisse und ihre Wahrscheinlichkeiten zu kontrollieren, gegebenenfalls zu modifizieren und ihre Wirkungen zu kompensieren. Die Regulierung zielt dabei „auf die Sicherheit des Ganzen vor seinen inneren Gefahren" (1976: 294).
Parallel konstituiert sich das Wissen in zwei Formen, einer analytischen, die sich um das Individuum zentriert, und einer globalen, die sich auf die Bevölkerung als „multiplen Körper" richtet (1994: 249; 1983: 171; 1976: 286 ff.; 289 ff.).
Beide Hauptformen – oder Pole – der Biomacht lokalisieren sich auf unterschiedlichen Ebenen. Während sich die Disziplinarmechanismen im Rahmen spezifischer Institutionen – Armee, Schule, Fabrik, Werkstatt und Hospital - entwickeln, organisiert die Zentralinstanz des Staates die Regulierung der Bevölkerung (Lemke 2002: 97; Foucault 1983: 167; 36; 39; 1976: 295)[80].
Als einen Kreuzungspunkt, der beide Formen paradigmatisch miteinander verknüpft, markiert Foucault (1976b: 296 f.; 1983: 168) die Sexualität. Die Sexualität fungiert als „Scharnier", weil sie das körperliche Verhalten des Einzelnen wie die „Fortpflanzungseffekte" der Bevölkerung umfasst (1983: 173). Sie

---

[80] Teilweise findet die Regulierung der Bevölkerung auch auf substaatlicher Ebene – wie beispielsweise in medizinischen Institutionen – statt (1976: 295).

eröffnet den Zugang zum Leben des Körpers wie zum Leben der Gattung und dient als Matrix der Disziplinen und als Prinzip der Regulierungen (1983: 166; 173 f.; 1976b: 287; 297).

Fortpflanzung, Geburten- und Sterblichkeitsraten, Gesundheitsniveau und Lebensdauer werden im 18. Jahrhundert zu „Kreuzungspunkten von Bewegungen" des Lebens und Wirkungen von Institutionen wahrgenommen (1983: 38). Zum ersten Mal komme eine Gesellschaft zur Einsicht, wie Foucault (1983: 38) festhält, dass ihre Zukunft und Glück nicht nur von der Kopfzahl und Tugend der Bürger, nicht nur von Regeln der Heirat und Familienorganisation abhänge, sondern von der Art und Weise, wie ein jeder von seinem Sex Gebrauch mache. Unter dieser Prämisse wird das sexuelle Verhalten der Bevölkerung zum Gegenstand von Analysen und zur Zielscheibe von Eingriffen (1983: 38). Die Sexualität wird „zum Thema politischer Operationen, ökonomischer Eingriffe [...] [und] ideologischer Kampagnen, die die Moral oder das Verantwortungsgefühl heben sollen: man macht die Sexualität zum Dynamometer einer Gesellschaft, der sowohl ihre politische Energie wie ihre biologische Kraft anzeigt" (1983: 174).

Die privilegierte Position der Sexualität zwischen Organismus und Bevölkerung führt im 19. Jahrhundert zu einer „extrem medizinischen Aufwertung der Sexualität" in deren Folge, die Wirkungen einer undisziplinierten und unregelmäßigen Sexualität auf der Ebene des Körpers als Krankheit und auf der Ebene der Bevölkerung als Degeneration präsentiert und einer biologisch-medizinisch-rassistischen Beurteilungskategorie unterstellt werden (1976b: 297).

So wie die Sexualität als „Scharnier" zwischen Individuum und Bevölkerung fungiert und zu der Konstituierung spezifischer Wissens- und Machtdispositive führt (1983: 174; 125), wird die Medizin zu einem „Band", der Körper und Bevölkerung, Organismus und biologische Prozesse, Wissenschaft und Machtausübung verknüpft und der es damit gelingt, sämtliche Bereiche der Biomacht zu besetzen (1976b: 298).

Mit der Hinwendung zum Leben wandeln sich die Instrumente der Regierung: statt Gesetzen werden Disziplinierung und Regulierung zu den wesentlichen Regierungstechnologien der Biomacht (1978b: 54; 1983: 171). Denn um das Leben zu sichern und es in einem Bereich von Wert und Nutzen zu organisieren, bedürfe es – statt der Unterwerfung unter das Gesetz – fortlaufender regulierender und kontrollierender Mechanismen; die Macht müsse eher qualifizieren, messen, „statt gehorsame Subjekte von den Feinden des Souveräns [zu] scheiden" (1983: 172). Foucault (1977; 1983) zeigt nicht nur, wie sich unter dieser Prämisse die neuen Technologien der Disziplinierung und Regulierung entwickeln, sondern auch, wie das souveräne Recht zu Töten nicht verloren geht, sondern seine Gestalt verändert: Diese alte Machttechnik wird, wie er festhält,

1.2 Das Gouvernementalitätskonzept

durch seine biologische Begründung „vital" (1976b: 300 ff.). Unter dieser Prämisse gelingt es Gesellschaften, die nach dem Modus der Biomacht funktionieren, das scheinbare Paradox zwischen Hervorbringung von Leben und Umsetzung des Tötungsrechts zu lösen. Das souveräne Recht des Tötens und die verschiedenen Funktionen des Mordens[81] werden in der Moderne[82] durch den Rassismus begründet, der es ermöglicht, eine Beziehung zwischen meinem Leben und dem Tod des Anderen zu etablieren (1976b: 300 f.).

Den Rassismus kennzeichnet Foucault (1976b: 300 f.) als „grundlegenden Mechanismus", der mit dem Aufkommen der Biomacht in die Mechanismen des Staates einzieht, sich in die Macht einschreibt und sich durch zwei Funktionen ausweist.

Der Rassismus ermöglicht es „eine Zäsur biologischen Typs in einem Bereich einzuführen, der sich eben als biologischer Bereich darstellt" (1976b: 301). Das „biologische Feld" der Gattung wird in Untergruppen – die Rassen – unterteilt und fragmentiert. Durch diese biologische Zäsur wird eine Zäsur „zwischen dem, was leben, und dem, was sterben muss", eingeführt und „im Innern der Bevölkerung Gruppen gegeneinander ausgespielt" (1976b: 301).

Die zweite Funktion des Rassismus bestehe darin, die alte kriegerische Beziehung „wenn du leben willst muss der andere sterben" in eine biologische Beziehung positiven Typs zu wandeln, die dem Modus folgt „je mehr du sterben lässt, um so mehr wirst du eben deswegen leben" (1976b: 301 f.). Die Beziehung zwischen „meinem Leben und den Tod des anderen" situiert sich hier nicht auf einer militärischen, kriegerischen oder politischen, sondern auf einer biologischen Ebene (1976b: 302). Nicht Gegner im politischen Sinne gelte es aus dieser Perspektive zu unterdrücken oder zu töten, sondern „äußere oder innere Gefahren in Bezug auf oder für die Bevölkerung" (1976b: 302). Der Tod des Anderen dient nicht der persönlichen Sicherheit, sondern der Beseitigung einer biologischen Gefahr und folgt dem Ziel, die Gattung oder die Rasse zu stärken: „der Tod der bösen Rasse, der niederen (oder degenerierten oder anormalen) Rasse wird das Leben im allgemeinen gesünder machen; gesünder und reiner" (1976b: 302).

---

[81] Foucault (1976b: 303) impliziert unter dem Begriff Mord bzw. Tötung auch indirekte Formen des Mordens, die sich dadurch auszeichnen, dass jemand der Todesgefahr ausgesetzt oder für bestimmte Leute das Todesrisiko oder eine Form des „politischen Tod[s]" (Vertreibung, Abschiebung) erhöht werde.

[82] Der Begriff der Moderne bezieht sich nach Foucault auf den Zeitpunkt, seit dem die Biomacht zur Matrix der politischen Strukturen wird: „Jahrtausende hindurch ist der Mensch das geblieben, was er für Aristoteles war: ein lebendes Tier, das auch einer politischen Existenz fähig ist. Der moderne Mensch ist ein Tier, in dessen Politik sein Leben als Lebewesen auf dem Spiele steht." (Foucault 1983: 170 f.).

Mit der Entfaltung und Durchsetzung der Regierung im politischen Feld vollzieht sich der „Eintritt des Lebens in die Geschichte", ein Prozess, den Foucault (1983: 169) mit dem Konzept der Biomacht bezeichnet.

Mit diesem Vorgang gelangen Phänomene des Lebens – und mit ihnen Krankheit und Gesundheit, wie weiter unten genauer aufzuzeigen sein wird – in individualisierender und totalisierender Form „in die Ordnung des Wissens und der Macht" (1983: 169). Disziplinierung und Reglementierung werden zu spezifischen Technologien dieser Machtform, die sich auf den Körper und auf die Bevölkerung, auf Körperleistungen und Lebensprozesse richtet und die alte „Mächtigkeit des Todes" durch die „sorgfältige Verwaltung der Körper und die rechnerische Planung des Lebens" überdeckt (1983: 166 f.). Der Rassismus fungiert dabei als Mechanismus, der den Tod des Anderen biologisch begründet und es damit ermöglicht, das alte souveräne Recht des Tötens beizubehalten. Jenseits „der Drohung mit dem Mord ist es nun die Verantwortung für das Leben, die der Macht Zugang zum Körper [und zum Leben] verschafft", wie Foucault (1983: 170) pointiert. Verwaltungsakte, mittels derer der Staat versucht, das Verhalten der Menschen zu beeinflussen, werden zu primären Instrumenten der Regierung und manifestieren sich als „Problem eines permanenten Eingriffs des Staates" auf soziale Prozesse (1993b: 184 f.). Der Staat wird dabei zur „neuen Pastoralmacht", der die Fürsoge für seine „Herde" und den Einzelnen in dem Maße übernimmt, wie „die Probleme des Lebens für die politische Gewalt an Bedeutung gewinnen" (1993b: 184).

Mit welchen Transformationen und Effekten die Diffusion der Menschenführung einhergeht, wurde bislang aufgezeigt. Im Folgenden gilt es nun zu demonstrieren, wie sich die Ausübung pastoraler Verfahren auf der Ebene der Selbstführung auswirkt und zur Konstituierung einer Subjektform führt, die sich in Differenz zur Antike durch eine grundlegend neue Struktur des Selbstverhältnisses auszeichnet, die bis in die Gegenwart ihre Wirkungsmacht entfaltet – wie dann im empirischen Teil der Arbeit zu belegen sein wird.

1.2.5 Die Selbstführung

In Übereinstimmung mit Nietzsche konstatiert Foucault den elementaren Einfluss des Christentums auf die Konstituierung des modernen Subjekts. Im Gegensatz zu diesem streicht er jedoch hervor, dass der Einfluss nicht über die moralischen Vorschriften induziert wird, die das Christentum einführt (1994: 277 f.). Vielmehr revidiert Foucault die These Nietzsches, dass das Christentum „Themen der Sittenstrenge" (1994: 266) konstituiert, die „die herr-lichen Werte antiker Ethik" (Fink-Eitel 1989: 110) verkehren und zeigt, dass zwischen grie-

1.2 Das Gouvernementalitätskonzept

chisch-römischer Antike und Christentum kein „Moralbruch" steht: Das Christentum ersetzt nicht einen allgemein toleranten antiken Lebensstil durch einen sittenstrengen, der sich durch Verzichte, Untersagungen oder Verbote auszeichne (Foucault 1994: 286; 282 f.). Selbstbeherrschung und Selbstkontrolle stellen aus dieser Perspektive keine neuen Themen des Christentums dar; vielmehr finden sich bereits in der antiken Ethik vielfältige „Strengepraktiken", welche die Christen in veränderter Form übernehmen (1994: 282).

Zu diesem Ergebnis gelangt Foucault, nachdem er im Rahmen seiner „Geschichte der Sexualität" – anhand philosophischer und medizinischer Texte des vierten Jahrhunderts vor sowie des ersten und zweiten Jahrhunderts nach Christi – feststellen konnte, dass die Verhaltensvorschriften und die Problematisierungen der Antike nicht in Differenz zu denen des Christentums stehen (1995: 20; 1986). Gleichermaßen schreiben jene wie diese die „Reglementierung der Lust, das Gebot monogamer Treue, das Verbot gegenseitiger homosexueller Lust und eine theoretische Problematisierung der beunruhigenden ‚Sexualität' vor" (Fink-Eitel 1989: 106).

Diesen Verboten stehen vier Gegenstände ethischer Problematisierung gegenüber, die sich im Christentum wie Antike auf den Körper, die eheliche Beziehung – bzw. die Frau und Gattin –, die Knaben und die Wahrheit beziehen ((D&E) 1983: 479; 1986: 34 f.; 1994: 277; vgl. auch: Fink-Eitel 1989: 106).

Was die Epochen unterscheidet, sind demnach nicht die moralischen Vorschriften – die „moralischen Codes" – oder die Gegenstände der ethischen Problematisierungen, sondern die „Art und Weise, in der [...] die Verbote in das Verhältnis zu einem selbst" (1994: 266) integriert würden.

Das, was sich zwischen Antike und Christentum ändert, so das entscheidende Ergebnis Foucaults, ist das „Selbstverhältnis", d. h. das Verhältnis, dass das Individuum zu sich selbst einnimmt, um sich im Hinblick auf einen moralischen Code als ein spezifisches Subjekt zu konstituieren (1995: 12; 37; 43 f.). Denn es gibt, wie Foucault (1995: 37) festhält, „viele Weisen", eine Regel oder Vorschrift zu praktizieren und damit „verschiedene Arten, moralisch ‚sich zu führen'".

Die grundlegende Änderung zwischen antiker und christlicher Moral verortet Foucault damit auf der Ebene der Selbstführung, wobei er diese vom Moralverhalten (dem Verhalten, das Individuen im Verhältnis zu vorgesetzten Regeln und Werten einnehmen) und vom Moralcode (den in einer Gesellschaft gegebenen moralischen Werten und Regeln) absetzt (1995: 36 f.). In einer längeren Passage spezifiziert er die Beziehung zwischen diesen drei Phänomenen:

> „Gewiß enthält jede moralische Handlung ein Verhältnis zu dem Wirklichen, in dem sie sich abspielt, und ein Verhältnis zu dem Code, auf den sie sich bezieht; aber sie

impliziert auch ein bestimmtes Verhältnis zu sich, dieses ist nicht einfach ‚Selbstbewußtsein', sondern Konstitution seiner selbst als ‚Moralsubjekt', in der das Individuum den Teil seiner selber umschreibt, der den Gegenstand dieser moralischen Praktik bildet, in der es seine Stellung zu der von ihm befolgten Vorschrift definiert, in der es sich eine bestimmte Stellung zu der von ihm befolgten Vorschrift definiert, die als moralische Erfüllung seiner selbst gelten soll; und um das zu tun, wirkt es auf sich selbst ein, geht es daran, sich zu erkennen, kontrolliert sich, erprobt sich, vervollkommnet sich, transformiert sich. Es gibt keine einzelne moralische Handlung, die sich nicht auf die Einheit einer moralischen Lebensführung bezieht, keine moralische Lebensführung, die nicht die Konstitution als Moralsubjekt erfordert; und keine Konstitution des Moralsubjekts ohne ‚Subjektivierungsweisen' und ohne ‚Asketik' oder ‚Selbstpraktiken', die sie stützen. Die moralische Handlung ist nicht zu trennen von diesen Formen der Einwirkung auf sich selber, die von einer Moral zur anderen nicht weniger unterschiedlich sind als das System der Werte, Regeln und Verbote" (1995: 39 f.).

Um die grundlegenden Änderungen zwischen antiker und christlicher Selbstführung zu verdeutlichen, differenziert Foucault (1995: 36 ff.; 1994: 275; 277 ff.) zwischen vier „Hauptgesichtspunkten" der Selbstverhältnisse. Die Untergliederung in „ethische Substanz", „Unterwerfungsweise", „Selbstformungstätigkeit" und „Teleologie" dient ihm dabei als Instrumentarium, um Formen der Selbstkonstituierung systematisch zu erkunden und zu zeigen, wie „die Individuen dazu gebracht werden", sich als spezifische Subjekte zu konstituieren (Foucault 1995: 10 ff.; 37)[83].

Unter dem Aspekt der Selbstformungstätigkeit nimmt Foucault die Mittel und Formen der Selbstkonstituierung in die Perspektive, einen Vorgang, den die Individuen durch kulturell zur Verfügung gestellte Praktiken – die auch als Selbstpraktiken oder „Selbsttechnologien" (1993: 26 ff.) bezeichnet[84] – realisieren (1984: 18; 1995: 11 f.). Unter den verbleibenden Aspekten fokussiert Foucault dagegen genauer auf den Prozess und den Kontext der Selbstformung. Mit dem Aspekt der „ethischen Substanz" richtet er seine Aufmerksamkeit auf das „Material" (Dreyfus & Rabinow 1994: 275) oder den „Gegenstand" (Kögler 2004: 156), der von der Moral bearbeitet wird, während er mit der „Unterwerfungsweise" den Modus, in dem die moralischen Anrufung erfolgt, und mit der „Teleologie" schließlich das Ziel des Konstitutionsprozesses in den Fokus nimmt ((D&E) 1983: 477 ff.; 1994: 265-281).

---

[83] Damit verdeutlicht Foucault, dass er „die Wiedereinführung einer subjektiven Erfahrungsdimension" nicht als Rückkehr zur Subjektphilosophie (Kögler 2004: 152; vgl. auch Lemke 1997: 257- 326) versteht, sondern vielmehr Subjektkonstituierung als Prozess zu begreifen ist, der sich in einem historischen Feld vor dem Hintergrund spezifischer Macht- und Wissensformen vollzieht.

[84] Zur genaueren Bestimmung der Selbsttechnologien vgl. die Ausführungen zum Analyseinstrumentarium weiter hinten.

1.2 Das Gouvernementalitätskonzept

Nachfolgend gilt es, antike und christliche Selbstverhältnisse einander gegenüberzustellen und anhand der Transformation ihrer Hauptgesichtspunkte zu zeigen, wie das christliche Pastorat zu der Konstituierung einer Subjektform führt, die Foucault (2004: 266 ff.) als typisch für das moderne abendländische Subjekt ausweist.

1.2.6 Die „Sorge um sich selbst"

Als Hauptregel und praktische Anleitung zur Gestaltung des sozialen und persönlichen Verhaltens dient in der Antike die „Sorge um sich selbst" (1993: 29; 1994: 281 ff.), die der Vorstellung folgt, dass man sich an sich selbst wenden, sich mit sich selbst beschäftigen und für sich selbst sorgen müsse (1986: 60 f.). Die „Sorge um sich selbst" bildet ein „ganz altes Thema in der griechischen Kultur" (1986: 60 ff.). Im Verlauf der Jahrhunderte nimmt sie unterschiedliche Inhalte an, bis sie unter den Stoikern die „Dimensionen und Formen einer wirklichen Kunst" und damit eine bedeutende Tragweite einnimmt (1986: 60 ff.).

Untergeordnet ist der „Sorge um sich selbst" die delphische Maxime des „Erkenne dich selbst", die mit dem Christentum zum konstitutiven Prinzip des Selbstverhältnisses und der Selbsttechniken wird (1993: 29; 31 f.).

Die antike Ethik der Sorge richtet sich „an die Machtelite der freien Männer" (Finke-Eitel 1989: 107) – einer zahlenmäßig geringen sozialen Gruppe, wie Foucault (1986: 62) betont –, und ist dem Prinzip einer Empfehlung unterstellt[85]. Die Weise der Unterwerfung unter diese Ethik kennzeichnet Foucault (1994: 278; 1995: 33) als eine freiwillige, in der niemand direkt verpflichtet worden sei, Verhaltensweisen einzuhalten. Vielmehr folgt man Verpflichtungen – wie der Einhaltung der Treue gegenüber der Ehefrau – freiwillig, aus ästhetisch[86]-politischen Motiven (1994: 279)[87].

---

[85] Als einen der „merkwürdigsten Punkte" der Moralreflexion – die gleichsam den Ausgangspunkt seiner Untersuchung bildet – kennzeichnet Foucault (1995: 33) den Umstand, dass diese nicht ein Verhaltensfeld und Regelbereich für beide Geschlechter zu finden suchte, sondern explizit an Männer wende und dabei genau jene Bereiche anspreche, wo diese „von ihren Freiheiten Gebrauch zu machen haben: in den Lustpraktiken, die nicht verboten sind; im Eheleben, wo keine Regel oder Sitte den Mann hindert, außereheliche sexuelle Beziehungen zu haben; in den Beziehungen mit Knaben, die – jedenfalls in bestimmten Grenzen – zugelassen, geläufig und sogar angesehen sind". Frauen, die dagegen „strengen Zwängen unterworfen" sind, tauchen als Ansprechpartnerinnen ebenso wenig wie Unfreie und Sklaven auf (1995: 33).
[86] Hadot, auf dessen Forschungen zur Antike Foucault aufbaut, weist darauf hin, dass der Begriff der Ästhetik heute andere Vorstellungen als zur damaligen Zeit hervorrufe, sodass statt von einer Ästhetik eher von der Weisheit der Existenz zu sprechen sei (Früchtl 1994: 286).
[87] Auch wenn Foucault die Position der „Freiwilligkeit" (1994: 272; 278) herausstellt und betont, dass die Ethik der Existenz sich weder auf ein Rechtssystem noch ein Autoritätssystem oder eine

Ziel der antiken Ethik ist es, Herr seiner selbst zu werden, indem man eine „Beherrschung seiner durch sich" erreicht (1994: 279; 1995: 87). Dieses Ziel versucht man, sich mithilfe verschiedener Selbstpraktiken – Askesetechniken, Briefe an Freunde, Gewissensprüfungen und Traumdeutung, denen eine Vielzahl einzelner Praktiken unterstellt sind – zu nähern (1994: 279).

Die „Sorge um sich selbst" spezifiziert Foucault als eine „Beschäftigung mit sich selbst", ein „(A)uf sich selbst achten", ein „(U)m sich selbst kümmern" (1993: 28; 41), die, wie er herausstellt, keine Selbstbezogenheit oder Selbstverliebtheit darstellt, sondern vielmehr bedeute, dass man an etwas arbeite, mit etwas beschäftigt sei, was Aufmerksamkeit, Wissen und Technik umschließe (1994: 281).

Die Selbstsorge stellt eine „vielfältige Tätigkeit" und Praxis dar, die um vier „Hauptprobleme"[88] kreist: das politische Leben, die mangelnde Erziehung, die Selbsterkenntnis und die philosophische Liebe bzw. die Beziehung zu einem Lehrer (1993: 37; 233; 36; 40 f.). Wenngleich diese Themen über Jahrhunderte die gleichen bleiben, so ändern sich die „Lösungen" wie auch das Verhältnis zwischen „Sorge" und Selbsterkenntnis (1993: 36; 41 f.).

In der platonischen Zeit dient die Sorge und Hinwendung an das Selbst der Vorbereitung auf das politische Leben (1994: 41). Sie stellt eine „spezielle Pädagogik" für junge Menschen dar, um diese zu lehren, „was zum Regieren unabdingbar ist" (1993: 41; 1995: 61). Im Mittelpunkt steht: „sich um die Stadt und um seine Gefährten zu kümmern" (1994: 272). Der griechische Bürger des vierten und fünften Jahrhunderts vor Christi unterwirft sich spezifischen Regeln und Selbsttechnologien, wie Früchtl (1994: 286) in Rekurs auf Foucaults resümiert, „weil er Vorbild sein und von denen, die er regiert, akzeptiert werden soll; Herrschaft über andere setzt Selbstbeherrschung voraus".

Die „Sorge um sich selbst" bedeutet, wie Foucault (1993: 29; 35) anhand verschiedener Schriften Platons[89] zeigt, „für die Seele zu sorgen", indem man die

---

Disziplinarstruktur gestützt hätte, so führt er doch gleichzeitig an, dass diejenigen, die sich nicht an das Gebot der Mäßigung – das als Beurteilungskategorie der antiken Sexualethik fungiert – hielten, „als widerwärtig galten und [...] einen üblen Ruf" (1994: 272) hatten. Ein unmäßiges Verhalten scheint damit durchaus mit Stigmatisierungen belegt worden zu sein. Zu einer parallelen Einschätzung gelangt auch Hadot, wie Früchtl (1994: 286 f.) festhält. So gelte Foucaults Aufmerksamkeit allzu sehr dem Leistungsbegriff und u. a. zu wenig dem Androhen und Verhängen von Scham und Schande, mit dem sich auch die Gesellschaften der Antike bei den Einzelnen Geltung verschafft hätte (Früchtl 1994: 287).
[88] Foucault (1993: 36) identifiziert anhand Platons Alkibiades zunächst „vier Hauptprobleme" der Sorge um sich, während er später von „drei zentrale[n] Themen" spricht, die er auch als konstitutiv für spätere Texten der hellenistischen und stoischen Periode darstellt.
[89] Foucault analysiert die „Verteidigung des Sokrates" und die des „Alkibiades I", in der sich die „erste philosophische Explikation des Interesses an der Sorge um sich findet" (1993: 32).

1.2 Das Gouvernementalitätskonzept 81

Seele erkennt[90], denn dieses Bemühen stellt die Grundlage für „gerechtes Tun und politisches Handeln" dar. Selbsterkenntnis bildet den Gegenstand der Sorge und ist hier mit politischem Handeln verknüpft (1993: 35 f.).

In der hellenistischen Periode und der römischen Kaiserzeit erfährt die „Sorge um sich selbst" dann eine Ausweitung; sie wird zu einem universalen und lebenslang zu verfolgendem Prinzip – zu einer Lebensform, wie Foucault herausstellt (1993: 41). Aus einer genealogischen Perspektive veranschaulicht er (1995: 95-131), wie gesellschaftliche Transformationen – die die politische Machtausübung und die Ehebeziehungen betreffen – dazu führen, dass diese nun nicht mehr als bloße Voraussetzung zur Regierung anderer, sondern zu einer allgemeinen Notwendigkeit konstituiert wird, wenn man mittels der Vernunft „frei über sich verfügen" will (1994: 272; 1995: 65).

Die „Sorge um sich selbst" dient damit nicht mehr einer spezifischen Vorbereitung auf das Erwachsenenalter, sondern der „Vorbereitung auf eine gewisse Erfüllung des Lebens" (1993: 41). Das ehemalige platonische Erziehungsmodell transformiert sich in Richtung eines medizinischen Modells (1993: 41; 1986: 70) und wird zu einer „andauernden gesundheitlichen Fürsorge", die Übungen, praktische Aufgaben und verschiedenen Tätigkeiten umfaßt (1993: 41; 1986: 70). Diese reichen von der Körperpflege über Gesundheitsregeln, körperlichen Übungen und Bedürfnisbefriedigungen bis hin zu Meditationen, Lektüre und dem Überdenken von Wahrheiten (1995: 71)[91].

Was sich zwischen diesen Epochen verändert, ist das, was Foucault als „Teleologie" und somit als erstrebtes Ziel des moralischen Verhaltens kennzeichnet (1994: 277). Gilt es unter Platon, sich selbst zu beherrschen, um andere regieren zu können, so verfolgt man in der Stoa dieses Ziel, nicht nur um andere regieren zu können, sondern auch, weil man ein vernünftiges Wesen ist (1994: 279 f.).

Verändert hat sich auch „die Weise der Unterwerfung" (1994: 276). Die Aufforderung, seine moralische Pflicht anzuerkennen, erfolgt jetzt nicht mehr auf der Basis individueller Freiwilligkeit, um seiner Existenz eine bestmögliche Form zu verleihen, sondern als Pflicht: um den Nachweis zu erbringen, dass man ein menschliches, vernünftiges Wesen sei (1994: 276f.; 278).

---

[90] Damit die Seele sich erkennen kann, muss sie das Göttliche betrachten, um so Regeln zu erkennen, die die Grundlage für gerechtes Tun und politisches Handeln bilden können (Foucault 1993: 35). Die zu entdeckende Wahrheit ist hier eine innere, die in einem selbst liegt (1993: 35; 46).

[91] Bilden und sich pflegen werden als miteinander verbundenen Tätigkeiten gesehen und durch spezifische Begriffe und Schemata wird deutlich, dass diese sich sowohl auf den Körper als auch auf die Seele beziehen (1995: 75 f.). Die Aufmerksamkeit richtet sich dabei auf den Kontaktpunkt zwischen beiden: Man muß die Seele berichtigen, wenn man nicht wolle, dass der Körper sie beherrsche. Zugleich gelte es, den Körper zu korrigieren, wenn man nicht wolle, dass die Seele ganz und gar über ihn verfüge (1995: 78 f.).

Die Ausweitung der „Sorge" geht mit einer Zunahme von Selbsterkenntnispraktiken einher (1995: 81). Es entsteht eine „ganze Kunst der Selbsterkenntnis", die neben praktischen Übungen und Denkarbeiten auch eine neue Form der Gewissensprüfung einführt (1995: 81 ff.). Weil letzterer im Christentum eine zentrale Rolle zukommt, wird nachfolgend ihre Charakteristik skizziert.

Die Selbsterkenntnispraktiken der Stoa bezeichnet Foucault (1995: 81) allgemein auch als „Erprobungsverfahren", deren Funktion er in einer Doppelrolle sieht: Einerseits befördern sie den Erwerb einer Tugend, und andererseits ermessen sie, wie weit man mit dieser schon gekommen sei. Diesen Proben unterzieht man sich, um die eigene Unabhängigkeit zu messen und zu bestätigen; um eine Souveränität über sich selbst zu gewinnen und nicht – wie später im Christentum –, um den Verzicht seiner selbst zu bekunden (1995: 81).

In der von Seneca beschriebenen Praxis der Gewissensprüfung nimmt die Selbstkonstituierung den Charakter einer Inspektion ein, bei der ein Kontrolleur eine Arbeit, einen durchgeführten Auftrag bewertet (1993: 44). Foucault kennzeichnet dieses Selbstverhältnis auch als eines, wo mittels eines administrativen Blicks auf das eigene Leben eine Bestandsaufnahme erfolge. Es gehe darum, eine Bilanz zu ziehen – zwischen dem, was man getan hat und dem, was man hätte tun sollen, wobei Fehler, die begangen wurden, aus dem Vergessen der Wahrheit[92] resultieren. Diese solle nun wiedererinnert werden, um der Lebensführung zu dienen (1993: 44 f.).

Als ethische Substanz figurieren Handlungen (1994: 280). Diese stellen den Gegenstand der ethischen Beurteilung dar. Die Prüfung der abendlichen Selbstschau richte sich hier nicht auf Vergehen; sie führe nicht zu Schuldspruch, Selbstbestrafungen oder Gewissensbissen und baue auch nicht, wie im Christentum, auf der Ergründung von Schuld auf (1995: 85 f.; 1993: 44 f.). Vielmehr solle durch eine solche Überprüfung, „ausgehend von der erinnerten und überdachten Feststellung eines Scheiterns, die Ausstattung der Vernunft, die für ein besonnenes Verhalten sorgt" verstärkt werden (1995: 86).

---

[92] Die Auffassung von Wahrheit verändert sich innerhalb vier Jahrhunderten, wie Foucault (1993: 42 ff.) anhand der Texte von Platon und Seneca aufzeigt. Unter Platon gilt es, die Wahrheit zu entdecken, die in einem selbst liegt, wogegen diese für die Stoiker in den Lehrern der Lehrer enthalten ist (1993: 46). Der platonische Dialog wird durch eine „Kunst des Zuhörens" und einer „Kultur des Schweigens" ersetzt, die nun als positive Voraussetzung der Wahrheitsaneignung gilt (1993: 42). Um die Wahrheit zu entdecken, muss man nicht nur den Lehrern zuhören, sondern auch dem „logos" folgen, der „Stimme der Vernunft", die in einem selbst liegt (1993: 42 f.; 46). In diesem schweigenden, zuhörenden und denkenden Zusammenspiel wird die in den Lehren „verkörperte" Wahrheit entdeckt (1993: 43). Die Wahrheit erscheint damit nicht mehr als eine innere, die im Selbst liegt, sondern als eine, die erst durch das Zusammenspiel konstituiert wird.

1.2 Das Gouvernementalitätskonzept

Im Gegensatz zu der älteren pythagoräischen Praxis der Gewissensprüfung zeigt sich die Selbstprüfung bei Seneca nicht mehr als eine Reinigungspraxis, sondern als administrativer Blick auf das eigene Leben (1993: 43).

Auch die in der Stoa praktizierte Technik der Denkarbeit steht in Differenz zur christlichen Praxis der Gewissenserkundung. Wie Foucault (1995: 86 ff.) darlegt, geht es bei der hier praktizierten Selbstkonstituierung nicht um die Entzifferung von Sinn. Vielmehr handelt es sich um einen Einschätzungsvorgang, der darauf zielt, nur das zu akzeptieren, was von der freien und vernünftigen Wahl des Subjekts ausgehen könne. Gleichsam stelle dieser Vorgang eine „Machtprobe und Freiheitsgarantie" dar: „eine Weise, sich beständig zu versichern, dass man sich nicht an das binden wird, was nicht unserer Herrschaft unterliegt", die es mittels einer ständig zu sich einzunehmenden Haltung zu realisieren gilt (1995: 86; 88).

Gemeinsames Ziel der unterschiedlichen Erprobungsverfahren sei es, eine „Umkehr zu einem selbst" zu bewirken (1995: 89). Diese Umkehr wird als eine verändernde Tätigkeit gefasst, deren Hauptziel „in sich selbst, im Verhältnis seiner zu sich, zu suchen ist" (1995: 89). Das Selbstverhältnis zielt auf ein „Sichverhalten zur eigenen Existenz", wo das „Selbst" erst zu bilden sei, konstatiert so Fink-Eitel (1989: 111) in Rekurs auf Foucault ((D&E) 1983: 491). Die Beziehung zu sich folgt dabei einer Ethik der Beherrschung, die darauf gerichtet ist, „alle Abhängigkeiten und alle Knechtungen vermeidend", sich selbst zu erreichen (1995: 90 f.). Gleichzeitig wird sie aber auch – wie Foucault (1995: 90) betont – durch ein „konkretes Verhältnis bestimmt, durch das man sich genießen kann": „es ist die Erfahrung einer Freude, die man an sich selbst hat".

Das Verhältnis zu sich selbst wird so einerseits durch die zu erlangende Souveränität des Individuums über sich selbst definiert, andererseits aber gleichsam erweitert durch eine Erfahrung, bei der das Selbstverhältnis eine „Wollust ohne Begehren und ohne Fehl annimmt" (1995: 93). Das Selbstverhältnis erscheint dabei als ein Prüfendes, Bilanzierendes, Korrigierendes, das durch „Akte der Erinnerung" (Gewissensprüfung wie auch „askesis") in „Auseinandersetzung mit der Realität" zu einer zunehmenden Beachtung des Selbst und einer Selbstbeherrschung führen soll (1993: 46).

1.2.7 Das „Erkenne dich selbst"

Mit der Etablierung der christlichen Moral, die die Selbstlosigkeit als Vorbedingung des Heils betont, wird die „Sorge um sich selbst" zu etwas Unmoralischem konstituiert (1993: 31 f.). In Differenz zur antiken, um die „Achtung" und „Sorge um sich selbst" konstituierten Ethik, der Selbsterkenntnis als Mittel der Sorge diente, findet im Christentum eine Umkehrung der Prinzipien statt: Die delphische Praxis des „Erkenne dich selbst" gelangt in den Vordergrund und wird zur leitenden Maxime des Selbstverhältnisses (1993: 31 f.).

Diese Umkehrung wird durch eine Abwandlung der Sorge konturiert. Die Selbstsorge wird in Fürsorge gewandelt und findet ihre Umsetzung in der Fremdsorge, d. h. einer Form der Sorge, die ein anderer – der Seelsorger – für das Selbst übernimmt ((D&E) 1983: 495)[93]. Es ist dieser Vorgang, dem Foucault ((D&E) 1981: 165-198) bis hin zur Gegenwart absolute Bedeutsamkeit zumisst. Führt dieser einerseits dazu, dass der Wohlfahrtsstaat den „‚Sorge'"-Aspekt" beerbt, so leitet er andererseits zu einer Entwicklung, in der der Seelsorger „als Mediator der göttlichen Gnade" die Sorge für den Gläubiger übernimmt und die „Entmündigung des Subjekts" einleitet (Steinkamp 1999: 34; 68).

Die Selbsterkenntnis, die zur primären Aufgabe des Subjekts und zum konstitutiven Prinzip des Selbstverhältnisse wird, erhält durch das Christentum seine spezifische Form. Das Christentum kennzeichnet Foucault (1993: 51) als eine Heils- und eine Bekenntnisreligion. Beide Charakteristiken konstituieren die christliche Praxis der Selbsterkennung, die die Form einer öffentlichen Enthüllung und „Entzifferung" des Selbst annimmt (1993: 51).

Ziel einer Heilsreligion sei es, „den Einzelnen aus einer Realität in eine andere, vom Tod zum Leben, aus der Zeit in die Ewigkeit zu führen" (1993: 51). Zu diesem Zweck werden spezifische Bedingungen und Verhaltensregeln etabliert, die eine Verwandlung des Selbst gewährleisten sollen. In diesem Zusammenhang zeigt sich der erste grundlegende Unterschied zur antiken Ethik. Im Mittelpunkt der christlichen Moral und ihrer Praktiken steht nicht die Auseinandersetzung mit der diesseitigen Realität, sondern eine Lebensführung, die das Jenseits ermöglichen soll. Gewandelt hat sich die Teleologie der Ethik. Es gilt jetzt nicht mehr Herr seiner Selbst zu werden und zunehmende Unabhängigkeit zu erreichen, sondern Unsterblichkeit und Reinheit bilden das Ziel (1994: 280).

Als Voraussetzung der Heilsgewährung werden den Gläubigen strenge Wahrheitsverpflichtungen auferlegt (1993: 52). Diese beziehen sich auf den Glauben, auf Bücher und Dogmen wie auch auf „eine Verpflichtung zur Wahrheit des Herzens und der Seele" ((D&E) 1981: 211; 1993: 52). Zur Wahrheit gelangt man mittels einer Reinigung der Seele, die aus der Selbsterkenntnis erwächst (1993: 52). Vor diesem Hintergrund wird die Selbsterkenntnis zur unerläßlichen Voraussetzung und zum Mittel, um das Jenseits zu erreichen.

Die Wahrheitsverpflichtungen nehmen die Form eines Gesetzes – des göttlichen Gesetzes – an (1994: 278 f.; 1995: 31). Damit zeigt sich eine weitere,

---

[93] Auch im Christentum findet sich die Soge um sich selbst, wie Foucault (1993: 29 f.) an einem Text des Gregor von Nyssa darlegt. Die Umsetzung dieser Sorge folgt der Verpflichtung, sich selbst zu erkennen.

1.2 Das Gouvernementalitätskonzept

entscheidende Differenz zwischen antiker Ethik und christlicher Morallehre. Diese betrifft die Unterwerfungsweise. In der griechischen Ethik sind die verschiedenen Verpflichtungen der „persönlichen Entscheidung" und damit der freien Wahl des Einzelnen unterstellt (1994: 278). Diesen Verpflichtungen unterwirft man sich: „wenn man eine schöne Existenz haben wollte, wenn man einen guten Ruf haben wollte, wenn man fähig sein wollte, andere zu beherrschen" (1994: 278). Dagegen wird die Unterwerfungsweise im Christentum zu einem allgemein gültigen und zwingenden Gesetz, dem man sich mit der Durchsetzung des Christentums im 4. Jahrhundert nicht mehr „ohne weiteres" entziehen kann (Hahn 2000: 201 ff.; Foucault 1983: 75).

Den Charakteristika einer Bekenntnisreligion entsprechend, ist das Christentum nicht nur damit verbunden, dass „Jeder [...] die Pflicht [hat] zu erkennen, wer er ist", sondern der Einzelne auch dazu angehalten ist, „diese Dinge entweder vor Gott oder vor den anderen Mitgliedern der Gemeinschaft zu enthüllen, also öffentlich oder privat gegen sich selbst auszusagen" (1993: 52).

Welche Funktion erfüllt nun die Offenlegung der „Wahrheit", fragt Foucault, wobei er zwischen zwei Arten der öffentlichen Selbstenthüllung unterscheidet, eine frühere – die „exomologesis"[94] oder Anerkennung der Tatsachen" – und eine spätere, die bis heute in veränderter Form wirksam ist: das Geständnis (1993: 52 f.; 56 f.).

Um zu erklären, warum Selbstenthüllung und Sündentilgung miteinander verbunden werden, ziehen christliche Autoren neben ärztlichen und strafrechtlichen Modellen[95] das Modell „des Todes, der Folter und des Martyriums" heran, um das „paradoxe Verhältnis" zwischen Selbstenthüllung und Vergebung der Sünden zu plausibilisieren (1993: 55). Mit der Präsentation als Märtyrer, der sich freiwillig einem rituellen Martyrium unterzieht, bezeuge der Büßer, dass er „fähig ist, auf das Leben und sich selbst zu verzichten, dem Tod standzuhalten, ihn zu akzeptieren" (1993: 53; 55). Die öffentliche Aufdeckung fungiert als De-

---

[94] Die exomologesis praktizieren die Christen der ersten Jahrhunderte in Form eines Rituals, in der sie sich öffentlich als Sünder und Büßer präsentieren, um eine Sündentilgung und die Wiederaufnahme in die christliche Gemeinschaft zu erwirken (1993: 53 ff.). Durch „Fastennormen, Bekleidungsvorschriften und Verbote, die die Sexualität regulieren", zeitigt diese Form der Selbstenthüllung über Jahre hinweg Auswirkungen auf das gesamte und „gezeichnete" Leben (1993: 53 ff.). Auch wenn dieser Form von Buße das Eingeständnis der Verfehlungen vorausgeht, steht nicht das Bekenntnis der Sünden, sondern die „Wiedergutmachung" bei dieser Form der Selbstenthüllung im Zentrum, wie neben Foucault (1993: 53) auch (Hahn 2000: 199) in seiner Studie zur Soziologie der Beichte herausstellt. Die Beichte sei hier eher als „Tarifbeichte" (Hahn 2000: 198) zu verstehen und fungiert als „Voraussetzung des Büßerstatus" (Foucault 1993: 53). Entsprechend einer Auffassung, die Sünden als äußere Handlungen fasst, richte sich die Buße im frühen Mittelalter auf äußere Vergeltung, wie Hahn (2000: 199) konstatiert.
[95] Die Darstellung der Wunden bzw. des Vergehens ermöglicht erst die Heilung bzw. die Milde der Richters, wie Foucault (1993: 55) darlegt.

monstration des Wandels, der die Abkehr vom bisherigen sündigen Selbst bekundet und die Wiederaufnahme in die christliche Gemeinschaft erbittet. Nicht die Herstellung, sondern den Bruch mit der eigenen Identität identifiziert Foucault (1993: 55 f.) vor diesem Hintergrund als Ziel der Buße. Selbstenthüllung fungiert als Präsentation der Selbstzerstörung.

Die zweite Form der Selbstenthüllung stellt die Technik der Verbalisierung in den Mittelpunkt und wandelt die öffentliche Selbstdarstellung als Büßer von einem dramatischen, rituellen und theatralischen Status[96] zu einem gesprochenen Akt (1993: 53; 56 f.). Am christlichen Mönchstum des vierten Jahrhunderts verdeutlicht Foucault (1993: 57 ff.) die neue Technik der Selbstenthüllung, die auf den Prinzipien des Gehorsams und der Kontemplation aufbaut.

Er zeigt, wie im Mönchstum eine Instanz des reinen Gehorsams etabliert wird, die sämtliche Aspekte des mönchischen Lebens umfasst und mit dem Verzicht auf den eigenen Willen und das eigene Selbst einhergeht (1993: 57; 61). Im Unterschied zur Stoa wird die Beziehung zwischen Schüler-Lehrer – respektive Oberem und Mönch – nicht als eine zeitlich begrenzte konstituiert, in der Gehorsam dem Ziel des Glücks und dem Bedürfnis nach Selbstverbesserung unterstellt ist (1993: 57). Nicht der Endzustand der Autonomie wird angestrebt; vielmehr bleibt die Aufrechterhaltung von Kontrolle lebenslang bestehen (1993: 57).

Auch die Gewissensprüfung wandelt sich im Vergleich zur Stoa. Von einem temporären, auf Handlungen ausgerichteten Vorgang wird die Selbstprüfung mit der Kontemplation[97] zu einer permanenten, die sich auf die Prüfung der Gedanken richtet (1993: 58). Gegenstand der Ethik sind nicht mehr Handlungen, sondern Gedanken, Intentionen wie auch geringste Impulse seines Bewusstseins, die der Mönch seinem Oberen mitteilen muss (1993: 59f.). Die Verbalisierung von Gedanken und Absichten begründet sich nach Foucault (1993: 60) durch zwei Annahmen. Zum einen besitze der Obere dank seiner größeren Weisheit und Erfahrung die Fähigkeit der Unterscheidung zwischen guten und schlechten Gedanken (1993: 60). Zum anderen werde allein schon die Verbalisierung eines Gedanken und somit das Geständnis als Mittel konzipiert, das zu einer Unterscheidung zwischen guten und bösen Gedanken führt: Denn das Böse ist verborgen und ungesagt und kann nicht ausgedrückt werden (1993: 60). Das Bekenntnis wird unter dieser Prämisse zu einem „Wahrheitszeichen", mit der Folge, „dass alles, was nicht gesagt werden konnte, zur Sünde wurde" (1993: 61).

---

[96] Als berühmtes Beispiel und somit Paradigma par exellence mag Heinrich IV. gelten, der sich „barfuß und im härenem Büßergewand" in Canossa im Jahre 1077 Papst Gregor VII. stellt, um die Wiederaufnahme in die Kirche zu erbitten, nachdem der Papst ihn drei Monate zuvor mit dem Kirchenbann belegt hatte (Laudage 2006: 7 f.). Der Verbannung war der Streit um die Investitur vorangegangen, d. h. die Frage, ob König oder Papst das Recht auf Einsetzung von Geistlichen obliege; die Kirche hat den Streit durch ihr Recht auf Exkommunikation für sich entschieden.

[97] Der Mönch hat seine Gedanken permanent auf Gott zu richten (1993: 58).

1.2 Das Gouvernementalitätskonzept

Wahrheitsverpflichtung und eine öffentliche Selbstenthüllung, die in Form einer „unablässig[] analytisch[en] Verbalisierung von Gedanken im Zeichen absoluten Gehorsams gegenüber einem anderen" (1993: 61) auftritt, werden zu den konstitutiven Merkmale der Geständnispraxis und des dadurch initialisierten Selbstverhältnisses. Denn mit der „Entzifferung innerer Prozesse" tritt der Mönch nicht nur in eine „hermeneutische Beziehung zu seinem Meister, sondern [auch] zu sich selbst" (1993: 59 f.). Diese Form der Selbstanalyse leitet zu einer neuen Form der „Befassung mit sich selbst" (Hahn 2000: 205), die durch die Institutionalisierung der Beichtpflicht im 13. Jahrhundert ihre produktive Entfaltung einläutet. Durch die Diffundierung in die Wissenschaften wird die Geständnispraxis schließlich auch außerhalb des religiösen Kontextes zum Instrument der „Wahrheitsproduktion" (1983: 75) – wie im empirischen Teil der Arbeit noch genauer vorzustellen sein wird.

Die sich ausweitende „Befassung mit sich selbst" (Hahn 2000: 205) führt zu einer „Sozialisation der Empfindungen", die nach Hahn (2000: 200) zu einem historisch neuen Typ des Selbst, einer neuen Subjektivierungsform leitet, die durch eine Steigerung für die eigene Individualität gekennzeichnet ist. Diesen Modus der Individualisierung hat Foucault (2004: 268 ff.) als einen bestimmt, der sich nicht länger durch den Status, die Geburt oder das „Aufsehen einer Handlung" definieren lasse. Die Prozeduren der Pastoralmacht – die analytische Identifikation von Verdienst und Verfehlungen, die Unterwerfung unter das göttliche Gesetz und die Produktion einer inneren, geheimen und verborgenen Wahrheit – werden zu den „Prozeduren der Individualisierung" (Foucault 2004: 255; 268). Sie konstituieren ein Subjekt, „das kontinuierlichen Gehorsams-Geflechten unterworfen ist und sich durch die „Gewinnung der Wahrheit, die ihm auferlegt wird", auf analytische Weise subjektiviert (Foucault 2004: 268 f.). Statt zugewiesener Attribute (Status/Geburt) und/oder äußerlich identifizierbarer Handlungen wird jetzt v. a. die spezifisch innere Haltung zum Individualisierungsgenerator. Aus dieser Perspektive ist es das Subjekt selbst, das sich in Bezugnahme einer „Wahrheit" analysiert, positioniert und dadurch als spezifisches Individuum hervorbringt; ein Individuum, das sich mittels analytischer Selbstidentifikationsakte subjektiviert[98]. Macherey (1991: 184) hat diesen Vorgang der Subjektivierung in Rekurs auf Foucault als ein Geschehen gekennzeichnet, bei

---

[98] Sonntag (1999: 139) hat darauf aufmerksam gemacht, dass „Internalisierung als Zueigenmachen von Zwängen" voraussetzt, „dass ein ‚Fremdzwang' anders konstituiert ist als durch bloße Gewalt oder die Drohwirkung lokal präsenter Obrigkeiten, da man sonst bei jeder bloßen Zwangsausübung ‚Verinnerlichung' als Resultat anzunehmen hätte. Erst wenn ein qualitativer Wechsel handlungsleitender und -motivierender Dispositionen und ‚Kräfte' von der Gruppe und den Formen sozialer Identität und Subsidiarität auf das einzelne „Ich" stattgefunden habe und ein „Umbau der Normenstrukturierung von Kollektiven auf individuelle Kriterien" vorliege, könne die Wirkung von Fremdzwang in Verinnerlichung münden.

dem sich die Individuen durch die gleiche Ordnung, die sie in sich einschließt und in Schranken hält, zu Subjekten konstituieren. „‚Zur Regierung von außen' trat die ‚Regierung von innen'", wie Gottweis et al. (2004: 23) pointieren und dabei analog zu Macherey (1991) darauf verweisen, dass nicht nur äußere Zwänge auf das Individuum, sondern vielmehr dieses jetzt auf sich selber einwirke.

Im Kontext der Pastoralmacht wandelt sich nicht nur das Selbstverhältnis, das jetzt dem Prinzip der Selbsterkenntnis unterstellt ist, die wiederum in imperativer Form einer öffentlichen Selbstenthüllung erfolgt. Es wandelt sich auch die Auffassung des Selbst. So erscheint mit dem Christentum das Selbst als etwas gegebenes, das man einerseits aufzudecken und zu entziffern hat und dem man andererseits entsagen soll (Foucault 1993: 62). Das Selbst ist nicht mehr eins, was es wie in der antiken Epoche durch verschiedene Praktiken erst auszubilden gilt, wie Fink-Eitel (1989: 111) konstatiert. Auch ein „Sich-Verhalten zur eigenen Existenz" wird nicht länger angestrebt; vielmehr bildet sich ein neuartiges Selbstverhältnis, wo es mittels ständiger analytischer Entzifferungsversuche – von Gedanken und Absichten – das „wahre Selbst" zu entdecken und anderen zu zeigen gilt (Foucault 1994: 283).

Vor diesem Hintergrund gilt es abschließend nochmals die Instrumente in den Blick zu nehmen, die Foucault entwirft, um die Beziehung zwischen Selbst- und Fremdführung zu untersuchen. Denn erst vor dem Hintergrund der bisherigen Ausführungen und in Absetzung zu seinen bisherigen Machtanalysen lässt sich die Tragweite und Relevanz ihrer Konzeptionalisierung ermessen und damit die Kapazität des Gouvernementalitätsansatzes für die Analyse von Machtverhältnissen belegen.

1.2.8 Das Instrumentarium der Gouvernementalitätsanalyse

Mit dem Konzept der Gouvernementalität legt Foucault eine neue Konzeption von Macht vor, die es über den Begriff der Führung ermöglicht, die Konstitutionsprozesse von Subjekt und Staat aufeinander zu beziehen und so zu einer Analyse von Machtverhältnissen zu gelangen.

Vor dem Hintergrund seiner historischen Analysen entwickelt Foucault verschiedene Instrumente, die die Charakteristiken moderner politischer Machtausübung einerseits und die Spezifik der Subjektivierung andererseits auffangen.

Foucault zeigt, wie sich mit der Etablierung der Regierungstätigkeit im politischen Feld Machtausübung verändert und sich zwei konstitutive Merkmale moderner politischer Machtausübung ausbilden (1993b: 185). Form und Spezifik dieser politischen Machtausübung hat Foucault im Rahmen seiner „Geschichte der Gouvernementalität" (2004; 2004b) wie auch in der Analyse politischer

1.2 Das Gouvernementalitätskonzept

Techniken (1993b) herausgearbeitet und dabei Regierungstechniken bzw. -technologien einerseits und Regierungsrationalitäten andererseits als neue Merkmale politischer Machtausübung ausgewiesen.

Er zeigt, wie mit der Staatsraison zum ersten Mal eine politische Rationalität auftritt, die sich als bewusste Reflexion auf die Konstituierung des Staates richtet und zu diesem Zweck Regeln bestimmt und Handlungsweisen rationalisiert, um das „Seinsollen des Staates in ein Sein zu verwandeln" (2004b: 14 ff.; 1993b). Rationales Wissen und politische Kenntnisse werden ab diesem Zeitpunkt zur unerlässlichen Voraussetzung politischer Machtausübung, wie Foucault festhält, wobei ihre Umsetzung mittels spezifischer Praktiken und Technologien erfolgt (1993b: 174; 185). Die Verknüpfung dieser zwei Elemente markiert er als konstitutiv für die Moderne und kennzeichnet vor diesem Hintergrund den Staat als „Konglomerat einer bestimmten Weise zu regieren", um im Anschluss die Frage nach seiner Entwicklung und Geschichte aufzuwerfen (2004b: 19).

Diese Frage verbindet er mit einer bestimmten methodischen Vorgehensweise, die nicht von Universalien ausgeht, sondern vielmehr die Analyse politischer Rationalitäten als Ausgangspunkt nimmt, um zu zeigen, wie sich „bestimmte Dinge" – wie Staat, Gesellschaft, Souverän oder Untertan – in jeweils spezifischer Weise konstituiert haben (2004b: 14 f.).

Mit der Analyse politischer Rationalitäten fragt Foucault (2004b: 14 ff.) nach den Regeln und Gegenständen, Handlungsweisen und Zielen von Regierungsweisen und zielt damit auf das „implizite Wissen historischer Praktiken", (Lemke 1997: 146 f.): „Eine politische Rationalität erlaubt also, ein Problem zu stellen, und bietet bestimmte Lösungs- und Bearbeitungsstrategien für dieses Problem an" (Lemke 1997: 147)[99].

Als Untersuchungsgegenstand greift Foucault auf diskursive Felder und damit auf Regierungsprogramme zurück, wie Lemke (1997: 147) betont. Das ihnen implizite Wissen fasst er als spezifische „intellektuelle Bearbeitung der Realität", die sich durch zwei Aspekte auszeichnet (Gordon 1980: 248, in: Lemke 1997: 147). Impliziert sie einerseits eine Kenntnis der (Regierungs-) Objekte, so bringt sie zugleich „die Realität in eine Form [...], die sie programmierbar macht" (Gordon 1980: 248), sodass politische Technologien[100] an die Programme ansetzen können, um „die Subjekte einer politischen Rationalität entsprechend zu regieren" (Lemke 1997: 147).

---

[99] Rational meine in diesem Sinne „die Übereinstimmung von Regeln, Verfahren, Denkweisen etc. mit einer Gesamtheit von Bedingungen, unter denen es zu einem gegebenen Zeitpunkt möglich ist, bestimmte Probleme zu behandeln" (Lemke 1997: 146).
[100] Als Beispiele politischer Technologien kennzeichnet Lemke (1997: 147) Apparate, Verfahren, Institutionen und Rechtsformen.

Eine politische Rationalität lässt sich damit als ein diskursives Ensemble ausweisen, das sich durch eine spezifische Wahrnehmung und Beurteilung von Problemen, Lösungen und Bearbeitungsstrategien[101] auszeichnet und als Ansatzpunkt politischer Technologien fungiert (Lemke 1997: 147). Respektive lässt sich Fremdführung als eine Form der Machtausübung verstehen, die die Subjekte mittels spezifischer Diskurse leitet und ihre „Unterordnung" durch die Anwendung spezifischer Technologien[102] realisiert (Foucault 1993b: 177).

Auf der Ebene der Selbstführung entwirft Foucault zwei Konzepte: die Selbsttechnologien, die er synonym auch als Selbstpraktiken bezeichnet, und die Selbstverhältnisse. Beide dienen ihm als Instrumentarien, um die verschiedenen Aspekte der Subjektivierung darzulegen und damit zu zeigen, wie sich die Individuen vor dem Hintergrund spezifischer Anleitungsweisen konstituieren. Foucault entwickelt beide Konzepte, als er sich im Rahmen seiner „Geschichte der Sexualität" mit der Problematik konfrontiert sieht, dass moralische Werte und Regeln dem Subjekt nicht einfach gegenüberstehen oder ihm äußerlich seien (Lemke 1997: 262 ff.; 271). Vielmehr müsse der Moralcode „in welcher Form auch immer, gewollt und akzeptiert, gewußt und gelebt werden" (Lemke 1997: 271). Mit anderen Worten: Das Subjekt muss ein Verhältnis zu diesem einnehmen und konstituiert sich dadurch als jeweils spezifisches Subjekt (Foucault 1995: 39 f.). Genau diesen Umstand nimmt Foucault mit dem Konzept der Selbstverhältnisse in die Perspektive. Er differenziert dabei zwischen vier „Hauptgesichtspunkten" der Selbstverhältnisse, um Form und Formierung der Selbstkonstituierung systematisch erkunden und gleichsam zu zeigen, wie „die Individuen dazu gebracht werden", sich als spezifische Subjekte zu konstituieren (1995: 10 ff.; 37; 1994: 275 ff.).

Mit der „Unterwerfungsweise" und der „Teleologie" nimmt Foucault den Kontext der Selbstverhältnisse in den Blick. Er fragt sowohl nach der „Art und Weise, in der Leute aufgefordert oder aufgestachelt werden, ihre moralische Pflichten anzuerkennen" und nach der Art des Seins, die das Subjekt anstrebt, indem es sich als ein jeweils spezifisches konstituiert (1994: 276 f.).

Unter den zwei verbleibenden Aspekten fokussiert Foucault dagegen auf den Prozess der Selbstkonstituierung. Bei der „ethischen Substanz" untersucht er, welcher Teil des Selbst oder des Verhaltens einer ethischen Beurteilung unterliegt bzw. bearbeitet wird, um schließlich mit dem Aspekt der „Selbstformungstätigkeit" nach den Mitteln der Selbstkonstituierung zu fragen (1994: 275 ff.; 1995). Die Selbstformung verdeutlicht er als eine Praxis, die die Individuen

---

[101] Eine Regierungsrationalität ermöglicht es, „ihre unterschiedlichen Gegenstandsbereiche zu ordnen und sie an verschiedene Zweckbestimmungen auszurichten" – so resümieren Lemke et al. (2000: 12).
[102] Recht, Disziplin und Sicherheitstechniken hat Foucault (1978; 2004) neben der „medizinischen Polizey" als spezifische Regierungstechniken ausgemacht.

1.2 Das Gouvernementalitätskonzept

mittels kulturell zur Verfügung gestellter Techniken: den „Selbsttechnologien" (1993: 26 ff.; 1984: 18; 1995: 11 f.) vollziehen, die sich damit als ein Aspekt der übergeordneten Selbstverhältnisse darstellen. Er definiert sie als:

> „die in allen Kulturen anzutreffenden Verfahren zur Beherrschung oder Erkenntnis seiner selbst, mit denen der einzelne seine Identität festlegen, aufrechterhalten oder im Blick auf bestimmte Ziele verändern kann oder soll" ((D&E) 1981: 259).

und identifiziert sie als Schemata, die dem Einzelnen:

> „von seiner Kultur, seiner Gesellschaft, seiner sozialen Gruppe vorgeschlagen, nahegelegt und aufgezwungen werden" (1984: 18).

Genauer hat er die Selbsttechniken im Kontext seiner „Genealogie der Ethik" als Praktiken dargelegt, die es:

> „dem Einzelnen ermöglichen, aus eigener Kraft oder mit Hilfe anderer eine Reihe von Operationen an seinem Körper oder seiner Seele, seinem Denken, seinem Verhalten und seiner Existenzweise vorzunehmen, mit dem Ziel, sich so zu verändern, dass es einem gewissen Zustand des Glücks, der Reinheit, der Weisheit, der Vollkommenheit oder der Unsterblichkeit erlangt"[103] (Foucault 1993: 26).

Vor diesem Hintergrund lässt sich die Ausrichtung der nachfolgenden Analyse festlegen. So gilt es, auf der Ebene der Fremdführung einerseits die (politischen) Rationalitäten der Regierungsweisen darzulegen und andererseits aufzuzeigen, mittels welcher Technologien und Praktiken die Anleitungsweisen verfolgt werden. Auf der Ebene der Selbstführung gilt es dagegen aufzuzeigen, wie sich die Interviewpartnerinnen vor den auszumachenden Anleitungsweisen und Diskurse positionieren und konstituieren. Denn es sind die Wechselwirkungen zwischen Fremd- und Selbstführung, die das Feld der Machtverhältnisse bestimmen, wie Foucault ausweist:

> „Man muß die Punkte analysieren, an denen die Techniken der Herrschaft über Individuen sich der Prozesse bedienen, in denen das Individuum auf sich selbst einwirkt. Und umgekehrt muß man jene Punkte betrachten, in denen die Selbsttechnologien in Zwangs- oder Herrschaftsstrukturen integriert werden" (Foucault 1993: 203, zit. aus: Bröckling et al. 2000: 29).

---

[103] Mit den hier benannten Zielen fängt Foucault die verschiedenen „Teleologien" der antiken griechisch-römischen Ethik auf, die er der christlichen Moral gegenüber stellt.

Vor diesem Hintergrund gilt es jetzt den methodologischen und methodischen Rahmen der Untersuchung darzulegen und damit gleichsam die Maximen der Datenerhebung und der Auswertung sowie das Sample der Studie vorzustellen.

2 Der methodologische und methodische Rahmen

Die Frage nach der Regierung der HIV-Infektion, die den Ausgangspunkt meiner Untersuchung bildet, wollte ich nicht nur auf der Ebene programmatischer Subjektivitäten und Anleitungsweisen nachgehen, sondern vielmehr die Praxis der Regierung selbst erkunden[104]. Diese Vorgehensweise steht in Anlehnung zu dem Vorschlag Foucaults (1994: 245), die Machtverhältnisse ausgehend von den Widerstandspraktiken zu untersuchen und dabei vorhandene Oppositionen als Ausgangspunkt der Analyse zu nutzen:

> „Ich möchte einen Weg in Richtung einer neuen Ökonomie der Machtverhältnisse vorschlagen, der empirischer und direkter auf unsere gegenwärtige Situation bezogen ist und der mehr Beziehungen zwischen Theorie und Praxis umfaßt. Sein Ausgangspunkt sind die Formen des Widerstands gegenüber den verschiedenen Machttypen. Metaphorisch gesprochen heißt das, den Widerstand als chemischen Katalysator zu gebrauchen, mit dessen Hilfe man die Machtverhältnisse ans Licht bringen, ihre Position ausmacht und ihren Ansatzpunkte und Verfahrenspunkte herausbekommt. Statt die Macht von ihrer inneren Rationalität her zu analysieren, heißt es, die Machtverhältnisse durch den Gegensatz der Strategien zu analysieren […]. [U]m zu verstehen, worum es bei den Machtverhältnissen geht, sollten wir vielleicht die Widerstandsformen und die Versuche zur Auflösung dieser Verhältnisse untersuchen."

---

[104] „Programmanalysen zielen nicht auf gelebte Erfahrung materieller Realitäten, nicht auf Interaktionen bzw. interpersonales Verhalten oder auf diesen von den Akteuren zugeschriebenen Bedeutungen" und lassen entsprechend „keine Prognosen darüber zu, ob und wie sich Subjektformierungen in Praktiken […] als Weisen den Denkens, Urteilens und der Einschätzung [einschreiben]" wie Pieper (2003b: 155) festhält. Die Kapazität programmatisch generierter Subjekte liegt in dem Nachweis der „Richtung, in der Individuen verändert werden und sich verändern sollen" als „zu produzierende und zu optimierende" (Bröckling 2002: 178 f. zit. in: Pieper 2003b: 155). Im Rekurs auf das Gouvernementalitätskonzept verortet Pieper (2003b: 155) eine Machtanalyse, die jenseits empirischer Subjekte verläuft, als „halben Weg". Eine solche lasse „gerade nicht erkennen, wie die Produktion von Subjekten und deren Selbstkonstituierung aufeinander bezogen werden, wie sich Individuen zu den programmatischen Anrufungen ins Verhältnis setzen und als Subjekte konstituieren" (Pieper 2003b: 155).

Übertragen auf das Feld der HIV-Infektion bedeutet dies, die Perspektive beteiligter Subjekte einzuholen, um auf Basis ihrer Darstellungen zu untersuchen, wie die Beziehung zwischen Selbst- und Fremdführung verläuft.

Zu diesem Zweck galt es ein Instrument zu finden, das es ermöglichte, Subjektivierungsprozesse in den Blick zu nehmen. Dafür bot sich das von Schütze (1976; 1987) entwickelte „narrative Interview" an, das die menschliche Fähigkeit des Erzählens (narrare) nutzt, um biographische Darstellungen zu generieren (Hoffmann-Riem 1980: 359).

Mithilfe dieses Verfahrens entstanden zehn biographische Interviews mit HIV-„positiven" Frauen. Ihre lebensgeschichtlichen Darstellungen dienen mir als Datengrundlage und Ausgangspunkt, um Form, Ausmaß und Effekte der Regierungspraktiken zu erkunden, die im Kontext der HIV-Infektion wirksam werden und damit gleichsam das Feld der Machtverhältnisse bestimmen.

Biographische Interviews stehen seit den 1920er-Jahren in der Tradition der soziologischen Forschung. Seit ihrer Einführung durch Thomas & Znanieki (1918[105]) bildet die biographische Forschung „keine Hauptströmung", sondern „eher ein verzweigtes Nebensystem" in der Geschichte der Sozialwissenschaften (Fuchs-Heinritz 2000: 83). Die Marginalisierung dieser Forschungsrichtung sieht Fuchs-Heinritz (2000: 83) im Zusammenhang der „Hauptaufgabe" der Sozialwissenschaften. Der Nachweis der Gesellschaftlichkeit des Lebens und der gesellschaftlichen Produziertheit des Individuums habe dazu geführt, dass das Ansinnen, das Ich „als (Mit-)Organisator seiner Lebensprozesse" (Kohli 1980: 504, zit. in: Fuchs-Heinritz 2000: 83) zu fassen, anstößig geblieben sei.

Während im Kontext einer an Foucault angelehnten Analyse schon länger eine Hinwendung zu qualitativen Verfahren der Sozialwissenschaften stattfindet[106], lässt sich diese Tendenz gegenwärtig auch für die Gouvernementalitätsstudien konstatieren (vgl. bspw. Füller 2004; Bührmann 2004; Pieper 2003b; Pühl 2003). Auch das „narrative Interview" wird in diesem Zusammenhang als Möglichkeit vorgestellt, Subjektivierungsweisen zu analysieren (Bührmann

---

[105] The Polish Peasant in Europe and America – so der Titel der von Thomas & Znaniecki herausgegebenen Untersuchung über das Leben polnischer Bauern in Polen und den USA – erschien in erster Auflage 1918. Weitere Auflagen folgten 1928 und schließlich 1958. Es handelt sich dabei um eine äußert umfangreiche Materialsammlung, die neben Briefen, Leserbriefen und Presseartikeln schließlich die durch Fußnoten kommentierte Lebensgeschichte des Wladek W. enthält, die er gegen Bezahlung selbst verfasst hat (vgl. dazu ausführlich: Fuchs-Heinritz 2000; v. a.: 86-92).

[106] Vgl. dazu exemplarisch für den deutschsprachigen Raum den Aufsatz von Klemm & Glasze (2004) zu den methodischen Problemen einer Foucault-inspirierten Diskursanalyse.

2004), auch wenn sich bislang keine Arbeiten finden, die sich der Umsetzung eines solchen Projekts gewidmet haben[107].

Unter welchen Voraussetzungen das „narrative Interview", das in der Tradition der Phänomenologie[108] und des symbolischen Interaktionismus steht, eine Anbindung an poststrukturalistische Theorien und damit die Anwendung des Foucaultschen Instrumentariums erlaubt, soll vor dem Hintergrund seiner Implikationen skizziert werden.

2.1 Die Methodologie des „narrativen Interviews" – Kritik, Tansformationen und Verortung

Im Zentrum der Methodologie des „narrativen Interviews" steht der Zugang zu unterschiedlichen Ebenen der Erfahrungsbildung im Alltag (Bonsack 2003: 91). Das von Schütze in den 1970er-Jahren entwickelte Verfahren steht dabei auf zwei methodologischen „Beinen". Einerseits basiert es auf einer „sprachsoziologischen Theorie des Erzählens" und andererseits auf einer Biographietheorie (Bonsack 2003: 91 f.; Heinze 2001: 166 ff.). Soll die erste eine methodisch kontrollierte Datenproduktion garantieren, so richtet sich die zweite auf das Auswertungsverfahren[109] (Heinze 2001: 166).

---

[107] Freitag (2006) untersucht in ihrer genealogischen Studie den Zusammenhang zwischen wissenschaftlichen Diskursen und biographischen Erfahrungen contergangeschädigter Personen, verortet diese jedoch nicht im Kontext der Gouvernementalität.

[108] Das „narrative Interview" steht in der theoretischen Tradition der Phänomenologie, die eine Rekonstruktion der formalen Strukturen der Lebenswelt verfolgt. Dieses Ansinnen, das Alfred Schütz von Husserl übernimmt, überträgt er auf die soziale Lebenswelt und versucht, die allgemeinen Wesensmerkmale der sozialen Lebenswelt zu erkunden. Als ihr Merkmal markiert er die Sinnkonstitution, deren invariante Grundstrukturen er ausmachen will. Er schließt dabei nicht nur an Husserl, sondern gleichzeitig an Weber und seiner Definition der Soziologie – „Wissenschaft, welche soziales Handeln deutend verstehen und dadurch in seinem Ablauf und seinen Wirkungen ursächlich erklären will (Weber 1997: 1) – an. Nach Weber (ebd.) gilt es den subjektiven Sinn, den Handelnde mit ihrem Handeln verbinden, zu erfassen. Das Hauptproblem einer methodologischen Grundlegung der Sozialwissenschaften richtet sich damit für Schütz auf die Sinnsetzungs- und Sinndeutungsprozesse sowie auf die stufenweise Konstitution menschlichen Wissens. Zu diesem Zweck wendet sich die phänomenologische Soziologie den Erfahrungen der Subjekte zu. Im Rekurs auf Husserl bestimmt sich der Sinn von Erfahrungen dabei durch Bewusstseinsakte, wobei ein Sinnzusammenhang dadurch entsteht, dass (Einzel)Erfahrungen durch Synthesen höherer Ordnung zusammengeschlossen werden. Der Gesamtzusammenhang der Erfahrungen bildet dann den Inbegriff aller subjektiven Sinnzusammenhänge (Hitzler & Eberle 2004: 109-118).

[109] Auf den Hintergrund der Biographietheorie wird im Folgenden nicht näher eingegangen, da das daran gekoppelte Auswertungsverfahren im Rahmen meiner Arbeit nicht zur Anwendung gelangt. Zu dem Auswertungsverfahren nach Schütze vgl.: Schütze 1976; 1987 sowie: Heinze 2001: 169, 172-203; Bohnsack 2003; Rosenthal & Fischer-Rosenthal 2004.

Mit seiner Erzähltheorie geht Schütze von der Grundannahme aus, dass verschiedene „Zugzwänge des Erzählens"[110] den Befragte dazu leiten, einen Geschehensverlauf, in dem er selbst handelnd oder erleidend involviert war, so darzustellen, wie er sich zum besagten Zeitpunkt entwickelt hat (Schütze 1987: 49; vgl. auch: Fuchs-Heinritz 2000: 188; Bohnsack 2003: 92 ff.). Voraussetzung für diese – von Bude (1985) als „Homologie von Erzähl- und Erfahrungskonstitution" kritisierte – Annahme ist, dass der Interviewte im Modus der Narration verbleibt, die Schütze von den Sprachmodi des Berichtens und der Argumentation differenziert (Schütze 1987: 138-145; vgl. auch: Fuchs-Heinritz 2000: 189).

Gegen die Homologieannahme ist von unterschiedlicher Seite bereits seit den 1970er-Jahren Kritik geübt worden. Fischer (1978), wie später Kokemohr & Koller (1996) und Vonderach (1997), wenden sich beispielsweise gegen die These „einer Korrespondenz zwischen den vergangenen Ereignissen und Erfahrung bzw. der Erlebnisaufschichtung einerseits und den Erzählperspektiven der Lebensgeschichte im Interview andererseits", insofern sie lebensgeschichtliche Darstellungen als retrospektive Konstruktionen aus Perspektive der Gegenwart mit je spezifischen Intentionen fassen (Fuchs-Heinritz 2000: 193 f.)[111].

Straub (1989) und Dausin (2004) haben in diesem Zusammenhang auf die metaphysischen Residuen der Homologieannahme verwiesen. Dausin kritisiert dabei zum einen den Naturalismus des Schützschen Erfahrungskonzepts und verweist zum anderen darauf, dass die Schützsche Erzähltheorie letztlich auf eine Abbildtheorie[112] sozialer Wirklichkeit rekurriere und damit unterschlage, dass Erzählung neben der Repräsentation auch soziale Wirklichkeit konstruiere (Pfahl & Traue 2004: 3). Ähnlich hatte Straub bereits 1989 konstatiert, dass Schützes Vorschläge Reste einer unhaltbaren objektivistischen Metaphysik enthielten, wogegen er eine autobiographische Lebensgeschichte als einen Text begreife, „den ein reflexives Subjekt im Rückblick auf sein gelebtes Leben produziert"; wobei dieser Text als sprachliches Produkt menschlicher Erinnerungsakte prinzipiell für Revision[113] offen sei (Straub 1989: 180)[114].

---

[110] Schütze (1987: 49) differenziert zwischen Detaillierungszwang, Relevanz- und Kondensierungszwang und Gestaltschließungszwang. Diese „Zwänge" gewährleisten es nach Schütze (1987: 49), dass die Erzählung eigenerlebter Geschichten für die ZuhörerIn nachvollziehbar dargestellt wird, indem sie die Erzählerin dazu „zwingen", ihre Darstellung in Hinsicht auf die Abfolge der Ereignisse, auf die Intention der Handlungen und die Verdichtung auf relevante Punkte plausibel vorzutragen und für die Zuhörerin zu einem befriedigenden Ende zu bringen.

[111] Gegen diese These haben Bohnsack (1999; 1997) wie auch Rosenthal (1993) Einspruch erhoben und ein solches Anliegen Schützes zurückgewiesen (vgl.: Fuchs-Heinritz 2000: 194).

[112] Vgl. dazu: Kapitel 1.1.2.

[113] Die „Umschreibung" der Erinnerungen bezeichnet der US-amerikanische Autor Gore Vidal (1998) als Palimpsest und zieht damit einen Begriff heran, mit dem im Griechischen ein Pergament bezeichnet wurde, „von dem die Schrift, mit der es beschrieben war, abgekratzt oder sonst wie unsichtbar gemacht wird, um es erneut beschriften zu können". Er rekurriert damit auf den Umstand,

2.1 Die Methodologie des „narrativen Interviews"

Diese Position, die biographische Erzählungen oder Darstellungen als Konstruktionen bzw. Produktionen begreift, die je nach Kontext, Fragestellung, Intention und ZuhörerIn variieren, lässt sich heute als Postulat verschiedener theoretischer Ausrichtungen ausmachen, die auf „narrative Interviews" zur Datengenerierung zurückgreifen (vgl. exemplarisch: Straub 1989; Rodriguez 1999; Denzin 2004; Freitag 2006).

Gleichwohl erscheint diese Position nicht als grundlegende Neuerung, sondern vielmehr als Weiterführung der von Alfred Schütz vertretenen phänomenologischen Soziologie, die das Handeln und Denken der Menschen – die soziale Lebenswelt – einerseits durch gemeinsam geteilte Deutungsschemata vorgegeben und andererseits durch die Wirkhandlungen der Einzelnen produziert betrachtet[115] (Hitzler & Eberle 2004: 111; 116; Flick 2004: 152).

Im Kontext einer konstruktivistischen Perspektive auf Biographien finden sich auch Annäherungen an poststrukturalistische Positionen. So legt Denzin (2004) in Rekurs auf Foucault (1980), Hall (1996) und Bruner (1984) eine Neukonzeptionalisierung des Erfahrungsbegriffs vor und verdeutlicht Erfahrung als soziale Konstruktion, die in den „Politiken der Repräsentation" situiert und in den Kampf um Macht und Bedeutung involviert sei (Denzin 2004: 144 ff.). Eine ähnliche Position nimmt auch Guitiérrez Rodríguez (1999) ein, die ihre Untersuchung im Kontext einer an Spivak und Derrida orientierten Dekonstruktion verortet, die sie als poststrukturalistische Erweiterung der Position Denzins vorstellt (Guitiérrez Rodríguez 1999: 50 f.).

Mit der Neukonzeptionalisierung des Erfahrungsbegriffs, den Denzin (2004: 144-147) unter dem Begriff der „narrativen Wende" im Zusammenhang neuerer Entwicklungen des symbolischen Interaktionismus verortet, nähert er sich an den von Foucault (1986: 10) vorgelegten Erfahrungsbegriff an, der Erfahrungen als Korrelation zwischen Wissensbereichen, Normativitätstypen und Subjektivitätsformen fasst. Gleichwohl unterscheiden sich ihre Positionen.

Während phänomenologische Soziologie, symbolischer Interaktionismus und poststrukturalistische Theorien in der Annahme übereinstimmen, dass der Zugang zur „äußeren Realität" nicht unmittelbar, sondern nur über die Konstruk-

---

dass sich auch Erinnerungen im Laufe der Zeit verändern und mit den Jahren immer neue Gestalt annehmen, wie der Verlag anmerkt.

[114] Die Kritik an der Erzähltheorie richtet sich nicht nur gegen die Homologieannahme, sondern auch gegen die von Schütze postulierte „Erfahrungsnähe" des Erzählens (Fuchs-Heinritz 2000: 194). So haben Kokemohr & Koller (1996: 93) darauf aufmerksam gemacht, dass die Chronologie der Ereignisse, die durch den Vorgang des Erzählens impliziert werde, nicht nur als analoge Abbildung der Ereignisverkettung, sondern als eine Konstruktion verstanden werden müsste. Indem ein Erzähler seine Erfahrungen temporal geordnet präsentiere, lege er eine bestimmte Deutung dieser Erfahrung etwa in kausaler oder konditioneller Hinsicht nahe (Kokemohr & Koller 1996: 93 f.).

[115] Vgl. dazu: Fußnote 108.

tionen der Gesellschaftsmitglieder erfolgen kann (Flick 2004: 152 f.), unterscheiden sie sich nicht nur in ihrem Erkenntnisinteresse bezüglich der Analyse von Machtprozessen bzw. Machtverhältnissen – wenngleich, wie Denzin (2004) aufzeigt, in dieser Hinsicht eine Umstrukturierung zu erfolgen scheint –, sondern vor allem durch ein divergierendes Subjektverständnis[116].

Phänomenologische Soziologie und symbolischer Interaktionismus weisen dem Subjekt eine entscheidende Rolle bei der Konstituierung von Sozialität und Sinn zu. Intersubjektivität wie auch Bedeutungen werden nach den Prämissen dieser Theorien erst durch handlungsfähige Subjekte hergestellt (Wilson 1981: 59; Schütz 1979; Bonsack 2003: 87; Hitzler & Eberle 2004: 114; vgl. auch: Dreyfus & Rabinow 16 ff; speziell zur Position Denzins: Lincon 2004: 100 ff.). Dagegen gehen poststrukturalistische Ansätze von der Dezentrierung des Subjekts aus und betonen, dass das Subjekt zunächst über spezifische Macht-Wissensprozesse konstituiert werde. Gleichwohl wird das Subjekt nicht als determiniert gedacht, wie weiter vorne dargestellt wurde. So hat Foucault (1986; 1994: 254 f.) anhand des Konzepts der Selbsttechnologien die Selbstkonstituierung der Subjekte hervorgehoben und durch die Differenzierung zwischen Macht- und Gewaltverhältnissen Freiheit als konstitutives Element der Machtverhältnisse ausgewiesen und damit betont, dass dem Subjekt in diesem Kontext die Wahl zwischen unterschiedlichen Antworten und Reaktionen verbleibt.

Entscheidend wirken sich die unterschiedlichen Subjektkonzeptionen darauf aus, wie biographische Darstellungen analysiert werden[117]. Während Positionen, die auf der Prämisse des handlungsmächtigen Subjekts aufbauen, die Handlungs- und Interaktionsstrategien der Subjekte als intentionale Handlungen und entsprechend Erfahrungen als „authentischen Ausdruck" des Subjekts fassen (Weedon 1991: 10), werden diese aus einer Foucault (1986: 10) folgenden Perspektive als Korrelation zwischen Subjektivitäten, Wissensproduktionen und Machttechniken analysiert. Dies bedeute nicht, dass keine Aussagen über Handlungsstrategien von Subjekten möglich sind, sondern nur, dass diese nicht aus einem intentionalen Subjektmodell heraus erklärt werden können, wie Guitiérrez Rodríguez (1999: 65) betont.

Vor dem Hintergrund dieser „Verschiebungen" und Divergenzen lässt sich die Rolle des „narrativen Interviews" und der Umgang mit den biographischen Darstellungen bestimmen.

Das „narrative Interview" dient mir im Folgenden nicht als Verfahren, um die „Abbildung faktischer Ereignisse" zu gewährleisten, sondern als Instrument, um biographische Erzählungen zu generieren, die als Konstruktionen bzw. Produktionen verstanden werden (Flick 2004: 162). Flick konstatiert:

---
[116] Vgl. dazu: Kapitel 1.1.
[117] Vgl. dazu: Kapitel 1.1.

2.1 Die Methodologie des „narrativen Interviews"

> „Durch die Rekonstruktion des Lebens unter einer besonderen Fragestellung wird eine Version der jeweiligen Erfahrung konstruiert und interpretiert. Inwieweit das Leben und die Erfahrung in der berichteten Form tatsächlich stattgefunden haben, ist dabei nicht nachprüfbar. Jedoch läßt sich feststellen, welche Konstruktionen das erzählende Subjekt von beiden präsentiert [...]" (Flick 2004: 162).

Dieses Ansinnen lässt sich mit einer poststrukturalistischen Vorgehensweise verbinden, die das Subjekt von seiner Position als letztem Erkenntnis- und Wissensgrund entlassen hat (Landgraf 1999: 1 ff.). Ist die Welt nurmehr als konstruierte zugänglich, wie Landgraf (1999: 1) festhält, so wird aus dem modernen Erkenntnisinteresse – „der Beobachtung eines Objektiven, das als gegeben vorausgesetzt wird" – das postmoderne Ansinnen, dass auf die „Beobachtung von Beobachtungen" zielt. Aus dieser Perspektive gilt es, die biographischen Darstellungen „als Gesellschaftskonstruktionen" zu fassen, die sozial bestimmt und historisch-kulturell bedingt sind (Landgraf 1999: 1; 5) und diese in Folge mit dem analytischen Instrumentariums Foucaults zu konfrontieren.

Die Wahl für das „narrative Interview" als Erhebungsmethode bedingt sich vor diesem Hintergrund durch mehrere Kriterien.

Das „narrative Interview" unterscheidet sich von anderen Verfahren, die gleichsam auf die „Sicht des Subjekts" (Flick et al. 2004c: 18) rekurrieren, indem dieses Erhebungsinstrument es den Interviewpartnerinnen jenseits der Bedeutungsannahmen der Forscherin gestattet, eigene Bedeutungsstrukturierungen und Relevanzsetzungen zur Geltung zu bringen (Hoffmann-Riem 1980: 345; Flick 1995: 94-114)[118]. Im Gegensatz zu Verfahren wie dem Leitfaden- oder Problemzentrierten Interview sieht es die Konzeption des „narrativen Interviews" vor, nach der Einleitung des Interviews durch eine „erzählgenerierende" Frage[119] die Interviewpartnerin ihre „Geschichte" erzählen zu lassen, ohne von Forscherinnenseite eine thematische Intervention vorzunehmen (Schütze 1987: 49)[120]. Durch dieses Vorgehen bietet es den Interviewpartnerinnen den größtmöglichen Gestaltungsraum zur biographischen Darstellung und (Re-)Konstruktion ihrer Erfahrungen.

Zum anderen leitete sich die Wahl für dieses Instrument von der Annahme her, dass erst vor dem Hintergrund einer lebensgeschichtlichen Kontextualisierung deutlich wird, wie Erfahrungen der Vergangenheit Positionierungen und

---

[118] Fuchs-Heinritz (2000: 25-44) gibt einen Überblick über die vielfältigen „Formtraditionen und Orientierungsfolien" – wie beispielsweise Beichte, Anamnese, Memoiren Tagebuch und Briefe –, die bei der Strukturierung von Erfahrungen zu einer Lebensgeschichte wirksam werden.
[119] Darunter wird eine Frage verstanden, die eine Erzählung über einen bestimmten Ereignisablauf in Gang zu setzen vermag (Schütze 1987: 49).
[120] Zur Konzeption und Methode des „narrativen Interviews" vgl. Schütze (1976; 1987) und Hoffmann-Riem (1980).

Konstituierungen der Gegenwart strukturieren. So begründet beispielsweise eine Informantin ihre konsequente Ablehnung einer antiretroviralen Therapie – mit einem den Alltag und die Lebensführung reglementierenden Therapieregime – vor dem Hintergrund ihrer Gewalterfahrungen in Kindheit und Jugend, die sie heute dazu leiten, Fremdbestimmungen abzulehnen. Durch diesen Aspekt ermöglicht es das „narrative Interview" jenseits einer statischen Momentaufnahme den Prozessaspekt von Regierungsweisen in den Blick zu nehmen und gestattet es dadurch, Transformationsprozesse und -bedingungen in den Blick zu nehmen.

Nachdem Rolle und Umgang mit den „narrativen Interview" wie auch mit den biographischen Darstellungen der Interviewpartnerinnen geklärt ist, gilt es jetzt, den Forschungsprozess näher vorzustellen. Zum einen soll der Zugang zu den Interviewpartnerinnen und das Sample vorgestellt werden, bevor dann die Interviewsituation skizziert und der Auswertungsprozess dargelegt wird. Abschließend wird dann kurz auf weitere Methoden einzugehen sein, die im Rahmen der folgenden Untersuchung zur Anwendung gelangten: das Experteninterview und das Verfahren der teilnehmenden Beobachtung einerseits, wie das Verfahren der „kommunikativen Validierung" (Steinke 2004: 320) andererseits.

2.2 Der methodische Rahmen

2.2.1 Der Zugang zum Feld

Um den Zugang zum Feld und damit die Rekrutierung von Interviewpartnerinnen auf eine möglichst breite Basis zu stellen, habe ich zum einen den Kontakt zu ExpertInnen verschiedener institutioneller Ebenen initiiert, die im Bereich HIV tätig sind. Zum anderen habe ich versucht, Frauen, die nicht in Institutionen eingebunden sind, über Aushänge und Anzeigen zu erreichen.

Angesprochen wurden staatliche, kirchliche, politische, medizinische und ehrenamtliche Institutionen sowie Vereine, Netzwerke und Beratungsstellen, die sich im Bereich der Selbsthilfe gebildet haben[121]. Gesuche wurden an verschiedenen, teilweise nur von Frauen frequentierten Räumen (wie beispielsweise Frauenbuchhandlung oder Seminarräumen) ausgehängt sowie Annoncen in verschiedenen regionalen Anzeigenblättern und überregionalen Tageszeitungen aufgegeben[122]. Da sich im Verlauf des Projekts zeigte, dass sich über dieses

---

[121] Um die Anonymität der Interviewpartnerinnen nicht zu gefährden, werden im Folgenden – ausgenommen von der Bezeichnung AIDS-Hilfe – die angesprochenen Organisationen und die dort tätigen MitarbeiterInnen nicht benannt, um so auch eine regionale Zuordnung zu verhindern.
[122] Der Text der Aushänge und Anzeigen sowie meiner Anfrage an die verschiedenen Organisationen lautete:

2.2 Der methodische Rahmen

Vorgehen und über diese AnsprechpartnerInnen, Anlaufstellen und -orte weder jüngere Infizierte noch Migrantinnen erreichen ließen, habe ich einerseits Kontakt zu einem Sozialpädagogen aufgenommen, der mit Jugendlichen arbeitet, sowie MitarbeiterInnen verschiedener Vereine aufgesucht, die im Kontext illegalisierter Migration tätig sind.

Zwischen Dezember 2000 und Dezember 2003 entstanden neun narrative Interviews, ein weiteres Interview wurde Ende 2006 geführt. Den Großteil der Interviewpartnerinnen habe ich über Aushänge bei verschiedenen regionalen AIDS-Hilfen bzw. über die dort tätigen Mitarbeiterinnen erreicht, die mein Gesuch weiterleiteten. Bis auf eine Interviewpartnerin sind bzw. waren auch die Informantinnen, die nicht über diesen Weg erreicht wurden, zeitweise im Kontext der AIDS-Hilfe verortet. Das heißt nicht nur, dass bis auf eine Interviewpartnerin alle Informantinnen institutionell – mal weniger, mal mehr – eingebunden sind oder waren, sondern auch, dass fast ausschließlich nur solche Frauen auf mein Suchgebot eingegangen sind. Dies bedeutet nicht, dass nur Frauen auf mein Gesuch aufmerksam wurden, die in den Strukturen der AIDS-Hilfe verortet sind. Drei Beweggründe verhinderten bzw. erschwerten eine Interviewdurchführung[123]: Die Angst vor Stigmatisierungen bei Bekanntwerden des HIV- „positiven" Status, die Angst vor Bekanntwerden des mangelnden Aufenthaltsstatus sowie die prekäre gesundheitliche Situation.

So leitete ein Mitarbeiter, der im Kontext illegalisierter Migration tätig ist, meine Suche nach Interviewpartnerinnen weiter. Aufgrund der Angst der betreffenden Frauen vor Bekanntgabe ihres doppelt prekären Staus – HIV-Infektion und mangelnder Aufenthaltsstatus – kam es jedoch zu keinen Kontaktaufnahmen ihrerseits.

Ähnlich lag der Fall bei einer Interviewpartnerin, die über eine Organisation von meiner Suche nach Interviewpartnerinnen erfuhr und Interesse an einem Interview bekundete. Fünf Mal wurde über die vermittelnde Organisation ein telefonischer Termin zur weiteren Absprache mit der Interessentin vereinbart. Letztlich verhinderte ihre Angst, dass durch ein Interview ihre am Wohnort ver-

---

„Suche HIV-‚positive' Frauen, die Lust haben, mir ein lebensgeschichtliches Interview zu geben. Im Rahmen meiner Dissertation beschäftige ich mich mit den Ein- und Auswirkungen der HIV-Infektion bzw. AIDS-Erkrankung im Leben von Frauen. Ziel meiner Arbeit ist es darzustellen, was es für Sie persönlich bedeutet, HIV-‚positiv' zu sein und welche Auswirkungen die Infektion auf Ihr Leben hat, um so bestehende soziale Probleme und gesellschaftliche Defizite aufzuzeigen und politische Änderungen zu ermöglichen". Ergänzt wurde dieser Text durch meine Verortung als Soziologin, Altersangabe, der Zusicherung von Anonymität, der Freude über jeden Anruf wie auch meinem Namen und meine Telefonnummer.

[123] Ein weiterer Beweggrund lag an meiner mangelnden Bereitschaft, die Informantinnen für das Interview zu bezahlen. Eine finanzielle Vergütung war die Voraussetzung, die potenzielle Interviewpartnerinnen mit i.v. Drogenhintergrund für ein Interview verlangten – wie mir eine Interviewpartnerin berichtete.

deckt gehaltene HIV-Infektion bekannt und damit gleichzeitig ihr Kind von Stigmatisierungen betroffen werden könnte, vier Mal die Kontaktaufnahme, die beim fünften Mal schließlich durch die Betreffende abgebrochen wurde.

Darüber hinaus mussten wiederholt Interviewtermine aufgrund der prekären körperlichen und/oder psychischen Situation der Interviewpartnerinnen verschoben werden. So lag zwischen erster Terminabsprache bzw. Interessensbekundung am Interview und Interviewführung im Fall zweier Interviewpartnerinnen ca. ein halbes Jahr. Rehabilitationsmaßnahmen bedingten die Verschiebungen.

Bei der Suche nach potenziellen Interviewpartnerinnen kam ich mit MitarbeiterInnen und ExpertInnen zahlreicher Organisationen in Kontakt, die mich bei meiner Suche nach Interviewpartnerinnen mit großer Hilfsbereitschaft unterstützten und mir mit wertvollen Hinweisen und Informationen weiterhalfen. In diesem Zusammenhang entstanden auch zwei Expertinneninterviews, auf die weiter unten noch genauer eingegangen wird.

2.2.2 Die Interviewsituation

Im Vorwege der „narrativen Interviews" gab es zwischen den Interviewpartnerinnen und mir mindestens ein – mal kürzeres, mal längeres – Telefongespräch. Nachdem die Interviewpartnerinnen ihr Interesse an einem Interview bekundet hatten, stellte ich Ihnen gegebenenfalls mein Anliegen nochmals vor, erzählte von meinem Hintergrund und erläuterte, wie ich mir den Ablauf des Interviews vorstellte. Auch einige Interviewpartnerinnen stellten sich bereits am Telefon genauer vor und gewährten mir erste Einblicke in ihre Situation. Im Anschluss vereinbarten wir einen Interviewtermin und -ort. In neun Fällen wurde das Interview bei den Frauen zu Hause, in einem Fall in den Räumen einer AIDS-Hilfe durchgeführt.

Beim Interviewtermin stelle ich mich den Interviewpartnerinnen dann genauer vor und erzählte u. a., wie ich über die HIV-Infektion einer Freundin zu der Beschäftigung mit dem Thema gekommen war. Diese Position belegt Goffman (1988: 30 f.; 40 ff.) mit dem Begriff des „Weisen", einem Ausdruck, den er aus der Szene der Homosexuellen entlehnt, um Personen zu bezeichnen, die mit der Situation Diskreditierbarer – sei es durch ihre Arbeit, sei es durch freundschaftliche oder verwandtschaftliche Bindungen – vertraut sind, ohne selbst von dem Stigma betroffen zu sein. Dieser Hintergrund erleichterte mir die Kontaktaufnahme und den Interviewverlauf, insofern er den Interviewpartnerinnen signalisierte, dass ich um die Problematiken und die Prekarität wusste, die aus gesellschaftlicher und medizinischer Perspektive mit einer HIV-Infektion verbun-

2.2 Der methodische Rahmen

den sind und genau diese als Ausgangspunkt meiner wissenschaftlichen Beschäftigung gewählt hatte.

Im Anschluss erläuterte ich – soweit ich das nicht schon im Vorwege getan hatte – wie ich mir den Ablauf des Interviews vorstellte:

- dass ich nicht speziell an der Krankengeschichte, sondern an ihrer Lebensgeschichte interessiert sei, um so ihren Umgang mit der HIV-Infektion wie auch die Ein- und Auswirkungen auf das Leben in den Blick nehmen zu können,

- dass mir ihre persönliche Sichtweise und Erleben wichtig sei, ich mich gern beim Interviewverlauf zurückhalten würde, um sie nicht in ihrer Darstellung zu stören und mit Fragen auf Themen zu bringen, die für sie vielleicht gar keine Relevanz hätten,

- dass ich ihre Erzählung gerne auf Kassettenrekorder aufnehmen würde, sämtliche Daten aber anonymisieren würde.

Nach der Erzählaufforderung – ich würde dich/Sie dann bitten, mir deine/ihre Lebensgeschichte zu erzählen – stellte ich nochmals heraus, dass ich an einer persönlichen Sichtweise interessiert sei, die Informantin ihre Geschichte jedoch so erzählen sollte, wie es für sie „richtig und wichtig" sei.

Der Interviewverlauf gestaltete sich unterschiedlich. Dem offengehaltenen Zeitpunkt für den Erzähleinstieg entsprechend setzten einige Interviewpartnerinnen in der Kindheit an, andere begannen ihre Erzählung in der Jugendzeit oder, wie eine Interviewpartnerin, mit der Situation kurz vor der Diagnoseneröffnung. Die Interviewzeit variierte zwischen 1 1/2 und 4 1/2 Stunden, wobei sich in allen Fällen eine längere Nachgesprächsphase anschloss, die vereinzelt nochmals bis zu zwei Stunden fortwährte. Mehrmals kam es aus unterschiedlichen Anlässen zu Unterbrechungen des Interviews, das jedoch kurze Zeit später wieder aufgenommen bzw. (in einem Fall) zu einem späteren Termin fortgesetzt wurde.

In den Gesprächen, die sich im Anschluss an die Interviewaufnahmen ergaben, zeigte sich das Bedürfnis der Interviewpartnerinnen nach Austausch und Einschätzung von Situationen, die sie auch im Rahmen des Interviews bereits thematisiert hatten. So wurde ich beispielsweise danach gefragt, ob ich unter den im Interview geschilderten Umständen einem chirurgischen Eingriff zugestimmt hätte oder nicht und zu welchem Vorgehen ich raten würde. Dieses Vorgehen unterstreicht nicht nur die vielen offenen Fragen, die im medizinischen Umgang mit der HIV-Infektion bestehen, sondern auch, was die Interviewpartnerinnen im

Kontext der Interviews als relevante Problematik der HIV-Infektion kennzeichnen: die potenzielle Stigmatisierung, die mit dem HIV-positiven Status verbunden ist. Denn es zeigte sich, dass mit Ausnahme einer Interviewpartnerin, die über eine feste und regelmäßige Vernetzung in Familie und Freundeskreis verfügt, die übrigen Interviewpartnerinnen außerhalb des medizinischen und Selbsthilfekontextes nur vereinzelt die Möglichkeit einer Thematisierung und Auseinandersetzung mit ihrer Situation haben. So benannte die Mehrzahl der Interviewpartnerinnen nur eine Person, die ihr außerhalb des professionellen HIV-Kontextes als Ansprechpartnerin zur Verfügung steht[124].

2.2.3 Das Sample[125]

Die Interviewpartnerinnen[126] sind zum Zeitpunkt des Interviews zwischen 36 und 54 Jahre alt. Sie haben zwischen dem 25. und dem 49. Lebensjahr von der HIV-Infektion erfahren und sind seit mindestens 4 und höchstens 22 Jahren HIV-positiv.

Fünf der neun Interviewpartnerinnen haben zwischen ein und vier Kindern. Drei Interviewpartnerinnen leben noch mit einem bzw. zwei Kindern in einem gemeinsamen Haushalt. Drei Interviewpartnerinnen leben in einer Partnerschaft, zwei sind zum Zeitpunkt des Interviews verheiratet. Sechs Interviewpartnerinnen sind/waren zwischen ein und drei Mal verheiratet, fünf sind geschieden. Fünf Informantinnen leben allein – eine Informantin in einem Wohn- und Arbeitskontext.

Sieben der neun Interviewpartnerinnen sind zum Zeitpunkt des Interviews berentet; nicht in allen Fällen war dabei die HIV-Infektion, sondern teilweise auch der frühere Drogenhintergrund ausschlaggebend. Von den sieben berenteten Frauen gehen vier, zeitweise fünf, einer „geringfügigen" bzw. prekären Beschäftigung nach, um die eigene Existenz zu sichern. Keine der Frauen erhält eine Rente, die ihr einen ausreichenden Lebensunterhalt ermöglicht. Sechs der

---

[124] Entscheidend stellt sich in diesem Zusammenhang der Zeitpunkt dar, der seit der Diagnosemitteilung vergangen ist. So erfuhr ich im Nachhinein, dass einige Interviewpartnerinnen ihre zum Zeitpunkt des Interviews verdeckt gehandhabte Infektion inzwischen Familienmitgliedern und FreundInnen eröffnet hatten. Der Umgang mit der Diagnose steht im Mittelpunkt des Kapitels 4.1.
[125] Das Sample wird nicht in Tabellenform präsentiert, um eine mögliche Identifizierung der Interviewpartnerinnen über die Angaben wie Alter, Diagnosezeitpunkt, Schulbildung, ökonomischen Hintergrund auszuschließen.
[126] Die zehn „narrativen Interviews", die der Studie zugrunde liegen, wurden mit neun Interviewpartnerinnen durchgeführt. Mit einer Interviewpartnerin wurde nach 1½ Jahren ein zweites Interview geführt. Dies war auch bei einer anderen Interviewpartnerin der Fall, jedoch wurde das Gespräch nicht per Aufnahmegerät, sondern im Nachhinein in Form von Notizen festgehalten, so dass es hier nur als zusätzliches Material – nicht aber als narratives Interview – aufgeführt wird.

sieben Renten bewegen sich auf Höhe des Sozialhilfesatzes – bzw. heute Hartz-IV-Niveau. Dieser Umstand resultiert aus verschiedenen Faktoren: keine bzw. eine prekäre oder „geringfügige" Beschäftigung aufgrund der Kindererziehung, des Drogenhintergrunds oder Ausbildung/Studium einerseits und eine sich bereits in jungen Jahren manifestierende HIV-Infektion bzw. Erkrankungen andererseits.

Zwei Interviewpartnerinnen sind zum Zeitpunkt des Interviews Hochschul- bzw. Fachhochschulabsolventinnen, eine Interviewpartnerin geht einer Umschulung nach, eine Interviewpartnerin einer Vollzeitbeschäftigung, die sie weit über 40 Stunden pro Woche in Anspruch nimmt.

Sieben bzw. acht Interviewpartnerinnen haben sich nach eigenen Angaben über heterosexuellen Geschlechtsverkehr infiziert; wobei zwei Informantinnen durch eine Vergewaltigung infiziert wurden. Bei einer Informantin erfolgte die Transmission, wie auch eine andere mutmaßt, über gemeinsam genutzte Spritzen i. R. des i. v. Drogengebrauchs.

2.2.4 Der Auswertungsprozess

Als Grundlage des Auswertungsprozesses dienten mir zum einen verschiedene Verfahren der „grounded theory" (Glaser & Strauss 1966; Strauss & Corbin 1996) und zum anderen das analytische Instrumentarium Foucaults.

Als Voraussetzung für die Auswertung galt es zunächst, das gesamte Interviewmaterial zu transkribieren. Das eigentliche Auswertungsverfahren differenzierte sich dann in mehrere Phasen.

In einem ersten Schritt wurden die Interviews in Sequenzen untergliedert. Diesem Schritt schloss sich eine Kodier-Phase im Stil der „grounded theory" an. In einem weiteren Schritt wurden die dadurch ermittelten Konzepte mit dem analytischen Instrumentarium Foucaults konfrontiert. Diese Auswertungsphasen sollen nun genauer dargelegt und erläutert werden.

Nachdem ich die objektive Daten (Alter, Beruf- und Berufstand, Familienstand, Kinder, Zeitpunkt der Infektion, Dauer der Infektion u. ä.) anhand der Darstellungen der Interviewpartnerinnen rekonstruiert hatte[127], untergliederte ich die Interviews nach einzelnen Sequenzen. Dieses von Glaser & Strauss (1966)

---

[127] Nur teilweise habe ich die Interviewpartnerinnen nach objektiven Daten gefragt. Dieses Vorgehen erschien mir zum Zeitpunkt der Interviewdurchführung als ein zu sensibler Bereich. In einem Fall ließ sich das Alter der Interviewpartnerin aus den Daten nicht erschließen. Die Mehrzahl der Interviewpartnerinnen thematisierten im Interviewverlauf Alter, Zeitpunkt der Diagnose, Dauer der Infektion wie auch Beruf und Familienstand. Einige Informantinnen machten in der Nachgesprächsphase Angaben zu Daten.

entwickelte Verfahren ermöglicht es, einen ersten Überblick über die in den Interviews enthaltenen Themenschwerpunkte zu bekommen. Dazu wurden die als Texte vorliegenden Interviews Seite für Seite nach Abschnitten untergliedert. In diesem Zusammenhang zeigte sich, dass mit der Mitteilung der HIV-positiven Diagnose v. a. drei Problematisierungen ins Zentrum rücken: der medizinische und der gesellschaftliche Umgang mit der Infektion einerseits und die biographische Lebensgestaltung andererseits. Gleichzeitig deutet sich in diesem Kontext an, welche Relevanz dabei der Materialisierung des Körpers zukommt[128].

Die Sequenzanalyse bildet die Grundlage für die sich anschließende Kodier-Phase. Als Kodieren bezeichnen Strauss & Corbin (1996: 5) das Konzeptualisieren der Daten. Bei diesem analytischen Verfahren werden die einzelnen in einer Sequenz dargestellten Sachverhalte „Wort-für-Wort" bzw. „Zeile-für-Zeile-Analyse" auf ihre „Hauptidee" befragt („Was ist das? Was repräsentiert das?") und unter einem Namen bzw. einem Konzept zusammengefasst (Strauss & Corbin 1996: 45; 53 f.). Konzepte bilden die grundlegenden Elemente des Auswertungsverfahrens, insofern sie es ermöglichen, ähnliche Daten unter ein „Etikett" zu subsumieren (Strauss & Corbin 1996: 44 f.; 54). Neben der „Zeile-für-Zeile-Analyse" ermöglicht insbesondere das Stellen unterschiedlicher Fragen wie auch ein Datenvergleich, Konzepte in den Daten zu identifizieren (Strauss & Corbin 1996: 47).

In einem nächsten Schritt galt es dann, verschiedene Konzepte einer Kategorie – die somit ein übergeordnetes Konzept darstellt – zuzuordnen. An einem Beispiel lässt sich dieses Vorgehen verdeutlichen. So diente mir „die Einnahmepraxis als Regulativ" als Konzept, die ablehnende Position einer Informantin gegenüber der antiretroviralen Therapie zu fassen. Dieses Konzept ließ sich unter die übergeordnete Kategorie „Einnahmepraxis" stellen, die die verschiedenen Umgangsweisen respektive Regierungsweisen der Interviewpartnerinnen mit der antiretroviralen Therapie umfasst. Damit wurde gleichsam das Instrumentarium Foucaults zur Anwendung gebracht.

Anhand der verschiedenen Aspekte der Selbstverhältnisse ließen sich die Formen der Selbstkonstituierungen aufzeigen und im Kontext ihres diskursiven Hintergrunds verorten. Diese galt es auf ihre Anleitungsweisen zu untersuchen. In diesem Zusammenhang wurden Gesetze und spezifische Wissensproduktionen

---

[128] Diese Problematisierungen strukturieren nicht ausschließlich die Darstellung der Informantinnen nach der HIV-Diagnose. Sie werden vielmehr von jeweils spezifischen Problematisierungen konturiert oder überlagert, die parallel die Lebensführung der Informantinnen bestimmen. So berichtet eine Informantin vom Selbstmord ihres Sohnes, der sich nur wenige Monate nach Bekanntgabe ihrer HIV-Infektion ereignet. Eine andere Interviewpartnerin erzählt von einer gerade abgeschlossenen Interferontherapie, die ihre Lebensführung des letzten Jahres entscheidend beinflusste. Diese Ereignisse – wie auch andere Problematiken von denen die Informantinnen berichten – werden nachfolgend nur dargestellt, insoweit sie die Regierung der HIV-Infektion strukturieren.

2.2 Der methodische Rahmen

eingeholt und auf ihr implizites Wissen – d. h. auf die ihnen zugrunde liegende Wahrnehmung, Bewertung und Lösung verhandelter Problematiken sowie dabei zur Geltung gelangender Subjektkonzeptionen und Regierungsweisen – befragt. Damit wurde die Ebene der Fremdführung in den Blick genommen und die Untersuchung für die Analyse der Machtverhältnisse geöffnet.

Im Verlauf der Datenanalyse wurde deutlich, dass sich die drei zentralen Problematisierungen nicht ausschließlich über das Instrumentarium Foucaults fassen lassen. Es zeigte sich, dass die medizinische und gesellschaftliche Regierung der HIV-Infektion wie auch (biographische) Transformationsprozesse entscheidend durch die Materialisierung des Körpers strukturiert werden, die nicht als bloße Effekte diskursiver Praktiken und Machtverhältnisse gefasst werden können. Um den Körper jenseits eines solchen Verständnisses fassen zu können, habe ich auf das Konzept des situierten Wissens von Donna Haraway (1995) zurückgegriffen. Im Gegensatz zu Foucault verdeutlicht sie in diesem Kontext den Körper nicht als bloßen Effekt von Bezeichnungspraktiken, sondern versteht ihn als einen „materiell-semiotischen Erzeugungsknoten" (Haraway 1995: 96). Der Körper ist aus dieser Perspektive „mehr als ein leeres Blatt – Ressource, Ding oder Objekt – für soziale Einschreibungen" und steht jenseits einer Tradition, die dem Wissensobjekt jeglichen Status als Agent abspricht (Haraway 1995: 92). Den Körper – oder das Wissensobjekt – konzipiert Haraway (1995: 93; 96; 109) vielmehr „als Akteur und Agent", ohne jedoch seine unmittelbare Präsenz zu unterstellen und ihn damit „als eine dem Diskurs vorgängige Realität" vorauszusetzen, wie Hammer & Stieß (1995: 13) akzentuieren. Eine solche Konzeptionalisierung des Körpers ermöglicht es, körperliche Symptome und Erkrankungen, Nebenwirkungen und Schmerzen, von denen die Informantinnen erzählen, als aktive Materialisierungsweisen der HIV-Infektion zu fassen, die als Ausgangspunkte für Konstituierungs-, Positionierungs- und Handlungsweisen fungieren, statt sie als bloße Effekte diskursiver Praktiken zu fassen[129].

Abschließend soll kurz auf weitere Methoden eingegangen werden, die im Rahmen der Untersuchung zur Anwendung gelangten: das Experteninterview und das Verfahren der teilnehmenden Beobachtung einerseits wie das Verfahren der „kommunikativen Validierung"(Steinke 2004: 320) andererseits. Diese Methoden dienten mir in zweifacher Hinsicht zur Triangulation der Perspektiven. Ich nutzte diese als Strategien der Perspektivenerweiterung wie auch als Verfahren der Ergebnisvalidierung (Flick 1995, 2002, 2004).

---

[129] Auf diesen Aspekt wird nochmals in Kapitel 7 eingegangen.

2.2.5 Triangulation der Perspektiven

Im Rahmen der Datenerhebung führte ich drei Interviews mit ExpertInnen, um eine Perspektivenerweiterung zu ermöglichen. Ausgangspunkt für die „Triangulation der Perspektive"[130] (Flick 1995: 67; 249 f.; Flick 2004b: 310; 313) bildeten jeweils spezifische Problematiken, auf die ich bei der Interviewdurchführung, der Analyse und/oder der Suche nach Interviewpartnerinnen stieß. So wurde mir im Verlauf meiner Suche nach potenziellen Interviewpartnerinnen schnell deutlich, wie schwierig sich die Suche prinzipiell gestalten würde.

In diesem Zusammenhang zeigte sich, dass auch die AIDS-Hilfe nicht unbedingt als Ort fungiert, an dem es zu einer Vernetzung von oder zwischen Frauen kommt. Parallel wurde ich im Rahmen meines ersten Interviews darauf aufmerksam, dass die in der Regel schwulendominierten AIDS-Hilfen gerade auch zu einem Ort werden können, innerhalb dessen es zu der Ausgrenzung bzw. Mobbing von Frauen kommt. Vor diesem Hintergrund kam es zu zwei Expertinneninterviews. Ein Interview führte ich mit einer Mitarbeiterin der AIDS-Hilfe, die u. a. für den Bereich Frauen zuständig ist, das andere mit einer Frau, die sich im kirchlichen Kontext derselben Aufgabe widmet. Beide bat ich, mir über ihre Arbeit zu erzählen (Schwerpunkte, Schwierigkeiten etc.), und befragte sie nach Problematiken, die sich aus ihrer Wahrnehmung einerseits für Frauen im Zusammenhang der HIV-Infektion und andererseits in den ihnen bekannten Kontexten – sprich AIDS-Hilfe bzw. Kirche – ergeben.

Das Interview mit der Mitarbeiterin der AIDS-Hilfe erfolgte anhand eines Leitfadens und wurde auf Kassettenrekorder aufgenommen. Das Interview mit der kirchlichen Mitarbeiterin verlief in Form eines informellen Gesprächs und wurde anhand von Memos festgehalten. Beide Interviews wurden letztlich nur am Rande in die Auswertung einbezogen.

Das dritte Experteninterview führte ich mit einem Arzt – Herrn Ulrich Mautsch – den ich speziell nach medizinischen Vorgehensweisen befragte, die mir anhand der Darstellungen der Interviewpartnerinnen nicht verständlich wurden. Erst durch diese Informationen und Explikationen wurde es mir beispielsweise möglich, das medizinische Handeln gegenüber einer Informantin als eine verdeckte strategische Praxis zu erschließen (vgl. Kapitel 4.3.1).

---

[130] Die Kombination verschiedener Methoden wird auch als „between-Method-Triangulation" bezeichnet und damit einerseits von der „within-Method-Triangulation" differenziert, bei der innerhalb einer Erhebungssituation mithilfe unterschiedlicher Verfahren ein Gegenstandsbereich untersucht wird, und andererseits von Triangulationsverfahren unterschieden, bei denen entweder seitens verschiedener Beobachter (Investigator-Triangulation), verschiedener Theorien (Theorien-Triangulation) oder methodischer Vielfalt (methodologische Triangulation) eine Annäherung an den Gegenstand erfolgt (Flick 2002: 250; 2004b: 310 ff.).

2.2 Der methodische Rahmen

Neben den Experteninterviews nutzte ich auch die Teilnahme an verschiedenen Konferenzen und Netzwerkversammlungen im Kontext der Selbsthilfe („Positive Begegnungen" 2001 in Berlin; „Netzwerktreffen Frauen und HIV/AIDS" 2000) als Möglichkeit einer Perspektiverweiterung. In diesem Zusammenhang wurde ich beispielsweise darauf aufmerksam, dass innerhalb der Community das Thema der Transmission weitgehend einem Kommunikationsverbot unterliegt – ein Umstand, der sich mir über die Führung von Interviews nicht erschlossen hätte. Dass dieser Umstand, der sich vor dem Hintergrund des gesellschaftlichen Umgangs mit der Transmission als eine strategische Widerstandspraxis verdeutlicht, nicht in jedem Fall den Betroffenen zum Vorteil gereicht, wurde deutlich als ich die Gelegenheit hatte, über diese Beobachtung mit den TeilnehmerInnen eines Selbsthilfenetzwerkes zu diskutieren. Die Teilnahme an Konferenzen und Netzwerktreffen ermöglichte es mir generell, einen weitgehenden Einblick über relevante Problematiken zu erhalten und TeilnehmerInnen spezifisch nach ihrer Perspektive und ihren Regierungsweisen zu befragen. In diesem Zusammenhang kam es spontan zu einem längeren Interview, das in Form von Memos festgehalten wurde.

Im April 2005 hatte ich auch die Gelegenheit, im Rahmen eines Selbsthilfenetzwerkes Ergebnisse meiner Datenanalyse – insbesondere die Umgangsweisen mit der Diagnose – vorzustellen und darüber mit den TeilnehmerInnen zu diskutieren. Diese Präsentation diente mir als Möglichkeit, die Gültigkeit meiner Ergebnisse zu überprüfen, was Steinke (2004: 320) als „kommunikative Validierung" bezeichnet.

Bevor nachfolgend die empirischen Ergebnisse der Arbeit vorgestellt werden, gilt es die Ebene der Fremdführung in den Blick zu nehmen und damit den übergeordneten Rahmen für die Analyse der Mikropraktiken zu legen.

Anhand der Rationalitäten von Liberalismus, Vorsorgestaat und Neoliberalismus wird die politische Führung der Bevölkerung in den Blick genommen. Dabei gilt es nicht ein umfassendes Bild dieser politischen Rationalitäten zu zeichnen, sondern vielmehr zu zeigen, in welcher Form der Schutz und die Sicherheit der Bevölkerung konstruiert werden.

Dargelegt werden die Sicherheitssysteme, Regierungstechniken und Regulationsprinzipien, mittels derer die „soziale Sicherung"[131] (Gottweis et al. 2004: 41) der Bevölkerung konzipiert und damit gleichsam der Schutz vor Krankheiten und ihren ökonomischen Folgen entworfen wird.

---

[131] Unter dem Begriff der „sozialen Sicherung" werden „Systeme zur Absicherung existentieller Risiken mit dem Ziel, daraus entstehende wirtschaftliche Risiken zu vermindern oder zu minimieren", verstanden (Gottweis et al. 2004: 41). Als „existentielle Risiken" gelten: Alter, Krankheit, Unfall, Invalidität und Arbeitslosigkeit (Gottweis et. al. 2004: 41).

Erst vor dem Hintergrund dieser Darstellung lassen sich die medizinischen, gesellschaftlichen und biographischen Regierungsweisen, die im Kontext der Regierung der HIV-Infektion wirksam werden als Korrelate und Gegenüber politischer Rationalitäten fassen und damit als Praktiken verstehen, die ihre Form und Wirkungskraft durch jeweils spezifische politische Rationalitäten generieren.

3 Die Rationalitäten der Biopolitik

Im 18. Jahrhundert treten zum ersten Mal die „Phänomene des Lebens" und mit ihnen Gesundheit und Krankheit „in die Ordnung des Wissens und der Macht" (Foucault 1983: 169).

Es vollzieht sich der „Eintritt des Lebens in die Geschichte", mit dem „die Tatsachen des Lebens" nicht mehr „von Zeit zu Zeit im Zufall und der Schicksalhaftigkeit des Todes ans Licht kommen", wie sie es über Jahrtausende in den dramatischen Formen des Hungers und der Seuchen getan hatten, wie Foucault (1983: 169) festhält. Vielmehr ziehen diese jetzt in reflektierter Weise in das Feld der Politik ein und werden zu „Angelegenheiten des Staates", konstituiert (Foucault 1983: 169 f.).

Foucault (2004b: 27) zeigt, wie sich im Kontext dieser Machtform, die er als Biomacht bezeichnet, Sicherheitstechniken ausbilden, die sich auf die „Gesamtheit einer Bevölkerung"[132] (2004b: 27) richten, um das Leben zu optimieren, indem sie die „Zufallsmomente, die einer Bevölkerung von Lebewesen inhärent ist" (1976b: 290), zu einem Gleichgewicht führen.

Im Rahmen der „Geschichte der Gouvernementalität" (1978: 64) weist er nach, wie diese Sicherheitstechniken ihre spezifische Formierung über die Rationalitäten der Politik erhalten. Vor diesem Hintergrund lassen sich unterschiedliche Formen der Regierung von Krankheit und Gesundheit ausmachen.

Bereits im 17. Jahrhundert entsteht mit der „medizinischen Polizey" das erste staatliche Programm, das sich der Gesundheit der Bevölkerung annimmt (Foucault 1993b; (D&E) 1981: 188 ff.; 198; 2004: 91-120[133]). Das Wohlergehen und die Gesundheit der Bevölkerung werden ab dem Zeitpunkt zum Ziel staatlicher Interventionen, wie diese als Ressourcen wahrgenommen werden, die zu der Stärke des Staates beitragen (Gottweis et al. 2004: 46 ff.; Foucault 1983: 164 ff.[134]). Damit beginnt die Verwaltung und Planung von Gesundheit und Krankheit, die im 19. Jahrhundert zur Ausgestaltung der Gesundheitspolitik als Teilbereich der Sozialpolitik führt (Gottweis et al. 2000: 43; Foucault 1993b: 179). Welche Transformationen die Regierung von Krankheiten seit jenem Zeit-

---

[132] Zu den Änderungen, die das Phänomen der Bevölkerung auf der Ebene der Macht und auf der Ebene der Wissensformen auslöst, vgl. Foucault 2004: 101-120.
[133] Vgl. auch: Gottweis et al. 2004: 48 ff.
[134] Vgl. auch: Imhof 1980: 9; 15.

punkt durchlaufen hat, gilt es nur anhand der liberalen, wohlfahrtsstaatlichen und neoliberalen Gouvernementalität zu skizzieren.

3.1 Die liberale Gouvernementalität

Mit der Einführung der politischen Ökonomie um 1750 kommt es zu der Ausbildung einer neuen gouvernementalen Rationalität: dem Liberalismus (Foucault 2004b: 29; 108 ff.).

Die politische Ökonomie[135] führt ein neues Bewertungsprinzip ein, indem sie den Blick von der (Il-) Legitimität der Regierungspraktiken auf die Wirkungen der Regierungspraktiken richtet (2004b: 30-34[136]). Dadurch werden „Phänomene, Prozesse und Regelmäßigkeiten" entdeckt, die sich aus nachvollziehbaren Mechanismen ergeben und Einfluss auf die Regierungspraxis nehmen (2004b: 33). Diese „Natur, die den Gegenständen des Regierungshandeln eigen ist", wird als „andere Seite" und „ständiges Korrelat" des Regierungshandeln wahrgenommen, die die Regierung bei ihrem Handeln und Tun zu berücksichtigen hat, wenn sie erfolgreich sein will und die sie stört, wenn sie nicht ausreichendes Wissen über diese hat (2004b: 32 ff.).

Vor diesem Hintergrund wird die Selbstbegrenzung des Regierungshandeln, die Begrenzung der Formen und Bereiche des Regierungshandeln – das so wenig wie möglich regieren – zum leitenden Prinzip und zu einem sich bis in die Gegenwart manifestierenden Grundproblem des Liberalismus (2004b: 43; 49 ff.). Das totalitäre und disziplinierende Eingreifen der medizinischen Polizei in die Aktivitäten der Menschen erscheint damit nicht länger als probates Mittel, die Stärke des Staates zu sichern ((D&E) 1981: 191; 2004b: 30 f.). Diese Regierungstechnik wird von dem Prinzip des „Laissez-faire" abgelöst, das auf die Selbstbegrenzung der Regierungspraktiken zielt (2004b: 40).

Die Idee einer „genügsamen Regierung" entfaltet sich dabei nicht über eine theoretische Reflexion, wie Foucault (2004b: 52 ff.; 57) festhält, sondern über den Markt, der zum Ort der Veridiktion wird.

---

[135] Der Begriff der politischen Ökonomie bezieht sich zu diesem Zeitpunkt sowohl auf eine Analysemethode zur Produktion und zum Umlauf der Güter wie generell auf jede Regierungsmethode zur Sicherung des Wohlstands einer Nation (2004b: 64). Darüber hinaus bezieht sich der Begriff der politischen Ökonomie, wie Foucault (2004b: 30) im Rekurs auf Rousseau anmerkt, auf eine allgemeine Reflexion, die sich mit der Organisation, Verteilung und Begrenzung der Macht in einer Gesellschaft befasst (2004b: 30).

[136] Auch im Folgenden gilt: Quellenangaben ohne Autorennamen beziehen sich immer auf Foucault.

3.1 Die liberale Gouvernementalität

Indem man dem Markt seinen freien Lauf überlässt, wird die Bildung eines „natürlichen" oder „wahren Preises" möglich, der „ein bestimmtes angemessenes Verhältnis zwischen Produktionskosten und Höhe der Nachfrage ausdrückt" (2004b: 53 f.) Dadurch wird es rückwirkend möglich, „die Regierungspraxis zu falsifizieren und zu verifizieren" und damit ihre (Un-)Angemessenheit festzustellen (2004b: 55). Durch diese Praxis wird der Markt zum Ort der Wahrheit konstituiert und gleichsam die Begrenzung der Regierungspraktiken legitimiert.

Während aufseiten des Marktes das Tauschprinzip zu einer Begrenzung der Regierungspraktiken führt, wird das Ausmaß der Eingriffe der öffentlichen Gewalt dem Kalkül der Nützlichkeit[137] unterstellt (2004b: 63 ff.; 72; 94)[138].

Das Interesse kennzeichnet Foucault (2004b: 73) als übergeordnete Kategorie, die beide Prinzipien abdeckt, „denn das Interesse ist das Prinzip des Tausches und das Kriterium der Nützlichkeit". Das Interesse markiert Foucault (2004b: 73) auch als neues Funktionsprinzip der liberalen Regierung, die im Gegensatz zur Staatsraison nicht mehr danach trachtet, ihre eigenen Interessen umzusetzen, sondern ein komplexes „Spiel zwischen individuellen und kollektiven Interessen", sozialem Nutzen und ökonomischem Profit, Gleichgewicht des Marktes und Herrschaft der öffentlichen Gewalt gehorchen muss.

In Differenz zur Staatsraison muss die liberale Gouvernementalität die individuellen Interessen beachten, weil sie die Freiheit der Individuen als Voraussetzung eines funktionierenden Marktes konzipiert. Unter dieser Prämisse wird die Freiheit zur Grundlage und Bedingung der liberalen Gouvernementalität (2004b: 95 ff.; Lemke 1997: 185). Das Recht fungiert dabei als Mittel, die Freiheit zu ermöglichen (Lemke 1997: 185). Entsprechend stellt die liberale Gouvernementalität das Individuum und die individuellen Rechte, durch die die „Garantie der Freiheit" (Lemke 1997: 184) gewährleistet werden soll, ins Zentrum ihrer Reflexion[139].

---

[137] In Frankreich und England entwickeln sich zwei unterschiedliche Systeme, um auf die Frage und das Problem zu antworten, wie der Ausübung der öffentlichen Gewalt juridische Grenzen gesetzt werden können – was unerlässlich wird, als die Region des Marktes als Ort bestimmt wird, an dem das Nichteingreifen der Regierung gelten soll (2004b: 64). Während der französische Weg die Begrenzung der öffentlichen Gewalt von den Menschenrechten aus formuliert, ging der englische Weg der Begrenzungsfrage über eine Analyse der Regierungspraktiken unter dem Kriterium ihrer Nützlichkeit nach, das in Europa schließlich zur Durchsetzung gelangte (2004: 63-70).
[138] So grundlegend Foucault (2004b: 57) die Einführung des Markts als Prinzip der Veridiktion für die Geschichte der westlichen Gouvernementalität hält, so konstitutiv bewertet er das Prinzip der Nützlichkeit für die Geschichte der öffentlichen Macht im Abendland, die ab 19. Jahrhundert dazu führt, dass man „in ein Zeitalter eintritt, wo das Problem der Nützlichkeit immer mehr alle traditionellen Probleme des Rechts abdeckt" (2004b: 72).
[139] Als Voraussetzung der Freiheit der Subjekte erscheint zum einen die Kodifizierung des Rechts, die bereits im Absolutismus beginnt (Kühn 1981: 20 ff.). Nach Kühn verlangt eine rationale Wirtschaft danach, dass berechenbar judiziert und verwaltet werde (Kühn 1981: 11). Demnach ist ein

Damit wird ein neues Schema der Beziehung zwischen Regierung und Regierten eingeführt, dessen Charakteristikum die Freiheit der Individuen darstellt. Diese Voraussetzung wird aber auch zur grundlegenden Problematik des Liberalismus. Denn die liberale Regierungspraxis kann sich nicht damit begnügen, verschiedene Freiheiten zu garantieren, sondern „ist verpflichtet, Freiheiten zu schaffen", d. h. sie zu produzieren und zu organisieren, um einen funktionierenden Markt zu gewährleisten (2004b: 97 f.). Indem sie die Einrichtung und Organisation der Bedingungen schafft, unter denen die Individuen frei sein können, bedroht sie aber gleichzeitig die Freiheit: „Mit einer Hand muss die Freiheit hergestellt werden, aber dieselbe Handlung impliziert, dass man mit der anderen Einschränkungen, Kontrollen, Zwänge, auf Drohungen gestützte Verpflichtungen usw. einführt" (2004b: 98).

Um dieses ständige Verhältnis der Herstellung und Zerstörung von Freiheit zu lösen, implementiert die liberale Regierungskunst Sicherheitsstrategien, die Foucault als Kehrseite und „Kostenrechnung" der Freiheitsproduktion markiert (2004b: 99). Zu ihrer Aufgabe wird es, die individuellen Interessen gegenüber den kollektiven und die kollektiven Interessen gegenüber den individuellen zu schützen, indem sie „genau bestimmen, in welchem Maß und bis zu welchem Punkt" das individuelle Interesse keine Gefahr für die Interesse aller und die Interessen aller keine Gefahr für die Interessen der Individuen darstellen (2004b: 99 f.).

Unter die Kategorie der Gefahr subsumiert der Liberalismus dabei alles, was die Freiheit bedroht. Unter dieser Prämisse werden auch die Fälle des „persönlichen Unglücks" zu potenziellen Gefahren: Persönliches Unglück, alles was jemandem in seinem Leben zustoßen kann, ob es sich nun um Krankheit oder um das handelt, was auf jeden Fall eintritt, nämlich das Alter, darf weder eine Gefahr für die Individuen noch für die Gesellschaft darstellen" (2004b: 100). Nur unter der Voraussetzung, dass die Freiheit des Anderen eingeschränkt wird, greift die liberale Gouvernementalität „in den natürlichen Verlauf der gesellschaftlichen Beziehungen" ein (Lemke 1997: 200)[140].

Weil die Freiheit die unerlässliche Voraussetzung des Liberalismus darstellt, können die Sicherheitsstrategien jedoch nicht mittels Zwang oder Unter-

---

nachvollziehbares, systematisiertes und für alle gültiges Rechtssystem erforderlich. Dieses ergibt sich erst, wenn rechtliche Regeln schriftlich niedergelegt, begrifflich systematisiert und zudem auf alle gleich angewandt werden (Kühn 1981: 11). Mit der Einführung der individuellen Grundrechte im Liberalismus wird dann die Lösung von feudalen Bindungen (Frondienste, Leibeigenschaft) und Schranken (Zunft- und Gewerbeschranken in den Städten) und damit die Verfolgen „individueller Interessen" möglich (Kühn 1981: 20).

[140] „Wenn die Freiheit das universelle Prinzip kennzeichnet, das die Natürlichkeit der Gesellschaft auszeichnet, so ist eine Freiheit dann ungerecht, wenn sie andere Freiheiten einschränkt" (Lemke 1997: 200).

3.1 Die liberale Gouvernementalität

werfung agieren (Lemke 1997: 185). In Divergenz zu den Techniken der Souveränität und der Disziplin zielen die Sicherheitstechniken weder auf ein Gehorsamsverhältnis noch auf Verbote, sondern wenden sich an die Bevölkerung als Ganze und schließen sich an die „natürlichen Vorgänge" an, die sie in akzeptable Schranken weisen wollen (2004: 101-115). Die Bevölkerung erscheint jetzt nicht länger als eine Menge von Rechtssubjekten, sondern als eine Gesamtheit, die man in ihrer Natürlichkeit[141] und ausgehend von dieser Natürlichkeit verwalten muss (2004b: 110 f.)

Am Beispiel des historischen Umgangs mit Epidemien und Seuchen zeigt Foucault (2004a: 24 f.; 76-97), in welcher Form der Eingriff der Sicherheitstechniken erfolgt. Ihre Charakteristiken akzentuiert er, indem er sie den Techniken der Souvernitäts- und Disziplinarmacht gegenüberstellt. Lemke (1997: 188) fasst zusammen: Während die Souveränitätsmacht im Mittelalter die Leprakranken aus den Städten ausschloss und über die binäre Teilung leprös/nicht leprös operierte, wählte die Disziplinarmacht im Hinblick auf die Pestepidemien vom 16. bis zum 18. Jahrhundert eine andere Handlungsform: Sie schließt die Kranken nicht aus, sondern viertelt die Städte und versucht, die Seuche durch politische Verbote und Regeln ‚einzudämmen'. Wieder anders behandelt die Sicherheitstechnologie die Pocken im 18. Jahrhundert: Sie begegnet der Krankheit über ein konkretes Wissen um Zahl und Herde der Ansteckungen, das Alter der Infizierten, die Sterblichkeitszahl etc.".

Die Sicherheitstechniken reagieren mit einem konkreten Wissen auf die Pocken, die sie als eine empirische Tatsache und Verteilung statistischer Fälle auffassen (Foucault 2004 a: 76 - 97; Lemke 1997: 189). Ausgehend von dieser empirischen Realität versuchen sie, über die neu entwickelte Praxis der Impfung eine Normalisierung[142] der Morbiditäts- und Mortalitätsrate in Gang zu setzen. Die Ziel der Sicherheitstechniken sei es nicht so sehr, die Pocken zu verhindern, als vielmehr über Überwachungs-, Berechnungs- und präventive Behandlungstechniken zu versuchen, „die ungünstigste, am stärksten abweichende Normalität zurechtzustutzen und sie auf eine normale Verteilung von Fällen herunterzudrücken", um eine Anpassung an den Durchschnitt zu erzielen (2004a: 93-96).

---

[141] Die Natürlichkeit, die man in der Bevölkerung aufscheinen sieht, verdeutlicht Foucault als Resultat dreier Phänomene. Die Bevölkerung ist eine Begebenheit, deren Natürlichkeit zum einen aus einer ganzen Serie von Variablen resultiert, zweitens aus ihren Begierden resultiert, die ihr Handeln anleiten, und sich drittens anhand der Konstanz der Phänomene – wie beispielsweise der Sterblichkeit – zeigt (2004: 108-114). Auf Grundlage dieser Wahrnehmung erscheint die Bevölkerung der Regierung jedoch auch nicht mehr ganz transparent, sodass sie über entferntere Faktoren versucht, auf diese einzuwirken, wie Foucault (2004: 110 f.) herausstellt.

[142] Auf die Strategie der Normalisierung wird im Rahmen der empirischen Ergebnisse genauer eingegangen.

Deutlich wird, wie grundlegend sich mit der Implementation von Sicherheitsstrategien die Form gewandelt hat, in der der Schutz der Bevölkerung vor Krankheiten und Seuchen verfolgt wird. Foucault betont in diesem Zusammenhang, dass Gesetz, Disziplin und Sicherheit keine sich ablösende Aufeinanderfolge darstellen, sondern die Sicherheit „vielmehr eine bestimmte Art und Weise [darstellt], zusätzlich zu den eigentlichen Sicherheitsmechanismen die alten Stützen von Gesetz und Disziplin zu ergänzen, in Gang zu bringen" (2004a: 26). Gesetz, Disziplin und Sicherheit erscheinen als „eine Serie komplexer Gefüge", die sich durch Verschiebung ihrer Korrelationen auszeichnen (2004a: 22 f.).

Die Differenzen zwischen den Sicherungssystemen des Mittelalters und denen des Liberalismus hat auch Castel (2005) herausgestellt und dabei ähnlich wie Foucault (2004b) auf die unterschiedliche Form verwiesen, in der Bedrohung erfahren und Schutz konzipiert wird.

Die mittelalterliche Gesellschaft erfährt Bedrohungen – durch Epidemien, Hungersnöte und Kriege – vor allem von außen, während sie ihre Mitglieder nach innen durch engmaschige Netze vor den wirtschaftlichen Folgen absichert (Castel 2005: 13 f.). Mit dem Liberalismus wandelt sich die Form, in der Gefahren konstituiert und Schutz konzipiert wird.

Während im System der Souveränität der Souverän seine Untertanen vor äußeren und inneren Feinden beschützte, wird mit der Etablierung von Sicherheitsstrategien der Schutz vor Gefahren von außen ins Innere der Gesellschaft verlagert, wo „in jedem Augenblick" über die Freiheit und Sicherheit der Individuen per Schiedsspruch entschieden wird (Foucault 2004b: 100 f.). Es entwickelt sich eine „Invasion der alltäglichen Gefahren", die im 19. Jahrhundert ihren Platz in einer allgemeinen „Kultur der Gefahren" finden wird (Foucault 2004b: 101).

Aber nicht nur durch die Verlagerung nach innen unterscheidet sich das Sicherungssystem des Liberalismus von dem des Mittelalters. Mit der Auflösung der mittelalterlichen Gemeinschaften überträgt die liberale Gouvernementalität die Funktion, die vormals den „Maschen" der Gemeinschaft zukamen, dem Eigentum (Castel 2005: 19 f.; 25 ff.). Das Eigentum fungiert in der neuen bürgerlichen „Gesellschaft der Individuen" als Garant und Absicherung gegenüber den „Wechselfällen des Lebens" und ihren Folgen (Castel 2005: 19 f.). Über den Einsatz eigener Ressourcen soll die wirtschaftliche Absicherung vor den Folgen „sozialer Risiken" – d. h. vor Krankheit, Unfällen, Alter, Arbeitsunfähigkeit oder Arbeitsverlust – erfolgen, d. h., Eigentum[143] wird zur Voraussetzung, um Verelendung zu entgehen (Castel 2005: 24 ff.).

---

[143] Der Begriff des Eigentums bezieht sich dabei nicht nur auf den Besitz, dessen Sicherung und Schutz der Staat künftig überwacht, sondern gleichsam auf die Person, die durch die Implementation der allgemeinen Menschen- und Bürgerrechte erst Eigentümer ihrer selbst werden (Castel 2005: 19

3.1 Die liberale Gouvernementalität

Mit diesem Modell gelingt es jedoch nicht, die Armut zu beseitigen. In den 1820er-Jahren kommt es unter den Bedingungen der fortschreitenden Industrialisierung zu einer Verelendung der Arbeiterschaft, die unter dem Begriff des Pauperismus subsumiert wird (Castel 2005: 37; Ewald 1993: 112 ff.). Die Armut, die es, wie Lemke (1997: 198) im Rekurs auf Procacci (1987; 1993; 1994) festhält, immer gegeben hat, wird angesichts bestehender Rechtsgleichheit und faktischer Ungleichheit im Liberalismus zu einem Problem. Vor dem Hintergrund einer Gesellschaft der Gleichen wird die Untersuchung der Gründe und Folgen der Ungleichheit ins Zentrum der liberalen Reflexion gestellt (Ewald 1993: 89; Lemke 1997: 199).

Soziale Ungleichheit wird in diesem Zusammenhang einerseits als ein „natürlicher, unvermeidlicher und irreduzibler" Bestandteil der Schöpfungsordnung wahrgenommen, die eine Ordnung der Varietät und Diversität darstellt und ein Bestandteil der Vorsehung ist (Ewald 1993: 89). Andererseits wird sie als Ergebnis der „Verdienste und Verfehlungen" (Ewald 1993: 89) der Individuen wahrgenommen, die allein aus dem „individuell anderen Gebrauch der Freiheit" (Lemke 1997: 200) resultiert. Grundlage und Ausgangspunkt dieser Wahrnehmung ist die liberale Vorstellung einer natürlichen und gerechten Welt, die durch „die Koexistenz der Freiheit" charakterisiert ist ((Ewald 1993: 68 ff.; Lemke 1997: 200 f.)).

Das Recht fungiert im Liberalismus nicht als Mittel, soziale Ungleichheit zu regulieren. Mit der Einführung des Marktes als Ort der Veridiktion, der die Selbstbegrenzung der Regierungspraktiken einleitete, sieht die liberale Regierungskunst einen korrektiven Eingriff nur vor, wenn die Existenz der Freiheit gefährdet ist. Die einzige rechtliche Verpflichtung, die der Liberalismus anerkenne, sei es, den anderen keinen Schaden zu zufügen; d. h., „dass niemand die Lasten seiner Existenz, die Schicksalsschläge und Unglücksfälle, die ihm widerfahren, auf jemand anderen abwälzen kann, außer in dem Fall, dass sie von jemandem verursacht wurden, der die oberste Regel der Koexistenz der Freiheiten, nämlich niemandem Schaden zuzufügen, verletzt hat[144]" (Ewald 1993: 68; 79).

---

ff.; 37 f.). Von Bürgerrechten ausgeschlossen sind dabei Frauen wie auch die unteren Stände, die nicht über (ausreichend) Besitz verfügen.
1789 verkündete die Französische Nationalversammlung die allgemeinen Menschen- und Bürgerrechte. 1791 fordert Olympe de Gouges diese öffentlich auch für Frauen ein. Im Gegensatz zu den Menschenrechten, die auch als Grundrechte bezeichnet werden und das Recht auf Freiheit, Sicherheit und Eigentum umfassen, beinhalten die Bürgerrechte auch das Recht auf Wahl, was aber zu jenem Zeitpunkt an die Kategorie des Geschlechts (sex) wie auch an das Vorhandensein finanziellen oder territorialen Besitzes gebunden wird und somit Frauen wie auch Besitzlose vom Wahlrecht ausschließt.
1870 durften Frauen erstmalig in Virginia (USA) wählen, ein Recht, das ihnen in Deutschland erst 1918 zugestanden wird.
[144] Im Original kursiv gesetzt.

Das Recht hat im Liberalismus einen negativen Charakter, wie Lemke (1997: 200) im Rekurs auf Ewald (1993: 85) festhält, „es repariert, aber es korrigiert nicht". So kann das liberale Recht den Einzelnen zwingen, das jemand anders angetane Unrecht wieder gutzumachen, nicht jedoch ihm Gutes zu tun; somit kann es auch kein Anrecht auf soziale Absicherung begründen (Ewald 1993: 463).

Das bedeute nicht, wie Ewald (1993: 66) betont, dass der Liberalismus keine sozialen Verpflichtungen kennt. Er präsentiert die liberale Welt als eine Ordnung, die zwei Ebenen sozialer Verpflichtungen kennt, eine rechtliche und eine moralische (Ewald 1993: 65). Entgegen der gängigen Auffassung verdeutlicht er den Liberalismus dabei nicht als ein System, das die Mildtätigkeit, Wohltätigkeit und freiwillige Fürsorge als Korrektiv einer „Ordnung der Konkurrenz" einführt, um dessen Schroffheit zu milden und seinen Fortbestand zu sichern (Ewald 1993: 63 ff.). Vielmehr betont er, dass diese sozialen Verpflichtungen zur Grundlage und Basis der liberalen Ordnung gehören, auch wenn sie nicht juristisch sanktionierbar seien (1993: 65).

Er präsentiert die liberale Ordnung so als ein System, das sich durch zwei Säulen sozialer Verpflichtungen ausweist – eine moralische und eine rechtliche – und betont, dass sich die liberale Position von vorangehenden und nachfolgenden nicht durch den Inhalt der gesellschaftlichen Verpflichtungen, sondern vielmehr durch die Grenzziehung unterscheidet, die sie zwischen Moral und Recht bzw. Rechten und Pflichten etabliert (Ewald 1993: 66 ff.).

Der negative Charakter des liberalen Rechts begründet nicht nur das fehlende Recht auf soziale Absicherung, sondern führt gleichzeitig das Prinzip der Selbstverantwortung ein. Wenn man die Lasten der eigenen Existenz nur im Fall der schuldhaften Verursachung durch andere von sich abwälzen kann, bedeute dies letztlich: „jeder ist für sein Los, für sein Leben, für sein Schicksal selbst verantwortlich, muss es sein und wird dafür auch verantwortlich gehalten" (Ewald 1993: 79).

Das Prinzip der Selbstverantwortung rekurriert dabei weniger auf die Qualität der menschlichen Natur, sondern etabliert sich über „eine bestimmte Art und Weise, die Freiheit als dasjenige zu definieren, was es verbietet, die Last der uns widerfahrenen Schicksalsschläge auf jemand anderen abzuwälzen" (Ewald 1993: 80). Erfolge und Misserfolge hängen nach dieser Perspektive, „auch wenn sie von den Verhältnissen, von anderen oder von schwierigen Umständen verursacht wurden, nur von mir ab: ich bin es, der dieses oder jenes Element nicht berücksichtigt, der durch Unwissenheit gesündigt, der die Naturgesetze nicht begriffen hat oder sich ihrer nicht zu bedienen wußte. Auf jeden Fall gilt immer und ausnahmslos: es ist mein Verschulden. Alles was mir widerfährt,, wird einzig und endgültig mir selbst zugewiesen", eine Position, die ihre paradigmatische Form

3.1 Die liberale Gouvernementalität

in der Umkehrung einer altbekannten Redewendung finde: Aus der Formel „irren ist menschlich" werde: „jeder Irrtum ist ein Verschulden" (Ewald 1993: 80).

Diese Position kennzeichnet Ewald (1993: 80 f.) als charakteristisch für die liberale Rationalität, die jede Aktivität und jedes Verhalten einer moralischen Beurteilung unterzieht. Dabei führt die liberale Perspektive nicht nur jedes „Übel" auf eine Demoralisierung der Individuen zurück, sondern konzipiert die Moral auch als einziges Heilmittel gegen die sozialen Übel: Nur eine noch intensivere Moralisierung kann diesen Einhalt gebieten (Ewald 1993: 81). Eine Position, die ab Mitte des 19. Jahrhunderts mit einer immer weiter um sich greifenden Verelendung der Massen eine grundlegende Wendung erfahren wird.

Das Prinzip der Verantwortung weist Ewald (1993: 81 ff.) als das große soziale Regulationsprinzip des Liberalismus aus, das seine Geltung auf drei Ebenen entfaltet. Zum einen fungiert es als Motor „unbeschränkter individueller und kollektiver Entwicklung und Vervollkommnung", dessen hervorragender Charakterzug darin liege, dass er „keinerlei externen Zwang in Anspruch nehmen muss" (1993: 81). Weil ich Leid und Mißerfolg keinem anderen außer mir selbst zuschreiben kann, können diese als Prinzip der Verbesserung agieren und damit Übel in Gutes wandeln.

Zum anderen ermöglicht das Prinzip der Verantwortlichkeit, dass die verschiedenen liberalen Sphären – die Moral mit dem Recht[145] und das Recht mit der Ökonomie[146] – harmonieren, indem ihre Leitlinien aufeinander verweisen und sich gegenseitig bekräftigen.

Schließlich liefert das Prinzip der Verantwortlichkeit die Regel für die Beurteilung der Armut. Die Armut objektiviert der Liberalismus als ein Verhaltensweise, die nur der Arme selbst beenden kann. Die Ursache der Armut liegt aus dieser Perspektive in der Person des Armen, in seiner moralischen Disposition und in seinem Willen (Ewald 1993: 82). Diese Position plausibilisiert der Liberalismus, indem er die „tausend Ursachen" – Unfall, Krankheit, Verletzungen, Kriege, Unwetter, politische Agitationen –, die den Armen der Gefahr der Arbeitslosigkeit aussetzen, als Merkmale ausweist, die nicht nur eine bestimmte Klasse, sondern als natürliche Existenzweisen alle treffen können und dadurch „die wirkliche Gleichheit, die Gleichheit aller vor dem Schicksal" bezeugen (Ewald 1993: 82 f.). Unfälle und Unsicherheiten weist der Liberalismus dabei als Gegenüber der Freiheit aus: „(S)obald der Mensch über sein Schicksal frei ver-

---

[145] Die nicht sanktionierbare rechtliche Unterstützung begründet sich aus liberaler Perspektive dadurch, dass sie den Armen nicht im Zustand der Armut halten will, sondern ihn vielmehr bekehren und wieder in den Zustand eines Rechtssubjekt führen will. Vgl. dazu ausführlich Ewald 1993: 91-100.

[146] Die Harmonie zwischen Recht und Ökonomie leitet sich über das Prinzip des „laissez-faire" ab. Bildet dieser die Basis der liberalen Ökonomie, so rechtfertigt er gleichwohl die Konzeption des liberalen Rechts.

fügt, muss er die Konsequenzen seiner Irrtümer und seines Verschuldens tragen", wie Baron de Gerando 1839 (in: Ewald 1993: 105 f.) festhält. Denn, wie er ausführt, „(s)obald der Mensch emanzipiert ist, setzt ihm sein Gebrauch der Freiheit tausend Unfällen aus".

Vor diesem Hintergrund erhebt der Liberalismus die Vorsorge zur liberalen Tugend par excellence (Ewald 1993: 83 f.) Vorsorge bedeute dabei nichts anderes als die über das eigene Schicksal ausgeübte Macht, wie Duchatel 1836 (in: Ewald 1993: 84) erklärt. Was Reiche und Arme voneinander unterscheide, sei demnach nicht ein Unterschied des Wesens, sondern ihr Vermögen, Vorsorge zu treffen und dadurch Unfälle abzuwehren (Ewald 1993: 105 f.).

Unter die Kategorie des Unfalls subsumiert der Liberalismus dabei nicht nur einen Typ unglücklicher Ereignisse, sondern allgemeine Formen des Unglücksfalls, die sich durch ein „stets unvorhergesehen und unvorhersehbar" Ereignis auszeichnen, das damit zufällig auftritt und sich niemals definitiv ausschalten lässt (Ewald 1993: 104 f.). Gleichwohl objektiviert der Liberalismus das soziale Leben nicht von Natur aus als schadensverursachend, sondern geht vielmehr von der Vorstellung aus, dass das „Zusammentreffen individueller, vom Interesse rational geleiteter Handlungen im Regelfall keinen Unfall herbeiführen, d.h. dass Unfälle, Schäden nur dann entstünden, wenn von irgend einer Seite ein schuldhaftes und damit sanktionierbares Verhalten vorliegt" (Ewald 1993: 109).

Mit der fortschreitenden Industrialisierung verliert diese Konzeptionalisierung zunehmend an Plausibilität und leitet eine Änderung des Rechte-Pflicht-Diskurses ein. Diese Transformation, die mit der Implementation eines neuen Sicherheitssystems einhergeht, steht unter dem Zeichen einer neuen politischen Rationalität: der des Wohlfahrts- bzw. Vorsorgestaats.

3.2 Die Rationalität des Vorsorgestaats

Mit der fortschreitenden Industrialisierung treten zwei Phänomene auf, die die individuelle Verantwortlichkeit als Regulationsprinzip sozialer Ungleichheit radikal infrage stellen.

Zum einen tritt ab 1830 ein neue Form der Armut auf, die sich durch ihre Ausdehnung, ihre Intensität und ihren Ursprung von den bisherigen Formen der Armut unterscheidet (Ewald 1993: 111 ff.). In entscheidender Differenz zu bisherigen Armutsformen resultiert dieser Typ der Armut – der Pauperismus – nicht

3.2 Die Rationalität des Vorsorgestaats

aus einem Arbeitsmangel, sondern aus der Arbeit selbst, und stellt damit das Verantwortungsprinzip als Mittel zur Resorption der Armut vehement in Frage (Ewald 1993: 111 ff.)

Zum anderen zeigt Ewald anhand der Problematisierung des Arbeitsunfalls, wie ein neuer Typ des Übels entsteht, der das Ungenügen des liberalen Sicherheitssystems zutage treten lässt und die Installation einer neuen Sicherheitstechnologie einleitet (Ewald 1993: 18 ff.; Lemke 1997: 197).

Ewald markiert zwei Charakteristiken des modernen Unfalls, die mit dem alten Konzept des Unfalls als ein zufälliges und individuell verschuldetes Ereignis nicht mehr kompatibel sind. Der moderne Unfall, der mit der Industrialisierung in der Form des Arbeitsunfalls auftritt, zeichnet sich durch einen regelmäßigen und konstanten Charakter aus und verwirft dadurch die Vorstellung des individuellen Verschuldens (Ewald 1993: 18 ff.; 109 f.). Es entsteht ein Typ des Übels, der bislang unbekannt war: Das soziale Übel, das aus dem normalen und regulären Zusammenspiel der Aktivitäten resultiert und die Sozialbeziehung als Ort des Geschehens ausweist (Ewald 1993: 20 f.).

In dem Maße, in dem sich herausstellt, dass die Verteilung der Übel relativ unabhängig von m gutem oder schlechtem Verhalten der Individuen gemäß sozialer Gesetzmäßigkeiten erfolgt, wird das liberale Verantwortungsprinzip als Mittel zur Regulierung des Verhaltens disqualifiziert (Ewald 1993: 110). Mit anderen Worten, das Prinzip der individuellen Verantwortlichkeit konnte nur solange seine Wirkung als Regulationsprinzip der Gesellschaft entfalten, wie Unfälle als individuell verschuldet verstanden wurden. Seit dem Zeitpunkt, von dem an Unfälle als sozial verursacht – als „Produkt des Lebens in der Gemeinschaft" (Lemke 1997: 214) – wahrgenommen werden, kann das Prinzip der individuellen Verantwortlichkeit und die sie anleitende Moral nicht länger als Mittel der Schadensvermeidung oder als Instrument zur Abwendung sozialer Ungleichheit seine Wirksamkeit plausibilisieren.

Vor diesem Hintergrund wird die Frage der Sicherheit neu verhandelt, die Ende des 19. Jahrhunderts zur Umstellung vom Verantwortungsprinzip zur Kategorie des sozialen Risikos führt und eine zunächst im privatwirtschaftlichen Rahmen entwickelte Technologie auf die gesellschaftliche Ebene übertragen wird: die Versicherungstechnologie (Ewald 1993: 24; Lemke 1997: 212).

Die Versicherungstechnologie objektiviert Unfälle nicht als individuelles Verschulden, sondern fasst sie über den Begriff des Risikos – eines „hinsichtlich der individuellen Verhaltensweisen neutralen, sozusagen ordnungsgemäßen Übels" (Ewald 1993: 21)[147] –, berechnet ihre Eintrittswahrscheinlichkeit im

---

[147] Der Risikobegriff stellt das grundlegende Element der Versicherungstechnologie dar. Im Gegensatz zum umgangssprachlichen Verständnis steht der Begriff hier nicht synonym für eine drohende Gefahr, sondern bezeichne einen bestimmten Umgang mit Ereignissen, die einer bestimmten Gruppe

Rekurs auf eine Population und leistet einen Schadensausgleich durch eine Pauschalentschädigung (Ewald 1993: 22ff.; 209-218)[148]. Seit der zweiten Hälfte des 19. Jahrhunderts wird dieses Prinzip auch auf die Phänomene Krankheit, Alter und Armut ausgeweitet, die damit zu Gegenständen versicherungstechnischer Regulierung und dem Prinzip der Solidarhaftung zugeführt werden (Schmidt-Semisch 2004: 223; Ritter 1990)[149].

Die Leistung der Versicherungstechnologie bestehe darin, aus dem gegebenen liberalen Antagonismus zwischen Staat und Individuum herauszufinden, indem sie sowohl mit dem Prinzip der Verantwortung wie auch mit der Auffassung des liberalen Rechts breche: „An die Stelle eines konfrontativen rechtlichen Anspruchs, den die einen gegen die anderen geltend machen, setzt das Versicherungssystem ein soziales Band, das alle miteinander verbindet. Das Versicherungssystem richtet sich nicht an bestimmte soziale Klassen, sondern an das Kontinuum einer Bevölkerung, die sie nach Risiken unterscheidet, die durch Alter, Geschlecht, Beruf etc. bestimmt sind, nicht aber durch antagonistische Spaltungen. Diese Risiken konstituieren kleine Klassengrenzen, sondern überschneiden sich mit ihnen" (Lemke 1997: 212 f.). Durch die Vorzüge der Gegenseitigkeit ermöglicht es die Versicherungstechnologie, „mit minimalen Einzahlungen die Verluste zu kompensieren, die den einen oder den anderen treffen können", wobei Ewald (1993: 219) ihr herausragendes Merkmal nicht in der

---

von Individuen – bzw. wie Ewald (1993: 210) spezifiziert, den Kapitalien, die von einem Kollektiv besessen werden – widerfahren können. Risiken stellen damit keine objektiven Bedrohungen dar, sondern verweisen vielmehr auf die Art und Weise, „Elemente der Realität zuzuordnen, sie berechenbar zu machen und gezielt auf sie einzuwirken" (Schmidt-Semisch 2004: 222; Ewald 1993: 210). Im Rahmen der empirischen Ergebnisse wird auf dieses „Rationalitätsschema" und seine Ausweitung genauer eingegangen.

[148] 1863 definiert Reboul (zit. in: Ewald 1993: 218 f.) die Versicherung folgendermaßen: „Die Versicherung ist der Ausgleich von Wirkungen des Zufalls durch organisierte Gegenseitigkeit gemäß den Gesetzen der Statistik [...]. Sie eliminiert den Zufall nicht, wie man fälschlicherweise behauptete, sondern weist ihm einen bestimmten Stellenwert zu, bringt den Verlust nicht zum Verschwinden, aber bewirkt, dass er kaum spürbar wird, weil er aufgeteilt wird. Die Versicherung ist jener Mechanismus, mit Hilfe dessen diese Aufteilung erfolgt. Sie verändert die Folgen des Verlustes, der vom Individuum auf die Gemeinschaft übertragen wird. Sie ersetzt die Intensitätsbeziehungen durch eine Beziehung mit dem Bereich, den sie einbezieht".

[149] Im November 1881 verkündet Bismarck im Namen Kaiser Wilhelm I. das Ziel der Schaffung einer staatlichen Sozialversicherung, nachdem er bereits im April desselben Jahres die Errichtung einer staatlichen Unfallversicherung vor dem Reichstag propagiert hatte (Ritter 1990: 121; 135). 1883 wird die erste staatliche Krankenpflichtversicherung durchgesetzt, während die Unfallversicherung 1884 und 1889 schließlich die Invaliden- und Rentenversicherung eingeführt werden (Ritter 1990: 136 f.). Zu den „Anfängen des Wohlfahrtsstaats" und der deutschen staatlichen Sozialpolitik (1890-1914) vgl. auch: Ritter (1990).

3.2 Die Rationalität des Vorsorgestaats

Umverteilung der Lasten der individuellen Schädigung auf eine Gemeinschaft[150] ausmacht, sondern in dem Umstand, dass die Umverteilung jetzt nicht länger in Form einer karitativen Hilfeleistung, sondern gemäß einer Gerechtigkeitsregel[151] erfolgt (vgl. auch: Ritter 1990: 138).

Den Rechtsanspruch der Sozialversicherung, der in der Regel an die Erwerbsarbeit gekoppelt sei, kennzeichnet Castel (2005: 41 f.) als einen, der sich durch die Vergesellschaftung eines Lohnanteils ergibt, einen Prozess, den er auch als Produktion von sozialem Eigentum bezeichnet. Ein Umstand, der, wie weiter unten anhand der Darstellungen der Interviewpartnerinnen aufzuzeigen sein wird, seine Prekarität im Falle einer frühen Berentung entfaltet, d. h. dann, wenn die Zeitspanne zur Vergesellschaftung des Lohns zu gering bleibt, um eine ausreichende finanzielle Absicherung und damit wirtschaftliche Unabhängigkeit von informellen und staatlichen Hilfesystemen zu erzielen.

Mit der Einführung der Sozialversicherung verändert sich der Charakter von Recht und Moral. Ihre Trennung, die konstitutiv für den Liberalismus war, wird immer mehr aufgegeben. „(B)eide werden zu zwei Modi eines und desselben Sachzwangs", zu Normen, wobei der Unterschied zwischen ihnen ein bloß gradueller wird: Das Recht ist zwingender, wie Ewald (1993. 472) konstatiert.

Das Recht sanktioniert jetzt nicht länger ein Verbot, sondern wird normativ, indem es vorschreibt, was getan werden soll (Lemke 1997: 212; Ewald 1993: 472). In dem Maß, in dem es „moralisch" wird, wird die Moral rechtlich: „Und so wie das Recht dazu tendiert, zu einer Lektion in Moral zu werden, wird all das, was moralisch gilt, auch seine rechtliche Gültigkeit erlangen" (Ewald 1993: 472). Ins Recht wandern immer mehr Vorstellungen ein, die im Rahmen der Humanwissenschaften entwickelt werden, während humanwissenschaftliche Normen Gesetzescharakter erlangen, eine Veränderung, die neben Ewald (1993) auch Foucault (2004b) herausstellt (Lemke 1997: 212).

Diese Transformation wirkt sich in zweierlei Hinsicht aus. Das Recht wird, wie Ewald vorführt, zu einer Sozialtechnik und zu einem Regierungsinstrument: „Das Recht ist nun nicht mehr das, was den Handlungsspielraum der Regierung eingrenzt". Denn wenn, wie Ewald (1993: 472 f.) festhält, „das, was die Regierenden als nötig erachten, nicht auf natürlichem Wege geschieht, wird man es zu einer gesetzlichen Vorschrift machen. Das Recht verliert damit die Würde, die

---

[150] Auf Basis eines solchen Modells gegenseitiger Unterstützung operierten bereits Zünfte und Bruderschaften (Ewald 1993: 219; Ritter 1990: 138). Vgl. auch: Castel 2005: 13 f. zu der Funktion mittelalterlicher Gemeinschaften.
[151] „Der Risikogedanke bezieht sich nicht auf die vermutete Ursache eines Schadens, sondern auf die Regel, gemäß derer man die durch ihn verursachte Belastung umverteilt. Die Versicherung schlägt eine Gerechtigkeitsregel vor, die nicht auf die Natur, sondern auf die Gruppe Bezug nimmt, eine soziale Gerechtigkeitsregel also, deren Festsetzung der Gruppe freisteht" (Ewald 1993: 220).

ihm aufgrund seiner Beziehung zu Natur und Vernunft zukam, es wird zu einer Sozialtechnik".

Diese Entwicklung wirkt sich nicht nur die Ebene des Zivilrechts, sondern auch auf der des Strafrechts aus und führt zur Etablierung einer neuen Regulationstechnik, die Foucault als Gegenseite der Versicherungstechnologie vorstellt (Lemke 1997: 212; 222). Diese Entwicklung, die Lemke (1997: 228 ff.) im Rekurs auf Foucault (1976b) skizziert, gilt es weiter unten darzustellen, nachdem geklärt ist, wodurch diese Transformation auslöst wird.

Die entscheidende Voraussetzung, die es ermöglicht, den liberalen Gegensatz zwischen Recht und Moral zu überwinden und die Implementation sozialer Rechte einzuläuten, bildet nach Ewald (1993: 449 ff.) eine epistemologische Verschiebung, die mit dem Aufkommen des Solidaritätsmodells erfolgt[152].

Bis zu ihrem Aufkommen gegen Ende des 19. Jahrhunderts konnte die liberale Auffassung, dass das Recht mich nur dazu zwingen kann, „das jemand angetane Unrecht wiedergutzumachen, aber nicht ihm Gutes zu tun", nicht durchbrochen werden (Ewald 1993: 463). Erst mit dem Einzug der Solidaritätslehren wird es möglich zu zeigen, wie man aus der Freiheit eine positive, die Freiheit erhaltende Verpflichtung zum Tun ableiten kann – und „mehr noch, dass diese Verpflichtung sich nicht nur mit der Freiheit verträgt, sondern auch ihre Bedingung ist" (Ewald 1993: 462 ff.).

Die Solidaritätslehre implementiert eine „Ökonomie der Verpflichtung", die aus der Erfahrung des sozialen Übels resultiert (Ewald 1993: 464). Als ihr Modell fungiert die ansteckende Krankheit, die Bourgeois[153] (1914) vor dem Hintergrund der wechselseitigen Abhängigkeit zwischen den Menschen als Resultat der Sozialbeziehungen ausweist (Ewald 1993: 464; 467). Jeder, so betont er, könne für die anderen Lebenden zu einem Herd des Todes werden, sodass wir die Pflicht hätten, die tödlichen Keime zu vernichten, um sowohl unser eigenes Leben als auch das Leben aller anderen zu schützen und zu bewahren (Bourgeois, in: Ewald 1993: 465). Die „Ableitung des Müssens aus dem Sein", so konstatiert Ewald (1993: 464), ermöglicht die Formulierung einer positiven Moral, einer Moral der gegenseitigen Verpflichtung, die zur Voraussetzung der Freiheit wird.

Die Solidarität zeigt sich dabei als eine „Solidarität im Übel", die das soziale Übel nicht im Zusammenhang eines schlechten Willens stellt, da es, um aufzutreten, keiner Böswilligkeit oder Fahrlässigkeit bedürfe (Ewald 1993: 465 f.). Vielmehr kennzeichnet Bourgeois die Krankheit bzw. den Bazillus als ein natür-

---

[152] Vgl. dazu auch die Ausführungen Lemkes (1997: 219 ff.), der das Solidaritätsmodell auch anhand der Arbeit von Donzelot (1984) diskutiert.
[153] „La politique de la prevoyance sociale" (Die Politik der sozialen Vorsorge) fasst Ewald (1993: 464) als Text, der „eine vollständige Zusammenfassung der Solidaritätslehre" enthält.

3.2 Die Rationalität des Vorsorgestaats

liches Phänomen, das seine Schädlichkeit entfaltet, weil die Menschen ihm dazu Gelegenheit geben (Ewald 1993: 466 f.). Entsprechend kennzeichnet er das soziale Übel als gegenseitiges Risiko und verortet die Haftung auf der Ebene der Sozialbeziehung (Ewald 1993: 466 f.)

Vor diesem Hintergrund wird die Gesellschaft zu einer Realität sui generis, d. h. zu einer Wirklichkeit, die sich von den Mitgliedern unterscheidet, aus denen sie sich zusammensetzt; Risiken werden zu sozialen Risiken, d. h. zu Risiken, die aus dem gesellschaftlichen Zusammenleben der Menschen resultieren: „Wenn also die Gesellschaft mit Risiken einhergeht, dann nicht nur, weil unsere Gesellschaften gefährlicher geworden sind, sondern weil das, was wir als ‚Gesellschaft' bezeichnen, nur als Subjekt oder Grundlage von Risiken Sinn hat, die damit zu soziale Risiken werden" (Ewald 1993: 466 f.).

Die Objektivierung des Übels als soziales Risiko wird zur Grundlage der neuen Sozialmoral. Mein eigenes Wohl verpflichtet mich aus dieser Perspektive auch, das Wohl des anderen zu wollen, denn nur unter dieser Bedingung gelingt die Befreiung vom Übel (Ewald 1993: 468; 473).

Führt die Anerkennung der Abhängigkeit der Menschen voneinander zur Disqualifizierung des individuellen Verantwortlichkeitsprinzips, so bedingt die multifaktorielle Konzeption des sozialen Übels, dass dem Individuum die individuelle Verantwortlichkeit entzogen und ihm gleichsam ein neuer gesellschaftlicher Status zugeordnet wird: Er erhält den Staus eines Opfers (Ewald 1993. 468). Diesen Status erhält das Individuum, weil das soziale Übel auf ein Milieu, auf ein System wuchernder und ineinander verschachtelter Ursachen verweist, wo alles Ursache und Wirkung zugleich ist und alles mit allem zusammenhänge (Ewald 1993: 468; 471). Die Verantwortlichkeit wird zu etwas diffusem, wie Ewald (1993: 471) festhält, weil kein Haltepunkt mehr für die Bestimmung der individuellen Verantwortlichkeit ausgemacht werden könne. Vor diesem Hintergrund verliert das Prinzip der individuellen Verantwortlichkeit seinen Sinn, und der Kampf gegen das soziale Übel wird einer gemeinsamen Verantwortlichkeit unterstellt, die unter sozialen Gesichtspunkten zu führen ist (Ewald 1993: 468).

Es etabliert sich eine Politik zur Bekämpfung des sozialen Übels, die Bourgeois als „Politik der Vorsorge" fasst, denn jedermanns Schicksal betrifft in Zukunft jeden (Ewald 1993: 471). Eine Politikform, die sich dadurch auszeichnet, dass sie sich auf das gesamte Leben – zeitlich und räumlich – ausweitet und die sorgfältige Verwaltung des Körpers und der Bevölkerung übernimmt (Ewald 1993: 468; 487; Foucault 1983).

Weil das Leben eines jeden ein Risikofaktor für die anderen werden kann, wird Prävention zum zentralen Begriff. Die liberale Tugend der individuellen Vorsorge wird zur Aufgabe des Staates, was sich paradigmatisch im Begriff des Vorsorgestaats objektiviert. Über Institutionen wie die Sozialversicherung übernimmt der Staat die Sorge für das möglichst prophylaktische Verhalten eines jeden (Ewald 1993: 488).

Damit steht nicht mehr wie im Liberalismus die Freiheit der Individuen im Mittelpunkt, sondern vielmehr ihr Leben als solches, das es zu bewahren und zu beschützen gilt (Ewald 1993: 488). Der Vorsorgestaat organisiert sich rund um den Schutz des Lebens, wobei er in Übereinstimmung mit dem liberalen Staat die Ökonomie ins Zentrum seiner Bemühungen stellt, eine Ökonomie, die jedoch ihr Objekt von den materiellen Gütern hin auf das Leben verschoben hat (Ewald 1993: 488).

Die politische Rationalität des Vorsorgestaats identifiziert Ewald vor diesem Hintergrund als Matrix der Biopolitik (Ewald 1993: 487 ff.; 29): „Die liberale Rationalität objektivierte das Rechtssubjekt als Freiheit: das berühmte Prinzip des freien Willens. Im Rahmen einer sozialrechtlichen Ordnung wird das Subjekt hingegen allein aufgrund der Tatsache zum Rechtssubjekt, dass es ein *Lebewesen* ist".

Indem das Sozialrecht ein Anrecht auf Gesundheit und Lebensunterhalt anerkennt, „fanden die Praktiken, Institutionen und Programme der Bio-Politik, die sich in der rechtlichen Form der [liberalen] Absicherung nicht ungehindert entfalten konnten [...], im neuen Recht auf Sicherheit das Rechtsinstrument, das ihre weitere Entfaltung ermöglichte (Ewald 1993: 489).

Der Vorsorgestaat etabliert jedoch nicht nur den Schutz der Individuen vor der Gesellschaft, sondern führt auf der Gegenseite die „Verteidigung der Gesellschaft" vor den Individuen ein, die ihn bedrohen (Lemke 1997: 223; 228 f.). Diese von Foucault (1976b) identifizierte – zweite – Sicherheitsstrategie hat Lemke anhand der von Foucault (2004b; 1976b) dargelegten Transformation des Strafrechts skizziert.

Parallel zum Zivilrecht (Einführung des Sozialrechts) verändert sich auch das Strafrecht, und Sanktion und Verbrecher erfahren eine völlig veränderte Bedeutung (Lemke 1997: 228 f.)[154]. Ziel der Sanktion sei nicht länger die Bestrafung eines Rechtssubjekts, das freiwillig und aus eigenem Willen das Gesetz gebrochen hat; vielmehr zielt jetzt die Sanktion darauf, „so weit als möglich das kriminelle Risiko zu vermindern, das von den Individuen ausgeht und es gegebenenfalls ‚unschädlich' zu machen" (Lemke 1997: 229). In welcher Form diese doppelte Schutzfunktion in den aktuellen Gesetzestexten, die sich mit der HIV-Infektion befassen, zum Tragen kommt, wird weiter unten genauer aufzuzeigen sein.

Als Voraussetzung dieser Transformation erscheint die veränderte Objektivierung des Verbrechers (Lemke 1997: 229). Im Gegensatz zum Liberalismus,

---

[154] Vgl. dazu die umfassende Studie von Krasmann (2003): „Die Kriminalität der Gesellschaft".

wo der homo penalis wie der homo oeconomicus als rational Handelnde konzipiert wurden, die dem Prinzip des freien Willens unterstellt waren, stellt der homo criminalis, der sich seit den 1850er-Jahren durchzusetzen beginnt, eine vollkommen neue Persönlichkeit dar. Er ist, wie Lemke (1997: 229) festhält, ein spezieller Mensch, der sich durch seine nicht normale psychische und moralische Konstitution auszeichnet. Der Grund für ein Verbrechen liegt entsprechend nicht mehr in der (Fehl-) Kalkulation eines rational handelnden Täters, sondern in seiner kranken und abnormen Persönlichkeitsstruktur (Lemke 1997: 229 ff.).

Als Grundlage dieser veränderten Objektivierung fungieren Ergebnisse der Humanwissenschaften, die in das Strafrecht einziehen und die vormals bestehende Trennung zwischen Geisteskranken und Delinquenten aufheben. Darüber hinaus bedingt sich diese aus der Einführung eines neuen Bewertungskriteriums: dem der Gefahr (Lemke 1997: 234). Der Verbrecher wird in Folge tendenziell zu einem Geisteskranken, der hinsichtlich seiner psychologisch-moralischen Disposition beurteilt wird: „Heute gibt es nur zwei Möglichkeiten, wie Foucault [1976, zit. in: Lemke 1997: 234 f.] festhält: ein wenig krank und wirklich delinquent oder ein wenig delinquent und wirklich krank zu sein". Die Aufnahme des Begriffs der Gefahr in das Strafrecht kennzeichnet Foucault (ebd.) als entscheidende Voraussetzung, die dazu führt, dass das Strafrecht seine Funktion der sozialen Verteidigung der Gesellschaft entfaltet. Folglich wird nicht nur der Kriminelle in Bezugnahme medizinisch-psychiatrischer Kategorien als gefährlich diagnostiziert, sondern zugleich wird dadurch die Übertragung der Kategorie der Gefährlichkeit auf Gruppen möglich, die im Sinne der Biopolitik als Gefahr für die Bevölkerung diagnostiziert werden (Lemke 1997: 234 f.).

Vor dem Hintergrund wirtschaftlicher Krisen kommt es ab Ende der 1970er-Jahre zu einer zunehmenden Kritik und Umstrukturierung des Sozialstaats[155]. Diese Transformationen, die auf eine „Ökonomisierung des Sozialen" (Bröckling et al. 2000) zielen, sind einer neuen politischen Rationalität unterstellt: dem Neoliberalismus.

3.3 Die Rationalität des Neoliberalismus

Den Neoliberalismus markiert Foucault als eine neue Regierungstechnik, dem eine neue Definition des Liberalismus zugrunde liegt (2004b: 138). Im Gegensatz zum Frühliberalismus hat der Staat im Neoliberalismus nicht länger die

---

[155] Neoliberale Politiken erweisen sich als durchsetzungsfähig, wie Pieper (2003b: 145) konstatiert, weil sie sowohl Kritiken unterschiedlicher politischer Richtungen aufgreifen und in ihren Programmatiken reaktivieren konnten. Vgl. dazu auch: Lupton & Peterson 1996; Pieper & Rodriguez 2003.

Freiheit des Marktes zu garantieren, vielmehr wird jetzt der Markt zum Regulierungsprinzip des Staates (2004b: 168 f.).

Foucault unterscheidet zwischen zwei „Schulen" des Neoliberalismus, der Freiburger Schule des Ordoliberalismus und der US-amerikanischen Chicago-Schule, die sich beide gegen eine gesteuerte Wirtschaft und einen ökonomischen Staatsinterventionismus Keynes'scher Art wenden (2004b: 116 f.; 442 f.).

Richten sich beide „Schulen" gegen diese Form des „Zuviel-Regierens", so divergieren sie in ihren Lösungen (2004b: 442 f.). Während der Ordoliberalismus die Durchsetzung einer Marktordnung mittels einer aktiven Interventionspolitik verfolgt, strebt der amerikanische Neoliberalismus dieses Ziel mittels der Ausdehnung der Marktrationalität auf bislang nicht als ökonomisch wahrgenommene Gebiete – wie Familie, Kindererziehung oder Ehe und den Bereich des Regierunghandelns – an (2004b: 443; 342).

Die Rationalitäten beider Programmatiken gilt es nachfolgend nachzuzeichnen und dabei zu zeigen, wie sich in ihrem Kontext Sozialpolitik, Rechte-Pflicht-Diskurs und damit implizit die Konzeptionalisierung des Subjekts transformiert.

Ausgangspunkt der ordoliberalen Rationalität bildet die Analyse des Frühliberalismus und des Nazismus, die sie zu der historischen These leiten, dass „(n)ichts beweist, dass die Marktwirtschaft Mängel hat, nichts beweist, dass sie wesentlich mangelhaft ist, da man alles, was man ihr als Mangel und als Wirkung ihrer Mangelhaftigkeit unterstellt, dem Staat zuschreiben muss" (2004b: 154; 167)[156].

Vor dem Hintergrund dieser These, dass der Staat, nicht jedoch dieMarktwirtschaft Mängel aufweist, entwickelt der Ordoliberalismus[157] in Umkehrung der alten liberalen Formel[158] die Forderung, dass der Staat unter die Aufsicht des

---

[156] Die Zerstörung des „Gewebes der sozialen Gemeinschaft" und das unbeschränkte Wachstum der Staatsmacht, die sie als Merkmale des Nazismus ausweisen, erscheinen aus ihrer Perspektive als Ursachen und Wirkungen einer staatlich gelenkten Wirtschaft, wie sie u. a. typisch für den Nazismus gewesen sei (2004b: 165; 153-166).
[157] Walter Eucken (Wirtschaftswissenschaftler), Franz Böhm (Jurist), Alfred Müller-Armack (Wirtschaftshistoriker), Wilhelm Röpke (Ökonom) und Friedrich von Hayek (Wirtschaftswissenschaftler, Jurist, Politologe) weist Foucault (2004b: 150 ff.) als führende Köpfe des Ordoliberalismus aus. Walter Eucken, einer wichtigsten Berater Ludwig Erhards, ist es, der 1936 die Zeitschrift „Ordo" gründet, in deren Umkreis sich dann die „Freiburger Schule" bildet.
Als „Bibel" des Ordoliberalismus bezeichnet Foucault (2004b: 150; 152; 176; 179) Euckens „Grundlagen der Nationalökonomie" (1940) sowie eine von Röpcke 1945 herausgegebene Trilogie – „Die Gesellschaftskrisis der Gegenwart", „Civitas Humana: Grundfragen der Gesellschafts- und Wirtschaftsreform"; „Internationale Ordnung".
[158] Die frühliberale Idee oder „Ursprungsformel des Liberalismus war: Schaffen wir einen Raum wirtschaftlicher Freiheit, begrenzen wir ihn, und lassen wir ihn durch einen Staat begrenzen, der ihn überwacht" (Foucault 2004b: 168).

3.3 Die Rationalität des Neoliberalismus

Marktes zu stellen ist, um die Preisstabilität zu wahren, die sie als oberstes Ziel liberaler Gouvernementalität deklariert (2004b: 167 f.)[159].

In diesem Zusammenhang nehmen die Ordoliberalen eine Reihe von Verschiebungen an der traditionellen Lehre der Marktwirtschaft vor: Nicht den Tausch, sondern den Wettbewerb bestimmen sie als Regulationsprinzip des Marktes (2004b: 187; 170 f.). Damit gilt nicht länger die Äquivalenz der Tauschenden, sondern vielmehr ihre Ungleichheit als Voraussetzung einer angemessenen Preisbildung. Den Wettbewerb, und hier konstatiert Foucault einen entscheidenden Bruch zu den liberalen Konzeptionen des 18. und 19. Jahrhunderts, verstehen die Neoliberalen dabei nicht als eine Naturgegebenheit, sondern kennzeichnen ihn als eine Abstraktion, die sich nur durch eine aktive und intervenierende Politik durchsetzen lasse (2004b: 172 f.).

Die neue Marktordnung des Wettbewerbs bedarf damit nicht länger einer Haltung des „Laissez-faire" (2004b: 171 ff.). Der Staat habe nun *für* den Markt statt auf Veranlassung des Marktes zu regieren, wie Foucault (2004b: 174) konstatiert.

Damit der Markt seine Funktion als allgemeiner Regulationsmechanismus und Prinzip der politischen Rationalität einnehmen kann, entwickelt die neoliberale Regierungskunst eine Interventionspolitik, die sie als Rahmenpolitik[160] bezeichnet (2004b: 208; 199). Ziel der Rahmenpolitik ist es, auf den gesellschaftlichen Rahmen – d. h., auf alle gesellschaftlichen Gegebenheiten, „die Bedingungen für eine eventuelle Marktwirtschaft darstellen" (2004b: 199) – so einzuwirken, dass sich die Marktwirtschaft des reinen Wettbewerbs durchsetzen kann. Denn der wirtschaftlich-politische Regelungsprozess ist der Markt und könne auch nur der Markt sein (2004b: 201).

Damit gilt es nicht länger wie im Wohlfahrtsstaat, die zerstörerischen Wirkungen des Marktes auf die Gesellschaft zu korrigieren, sondern auf die Struktur und Zusammensetzung der Gesellschaft so einzuwirken, „dass die Wettbewerbsmechanismen in jedem Augenblick und an jedem Punkt des sozialen Dickichts die Rolle eines regulierenden Faktors spielen können" (2004b: 206 f.).

---

[159] Den Ordoliberalismus charakterisiert Foucault als eine Rationalität, die sich ab 1948 dem spezifisch deutschen Nachkriegsproblem stellt – wie, ausgehend von einem nicht existierenden Staat, dieser über die wirtschaftliche Freiheit zu begründen sei. Ab 1952 beginnt dieser dann mit der Umsetzung der ordoliberalen Programmatik (2004: 122; 127; 149; 138). Diese Charakteristik, dass die Wirtschaft die Legitimität für den Staat schafft, weist Foucault als einen der Grundzüge der deutschen Gouvernementalität aus, die bis in die Gegenwart ihre Wirkungen entfaltet (2004b: 123-127).

[160] Die Grundlage für einen funktionierenden Wettbewerb sieht der Ordoliberalismus in einem politisch gesetzten rechtlichen Rahmen – dem Ordo. Dieser ordnungspolitische Rahmen soll die freie wirtschaftliche Betätigung von Unternehmen und Haushalten sicherstellen und die Entstehung von Marktmacht (Kartelle und Monopole) verhindern – der Rahmen bildet aus dieser Perspektive die Voraussetzung für die Durchsetzung des Wettbewerbs, aus dem der Staat sich dann größtenteils heraushalten kann und solle (www.bpb.de).

Zu diesem Zweck zielen die Ordoliberalen auf eine „Vervielfältigung der Unternehmensform innerhalb des Gesellschaftskörpers" (2004b: 210). Es gilt – wie Röpcke 1950 festhält – „den Schwerpunkt des Regierungshandeln nach unten zu verlegen", um so „ein soziales Gebilde herzustellen, in dem [bereits] die Basiseinheiten [...] die Form eines Unternehmen haben" (2004b: 208 ff.). Das rationale Prinzip des Regierungshandelns sucht der Neoliberalismus entsprechend nicht länger in der „natürlichen Freiheit" der Individuen, sondern in dem unternehmerischen Verhalten ökonomisch-rationaler Individuen, wie Bröckling et al. (2000: 15) im Rekurs auf Foucault konstatieren.

Am Beispiel der Sozialpolitik hat Foucault exemplarisch illustriert, mit welchen Transformationen die Konstruktion einer Wettbewerbsordnung verbunden ist, und hat dargelegt, wie sich diese von der Sozialpolitik des Wohlfahrtsstaats unterscheidet.

Im Wohlfahrtsstaat fungierte die Sozialpolitik als kontrafaktische Natur der Wirtschaftsprozesse und ihren Effekten der Ungleichheit (2004b: 201 f.). Ihr Ziel war es, einen „relativen Ausgleich im Zugang eines jeden zu den Konsumgütern" zu erreichen, indem sie einerseits eine Vergesellschaftung bestimmter Konsumelemente – wie Medizin und Kultur – und andererseits die Übertragung von Einkommenselementen – Familienbeihilfen und Sozialhilfe – durchsetzte (2004b: 202). Aus der Perspektive des Ordoliberalismus kann es dagegen nicht darum gehen, die Sozialpolitik als Ausgleich und Gegengewicht zur Wirtschaftspolitik zu konzipieren. Die Sozialpolitik hat sich jetzt vielmehr in die Wirtschaftspolitik einzuordnen, wenn sie ihr gegenüber nicht zerstörerische Wirkungen entfalten will (2004b: 202). Denn die Durchsetzung relativer Gleichheit, „der Ausgleich im Zugang jedes Menschen zu den Konsumgütern", wie es für die Sozialpolitik des Wohlfahrtsstaats charakteristisch war, fungiert nicht als Ziel eines Systems, das das Spiel der Ungleichheit als Mittel der wirtschaftlichen Regulation und als Regulationsprinzip der Gesellschaft begreift (2004b: 202 f.).

Vor diesem Hintergrund schränkt der Ordoliberalismus den „Charakter der gesellschaftlichen Übertragung" ein und proklamiert bereits in den 1950er-Jahren die Idee einer „Privatisierung der Versicherungsmechanismen" – eine Praxis, die im europäischen Raum gegenwärtig immer durchgreifender zur Durchsetzung gelangt (2004b: 204 ff.).

Ziel der neoliberalen Sozialpolitik sei es nicht länger, die Kaufkraft der Einzelnen zu erhalten, wie Foucault (2004: 204) festhält, sondern ein Existenzminimum für jene zu sichern, die dauernd oder vorübergehend außerstande seien, ihre Existenz selbst zu sichern. Das wohlfahrtsstaatliche Modell sozialer Risiken ersetzt die ordoliberale Gouvernementalität durch das Modell einer individualisierenden Sozialpolitik. Nicht die Gesellschaft als Ganze soll die Haftung der Individuen gegenüber Risiken übernehmen; vielmehr habe sich jetzt der Einzelne

3.3 Die Rationalität des Neoliberalismus

selbst über Rücklagen abzusichern. Donzelot (1995) hat diese Form der Sozialpolitik als „Autonomisierung des Sozialen" bezeichnet und sie ausdrücklich von frühliberalen „Politikmodi" differenziert (Lemke 1997: 253). Die neue Form, in der sich die Sozialpolitik präsentiert, kennzeichnet er als eine Form der Sicherheitspolitik, die es über die Entwicklung von interventionistischen Techniken ermögliche, die Individuen zu führen und zu leiten, ohne für diese verantwortlich zu sein (Lemke 1997: 254): „Der Neoliberalismus ermutigt die Individuen, ihrer Existenz eine bestimmte unternehmerische Form zu geben. Er reagiert auf eine verstärkte ‚Nachfrage' nach individuellen Gestaltungsräumen und Autonomiebestrebungen mit einem ‚Angebot' an Individuen und Kollektive, sich aktiv an Lösungen von bestimmten Angelegenheiten und Problemen zu beteiligen, die bis dahin in die Zuständigkeit von spezialisierten und autorisierten Staatsapparaten fiele. Der ‚Preis' für diese Beteiligung ist, dass sie selbst die Verantwortung für diese Aktivitäten – und für ihr Scheitern – übernehmen müssen" (Lemke 1997: 254).

Diese Form der Sozialpolitik bezeichnen die deutschen Ordoliberalen als „individuelle Sozialpolitik" bzw. als „soziale Marktwirtschaft", einen Begriff, den Müller-Armack 1947 prägt und der mit Aufnahme in den Bundestagswahlkampf der CDU 1949 zur Durchsetzung gelangt (2004b: 205; 221).

Die Rationalität der sozialen Marktwirtschaft umschreibt Foucault (2004b: 204 f.) wie folgt:

> Man wird „von der Wirtschaft einfach verlangen, dass sie so funktioniert, dass jedes Individuum ein ausreichend hohes Einkommen hat, so dass es entweder direkt und als Individuum oder über den kollektiven Umweg von Krankenversicherung usw. sich selbst gegenüber bestehenden Risiken oder gegenüber Existenzrisiken oder gegenüber jener Zwangsläufigkeit der Existenz, die das Alter und der Tod darstellen, absichern kann, und zwar auf der Grundlage seiner eigenen privaten Rücklage [...] Das ist das, was die Deutschen die ‚individuelle Sozialpolitik' im Gegensatz zur sozialistischen Sozialpolitik nennen. Es handelt sich um eine Individualisierung der Sozialpolitik, eine Individualisierung durch die Sozialpolitik, statt um jene Kollektivierung und Vergesellschaftung durch die und in der Sozialpolitik."

Der Wandel, den Foucault darlegt, transformiert das wohlfahrtsstaatliche Modell des sozialen Risikos in das Konzept des individualisierten Risikos. Entscheidend ist in diesem Zusammenhang, dass diese Transformation nicht als Rückwendung zum liberalen Verantwortungsmodell verstanden wird. Wie Lupton und Peterson (1996: XIII; 12 ff.) akzentuieren, formiert sich mit der Kritik am Wohlfahrtsstaat seit den 1970er-Jahren der Rechte-Pflicht-Diskurs neu, indem er Gedanken der neuen Rechte wie auch Forderungen sozialer Bewegungen aufnimmt: „Contempororary social movements of the oppressed, and the ecology movement, have drawn attention to the fact that the duties that rights imply are not all state duties, but also apply to interpersonal, international and intergenerational relations". Die Verantwortlichkeit wird in diesem Zusammenhang als eine Pflicht konstituiert, die nicht mehr allein dem Staat, sondern jetzt auch dem Subjekt obliegt. Im Gegensatz zum frühliberalen Responsabilisierungsmodell, das auf die individuelle Verantwortlichkeit der Subjekte setzte, die die Frage der sozialen Verpflichtung jedoch nur moralisch, nicht jedoch rechtlich fassen konnte, baut der Neoliberalismus auf der „Ökonomie der Verpflichtung" auf, die mit dem Aufkommen des Solidaritätsmodell Endes des 19. Jahrhunderts implementiert wird (Ewald 1993: 462 ff.). Der Gedanke, dass die Verfolgung meines Wohls mich dazu verpflichtet, auch das Wohl des anderen zu wollen, wird nun jedoch als eine Pflicht des Individuums konzipiert, dem damit im Gegensatz zu seinem liberalen Pendant die Pflicht zur Selbst- und Fremdverantwortung obliegt.

Vor dem Hintergrund der wirtschaftlichen Krisen der 1970-1975er Jahre diffundiert das Modell der „individuellen Sozialpolitik" von Deutschland ins europäische Ausland und in die USA (2004b: 269-274). Foucault (2004b: 269-288) skizziert, wie sich in der Folge die französische Sozial- und Armutspolitik transformiert. Die Veränderungen, die er konstatiert, erscheinen heute nicht nur für diese charakteristisch. Vielmehr belegt die Reformierung der deutschen Sozialpolitik (Hartz IV), dass der Neoliberalismus – wie Foucault bereits 1979 festhielt – heute nicht nur zur leitenden Gouvernementalität des gesamten kapitalistischen Europas avanciert ist, sondern sich gleichsam dadurch auszeichnet, dass es Charakteristiken des US-amerikanischen Neoliberalismus implementiert hat (2004b: 211; 284 ff.).

Damit regelt nicht länger das Modell nationaler Solidarität den Umgang mit sozialen Risiken. Ging dieses Modell davon aus, dass die ganze Gemeinschaft im Namen der Solidarität die Verantwortung für das übernimmt, was einem Individuum zustoßen kann, ohne diesen danach zu befragen, warum ihm zugestoßen sei, was ihm zustieß, so bestehe das gegenwärtige Modell sozialer Sicherheit einzig und allein darin, durch verschiedene Maßnahmen den Nicht-Ausschluss der Individuen aus dem Wirtschaftsspiel sicherzustellen (2004b: 277; 283).

Diese neue Armutspolitik, die dem US-amerikanischen Modell des Neoliberalismus folgt, trachtet nicht danach, die Kluft zwischen Reichen und Armen zu verringern, indem sie die relative Armut lindert (2004b: 284; 288). Ziel der neuen Armutspolitik ist die absolute Armutsgrenze, deren Höhe durch das Nationaleinkommen festgelegt wird. Diese Grenze bildet die Scheidelinie, die jetzt Arme von Nicht-Armen trennt. Diejenigen, die unterhalb dieser Grenze liegen – sei es endgültig, weil sie alt oder behindert sind, sei es vorläufig, weil sie aus unterschiedlichen Gründen diese Schwelle des Konsums nicht erreichen –, erhalten ausgleichende Beihilfen, um ihre Grundbedürfnisse abzudecken (2004b: 285 f.).

3.3 Die Rationalität des Neoliberalismus

Entscheidend für dieses Modell ist es, dass es „mit genügend Frustration verbunden ist, damit es [das Individuum K. P.] den Wunsch zu arbeiten nicht verliert, dass es also immer wünschenswerter ist zu arbeiten, als eine Beihilfe zu beziehen" (2004b: 285).

Diese Form der Armutspolitik zielt nicht länger auf die Veränderung der Armutsursachen (Krankheit, Unfälle, Arbeitsunfähigkeit oder die Unmöglichkeit, eine Stelle zu finden), sondern bloß noch auf die Wirkungen der Armut, wie Foucault (2004b: 286) konstatiert.

Die festgelegte Armutsschwelle charakterisiert Foucault in diesem Zusammenhang als eine allgemeine Sicherheitsgarantie, die eine Risikoabsicherung „von unten" ermöglicht, während über der Schwelle das Modell des konkurrierenden Unternehmers zum Einsatz gelangt (2004b: 288). Er kennzeichnet diese Form der Armutspolitik als ein Modell, das die Marktwirtschaft bedient: „Es wird also eine Art von Bevölkerung geben, die oberhalb und unterhalb der Schwelle schwebt, eine Schwellenbevölkerung, die für die Wirtschaft, welche gerade auf das Ziel der Vollbeschäftigung verzichtet hat, eine ständige Reserve der Handarbeit sein wird, aus der man schöpfen kann, wenn es nötig ist, die man aber auch auf ihren unterstützenden Status verweisen kann, wenn man will" (2004b: 289).

Im Gegensatz zum amerikanischen Modell des Neoliberalismus präsentieren die Ordoliberalen die am Unternehmensmodell ausgerichtete Gesellschaftspolitik nicht nur als eine „am Markt", sondern auch als eine „gegen den Markt" orientierte Gesellschaft (2004b: 335). In diesem Zusammenhang kennzeichnen sie den Wettbewerb mit seinem impliziten Konkurrenzprinzip als ein Ordnungsprinzip, das auf moralischer und gesellschaftlicher Ebene eher auflösende als integrierende Wirkungen entfaltet und entsprechend einer moralischen und politischen Rahmenpolitik bedarf, die den „Zusammenhalt der Gemeinschaft" (Röpcke) ermöglicht (2004b: 335 f.). Aus Perspektive des Ordoliberalismus gilt es damit, eine Politik zu praktizieren, die es einerseits gestattet, dass sich der Wettbewerb wirtschaftlich durchsetzt, und die es andererseits dem Staat durch die Implementierung eines politischen und moralischen Rahmens ermöglicht, die Funktion einer regulierenden Instanz gegenüber konkurrierenden Gruppen und Unternehmen einzunehmen und dadurch eine Kooperation zwischen den Menschen zu erreichen (2004b: 335 f.).

Im Gegensatz zu dieser Konzeption weitet der amerikanische Neoliberalismus die ökonomische Form des Marktes auf den „ganzen Gesellschaftskörper" und das „ganze Sozialsystem" aus und deklariert das Unternehmensmodell zum allgemeinen gesellschaftlichen Regulationsprinzip (2004b: 336).

Anhand der Theorie des Humankapitals hat Foucault die Charakteristiken des amerikanischen Neoliberalismus vorgeführt. Foucault kennzeichnet die Theorie des Humankapitals als eine Planungs- und Analysemethode, die in zwei Formen zur Anwendung gelangt und sich dadurch auszeichnet, dass sie bislang nicht als ökonomisch wahrgenommene Gebiete einer ökonomischen Analyse unterzieht (2004b: 302 ff.).

Die Theorie des Humankapitals gelangt einerseits aufseiten der Regierung zur Anwendung, indem alle als öffentlich deklarierten Aktivitäten wie Bildung, Gesundheit und Sozialprogramme in Begriffen von Kosten-Nutzen einschätzt und dadurch das Regierungshandeln einer strikt ökonomischen Kritik unterzieht. Andererseits fungiert sie als Methode zur Deutung sozialer Beziehungen und individueller Verhaltensweisen mit dem Ziel, soziale Prozesse verstehbar und verständlich zu machen (2004b: 336-342).

Die Theorie des Humankapitals gründet auf der Kritik amerikanischer Neoliberaler an der klassischen Ökonomie und ihrer Analyse der Arbeit (2004b: 308). Bisherigen Untersuchungen, die die Arbeit unter dem Aspekt der Zeit (Ricardo), der Arbeitsteilung (Smith) oder der Arbeitskraft (Marx)[161] analysieren, stellen die Neoliberalen eine Analyse entgegen, die die Arbeit nicht als eine bloße Abstraktion, sondern „in ihrer „konkreten Ausgestaltung und qualitativen Modulation" analysieren will (2004b: 306 ff.). Sie präsentieren die Theorie des Humankapitals als Wiedereinführung der Arbeit in das Gebiet der Wirtschaftsanalyse. Im Mittelpunkt steht dabei die Frage, in welcher Art und Weise knappe Ressourcen auf konkurrierende Zwecke verteilt werden und damit, „wie der Arbeiter die Ressourcen einsetzt, über die er verfügt" (2004b: 311; 309). Ziel der Analyse sei es, das Kalkül offen zu legen, das ihren Entscheidungen zugrunde liegt, um zu sehen, „wie und inwiefern die qualitativen Unterschiede der Arbeit eine ökonomische Wirkung haben können" (2004b: 310 f.).

Der Neoliberalismus fasst den Arbeiter dabei als ein aktives Wirtschaftssubjekt, als einen Homo oeconomicus, nicht jedoch im Sinne eines Tauschpartners, sondern als Unternehmer – und genauer – „als ein Unternehmer seiner selbst", der „für sich selbst sein eigens Kapital [...], sein eigener Produzent, seine eigene Einkommensquelle" darstellt und damit dem Prinzip der Eigenverantwortung unterstellt ist (2004b: 311 ff.).

Der Lohn des Arbeiters erscheint aus dieser Perspektive nicht einfach als Einkommen, sondern vielmehr als Ertrag eines Kapitals, der aus der Gesamtheit aller physischen und psychologischen Faktoren resultiert, die jemanden in der Lage versetzen, einen bestimmten Lohn zu verdienen, oder kurz: als Vergütung eines Humankapitals, das zum Teil aus erworbenen und zum Teil aus angeborenen Elementen resultiert (2004b: 313 ff.).

---

[161] Die amerikanischen Neoliberalen selbst haben sich mit Marx kaum auseinandergesetzt. Wie sie seinen Analysen der Arbeitskraft entgegentreten würden, führt vielmehr Foucault vor (2004b: 307 f.).

3.3 Die Rationalität des Neoliberalismus

Die Verhaltensweisen und Entscheidungen der Individuen – bspw. für eine bestimmte Schul- oder Berufsbildung – lassen sich vor diesem Hintergrund als Investitionen von Unternehmern analysieren, die diese tätigen, um einen spezifischen Ertrag oder ein spezifisches Einkommen zu erzielen (2004b: 321).

Den Nutzen dieser Analysen verdeutlicht Foucault anhand der Veränderungen, die sich im Anschluss an die Theorie des Humankapitals für die Analyse des Wirtschaftswachstums ergeben.

Die Analyse der Ausbildung und Zusammensetzung des Humankapitals, der Sektoren, in denen er gesteigert wie auch der Elemente, die als Investitionen in ihn einflossen, wurde in dem Maße für die Neoliberalen interessant, wie die Wirtschaftsentwicklung und ihre Wachstumsraten nicht länger als Resultate technischer Innovationen (Schumpeter) oder imperialistischer Eingriffe (Luxemburg), sondern als „Ertrag eines bestimmten Kapitals, nämlich des Humankapitals, d. h. als der Gesamtheit der Investitionen, die man auf der Ebene des Menschen selbst gemacht hatte", interpretiert wurde (2004b: 321 ff.). Nicht nur das Nicht-Sinken der Profitraten, sondern auch das Wachstum der westlichen und japanischen Wirtschaft zwischen den 1930-1970er-Jahren und die Wirtschaftsprobleme der Dritten Welt wurden im Rekurs auf diesen Aspekt als (un-)zureichende Investitionen mit entsprechenden Erträgen des Humankapitals gedeutet (2004b: 321 ff.).

Vor diesem Hintergrund fungieren die erstellten Analysen als Ausgangspunkte einer Wachstumspolitik. Veränderungen in den Sektoren Schule, höhere Bildung, Gesundheit oder Sport erscheinen als „Modifikation des Niveaus und der Investitionsform" des Humankapitals, um Effekte auf das Wirtschaftswachstum zu erzielen (2004b: 323).

Der amerikanische Neoliberalismus bedient sich des Rasters des Homo oeconomicus nicht nur zur Analyse der Arbeit, sondern wendet dieses Modell auch auf Bereiche an, die traditionell nicht als ökonomische wahrgenommen wurden (2004b: 336). Foucault unterscheidet hier einerseits zwischen dem Bereich des Regierungshandelns und andererseits dem Bereich sozialer Beziehungen und individueller Verhaltensweisen (2004b: 336 ff.).

Die Anwendung des ökonomischen Rasters auf das Regierungshandeln verdeutlicht Foucault als eine Form der Kritik, in der der Markt als „eine Art ständiges ökonomisches Tribunal gegenüber der Regierung" auftritt, um das Regierungshandeln „in streng ökonomischen und marktbezogenen Begriffen zu beurteilen" (2004b: 342). Im Gegensatz zum 19. Jahrhundert fungiert jetzt nicht mehr das Recht als Instrumentarium, um Kritik am Handeln der öffentlichen Gewalt zu üben, sondern die Begriffe des Marktes, die seine Gültigkeit bemessen (2004b: 340 ff.).

Die Gültigkeit der Ausdehnung des Modells des Homo oeconomicus auf nicht-ökonomische Bereiche wie die Mutter-Kind-Beziehung oder die Ehe plausibilisieren die Neoliberalen durch ihre Definition des Gegenstands der ökonomischen Analyse (2004b: 368). Gegenstand ökonomischer Analysen sei jedes beliebige Verhalten, das eine optimale Verteilung von beschränkten Ressourcen auf alternative Zwecke beinhalte, wobei sich diese Definition verallgemeinern lasse hin zu „jedem rationalen Verhalten", sodass schließlich die Frage entstehe, „warum man nicht jedes rationale Verhalten, jedes beliebige rationale Verhalten" als möglichen Gegenstand einer ökonomischen Analyse auffassen sollte (2004b: 368 f.).

Neben der Frage nach der Gültigkeit stellt sich die Frage nach der Funktion der Ausweitung des ökonomischen Schemas. Nach Foucault (2004b: 336) zielt eine Analyse in Begriffen von Angebot und Nachfrage darauf, „in den nichtwirtschaftlichen Beziehungen, in den nicht wirtschaftlichen Verhaltens-weisen eine Reihe von verstehbaren Beziehungen sichtbar [zu] machen [...], die anderenfalls nicht auf diese Weise erschienen wären". Am Beispiel der Mutter-Kind-Beziehung erläutert Foucault, wie bspw. die Liebe, Zeit und Pflege, die die Mutter dem Kind angedeihen lässt, „in den Begriffen der Investition, der Kapitalkosten, des Gewinns aus dem investierten Kapital, des wirtschaftlichen und psychologischen Nutzens" analysiert werden kann (2004b: 337). Aus dieser Perspektive wird das Verhalten der Mutter als eine Investition verstanden, die das Kind der Mutter in der Zukunft durch einen psychischen Ertrag entlohnen wird (2004b: 337).

Trotz ihrer divergierenden Lösungen folgen amerikanischer Neoliberalismus und deutscher Ordoliberalismus dem gleichen Gedanken. Beide bilden sich nach Foucault als Reaktionen auf „Zuviel-Regierung" und zielen auf die Durchsetzung der Marktmechanismen, die aus ihrer Perspektive allein im Stande sind, die Regulierung der Preisbildung zu gewährleisten (2004b: 442 f.). Während die ordoliberale Konzeption dieses Ziel mittels einer aktiven Rahmenpolitik verfolgt, versucht der amerikanische Neoliberalismus, dieses Ziel durch die Ausdehnung der Marktlogik auf das Regierungshandeln einerseits und durch die Anwendung des Unternehmensethos auf soziale Beziehungen und individuelle Verhaltensweisen andererseits durchzusetzen.

Inwieweit die dargelegten Rationalitäten die Regierung der HIV-Infektion und die Konstituierungsweisen der Interviewpartnerinnen strukturieren, gilt es nun zu analysieren.

4 Die Regierung der HIV-Infektion im medizinischen Kontext

Wie verläuft Fremd- und Selbstführung im Kontext des medizinischen Systems? Welche Anleitungsweisen lassen sich ausmachen, und wie strukturieren diese das Handlungsfeld und das Selbstverhältnis der Informantinnen? Diese Fragen stehen im Mittelpunkt der folgenden Darstellung.

Auf die Transformation gesundheitspolitischer Regierungsweisen haben Pühl und Schulz (2001: 107) verwiesen. Macht funktioniere in den verschiedenen Bereichen der gegenwärtigen Gesundheitspolitik nicht mehr vorrangig über autorative Anweisungen medizinischer Expertinnen oder über Gesetze, wie sie konstatieren, sondern v. a. über das Paradigma der individuellen Gesundheitsverantwortung und der Expansion dessen, was als Risiko für die Gesundheit gelte (Pühl & Schulz 2001: 107). Pühl und Schulz (2001) verweisen damit auf eine Regierungsweise, die Krasmann (2000: 198 f.) als „Technologie der Selbstmobilisierung" konzeptionalisiert und von „Technologien der Selbstdisziplinierung" absetzt. Krasmann (2000: 198 f.) differenziert zwischen diesen unterschiedlichen Anleitungsweisen, um die „Mentalitäten des Regierens" im Rahmen der „neuen Pönologie"[162] zu untersuchen. Ihre Konzeptionalisierung erscheint hilfreich, um unterschiedliche Formen „liberaler" Regierungsweisen in den Blick zu nehmen. Beide von ihr differenzierten Anleitungsweisen gilt es entsprechend zu skizzieren.

Das Regiment der Selbstdisziplin beruht nach Krasmann (2000: 199) auf einem verselbständigten Mechanismus, der auf verinnerlichten Normen und Vorstellungen basiert. Dagegen kommen Praktiken der Selbstmobilisierung eher durch äußerliche Anreize – wie durch die Aussicht auf Erfolg oder Selbstrealisierung – in Gang, stellen aber als Spielregeln des sozialen Lebens Zwangsläufigkeiten dar, „die man kennen und befolgen muss, wenn man daran teilhaben will" (Krasmann 2000: 199). Werde die Bereitschaft zur Mitarbeit beim Regiment der Selbstdisziplin durch moralische Appelle hinsichtlich der Verwerflichkeit des

---

[162] Die „neue Pönologie" identifiziert Krasmann (2000: 194 f.) als „‚neue' Theorie und Praxis der Kriminalitätskontrolle" und verortet sie im „Schnittfeld von Kriminologie und Sozialarbeit". Innerhalb dieses Feldes untersucht Krasmann (2000: 203) das dem Programm des Anti-Aggressivitäts-Trainings für Jugendliche zugrunde liegende Menschenbild.

Handelns eingetrichtert, beruhe sie im zweiten Fall auf „Freiwilligkeit" (Krasmann 2000: 202). Angeleitet werde hier das Verhalten „durch Einsicht in seine Konsequenzen", womit sich dem Individuum die Wahl „zwischen klugen oder kurzsichtigen Entscheidungen oder zwischen selbschädigenden Gewohnheiten und einer gesunden Lebensweise" eröffne (Krasmann 2000: 202)[163].
Vor diesem Hintergrund gilt es die Konstituierungsweisen der Interviewpartnerinnen in den Blick zu nehmen. Diese gestatten es zu zeigen, wie sich die Informantinnen hinsichtlich spezifischer Anleitungsweisen, Diskurse und Techniken hervorbringen, und sie verweisen zugleich auf die Regierungsweisen des medizinischen Systems. Aus dieser Perspektive wird es möglich zu untersuchen, wie das medizinische System „arbeitet", wie es die HIV-Infektion problematisiert und mit welchen Formen der Subjektivierung[164] dies einhergeht.

In einem ersten Schritt untersuche ich, wie die Suche nach der Diagnose, die Durchführung des HIV-Antikörpertests und die Diagnosemitteilung durch den Arzt verlaufen. In diesem Zusammenhang gilt es zunächst, die Rationalität des HIV-Antikörpertest anhand seines historischen, rechtlichen, gesellschaftlichen und biopolitischen Hintergrunds vorzustellen und damit das „implizite Wissen" (Lemke 1997: 146) dieses Instrumentariums darzulegen. Gezeigt wird, welche Regeln und Gegenstände, Handlungsweisen und Ziele, welche Wahrnehmungs-, Lösungs- und Bearbeitungsstrategien im Umgang mit der HIV-Infektion durch dieses diagnostische Instrumentarium konstituiert werden. Wie in diesem Zusammenhang der Schutz der Bevölkerung und im Gegenzug der Schutz der Infizierten vor der Gesellschaft konzipiert wird, wird nicht nur anhand der Rationalität des HIV-Tests dargelegt, sondern auch anhand aktueller Gesetze, die im Zusammenhang der „AIDS-Krise" entwickelt wurden.

In einem anschließenden Schritt gilt es, die entsprechenden Konzeptionalisierungen den geschilderten Praxisanwendungen gegenüberzustellen. Dargelegt wird, wie die Informantinnen in das medizinische System gelangen, wie die Anwendung des HIV-Antikörpertests und die Mitteilung des HIV-positiven

---

[163] Die Fokussierung auf die Zukunft hat Shearing (1997, in: Krasmann 2000: 210) dabei als typisches Merkmal des neoliberalen Paradigmas ausgemacht, das auf Responsibilisierung setzt. Mit dem Orientierungswechsel, der von der Vergangenheit zur Zukunft verlaufe (Krasmann 2000: 210), stehe beispielsweise nicht mehr der biographische Hintergrund und/oder Ursachen spezifischer Handlungsweisen im Fokus, sondern deren Management (Krasmann 2000: 210).
[164] Subjektivierung wird, dem zweifachen Subjektbegriff entsprechend (Foucault 1994: 246), als ein Doppelprozess verstanden: „als Unterworfen bzw. Diszipliniertwerden und als Selbstkonstituierung durch ‚Technologien des Selbst'" (Pieper 2003: 6). Subjektivierung beziehe sich damit auf den Modus, in dem Individuen durch bestimmte Rationalitäten und Technologien des Regierens einer Weise des Selbstbezugs, der Bezugnahme auf sich und die anderen unterworfen seien (Krasmann 2000: 194).

Ergebnisses erfolgt und wie sich die Informantinnen vor dem Hintergrund der Diagnosemitteilung konstituieren.

Im Anschluss steht dann die Regierung der antiretrovirale Therapie (ART) im Fokus, bevor abschließend mit der Regierung der Untersuchungs- und Behandlungspratiken die Analyse der verschiedenen Arzt-Patientinnen-Beziehungen in den Mittelpunkt rückt.

4.1 Die Diagnose

Das Aufsuchen des medizinischen Systems kann von verschiedenen Seiten eingeleitet werden: seitens der Interviewpartnerinnen, seitens medizinisch Professioneller wie auch durch die Vermittlung Dritter. Damit lässt sich unterscheiden, ob der Weg in das medizinische System selbst- oder fremdeingeleitet wird.

Die Interviewpartnerinnen suchen das medizinische System auf, um Symptome abklären und behandeln zu lassen oder weil sie ein Infektionsrisiko befürchten und einen HIV-Antikörpertest durchführen lassen wollen.

Medizinisch Professionelle wenden sich dagegen an die Informantinnen und bitten diese zu einer Unterredung, wenn der HIV-„positive" Status im Kontext einer gesetzlich geregelten Routineuntersuchung festgestellt wurde.

Das medizinische System kann auch durch die Intervention Dritter eingeschaltet werden. Dazu kommt es, wenn beispielsweise ein plötzlicher Zusammenbruch in der Öffentlichkeit erfolgt und Dritte das staatliche Hilfs- und Rettungssystem anfordern. Von einem solchen „Zusammenbruch" erzählt eine Informantin. Unklar bleibt in diesem Zusammenhang, ob sie sich erst nach diesem Ereignis an das medizinische System wendet oder ob sie durch die Vermittlung anderer in Kontakt mit dem professionellen System gelangt.

Damit wird deutlich, dass nicht nur der Weg in das medizinische System, sondern auch der „Weg zur Diagnose" und damit die Durchführung des HIV-Antikörpertests selbst- oder fremdinitiiert werden kann.

Mit der Unterscheidung zwischen fremd- und selbstinitiierter Testdurchführung tritt die Handhabung des HIV-Tests[165] in den Mittelpunkt der Betrachtung,

---

[165] Seit 1984 – d. h. drei Jahre nach den ersten Meldungen über AIDS-Fälle bei schwulen Männern in San Francisco – besteht die Möglichkeit, eine HIV-Infektion mittels Testverfahren nachzuvollziehen (Rosenbrock 2000: 19). Das als HIV-Test bezeichnete Nachweisverfahren wird dabei über „die Identifikation von Antikörpern im Blut geführt", wodurch festgestellt werden kann, „ob eine Person mit HIV physiologisch wirksam in Berührung gekommen ist" (Rosenbrock 1986: 89; Rosenbrock 2000: 19). Testverfahren, die den Virus selbst nachweisen, werden v. a. zur Kontrolle des Infektions- bzw. Therapieverlaufs eingesetzt, nicht jedoch bei der HIV-Diagnostik (Lang 2000: 47). Dementsprechend müsste der Test „politisch korrekt" als HIV-Antikörpertest bezeichnet werden, wie Aretz (2000: 16) festhält. Im Folgenden werden beide Bezeichnungen synonym verwendet.

denn seit 1987 darf dieses diagnostische Instrument „grundsätzlich" nur mit dem Einverständnis der betroffenen Person angewendet werden (Richardson 1987: 17, Haag 1987: 153 f.; Act up 1994: 114; Schücking 2000: 123).

Der Terminus „grundsätzlich" (bspw.: Schücking 2000: 123) verweist auf Ausnahmen von dieser Regelung. Die historischen, rechtlichen, gesellschaftlichen und biopolitischen Grundlagen des HIV-Antikörpertests – und aktueller Gesetze, die mit diesem im Zusammenhang stehen – werden jetzt dargelegt. Damit wird die diesem Instrument zugrunde liegende Rationalität vorgestellt, bevor dann unterschiedliche Praxisanwendungen des Instrumentariums anhand der Darstellungen der Informantinnen vorgestellt werden.

4.1.1 Die Rationalität des HIV-Antikörpertests

4.1.1.1 Rechtliche und historische Hintergründe der „informierten Zustimmung"

Seit einer gerichtlichen Entscheidung im Jahr 1987 darf der HIV-Antikörpertest grundsätzlich nur mit dem Einverständnis der betroffenen Person durchgeführt werden (Richardson 1987: 17, Haag 1987: 158; Act up 1994: 114; Schücking 2000: 123). Für den HIV-Test gilt so „die Regelung der ‚informierten Zustimmung'", die gewährleisten soll, „dass jedem Test eine sachgerechte Beratung vorausgeht" (Act up 1994: 115.).

Rechtlich leitet sich der „informierte Zustand" aus dem in der Verfassung garantierten Grundrecht[166] nach freier Entfaltung der Persönlichkeit und körperlicher Unversehrtheit ab (Holzem 1999: 293). Da jede medizinische Behandlung als Einwirkung auf den Körper und somit als Körperverletzung gewertet wird, benötigt der Arzt, um zivil- und strafrechtliche Konsequenzen zu vermeiden, die Zustimmung des Patienten zur Behandlung (Franz 1997: 36).

Die Erfordernis der Einwilligung wird dem Rechtssystem folgend als Ausdruck des Selbstbestimmungsrechts des Patienten gefasst: denn dem Patienten komme damit die Freiheit der Entscheidung zu, ob er sich behandeln lasse oder nicht und welcher Behandlung er sich unterziehen wolle (Franz 1997: 36).

---

[166] Vgl. GG Art. II Abs. 1 und 2: „Jeder hat das Recht auf die freie Entfaltung seiner Persönlichkeit, soweit er nicht die Rechte anderer verletzt und nicht gegen die verfassungsmäßige Ordnung oder das Sittengesetz verstößt. Jeder hat das Recht auf Leben und körperliche Unversehrtheit. Die Freiheit der Person ist unverletzlich. In diese Rechte darf nur aufgrund eines Gesetzes eingegriffen werden".

4.1 Die Diagnose

Als notwendige Voraussetzung der „informierten Zustimmung" erscheint die Aufklärung[167] des Patienten, da erst durch diese „eine ‚informierte'" und damit „eine autonome, selbstverantwortliche Zustimmung zu erhalten" sei (Holzem 1999: 292). Unter der „informierten Zustimmung" wird so der Umstand gefasst, dass eine ärztliche Behandlung – um nicht dem Tatbestand der Körperverletzung zu unterliegen – zunächst der Patientin vorgestellt und von dieser dann bewilligt werden muss.

Aus den Grundrechten lässt sich auch das Recht auf „informationelle Selbstbestimmung" ableiten, d. h., dass eine Person auch darüber bestimmen kann, ob sie über ihren Gesundheitszustand Bescheid wissen will oder nicht (Act up 1994: 114)[168].

Das (informationelle) Selbstbestimmungsrecht lässt sich vor diesem Hintergrund als Grundlage der individuellen biographischen Gestaltung ausmachen und seine Handhabung sowohl auf der Ebene der Fremd- wie auch der Selbstführung untersuchen.

Eingeführt wurde die „informierte Zustimmung" („informed consent") vor knapp 100 Jahren, indem sowohl die Aufklärungspflicht[169] des Arztes gegenüber dem Patienten als auch die Einwilligung in den ärztlichen Eingriff gerichtlich verfügt wurden[170] (Holzem 1999: 291 ff.). Zu diesem Zeitpunkt (1894) begründete sich das Selbstbestimmungsrecht auf das Recht der körperlichen Unversehrtheit, war jedoch noch nicht durch die Verfassung garantiert (Holzem 1999: 293; Franz 1997: 30). Erst nach dem zweiten Weltkrieg wurde dies umgesetzt, was auch als Reaktion auf die Humanexperimente der NS-Diktatur bzw. als Aufarbeitung der zweiten Nürnberger Prozesse gefasst wird (Holzem 1999: 291; Franz 1997: 30; in der Schmitten 1999: 134). Heute bildet dieses Grundrecht den

---

[167] Die Aufklärung des Patienten durch den Arzt wird durch die angenommene „Asymmetrie von Wissen und Nicht-Wissen" begründet (Holzem 1999: 293).

[168] Die Entwicklung des „informationellen Selbstbestimmungsrechts" leitet sich nach Seewald (1990: 38f.) aus dem Grundrecht der freien Entfaltung der Persönlichkeit (Art. 2.1 GG) ab. Durch dieses Recht werde der Anspruch des Bürgers auf Schutz seiner persönlichen Sphäre gegenüber dem Auskunftsverlangen des Staates klarer und sicherer gemacht (Seewald 1990: 39). Relevant wird dieses Grundrecht nach Seewald (1990: 39) beispielsweise dann, wenn es darum geht, ob die Meldepflicht von Erkrankungen verfassungsrechtlich sei.

[169] Die Aufklärung des Patienten wurde 1958 durch eine Entscheidung des Bundesgerichtshofs verfügt (Holzem, 1999: 295). Demnach kann dem Eingriff in den Körper des Patienten nur dann der Charakter der Rechtswidrigkeit genommen werden – und somit ein Teil der Verantwortung vom Arzt auf den Patienten übertragen werden –, wenn dieser „in großen Zügen weiß, worin er mit seiner Zustimmung zum ärztlichen Eingriff einwilligt" und somit „Klarheit über seine Lage hat" (Urteil des Bundesgerichtshof vom 9.12.1958; in: Holzem 1999: 295). Nach Franz (1997: 31) wird damit die ärztliche Aufklärungspflicht verfassungsrechtlich fundiert.

[170] Das Selbstbestimmungsrecht des Patienten wurde 1894 erstmalig durch die Entscheidung des Deutschen Reichsgerichts Leipzig festgehalten (Holzem 1999: 293).

Hintergrund der Aufklärungs- und Einwilligungspflicht im medizinischen Kontext und gestaltet dadurch die Arzt-Patienten-Beziehung.

Die gerichtliche Durchsetzung der Einwilligungs- und Aufklärungspflicht ab 1894 wird als Übergang von einer der hippokratischen Ethik[171] folgenden paternalistischen Medizin hin zu einer Medizin „jenseits von Hippokrates"[172] beurteilt (Holzem 1999: 291 ff.).

Als paternalistisch wird die hippokratische Medizin insofern bewertet, weil in ihr ein Beziehungsmodell zum Tragen kommt, dass auf eine Vater-Kind-Beziehung basiert (Hartmann 1994: 14): Jenseits des Willen, der Zustimmung und der Wünsche des Patienten entscheidet der Arzt zum Wohle des Patienten (salus agreoti suprema lex[173]). Er übernimmt für diesen mit „Tendenzen der Bevormundung, der Folgsamkeitserwartung, der Einforderung unbegrenzten Vertrauens, der Schutz- und Stellvertreterfunktion" die Verantwortung (Hartmann 1994: 14).

Mit der Ergänzung des obersten Prinzips der Medizin – dem „salus agreoti" – durch das verfassungsmäßig garantierte „voluntas agreoti[174]" erscheine der Patient nicht mehr als bloßes „Objekt der Behandlung, sondern [als] Partner in der Arzt-Patienten-Beziehung" und somit als „selbstverantwortliche Person" (Irrgang 1995: 104) bzw. „auch als Subjekt der Behandlung", wie Franz (1997: 35) pointiert.

Neben der Verfassung bilden die ärztliche Berufsordnung (ab 1989) und der Behandlungsvertrag die weiteren Rechtsgrundlagen für das Selbstbestimmungsrecht des Patienten und die Aufklärungspflicht des Arztes (Hansen 1997: 17; Franz 1997: 42 f.; Holzem 1999: 281).

---

[171] Die hippokratische Ethik lasse sich an den ethischen Anweisungen im hippokratischen Eid zeigen, so Holzem (1999: 44). Hier habe der Patient keine eigene Rolle, sondern sei behandeltes Objekt. Dem Arzt komme die Aufgabe zu, das Wohl des Patienten zu wahren, wogegen die Wünsche des Patienten selbst im Eid nicht vorkämen. Der vollständige Eid läßt sich beispielsweise im Psychrembel (1998: 671), dem klinischen Wörterbuch, nachlesen.

[172] Im Pschyrembel (1998: 671) wird darauf verwiesen, dass die Hippokratische Schwurformel in Abwandlung bis heute noch für Ärzte gültig sei. Ähnliches konstatiert Saas (1992: 6; in: Holzem 1999: 291). Er stellt fest, dass das Prinzip des „informed consens" seit der Helsinki-Tokyo-Deklaration (1975) weltweit für die Forschung, nicht jedoch für die klinische Praxis verbindlich gemacht wurde. So sei dieser in der Verpflichtungsformel für die deutschen Ärzte 1979 noch nicht enthalten gewesen, jedoch über Standes- und Verwaltungsvorschriften zu einem wesentlichen Instrument geworden (Saas 1992: 6). Die Aufklärungspflicht wurde erst 1989 in die ärztliche Berufsordnung aufgenommen (Hansen 1997: 17; Franz 1997: 30; 43). Paragraph 2 der Berufsordnung lautet: „Der Arzt hat das Selbstbestimmungsrecht des Patienten zu achten. Zur Behandlung bedarf er der Einwilligung des Patienten. Der Einwilligung hat grundsätzlich eine Aufklärung im persönlichen Gespräch vorauszugehen" (Franz 1997: 43).

[173] Das Wohl des Kranken ist das oberste Gesetz (Hansen 1997: 25).

[174] Der Wille des Kranken.

4.1 Die Diagnose

Wenngleich die verschiedenen Rechtsgrundlagen – GG, BGB, Berufsordnung – sowohl die Begründung für die Aufklärung festhalten als auch Folgen bei Verstößen aufzeigen – StGB, BGB – (Holzem 1999: 293 f.), wird bislang Art und Umfang der Aufklärung nicht durch eine spezielle Gesetzgebung, sondern durch „höchstrichterliche Entscheidungen" geregelt (Franz 1997: 39, 42, 99). In der Folge kennzeichne sich die Rechtslage heute durch eine „kaum noch überschaubare Kasuistik, d. h. eine große Anzahl von Gerichtsentscheidungen" (Franz 1997: 42).

Im Zusammenhang der „normativen Aufklärungspflicht" (Höfling & Lang 1999: 21) lassen sich unterschiedliche Aufklärungspflichten voneinander differenzieren: Die therapeutische Aufklärung, die auch als Sicherungs- oder Sicherheitsaufklärung bezeichnet wird, und die Eingriffs- oder auch Selbstbestimmungsaufklärung (Weißauer 1996: 115)[175]. Während es bei der therapeutischen Aufklärung um die „Menschenführung" vor dem Hintergrund des zu erreichenden oder sichernden Behandlungserfolg geht, bezieht sich die Eingriffsaufklärung auf die „Wahrung des Selbstbestimmungsrecht des Patienten" (Weißauer 1996: 115).

Relevant wird letztere im Zusammenhang der Testdurchführung. Ziel der Eingriffs- und Selbstbestimmungsaufklärung ist es, den Patienten „über die Art der Krankheit (Diagnose), Behandlungsmethoden (Verlauf des Eingriffs) und -alternativen sowie die Behandlungsrisiken" aufzuklären (Höfling & Lang 1999: 21). Mögliche biographische Konsequenzen werden hier vor dem Hintergrund medizinischer, nicht jedoch vor der Folie potenzieller psychischer und sozialer Effekte verhandelt. Denn durch die Eingriffs- bzw. Selbstbestimmungsaufklärung soll es dem Patienten ermöglicht werden zu entscheiden, ob er sich hinsichtlich aufgezeigter medizinischen Risiken und möglichen Behandlungsalternativen einem indiziertem Eingriff unterziehen will oder nicht (Franz 1996: 35). Unter einem Eingriff wird dabei sowohl eine Operation, eine Injektion und Bestrahlung als auch die Anwendung einer Medikation verstanden, wobei die Einwilligung „vor jeder medizinischen Behandlung" als erforderlich gilt (Höfling & Lang 1999: 32, 35). Bereits die Zustimmung zu einer Untersuchung wird so generell notwendig, aber in der Regel durch den Gang zum Arzt als stillschweigend gegeben gesetzt (Holzem 1999: 302). In der Folge kommt der Behandlungsvertrag und damit das Rechtsverhältnis zwischen Arzt und Patient – „form-

---

[175] Im Gegensatz zu Weißauer differenziert Franz (1997: 31 ff.) zwischen vier Aufklärungsbereichen. Er unterscheidet zwischen der Diagnoseaufklärung, der therapeutischen Aufklärung im weiteren Sinne, der Eingriffs- oder Risikoaufklärung (die therapeutische Aufklärung im engeren Sinne) und der Aufklärung über Behandlungsfehler. Der therapeutischen Aufklärung (bzw. Sicherungs- oder Sicherheitsaufklärung) von Weißauer entspricht bei Franz die therapeutische Aufklärung im weiteren Sinne. Die Diagnoseaufklärung bezieht sich sowohl auf die Frage nach der Diagnose selbst als auch auf die therapeutische Aufklärung im weiteren Sinne. Vgl. dazu auch: Holzem (1999: 301 ff).

und wortlos" – durch das Aufsuchen eines Arztes bzw. durch die Aufnahme im Krankenhaus zustande (Weißauer 1996: 113; Holzem 1999: 281).

4.1.1.2 Der HIV-Test als Konstruktion von Besonderheit

Seit 1987 bedarf die Durchführung des HIV-Antikörpertests der „informierten Zustimmung". Demnach gilt, dass die allgemeine Einwilligung des zu Untersuchenden „in alle von der Ärztin/dem Arzt für erforderlich gehaltenen Behandlungsmaßnahmen, den HIV-Antikörpertest *nicht* einschließt"[176] (Haag 1987: 158; Hervorhebung: K. P.). Außer Kraft gesetzt wird hier die „stillschweigende Zustimmung des Patienten zur Untersuchung" und Diagnosefindung, die in der Regel durch den Gang zum Arzt vorausgesetzt wird (Holzem 1999: 302).

Während in der Regel die Einwilligung des Patienten in eine Blutentnahme bedeutet, „dass alle medizinisch indizierten Tests – ohne detaillierte Aufklärung – durchgeführt werden dürfen", so trifft dies *nicht* für den HIV-Antikörpertest zu (Thyssen & Perels, in: Fröschl & Hutner 1987: 37; Schücking 2000: 124; Hervorhebung K. P.).

Dies gilt auch für andere Methoden der Diagnostik, die gleichfalls die Zustimmung des Patienten erfordern. So muss der Patient beispielsweise auf mögliche körperlich riskante Untersuchungspraktiken hingewiesen werden (Holzem 1999: 302). Im Gegensatz zu Diagnosetechniken, die aufgrund ihrer möglichen körperlichen Integritätsverletzungen einer Einwilligung bedürfen[177], resultiert der „Sonderstatus", der dem HIV-Antikörpertests zuerkannt wird, nicht aus seinem körperlichen Gefährdungspotenzial, sondern aus den sozialen und psychischen Konsequenzen, die mit der Diagnose verbunden sein können.

Diese Konstruktion von „Besonderheit" wird durch die Erläuterung der Mainzer Entscheidung des Jahres 1987 deutlich. Die Mainzer Staatsanwaltschaft beurteilte AIDS als „keine Erkrankung wie jede andere" (Entscheidung der Mainzer Staatsanwaltschaft, in: Schücking 2000: 125). Wie bei keiner anderen Krankheit sonst sei der Patient einer sozialen Isolierung und gesellschaftlichen Stigmatisierungen ausgesetzt, die im Einzelfall zu einer hochakuten psychischen Ausnahmesituation bis hin zur Suizidgefahr führen könne (Haag 1987: 158;

---

[176] Der HIV-Antikörpertest bedarf zur Durchführung einer Blutentnahme. Die Venenpunktion zum Zweck der Blutentnahme wird erst durch die Einwilligung des Patienten in die Untersuchung zu einer Praxis, die nicht den Tatbestand der Körperverletzung nach sich zieht. Sowohl im Strafgesetzbuch (§ 223; § 226) als auch im Bürgerlichen Gesetzbuch (§ 833; § 837) finden sich die Regelungen, die die Folgen bei Verstößen gegen den Eingriff in die körperliche Unversehrtheit und Freiheit der Person aufzeigen (Holzem 1999: 293 f.).
[177] Holzem (1999: 303) führt das Beispiel der Rektoskopie an. Bei einer solchen Darmuntersuchung besteht das Risiko der Darmperforation.

Schücking 2000: 125). Bestätigt wurde diese Entscheidung vom Kölner Landgericht im Jahre 1995. Die Durchführung eines HIV-Antikörpertests ohne Einwilligung des Patienten wurde als Verstoß gegen das Selbstbestimmungsrecht desselben beurteilt und der Arzt zu einem Schmerzensgeld von 1500,- DM verpflichtet (Gerichtsentscheidung dokumentiert in: Franz 1997: 85).

Diese gerichtlichen Entscheidungen bilden im Kontext der HIV-Testdurchführung heute (u. a.) den normativen Hintergrund der Arzt-Patienten-Beziehung und verdeutlichen, welche Funktion dem Recht zukommt. In Rekurs auf Ewald (1993: 488 f.) zeigt sich, dass eine Rechtspraxis zur Wirkung gelangt, die sich mit der Entdeckung der Solidarität zu Beginn des 20. Jahrhunderts entwickelt und sich mit der Implementierung des Sozialrechts vollzieht. Das Anrecht auf Sicherheit wird zum leitenden Prinzip. Im Gegensatz zum Liberalismus steht hier nicht die Rechtssicherheit des Einzelnen vor dem Staat, sondern der Schutz des Lebens im Mittelpunkt. Ewald (1993: 489) hat diesen Umstand als Voraussetzung für die Entfaltung und Implementation der unterschiedlichen Programme der Biopolitik identifiziert.

Die gerichtlichen Entscheidungen lassen sich in diesen Kontext einordnen. Sie zeigen sich als Strategien, die darauf zielen, das Leben des Individuums vor der Gesellschaft zu sichern. Ewald (1993: 29 f.; Lemke 1997: 223) hat die Strategien, die sich im Zuge der Biopolitik entwickeln, als doppelgesichtig charakterisiert. Finden sich einerseits Strategien, die darauf zielen, den Schutz des Individuums vor der Gesellschaft zu gewährleisten, so finden sich auf der anderen Seite Strategien, die sich darauf richten, den Schutz der Gesellschaft vor „gefährlichen" Individuum (Pasquino 1979: 246 f., zit in: Lemke 1997: 224) zu organisieren. Entscheidend erscheint hier, dass die rechtlichen Normen nicht auf den somatischen, sondern vielmehr den psychosozialen Schutz des Individuums rekurrieren. Inwieweit sich dies in eine allgemeine Tendenz einordnen lässt, wird im Laufe der Arbeit zu betrachten sein. Zunächst sollen jedoch die Rationalität des HIV-Tests weiter entfaltet und sowohl gesellschaftliche wie auch weitere juridische Aspekte in die Perspektive genommen werden.

4.1.1.3 Der HIV-Test als „Wahrheitsdispositiv"

Vor dem Hintergrund einer 1993 nur marginal vorhandenen Medikation[178] kennzeichneten Eirmbeter, Hahn und Jacob (1993: 38) den HIV-Antikörpertest als „Wahrheitsdispositv" und somit als einen Geständnisgenerator, der mittels wissenschaftlicher Verfahren die „Wahrheit' über eine bislang verborgene Identität

---

[178] Vgl. dazu: 4.2.1.

zum Vorschein bringe[179]. Aufgedeckt werde, wer in „'Wahrheit' zum Volk der Reinen und Gesunden gehört und wer eine tödliche Alterität darstellt" (Eirmbeter et al. 1983: 38). Durch die Diagnose „HIV-positiv" werde den Betroffenen eine Art dauerhaftes Persönlichkeitsmerkmal zugesprochen, das ihren bisherigen Status v. a. hinsichtlich sozialer, rechtlicher und moralischer Aspekte verändere, konstatiert Dunde (1991: 3). Aids stelle sich demnach nicht als ein Leiden dar, das ohne Ansehen der Person jeden treffen könne, betonte Sontag (1997: 27) analog, sondern bedeute vielmehr, „als Angehöriger einer ‚Risikogruppe', einer Gemeinschaft von Ausgestoßenen entlarvt zu werden". Durch das wissenschaftliche „Geständnis" (Eirmbeter et al. 1993: 38) werde eine bislang anderen sorgsam verheimlichte Identität beleuchtet bzw. – im Kontext schwuler Zusammenhänge – bekräftigt (Sontag 1997: 27).

Die angenommene Zugehörigkeit zu einer „Risikogruppe" sowie das von ihr existierende gesellschaftliche „Bild" führen demnach zu Stigmatisierung und Diskriminierung (Sonnenberg-Schwan 2000: 154). Verbunden ist dieses „Bild" mit Verhaltensweisen, die gesellschaftlich stigmatisiert bzw. „geächtet" (Zippel 1991: 54) und als Ausschweifungen im Zusammenhang mit „Kriminalität", „illegaler Drogenabhängigkeit" und „perverser Sexualität" beurteilt würden (Sontag 1997: 28). In Folge ergibt sich für die Betroffenen eine Situation, die statt zu Solidarisierung zu Stigmatisierung führt, wie Zippel (1991: 54) akzentuiert.

Es ist diese Zuschreibung einer bestimmten Identität und der darin implizit enthaltenen sozialen Ächtung, die die Differenz zwischen der HIV-Infektion bzw. der AIDS-Erkrankung und anderen chronischen bzw. letalen Erkrankungen markiert (Seidel 1992: 19 f.). So verleiht der Herzinfarkt dem Betroffenen keine neue Identität, wie Sontag (1997: 41) festhält. Und auch wenn im Zusammenhang einer Krebserkrankung mitunter dem Patienten ein selbst verschuldeter Verhaltensanteil zugesprochen werde – bedingt durch die vermeintlich ungesunde Lebensführung (Alkohol, Nikotin, Ernährung) –, so gelte dieser als Ergebnis von Willensschwäche, Unvorsichtigkeit oder legaler Drogenabhängigkeit, nicht aber als gesellschaftlich abnorm oder kriminell (Sontag 1997: 27 f.; Frankenberg 1990: 108)[180]. Den Hintergrund für Stigmatisierungen und Diskriminierungen bildet demnach einerseits die gesellschaftliche Hegemonie der Heteronormativität – implizit konnotiert durch Vorstellungen von romantischer Liebe und Treue

---

[179] Genau diesen Aspekt akzentuiert auch eine Veröffentlichung der Bundeszentrale für politische Bildung zum Thema Gesundheit. Der Artikel, der das Warten einer jungen Frau auf das Ergebnis des an ihr durchgeführten HIV-Antikörpertestes zum Thema hat, lautet: „die Woche der Wahrheit" (fluter 9/2003: 36).
[180] Sontag (1997) wie auch Rosenbrock & Salem (1990) haben weitere Differenzen, aber auch Gemeinsamkeiten zwischen AIDS und Krebs und anderen epidemischen Erkrankungen herausgearbeitet.

4.1 Die Diagnose

– und andererseits die gesellschaftliche Beurteilung von illegaler Drogenabhängigkeit und Prostitution[181].

4.1.1.4 Der „Test" vor dem Hintergrund biopolitischer Debatten

Zwischen 1984-1990 fand nach Rosenbrock (2000: 20), die „wichtigste AIDS-politische Auseinandersetzung" statt. In diesem Zeitraum wurde die Rolle des HIV-Tests bei der Verhinderung neuer Infektionen verhandelt. Zur Debatte stand, ob der Test „ein nützliches Instrument der HIV-Kontrolle" (Junghanss 1999: 27; in: Mohammadzadeh 2000: 29) und damit ein geeignetes Mittel sei, um den Schutz der Bevölkerung vor Ansteckung zu gewährleisten.

Entschieden wurde diese Auseinandersetzung zunächst durch die gerichtliche Regelung von 1987, die die Testdurchführung (grundsätzlich) an die Einwilligung der Patientin bindet. Der gerichtlichen Entscheidung war „eine erbitterte Debatte über Zwangstestung, Internierung, Tätowierung und Einreiseverbot" vorausgegangen (Aretz 2000: 14), die mit der Entdeckung der HIV-Antikörper und der Entwicklung des HIV-Antikörpertests im Jahre 1984 eröffnet worden war (Rosenbrock 2000: 19; Aretz 2000: 13)[182]. Ausgetragen wurde diese Debatte „schließlich öffentlich und letztendlich doch überwiegend mit wissenschaftlichen haltbaren Argumenten" in der Enquete-Komission „Gefahren von AIDS und wirksame Wege für ihre Eindämmung"[183] des 11. Deutschen Bundestages, die

---

[181] Eirmbeter, Hahn und Jacob (1983: 26-32) identifizieren aus einer wissenssoziologischen Perspektive Ansteckungsangst als eine Verhaltensweise, die die Generalisierung von Betroffenheit unterstellt. Ihr Kern werde durch Tendenzen zur Generalisierung von Erwartungen gebildet. Eine Möglichkeit, Ansteckungsängste zu steuern, bestehe darin, eine Identifikation mit den Betroffenen zu vermeiden, indem man diese per Definition als anders und somit als fremd deklariere. Fremdheit kennzeichnen sie hierbei nicht als Eigenschaft oder objektives Verhältnis zwischen Personen, sondern als Definition einer Beziehung und als Zuschreibung, die immer auch hätte anders ausfallen können. Fremdheit stellt sich aus dieser Perspektive als eine sozial folgenreiche Identitätsbestimmung dar, als eine Etikettierung, die mittels eines Unterscheidungsverfahren operiere, was sich selbst zur Grundlage nehme: „ohne Selbstidentifikation keine Fremden" (S. 30). Neben spezifischen Gründen – wie Angst vor Krankheit und Tod im Falle von AIDS – stehe die angenommene Bedrohung durch das/den Fremden auch im Zusammenhang mit dem symbolischen Gefährdung der eigenen Weltdeutung, die wiederum auf geteilten Bedeutungen und Normüberzeugungen basiere.
[182] In den meisten europäischen Ländern sei diese Debatte – mit Ausnahme von Queensland (Australien) – weit unspektakulärer verlaufen. Diesen Umstand sieht Rosenbrock (2000: 20 ff.) im Zusammenhang der deutschen Geschichte. Unter anderem sei durch den „deutschen Faschismus" die Gesundheitspolitik in der BRD wesentlich auf Medizinrecht reduziert worden, wogegen Public Health und Prävention bis zur AIDS-Krise kaum eine Rolle gespielt hätten.
[183] Die Komission wurde 1987 eingerichtet, 1988 und 1990 päsentierte sie ihre Berichte, in denen von einer „repressive(n) ‚Starker-Staat-Lösung'" Abstand genommen wurde (Zwangstests, heimliche Testungen) und stattdessen für individuelle Entscheidung und Beratung plädiert wurde (Rosenbrock 2000: 22f.). Acht Bundestagsabgeordneten „rangen" neben ExpertInnen „aus der Krankenhausmedi-

Anfang der 1990er Jahre schließlich „für die individuelle Entscheidung über den Gang zur Beratung und für eine Beratung, die imHinblick auf die Testentscheidung neutral zu sein hat" votierte (Rosenbrock 2000: 22f.).

An den Fragen, „wer, wen, wann und unter welchen Umständen testen darf, was ein Testergebnis eigentlich besagt und wem es mitgeteilt werden darf", entzündete sich nach Rosenbrock (2000: 20) die „zentrale und wichtigste AIDS-politische Auseinandersetzung". Zwei Ansätze standen zum damaligen Zeitpunkt einander gegenüber: die „individuelle Suchstrategie" und die „gesellschaftliche Lernstrategie" (Rosenbrock 2000: 20 f.; Lemmen et al. 2000: 95).

Die Anhänger des traditionellen seuchenhygienischen Ansatzes fokussierten mittels (Zwangs-)Tests auf eine schnelle Ermittlung und Stilllegung der Infektionsquellen und vertraten die Auffassung, dass Aids durch die „individuellen Suchstrategie" zu „bekämpfen" sei (Rosenbrock 2000: 20). Gegenüber diesen Verfechtern, die den HIV-Test als „Mittel der Ausgrenzung" (Aretz 2000: 14 ff.) nutzten, formierte sich Widerstand. In Reaktion auf die „individuelle Suchstrategie" bildete sich die „exceptionalist alliance", ein Zusammenschluss „aus sozialen Bewegungen, Berufsgruppen und Institutionen[184], die sich für einen rationalen und humanen Umgang mit HIV und AIDS einsetzten" (Rosenbrock 2000: 20)[185]. Der „individuellen Suchstrategie" wurde die „gesellschaftliche Lernstrategie" gegenübergestellt, die danach trachtete, „möglichst schnell, möglichst bevölkerungsweit und möglichst zeitstabil", Lernprozesse zu organisieren, mittels derer die Gesamtgesellschaft zu Präventionsmaßnahmen angeregt werden sollte (Rosenbrock 2000: 20 f.).

Nach den Analysen Foucaults zeigt sich, dass beide gesundheitspolitische Ansätze auf den Bevölkerungskörper als „Referenten" zielen, dabei jedoch unterschiedliche Perspektiven und divergierende Machtmittel nutzen.

Die „individuelle Suchstrategie" zielt auf die Überprüfung bestimmter Bevölkerungsgruppen wie Prostituierte, Strafgefangene, AsylbewerberInnen, BeamtInnenanwärterInnen u. a. m. (vgl. dazu: Act up 1994: 117 ff.; Richardson 1987: 154 f.; Aretz 2000: 14; Mohammadzadeh 2000: 28 ff.; Voß 2000: 72 ff.), die sie als Risikokollektive konstruiert. Demgegenüber nimmt die „gesellschaftliche Lernstrategie" die Gesamtbevölkerung ins Visier, wobei sie nicht ein spezifisches Kollektiv, sondern ein spezifisches Verhalten als riskant bewertet.

---

zin, der Schwulenbewegung, der Deutschen AIDS-Hilffe, den psychosozialen Fächen und dem jungen Fach Public Health um eine gemeinsame AIDS-politische Linie" (Rosenbrock 2000: 22).

[184] Die damalige Gesundheitsministerin Rita Süssmuth, die Mehrheit der Enquete-Kommission des Deutschen Bundestags und die Deutsche Gesellschaft für Sexualforschung sprachen sich für Aufklärung statt Bestrafung aus (Aretz 2000: 14).

[185] Zu den damaligen ambivalenten politischen Positionen und ihren Hintergründen, die auch die schwule Community und die AIDS-Hilfe durchzogen, vgl.: Aretz (2000); Rosenbrock (2000).

4.1 Die Diagnose

Die Aufmerksamkeit wird hier von den „Risikogruppen" auf das „Risikoverhalten" und somit auf die „Übertragungswege" gelenkt, wie es schon früh die „Act up"- Bewegung forderte (Act up 1987: 21). Während die „individuelle Suchstrategie" den HIV-Test als Mittel der Ausgrenzung nutzte und dabei auf das Herrschaftsmittel des Zwangs (Zwangsuntersuchungen) zurückgriff, setzt die „gesellschaftliche Lernstrategie" auf Aufklärung und Beratung und damit auf Prävention als Mittel der freiwilligen Selbstkontrolle.

Im Übergang von der „individuellen Suchstrategie" hin zur „gesellschaftlichen Lernstrategie" zeigt sich der Wandel von Repressions- und Disziplinarpraktiken hin zu Sicherheitsdispositiven. Konzentrierte sich die „individuelle Suchstrategie" auf die Krankheit selbst, und wollte sie die Angesteckten isolieren, zielt die „gesellschaftliche Lernstrategie" nicht länger auf den individuellen Körper eines als gefährlich konstruierten Kollektivs, sondern auf die Verhaltensmodulation der Gesamtbevölkerung. Statt Zwang, Ausgrenzung und Überwachung treten mit Regulierung und Kontrolle die Instrumente der Sicherheitstechnologien ins Feld (Lemke 1997: 136). Vor diesem Hintergrund erscheint die „gesellschaftliche Lernstrategie" als ökonomischere Machtform: Der Schutz der Bevölkerung wird nicht länger über eine äußere Instanz, sondern über selbst- und fremdverantwortliche Subjekte umgesetzt.

Entgegen einer humanistischen Perspektive lässt sich die „gesellschaftliche Lernstrategie" aus machtanalytischer Perspektive als ein „Machtwissen" kennzeichnen. Nicht die Befreiung von den „‚chains' of oprression – ignorance, lack of political understanding, submission behaviours" sei das finale Ergebnis der Gesundheitserziehung, sondern vielmehr die Konstruktion von Identität, wie Gestaldo (1997: 119) akzentuiert. Gesundheitserziehung vermittele dabei nicht nur spezifische Repräsentationen, sondern werde, indem sie auf Verhaltensänderung ziele, zu einem gleichsam normativen wie auch moralischen Verfahren: Gesundes bzw. präventives Verhalten wird zur Norm, während alternative Verhaltensweisen als Abweichung erscheinen (Gestaldo 1997: 119; vgl. auch: Lupton & Perterson 1996: XII, 2; 10; 14 ff.).

Welche subjektivierende Wirkungsmacht dieses „Machtwissen" entfaltet, gilt es weiter unten vorzustellen. Nachfolgend soll jetzt dargelegt werden, welche Form der biopolitische Schutz von Bevölkerung und Individuum in aktuellen Gesetzen annimmt.

4.1.1.5 Die biopolitische Formierung aktueller Gesetze

Auch wenn heute auf Bundesebene die routinemäßige gesetzliche Untersuchung von Bevölkerungsteilen nicht vorgesehen ist, finden sich auf Länderebene[186] abweichende bzw. ergänzende Regelungen (Voß 2000: 71). Insbesondere AsylbewerberInnen[187] und Strafgefangene[188] sehen sich einer Situation ausgesetzt, in der sie „nötigenfalls" zum Test gezwungen werden können (Voß 2000: 73; 77)[189]. Die Unversehrtheit der Persönlichkeitsrechte erscheint als Machtfrage – bzw. in der Terminologie Foucaults: als Herrschaftsfrage – wie seitens der „Act up"-Bewegung konstatiert wurde (Act up 1994: 125). Werden damit einerseits spezifische Kollektive als Risikogruppen konstruiert, so zeigt sich andererseits,

---

[186] Gesundheitspolitische Fragen unterstehen in der BRD dem Gebiet „konkurrierender Gesetzgebung", d. h., „den Ländern steht für bestimmte Bereiche Gesetzgebungsbefugnis zu, ‚solange und soweit' der Bund auf diesem Gebiet von seinem Gesetzgebungsrecht nicht Gebrauch macht" (Voß 2000: 73).

[187] Nach § 4.1 des Asylverfahrensgesetzes vom 1.7.1993 haben – so Voß (2000: 71) – Ausländer, die in einer Aufnahmeeinrichtung oder in einer Gemeinschaftsunterkunft wohnen, eine ärztliche Untersuchung auf übertragbare Krankheiten zu dulden. In den Ländern finden sich unterschiedliche Umsetzungen dieses Gesetzes. So wurde in Bayern die Erteilung einer drei Monate überschreitenden Aufenthaltsgenehmigung an AusländerInnen aus Nicht-EU-Ländern sowie die Gewährung von Asyl bei BewerberInnen aus außereuropäischen Ländern und der Türkei bis 1987 von der Durchführung eines HIV-Tests abhängig gemacht wurde (Voß 2000: 76 f.). Ab 1994 wurde diese Praxis „nur noch" bei Personen aus Staaten mit hoher HIV-Prävalenz für erforderlich gehalten (ebd.). Im Falle eines positiven Testergebnisses müsse – so die fernmündliche Auskunft, die Voß 2000 einholte – der/die Betreffende durch Unterschrift bestätigen, dass er/sie über die Infektion aufgeklärt und angewiesen worden sei, SexualpartnerInnen und behandelnde ÄrztInnen von der Infektion in Kenntnis zu setzen. Ähnliche Konditionen machte Voß (2000: 77) für Sachsen aus, wo seit 1992 von jedem/r AsylbewerberIn jenseits des 14. Lebensjahrs ein HIV-Test verlangt wird. In Mecklenburg-Vorpommern wurde dagegen ab 1993 eine anonyme Testdurchführung angeboten (Voß 2000: 77). Neuere Studien (Hübner 2001), Anfragen (Drucksache 4/13101) politischer Parteien (hier: BÜNDNIS 90/DIE GRÜNEN 2008) und Veröffentlichungen zum Thema MigrantInnen und Flüchtlinge (Wörmann 2003; Bauer 2004; Landesstelle Jugendschutz Niedersachsen 2008) belegen, dass der HIV-Test in Bayern und Sachsen für MigrantInnen bis heute obligatorisch ist bzw. als Voraussetzung für die Nicht-Ablehnung des Asylbegehrens gilt.

[188] Der HIV-Antikörpertest wird Strafgefangenen – d. h. speziell intravenös (i.v.) Drogengebrauchenden – in Bayern, Schleswig-Holstein und Saarland „dringend angeraten" (Voß 2000: 73 f.). Bei einer Ablehnung werde das Angebot in Schleswig-Holstein wiederholt, im Saarland die Gefangene behandelt, als sei sie/er HIV-positiv, während in Bayern die Möglichkeit der Ablehnung nicht vorgesehen sei (Voß 2000: 73 f.). Wie im Falle einer Ablehnung in Schleswig-Holstein verfahren wird bzw. wie in Bayern die Durchführung des HIV-Tests vollzogen wird, führt Voß (2000) nicht aus. Nach Stöver (2000: 85; 134) werden „Testverweigerer" in Bayern, Baden Württemberg, Hessen und im Saarland „mit allen stigmatisierenden Nachteilen" behandelt als wenn sie HIV-positiv wären. Diese Praxis ist – zumindest für Bayern – bis heute konstitutiv (Jautz 2008). Vgl. dazu Kapitel 8.

[189] LangzeitstipendiatInnen der Deutschen Stiftung für internationale Entwicklung, die aus Entwicklungsländern stammen, müssen im Heimatland einen HIV-Test durchführen lassen und dürfen im Falle eines HIV-positiven Testergebnisses nicht in die BRD einreisen (Voß 2000: 77).

4.1 Die Diagnose

dass der Staat die Wahrung biopolitischer Ziele mit der Einschränkung der Grundrechte verbindet, wobei – wie Voß (2000: 73) festhält – „mit Strafvollzugsgefangenen und AsylbewerberInnnen zwei Gruppen [betroffen sind], die in einem besonderen Abhängigkeitsverhältnis zum Staat stehen"[190].

Welche Sicherheitsmaßnahmen auf Bundesebene etabliert wurden, um den Schutz der Bevölkerung und die Sicherheit des Individuums zu gewährleisten, soll nun aufgezeigt werden.

Bis 1998 bzw. 2001 regelten verschiedene gesetzliche Steuerungsinstrumente die „Verhütung und Bekämpfung" übertragbarer Krankheiten wie auch das Transfusionswesen und die Grundsätze zur Blut- und Plasmaspende. In den 1980er-Jahren kam es durch das Auftreten von HIV und AIDS zu einer „Zäsur in der Wahrnehmung und im Umgang mit Infektionskrankheiten" (Voß 2000: 71). War die abendländische Medizin bis zu diesem Zeitpunkt davon ausgegangen, dass epidemische Infektionen der Vergangenheit angehörten und der „Feldzug" der Medizin „siegreich" sei, veränderte das Aufkommen von Aids diese Annahme (Sontag 1997: 64, 76; vgl. auch: Gottweis et al. 2004; Lupton & Peterson 1996).

In Reaktion auf die „Aids-Krise" kam es 1998 und 2001 in der BRD zu der Reformation und Neufassung bis dahin geltender Gesetze und Verordnungen (Voß 2000: 70 ff.). 1998 wurde das Transfusionsgesetz (TFG), das auch den Umgang mit Blut- und Plasmaspenden regelt, neu eingeführt. 2001 löste dann das Infektionsschutzgesetz (IfSG) das Geschlechtskrankheitengesetz (GeschlkrG) von 1953 und das Bundesseuchengesetz (BseuchG) von 1961 ab.

Anhand beider Gesetze zeigt sich, wie sowohl der Konstruktion von Besonderheit – und damit dem Schutz infizierter Personen vor der Gesellschaft – als auch dem Schutz der Bevölkerung Rechnung getragen wird. In welcher Form diese biopolitischen Sicherheitsstrategien umgesetzt werden, soll nun genauer dargelegt werden.

Das Transfusionsgesetz

Die Testung aller Blutspenden auf mögliche Infektionserreger (u. a. HIV und HCV[191]) stellt heute in der BRD die einzige gesetzlich geregelte Routinetestung dar (Voß 2000: 72). In Reaktion auf den sogenannten „Blutskandal"[192] von 1993

---

[190] Auf diesen Aspekt wird in Kapitel 8 nochmals eingegangen.
[191] Das Hepatitis-C-Virus (HCV) wurde erst Ende der 1980er-Jahre entdeckt und kann seit Beginn der 1990er-Jahre mittels Testverfahrens nachgewiesen werden (Flegel et al. 1993/13: 818).
[192] 1993 wurde vom deutschen Bundestag der Untersuchungsausschuss „HIV-Infektion durch Blut und Blutprodukte" eingesetzt. Ziel des Ausschusses war die Aufklärung der zwischen 1985 und 1993

kam es nach Vorlegung des Schlussberichts des Untersuchungsausschlusses „HIV-Infektion und Blutprodukte" 1998 zur Reformierung der bis dahin geltenden gesetzlichen Vorschriften, Verordnungen, Empfehlungen, Richt- und Leitlinien in Form eines „geschlossenen" Gesetzes: dem Transfusionsgesetz (TFG 1998: 1, 5).

Im Transfusionsgesetz werden die Grundsätze zur Blut- und Plasmaspende und zum Transfusionswesen geregelt, um in Folge „von den spendenden und den zu behandelnden Personen Risiken bei der Gewinnung von Blut und Blutbestandteilen und der Anwendung von Blutprodukten fern zu halten" (TFG: 6). Nach § 5 des TFG dürfen zur Spendeentnahme nur Personen zugelassen werden, die zuvor nach dem Stand der medizinischen Wissenschaft und Technik für tauglich befunden wurden. Ausgeschlossen werden dabei bestimmte Personen, die – nach Richtlinien der Bundesärztekammer – als „HIV-Risikogruppen[193]" gefasst werden (TFG: § 5; S. 12; Flegel et al. 1996/13: 816). Dieses Ausschlusskriterium wurde bereits ab 1983 in das Untersuchungsprogramm von Blutspendern aufgenommen und ab 1985 durch die Einführung des HIV-Antikörpertests ergänzt[194] (Flegel et al. 1996/13: 816; Voß 2000: 72). Die anamnestischen Ausschlusskriterien wurden dabei, wie Flegel et al. (1996/13: 820) konstatieren, nicht nur im Laufe der Jahre verbessert, sondern die Konzeption entsprechender Standards auf die internationale Ebene – Europäische Gemeinschaft und WHO – verlagert.

Der Ausschluss von „HIV-Risikogruppen" aus der Blutspendepraxis fungiert als präventive Sicherheitsmaßnahme zum Schutz der Bevölkerung. Ihre Kapazität resultiert aus der statistischen Berechnung von Wahrscheinlichkeiten, die es ermöglicht, „konsolidierte Zonen für soziale Interventionen" zu schaffen" (Brunnett 2001: 192; 199). Auch wenn Risikogruppen „sozio-kulturell als Abbildung empirischer Betroffenheit und Übertragungswege von HIV und AIDS wirken", so stellen die Gruppen nach Brunnett (2001: 197) rein statistische Produkte dar, die in zweifacher Hinsicht problematisch seien. Einerseits würden dadurch „Unschärfen, Überlappungen und Ungewissheiten nicht [erfasst], son-

---

erfolgten Infizierungen mit HIV nach einer Gabe mit Blut bzw. Blutprodukten. Dieser Sachverhalt wurde als Skandal bewertet, insofern ab 1985 der HIV-Test verbindlich für Blutspenden eingeführt worden war. Vgl. dazu: Drucksache 12/8591 des Bundes.
[193] Als Risikogruppen der HIV-Infektion (sowie Hepatitis B und C) werden im Zusammenhang von Blutspenden Homo- oder bisexuelle Männer, Drogenabhängige, männliche und weibliche Prostituierte, ehemalige Strafgefangene, Einwanderer aus Gebieten mit starker Verbreitung von AIDS und aus Afrika südlich der Sahara, der Karibik, Südostasien und Südamerika aufgeführt. Parallel wird der Intimkontakt mit Personen dieser „Risikogruppen" sowie mit infizierten oder unbekannten Personen als Kriterium ausgewiesen, die Betreffenden aus der Blutspendepraxis auszuschließen (www. Uniklinik-freiburg.de/z/tfm/de/pub/spenderinfo.xml).
[194] Vgl.: Anordnung des Bundesinstituts für Arzneimittel und Medizinprodukte (BfArM) im Bundesgesundheitsamt vom 20.2.1985: Spätestens seit 1.10.1985 sind alle Blutspenden auf HIV-Antikörper zu testen (hier zit. aus: Voß 2000: 72).

4.1 Die Diagnose

dern reine, in sich homogenen Gruppen produziert"; andererseits würden diese Konstruktionen zu der Re(Produktion) sozialer Macht- und Herrschaftsverhältnissen beitragen, durch die sie erst entstanden seien[195].

Im Kontext des TFG wird jedoch nicht nur der Schutz des Bevölkerung, sondern gleichsam der Schutz HIV-positiver Menschen bedacht. Eingeführt wurde: der „vertrauliche Spenderselbstausschluss", durch den BlutspenderInnen die Möglichkeit geboten wird, ihre Spende vor der Abgabe als unverwendbar zu kennzeichnen (Flegel et al. 1996/13: 820; TFG § 6: 14). Durch diese Regelung sollen diejenigen, die beispielsweise „aus persönlichen oder sozialen Gründen an einer Blutspendeaktion teilnehmen", aber ein mögliches Infektionsrisiko befürchten, vor Diskriminierungen geschützt werden (TFG § 6.1: 14; Flegel et al. 1996/13: 820).

Diese Maßnahmen sind nicht die einzigen Sicherheitsstrategien, die durch das TFG festgelegt werden. Wird bei einer blutspendenden Person eine HIV-Infektion festgestellt, so wird durch das TFG das informationelle Selbstbestimmungsrecht außer Kraft gesetzt (TFG § 16). Die verantwortliche ärztliche Person muss, wie das TFG (§ 19) festhält, die spendende Person über ihren gesicherten festgestellten Infektionsstatus unverzüglich in Kenntnis setzen, aufklären und beraten. Das Recht auf Information, welches im Medizinrecht auch das zunehmend wichtige Recht impliziere, nicht informiert werden zu wollen, wandelt sich so vom „Informationsrecht zur Informationspflicht", wie Jäger bereits 1987 befürchtete (S. 128).

Die Aufklärungspflicht des Arztes gegenüber dem „positiv" Diagnostizierten wird dabei durch zwei Argumente begründet. Die Mitteilung des Infektionsstatus wie auch Aufklärung und Beratung wird zum einen vor dem Hintergrund des „besonderen Schutzes und der Fürsorge" der spendenden Person plausibilisiert[196]. Im Zusammenhang der seit 1996 erweiterten therapeutischen Möglichkeiten (vgl. V 1.2) wird die „Chance" für die positiv diagnostizierte Person in der Ermöglichung einer frühzeitigen medizinischen Behandlung und somit auf die Begrenzung bzw. den Ausgleich von Krankheitsfolgen gelegt (TFG § 19.1). Der „Schutz der Person" nimmt hier paternalistische Züge an: Per Gesetz verfügt der

---

[195] Dadurch entstehen bspw. Gruppen wie „Fixer", „homo- und bisexuelle Männer" oder „Afrikaner", wobei Afrikaner und Fixer als nicht homo- bzw. bisexuell entworfen werden (Brunnett 2001: 197 f.). Vgl. auch: Unger 1999: 20; 25.

[196] Schutz und Fürsorge werden aber erst nach der Diagnose(nmitteilung) als notwendig konzipiert. Ein Aufklärungs- und Beratungsgespräch vor der Blutspende findet nicht statt. Durch den Selbstausschluss von „Risikogruppen" aus der Blutspendepraxis scheint die Möglichkeit eines seropositiven Testergebnisses als so marginal bewertet zu werden, dass eine vorangehende Aufklärung und Beratung als nicht relevant beurteilt wird. Entsprechend werden auch die mit einem positiven Testergebnisse potenziell verbundenen psychosozialen und rechtlichen Konsequenzen mit den SpenderInnen im Vorwege nicht abgeklärt.

Staat zum „Wohl" des Betroffenen. Ungeachtet bleibt in diesem Zusammenhang, dass bislang nicht erwiesen werden konnte, „(w)elches der beste Zeitpunkt für den Behandlungsbeginn ist" (Voß 2000: 86). Denn auch wenn seit 1996 verbesserten Therapiemöglichkeiten bestehen, dürfe nicht „verkannt werden" – wie Voß (2000: 86) in Diskussion der Anwendung des „HIV-Antikörpertests im Lichte verbesserter therapeutischer Möglichkeiten" konstatiert –, „dass z. B. die Notwendigkeit zu lebenslanger Medikation, die Gefahr zur Resistenzentwicklung sowie die möglichen Nebenwirkungen und die unerwünschten Langzeiteffekte bei frühzeitigem Therapiebeginn eine generelle Testempfehlung nach wie vor nicht nahe legen".

Die Aufhebung der informationellen Selbstbestimmung der seropositiv diagnostizierten Person wird jedoch nicht nur durch medizinische Fürsorgeerwägungen begründet. Zugleich wird die Unterrichtung der Betreffenden als Maßnahme vorgestellt, die dem Schutz der Bevölkerung dient. Durch die Aufklärung der Betreffenden solle „auch" verhindert werden, dass die Infektion auf andere übertragen werde (TFG § 19.1). Das Wissen um den positiven Infektionsstatus wird implizit mit dem Ergreifen präventiver Sicherheitsmaßnahmen – respektive safer sex bzw. safer use Praktiken – gleichgesetzt und damit auf ein fremdverantwortlich handelndes Subjekt rekurriert.

Rosenbrock (2000b: 65) hat auf die vielfältigen, widersprüchlichen und unzureichend erforschten Beziehungen zwischen Test- und Präventionsverhalten verwiesen. Bisherige Befunde[197] zeigten jede mögliche logische Verknüpfung zwischen sämtlichen Teilgruppen (positiv, negativ und ungetestete Personen) sowie präventivem und nicht präventivem Verhalten (Rosenbrock 2000b: 65)[198].

Diesen Sicherheitskonzeptionen, die bereits vor der Implementierung des TFG praktiziert wurden, stellt das TFG eine neue Mitteilungspflicht zwischen den Behörden des Bundes und der Länder zur Seite (TFG § 25). Bekannt gewordene Verdachtsfälle über schwerwiegende Nebenwirkungen von Blutprodukten müssen jetzt unverzüglich weitergeleitet werden, um so ein „rasches und wirkungsvolles behördliches Vorgehen zu ermöglichen" (TFG § 25).

---

[197] Rosenbrock (2000b: 65) verweist auf den Überblick von Michel (1988) sowie Higgins et al. (1991).
[198] Schilling, ein Vertreter des Schwulenreferats der DAH, präsentierte 2006 Zahlen zum schwulen Sexualverhalten, die jedoch wenige Rückschlüsse über das Verhalten HIV-Positiver erlauben (Position! 30. Ausgabe 2/2007: 25 f.). Im Januar und Februar 2006 wurden 45.000 schwule Männer – Nutzer des schwulen Kontaktportals Gayromeo im Internet – in Zusammenarbeit mit DAH und Robert-Koch-Institut zu ihrem Sexualverhalten befragt. Im Zentrum stand die Frage nach Safer-Sex-Verhalten und seiner möglichen Veränderung (Schilling 2007: 26). Laut Befragung gaben 70 % der Befragten an, ausschließlich oder fast immer Safer Sex zu praktizieren, wobei mehr als 8 % HIV-positiv waren. Im Vergleich – so Schilling (2007: 26) – ergaben bundesweite Befragungen, dass früher 76 % und gegenwärtig 68 % der Befragten Safer Sex praktizierten.

4.1 Die Diagnose

Das Infektionsschutzgesetz

Ziel des 2001 neu eingeführten Infektionsschutzgesetzes ist es, übertragbare Krankheiten beim Menschen vorzubeugen, Infektionen frühzeitig zu erkennen und deren Weiterverbreitung zu verhindern. Ähnlich wie im älteren Bundesscheuchengesetz (BseuchG), geben „bestimmte Erkrankungen" Anlass zu der Durchsetzung von „seuchenspezifischen Maßnahmen"[199]. Ist eine „Verbreitung der Krankheit zu befürchten" (IfSG § 17), so können nach § 16, 17, 20 und 21 (u. a.), die Grundrechte der Freiheit der Person, der Freizügigkeit, der Versammlungsfreiheit und der Unverletzlichkeit der Wohnung eingeschränkt werden.

Auch im Rahmen des IfSG wird der Konstruktion von Besonderheit – und damit dem Schutz HIV-positiver Menschen vor psychosozialen Effekten – Rechnung getragen. Das HI-Virus bleibt hier unter die meldepflichtigen[200] Krankheitserreger eingereiht. Damit unterscheidet sich die Regelung des IfSG zunächst nicht von der Laborberichtsordnung[201], die bis zur Implementierung des IfSG die Meldepflicht[202] der HIV-Infektion anonym regelte. Im Gegensatz zu

---

[199] Das BseuchG von 1961 führt neben der Anzeigenpflicht bestimmter Erkrankungen u. a. folgende seuchenspezifische Maßnahmen auf: Quarantäne, Schutzimpfungen, Schul- und Bäderschließung, Verbot von Menschenansammlungen, Überwachung des Auslandsverkehrs.

[200] Namentlich meldepflichtig sind 16 Krankheiten (u. a. Diphtherie, Cholera, Masern, Milzbrand, Pest und Tollwut), mikrobiell bedingte Lebensmittelvergiftungen, bestimmte Impfreaktionen, 47 Krankheitserreger (u. a. Hepatitis (A, B, C), Poliovirus, Masernvirus, Lassavirus, Gelbfiebervirus, Ebolavirus) und nicht genannte Erreger, die durch ihre Häufung eine schwerwiegende Gefahr für die Allgemeinheit befürchten lassen (IfSG § 6; § 7.1; § 7.2).

[201] Da die HIV-Infektion weder im BseuchG noch im GeschlkrG aufgeführt war, wurde ab 1987 die Laborberichtsordnung geschaffen. Demnach musste der Nachweis eines positiven HIV-Antikörpertests anonym an das Bundesgesundheitsamt (BGA) weiter geleitet werden (Voß 2000: 70). Mit Auflösung des BGA 1994 erfolgt(e) die Meldung an das Robert-Koch-Institut in Berlin, das als Bundesinstitut – u. a. – für die Sammlung und Bewertung von Erkenntnissen zu HIV-Infektion und AIDS-Erkrankung zuständig ist (Pschyrembel 1996).

[202] Der Sinn der Meldepflicht wird einerseits darin gesehen, eine Infektionskette zu unterbrechen und dadurch Neuinfektionen verhindern, andererseits eine medizinische Behandlung einleiten zu können (Jäger 1987: 120). Nach Seewald (1990: 50 ff.) haben sich ergriffene Maßnahmen nach der Gefährlichkeit der Infektion für Gesundheit und Leben des Menschen zu richten, wobei das medizinische Wissen über eine Erkrankung als maßgeblich zu gelten hätte. Da die HIV-Infektion zwar lebensgefährlich, nicht jedoch heilbar und zudem relativ schwierig zu übertragen sei, erschien ihm eine Meldepflicht 1990 vor dem Hintergrund einer noch in ihren Anfängen steckenden medizinischen Behandlung als nicht angebracht (Seewald 1990: 52). Rühmann (1990b: 31 ff.) und Schmacke (1990: 17 ff.) weisen aus historischer Perspektive darauf hin, dass die gesellschaftliche Stigmatisierung und eine diskriminierende medizinische Behandlung Geschlechtskranker in der Vergangenheit eher zu einer Ausweitung als zur Verhinderung von Infektionen geführt habe. Seuchenrechtliche und seuchenhygienische Maßnahmen – wie Meldepflicht und Zwangsuntersuchungen – hätten sich im Gegensatz zu Maßnahmen, die sich auf die Verbesserung der hygienischen und sozialen Lebensbedingungen gerichtet hätten, nicht als wirksam bei der Bekämpfung von Massenepedemien erwiesen (Schmacke 1990: 18 ff.). Dies verdeutlichen die Autoren vor dem Hintergrund des Umgangs mit

dem Verfahren der Laborberichtsverordnung wird jetzt jedoch die Weiterleitung relevanter Daten durch eine Namenskodierung ergänzt (IfSG § 10.2). Die Namenskodierung, die sich „aus epidemiologischen – nicht aus seuchenpolitischen – Gründen" (Voß 2000: 70) herleitet, dokumentiert, dass eine Diskriminierung Betroffener grundsätzlich verhindert werden soll. Die Anreicherung relevanter Daten durch eine Namenskodierung erscheint als Instrument der „grundlegenden Neugestaltung der Surveillance" (Voß 2000: 71) und belegt die erweiterte biopolitische Kapazität des neuen Gesetzes.

Zeigte das Bundesseuchengesetz Maßnahmen zur klassischen Seuchenabwehr, so fehlten diesem jedoch weitestgehend Instrumente zur Erkennung und Überwachung übertragbarer Krankheiten, wie Voß (2000: 70) argumentiert. Am „Beispiel HIV/AIDS" seien dann exemplarisch neue Formen der epidemiologischen Überwachung – wie auch Formen der gesellschaftlichen und individuellen Prävention und Verhaltensbeeinflussung sowie der Krankenversorgung – erprobt und etabliert worden (Voß 2000: 71; vgl. auch: Rosenbrock 1999: 19). Durch die Namenskodierung gelingt es, Doppelmeldungen positiver HIV-Antikörpertests weitgehend zu erkennen[203] und damit eine „validere epidemiologische Analyse" der HIV-Infektionen zu praktizieren (Voß 2000: 70).

Fazit

Zusammenfassend lässt sich feststellen, dass beide Gesetze in Folge der „Aufarbeitung der Geschehnisse um HIV" (TFG § 25) neue Maßnahmen einführen, deren Kriterien Foucault (2004: 76-97) als Charakteristiken von Sicherheitsdispositiven ausweist. Wird es durch die Namenskodierung im Rahmen des IfSG möglich, ein spezifischeres Wissen über Anzahl und Form der HIV-Infektionen auszubilden, so ermöglicht die Implementation neuer Informationsstrukturen, wie sie das TFG zwischen Bund und Ländern installiert, die Sicherheit der Bevölkerung unmittelbarer wie auch überregional zu regulieren[204]. Beide Maßnahmen erscheinen als Voraussetzung einer wirksameren Kontrolle der HIV-

---

Tuberkulose, Scharlach, Cholera, Typhus sowie Syphilis und Gonorrhoe (vgl. auch: Rühmann 1990; 1990b).

[203] Durch die Laborberichtsverordnung war bis zur Einführung des IfSG 2001 die anonyme Meldung jedes positiven Antikörpertests erforderlich. Durch dieses Verfahren konnten jedoch Doppelmeldungen nicht erkannt und somit die genau(ere) Anzahl der HIV-Infektionen nicht ermittelt werden.

[204] Das die hier aufgezeigte internationale Zusammenarbeit kein spezifisches Novum der Jetztzeit darstellt, wird anhand der Geschichte zur Bekämpfung der Geschlechtskrankheiten deutlich. Rühmann (1990: 291 ff.) zeigt in der „Geschichte des Kampfes gegen Geschlechtskrankheiten zwischen 1900 und 1933" auf, dass ab Ende des 19. Jahrhunderts zahlreiche Bestrebungen auf nationaler und internationaler Ebene „zum organisierten Kampf gegen Infektionskrankheiten" auszumachen sind.

4.1 Die Diagnose

Infektion, die, wie Foucault (2004: 76-97) im Kontext der Sicherheitsdispositive darlegt, über ein verfeinertes Wissen erfolgt.

Darüber hinaus finden sich in beiden Gesetzen Sicherheitsmechanismen, die in Entsprechung der biopolitischen Aufgabe des Staates den Schutz der Bevölkerung vor „gefährlichen" Individuen wie auch den Schutz gefährdeter Individuen vor der Gesellschaft gewährleisten sollen.

Der Schutz infizierter Personen wird auf psychosozialer wie auch auf somatischer Ebene verfolgt. Die Namenskodierung (IfSG) und der Spenderselbstausschluss (TFG) dienen dem Schutz des Individuums vor Stigmatisierungen. Der somatische Schutz des Individuums ist dagegen mit der Aufhebung des informationellen Selbstbestimmungsrecht verbunden, wie ihn das TFG verfügt, wenn bei der Routinetestung der Blutspenden eine Infektion festgestellt wird. Das Wissen um eine HIV-Infektion ermöglicht aus dieser Perspektive die Einleitung einer medizinischen Behandlung.

Der Schutz der Bevölkerung vor einer HIV-Transmission wird neben den weiter oben dargelegten Informationsstrukturen über drei verschiedene Maßnahmen gesichert. Die Aufhebung des informationellen Selbstbestimmungsrechts wird im Rahmen des TFG als ein Verfahren vorgestellt, das nicht nur dem Schutz des Infizierten, sondern zugleich den Schutz der Bevölkerung dienen soll. Fremdverantwortliches Handeln durch die Implementation präventiver Praktiken wird hier unausgesprochen als Resultat des Wissens um ein seropositives Testergebnis postuliert.

Darüber hinaus fungieren zwei Verfahren, die bereits seit 1983 bzw. 1985 die Blutspendepraxis regeln, als Sicherungsmaßnahmen: zum einen die Routinetestung aller Blutprodukte, und zum anderen der Ausschluss von „Risikogruppen" aus der Blutspendepraxis. Beide Verfahren, die jetzt durch das TFG normiert werden, zeichnen sich durch ihren präventiven Charakter aus und belegen, dass Präventionsmaßnahmen auf Gesetzesebene eine erweiterte Relevanz zugemessen wird. Im Rahmen des BseuchG, das die Seuchenbekämpfung bis 2000 regelte, stellten Impfpraktiken die einzigen Präventionsmaßnahmen dar, die unabhängig vom „Verdachtsfall" der Gesamtbevölkerung angetragen wurden, während die Einleitung seuchenspezifischer Maßnahmen erst im Fall konkreter „Verdachts- Krankheits- oder Todesfälle" initiiert wurde (BseuchG).

Wie die verschiedenen Konstruktionen – die Konstruktion von Risikogruppen, die Konstruktion von Besonderheit – die Suche nach der Diagnose, die Testdurchführung und die Mitteilung der Diagnose durch den Arzt strukturieren, gilt es nun anhand der Darlegungen der Informantinnen vorzustellen.

4.1.2 Die Suche nach der Diagnose

Das Aufsuchen des medizinischen Systems wird entweder von Seiten der Informantinnen oder durch einen Arzt eingeleitet. Wird die Inanspruchnahme seitens der Interviewpartnerinnen initiiert, so finden sich zwei Motive: Entweder registrieren die Informantinnen körperliche Veränderungen, die sie mit alltagsüblichen Mitteln nicht mehr kontrollieren können oder sie wollen einen HIV-Test durchführen lassen, weil sie ein Infektionsrisiko mutmaßen. Seitens des Arzt wird dagegen das Aufsuchen des medizinischen Systems initiiert, wenn der HIV-positive Status im Rahmen der Blutspendepraxis festgestellt wurde.

Wie die Suche nach der Diagnose und die Anwendung des HIV-Tests verlaufen, wenn sich die Informantinnen aufgrund des „problematisch" werdenden Körpers an das medizinische System wenden wird in einem ersten Schritt dargestellt.

4.1.2.1 Die Testdurchführung bei körperlichen Veränderungen

Körperliche Veränderungsprozesse leiten die Informantinnen zum Aufsuchen des medizinischen Systems. Die Informantinnen schildern unterschiedliche Symptome, wie Durchfälle, Kopfschmerzen, Migräne, Fieberschübe, Infektionen und Schmerzen. Durch die Verwendung von Steigerungsformen situieren sie diese vielfach außerhalb bisheriger Erfahrensweisen:

> „ich bekam äh Durchfälle, (mh), heftigste Durchfälle, konnte ich mir auf der Arbeit natürlich nicht erlauben, also fing ich an wenig tagsüber zu essen, um so die Durchfälle so´n bisschen in den Griff zu kriegen (mh) und aß dann wenn ich nachts nach Hause kam und hatte dann dementsprechend wenig Schlaf (wenn ich dann die Durchfälle kriegte?), jah, das zog sich einige Zeit hin, ich ich kriegte dann auch noch wahnsinnige Migräneanfälle und das war eigentlich der Ausschlag, dass ich zum ersten Mal auch´n Arzt konsultierte, ich hatte so ne wahnsinnige Migräneattacke, dass´n Arzt kommen musste, so" (Int.3: 5).

Durch den Vergleich zwischen vergangenem und gegenwärtigem Erleben akzentuiert eine andere Informantin den gleichen Effekt:

> „weil ich da plötzlich immer krank wurde, oder so und Infektionen hatte so Lungenentzündung oder Sachen, (mh) die gleich immer viel schlimmer waren als vorher und sich ne extreme Entzündung daraus gebildet haben, aus nem kleinen Sonnenbrand vom Solarium oder so (mh) und ganz ähm, extrem eigentlich solche Sachen" (In.6: 1).

4.1 Die Diagnose

Die Hinwendung an das medizinische System fungiert als eine Selbstpraxis, bei der die Informantinnen mit Hilfe des Arztes/Ärztin eine Deutung der Symptomatiken und eine Änderung der gegenwärtigen körperlichen Situation suchen, die ihnen mit alltagsüblichen Mittel nicht mehr gelingt.

Seit der „Entwicklung einer wissenschaftlichen Medizin und der Etablierung einer sozialstaatlich institutionalisierten Form gesundheitlicher Vorsorge" besitzt die „Ärzteschaft gleichsam ein staatlich sanktioniertes Definitionsmonopol über Krankheit bzw. Gesundheit" (Höfling & Lang 1999: 17). Magische oder spirituelle Bewältigungsweisen spielen in diesem Zusammenhang keine Rolle, so dass mit Labisch (1992: 9) festgestellt werden kann, dass heute alle Fragen, die den Körper, Gesundheit und Krankheit betreffen vorwiegend an die Medizin delegiert werden.

Wird bei der Suche nach der Diagnose eine HIV-Infektion zunächst nicht in Betracht gezogen, kommt es zu unspektakulären Ergebnissen. Es wird „nichts Großartiges entdeckt" (Int.3: 5), bzw. „nichts festgestellt" wie eine andere Interviewpartnerin schildert:

> „ich denk, „was ist das denn?", Ne, bin zum Arzt gegangen, der konnte **nichts feststellen**, ‚da ist alles in Ordnung, also sie haben kein Virus' oder so, also jetzt Grippevirus, oder so (mhm) was in sich drinne, also ‚da ist nix', also die konnten sich das nicht vorstellen, so!" (Int.5: 14 f.).

Mit der Steigerung der Symptomatiken wenden sich die Informantinnen dann erneut an das medizinische System. Die Symptomsteigerungen führen dazu, dass der zunächst rein aus der Symptomatik erstellten Diagnose eine „Bestandsdiagnose" folgt, d. h., dass unter Zuhilfenahme diagnostischer Hilfsmittel und deren Befunden die reine „Symptomdiagnose" erweitert wird (Hamm 1992: 121).

Anhand einer Blutuntersuchung wird jetzt bei beiden betroffenen Informantinnen eine „Unregelmäßigkeit" (Int.3: 5) bzw. die sukzessive Abnahme weißer Blutkörperchen diagnostiziert. Eine Überweisung an einen Facharzt (Hämatologen) bzw. an ein Krankenhaus wird eingeleitet. Als ausschlaggebendes Kriterium für die Überweisung erweist sich die fehlende Spezialisierung des Arztes/Ärztin und die potenziell bedrohliche Situation der Hilfesuchenden:

> „aufgrund dessen konnte sie zwar noch nicht sagen, was es ist, aber sie überwies mich dann ins Krankenhaus, weil ich dann plötzlich auch hohes Fieber kriegte" (Int.3: 5).

> „Und da sagte er: „das kann ich nicht verstehen" sagte er, ‚das macht mir jetzt etwas Kopfzerbrechen' und dann äh, wie ich das letzte Mal dann dagewesen bin, da sagte

er, er weiß jetzt nicht mehr weiter aber er würde mich zu einem Blutspezialisten schicken" (In.5: 18).

Beim „Blutspezialisten" bzw. im Krankenhaus beginnt die systematische Suche nach der Symptomursache. Die durchgeführten Untersuchungspraktiken operieren mittels der Logik des Ausschlussprinzips, wie sich anhand der Begründung verdeutlicht, mit der von einer Informantin die Einwilligung zur Durchführung eines HIV-Antikörpertests eingeholt wird:

> „na ja und wie sie mit den Test fragten, na ja gut, ich sagte dann ‚ja'. Sie sagten zu mir ich sollte mir keine Sorgen machen, sie nehmen es nicht an, es ist einfach um eine Reihe von Untersuchungen abhaken zu können" (Int.3: 6).

Während von dieser Interviewpartnerin die Zustimmung zur Testdurchführung explizit eingeholt wird, scheint bei der zweiten Informantin die ihr präsentierte Diagnosesuche unausgesprochen einen solchen zu beinhalten:

> „hat er mir dann eben gesagt ‚wir machen da verschiedene Test, also wir würden dann alles untersuchen (mh) auf alles Mögliche' sagte er, ‚dann kriegen wir das schon irgendwie raus was das ist'" (Int.5: 19).

Der ersten Interviewpartnerin wird zwar die Durchführung des HIV-Antikörpertest explizit zur Disposition gestellt, jedoch scheint diesem kein Aufklärungs- und Beratungsgespräch vorausgegangen zu sein. So veranschaulicht die Interviewpartnerin ihre Zustimmung nicht als Resultat einer Beratungssitzung, sondern vielmehr als Nicht-Behinderung der medizinischen Vorgehensweise bei der Suche nach der Diagnose.

Nicht nur ihre Einwilligung, sondern auch die Testdurchführung scheint dieser Logik zu folgen. Vor dem Hintergrund der „Grunderfordernisse ärztlicher Handlungen" stellt sich jedoch die Testdurchführung anders dar: Demnach muss „jeder ärztlichen Handlung eine Indikation zugrunde liegen", d. h., dass es „keine ärztliche Handlung ohne ein Mindestmaß an Diagnose geben darf" (Holzem 1999: 279). Die medizinische Testbegründung lässt sich so als Beschwichtigungsversuch deuten: Wäre die Möglichkeit einer positiven HIV-Diagnose gänzlich ausgeschlossen, dann bestünde auch keine Notwendigkeit für eine Testdurchführung.

Die medizinische Anrufung als potenzielle HIV-Infizierte trifft die Interviewpartnerin völlig unvorbereitet. Sie schildert, wie die Konfrontation mit dem HIV-Test bei ihr eine „eine absolute Panik" (Int.3: 5) auslöst. In Folge mobilisiert sie zwei widersprüchliche Selbstpraktiken: Zum einen versucht sie, durch Nicht-Kenntnisnahme von Informationsmöglichkeiten (TV, Prospekte) die Infek-

4.1 Die Diagnose

tion mittels magischer Praktiken auszublenden. Zum anderen ersucht sie ihre Schwester um Hilfe. Sie kündigt dieser ihren Selbstmord bei einem „positiven" Testergebnis an und bittet sie gleichzeitig um Intervention. Die Schwester der Interviewpartnerin setzt daraufhin das Krankenhauspersonal von der Selbstmordgefährdung in Kenntnis. Das Krankenhauspersonal leitet in Folge eine Vorsichtsmaßnahme ein: Sie verlegt die Interviewpartnerin auf die Intensivstation. Dieses Vorgehen lässt sich als Überwachungs- bzw. Kontrollmechanismus ausmachen. Denn diese strategische Praxis wird nicht eingeleitet, weil die Interviewpartnerin eine „Intensivpatientin" ist, wie sich retrospektiv herausstellt, sondern weil dem Krankenhaus ihre akute Selbstgefährdung angezeigt wird (vgl. Int.3: 5 f.).

Sowohl die Panik als auch der angekündigte Selbstmord der Informantin verdeutlichen die mangelnde psychosoziale Flankierung des Tests. Die gängige Zentrierung der Selbstbestimmungsaufklärung auf mögliche physische Risiken lässt die Informantin mit der psychosozialen Bedrohung, die durch die Anrufung als potenzielle HIV-Infizierte ausgelöst wird, allein. „Konsequenterweise" rekurriert das medizinische System durch die Initiierung des Kontrollmodus auch nur auf die Bedrohung der körperlichen Integrität: mittels Überwachung versucht sie, diese zu sichern.

Die unerlässliche Notwendigkeit eines Beratungsgesprächs *vor* der Testdurchführung wird hier deutlich. AIDSpolitische, sozialwissenschaftliche und medizinische Praxis, Forschung und Literatur weisen seit Jahren auf die Notwendigkeit eines solchen Gesprächs hin (Richardson 1987: 157, Jäger 1987: 123; Fröschl & Hutner 1987: 34; Dunde 1991: 5; Act up 1994: 113; Jäger 1994: 76; Bauer 1995: 45; Cremer 1999: 410; Kremer 2000: 18; Lemmen et al. 2000: 6 f.). Eine „qualifizierte Beratung" (Lemmen et al. 2000: 95 ff.) *vor* der Testdurchführung sollte demnach nondirektiv, die Testdurchführung freiwillig und die „Bedeutung des Testergebnisses[205]" geklärt sein (Lemmen et al. 2000: 96; Dunde 1991: 7 f.; Bauer 1995: 45 ff.). Verschiedentlich wird in diesem Zusammenhang darauf verwiesen, dass bestehende Ängste sowie biographische Konsequenzen und Veränderungen verbalisiert werden sollten (Jäger 1987: 123; Dunde 1991: 4; Act up 1994: 114 f., 126ff.; Bauer 1995: 45 ff.; Cremer 1999: 410). Jedoch werden diese in der Literatur nur in den seltensten Fällen konkret ausgeführt. Während bspw. Bauer[206] (1995: 43 ff.) auf mögliche berufliche Konsequenzen und Diskriminierungen im Kontext des Wohnumfelds verweist, streichen Jäger

---

[205] Die Bedeutung des Testergebnisses sollte nach Dunde (1991: 7) und Fröschl & Hutner (1987: 36) auch die Ausagekrafts des Tests umfassen und damit als erfolgte Antikörperbildung und nicht als AIDS herausgestellt werden.
[206] Bauer (1995: 45 f.) richtet sich mit seinem Behandlungs-, Beratungs- und Betreuungsreader explizit an niedergelassene Ärztinnen und Ärzte.

(1987: 121) und Dunde (1991: 4) versicherungsrechtliche Konsequenzen und soziale Folgen im Zusammenhang von Partnerschaft und Medikalisierung hervor. Eine detaillierte Übersicht über potenzielle soziale (d. h. diskriminierende und stigmatisierende Praktiken im Kontext von Wohn-, Arbeits- und Lebenszusammenhang) wie auch straf- und versicherungsrechtliche Auswirkungen hat dagegen schon früh die Act-up-Bewegung vorgelegt (1994: 114 f.; 126 ff.).

Unterschiedliche AutorInnen haben auf die Relevanz psychosozialer Unterstützung durch signifikante Andere verwiesen und die Abklärung derselben im Vorwege empfohlen (Fröschl & Hutner 1987: 36; Jäger 1987: 121 ff.; Dunde 1991: 8[207]). Auf diesen Aspekt verweist auch die Darlegung der Informantin, die sich mit ihrer „Panik" nicht an das zuständige medizinische Personal, sondern an ihre Schwester wendet.

4.1.2.2 Die Testdurchführung im Zusammenhang einer „Risikoevaluation"

Während es bei obigen Interviewpartnerinnen erst im Zusammenhang der Ausschlussdiagnostik zur Durchführung eines HIV-Antikörpertests kommt, wird dieser unmittelbar eingeleitet, wenn ein Infektionsrisiko gemutmaßt wird.

Für die Ärzte fungieren entweder eine spezifische Erkrankung oder unspezifische Symptome vor dem Lebenshintergrund der Informantinnen als induzierend. Eine Informantin schildert:

> „und wo die mich die ersten Male, die ersten zwei, drei Monate getestet haben, hieß es immer, ich bin HIV negativ (mh) **aber**, ich hätte ne ganz schlimme Form, ich hätte die PCP[208], also die/ was man eigentlich nur im Endstadium von Aids kriegt, (mh) was überhaupt nicht zusammenpasst, ich hab auch noch nie in meinem Leben mit der Lunge Probleme gehabt, und da/ das ist und ist nicht besser geworden, und auf jeden Fall bin ich denn/ die haben mich wie gesagt laufend getestet, immer negativ, ich hab die ganze Zeit gesagt und gedacht, das kann nicht sein, denn ich muss doch gesund werden, nix hat geholfen, ich vertrag auch kein Penicillin" (Int.1: 15).

Ein solches Vorgehen kennzeichnet Bauer (1995: 46) als „Risikoevaluation" bzw. „Risikoexploration". Er versteht darunter das medizinische Vorgehen im

---

[207] Neben der Beachtung lebensverändernder Wirkungen und psychosozialer Aspekte wird in der Literatur v. a. die künftige Prävention im Kontext des Sexualverhaltens (Fröschl & Hutner 1987: 36; Dunde 1991: 8; Cremer 1999: 410) wie auch bei „Körperspenden" betont (Fröschl & Hutner 1987: 36) und damit auf den Schutz des Anderen – respektive der Bevölkerung – eine nicht unerhebliche Bedeutung beigemessen, die hier als Aufgabe der Infizierten konzipiert wird.
[208] Die Abkürzung PCP steht für Pneumocystis carinii Pneumonie, einer Lungenentzündung, die durch den Erreger Pneumocystis carinii ausgelöst wird und vorwiegend im Kontext einer HIV-Infektion auftritt (Heinz & Bieniek 2001: 118).

4.1 Die Diagnose

Rahmen der Anamnese, bei dem der Arzt/Ärztin die Zugehörigkeit der PatientInnen zu einer „Hauptbetroffenengruppe" eruiert.

In diesem Zusammenhang ist entscheidend, dass durch die Konstruktion der Risikogruppen nicht alle Personen seitens der Ärzte als potenzielle HIV-Infizierte wahrgenommen werden[209].

Eine „Risikoevaluation" erfolgt nicht nur seitens der Ärzte, sondern auch durch die Informantinnen. So wenden sich vier der neun Informantinnen an eine Institutionen, um einen Test durchführen zu lassen. Nicht die Zuordnung zu einer Risikogruppe, sondern ein spezifisches Ereignis oder Verhalten wirkt hier induzierend. Während zwei Informantinnen eine Testdurchführung einleiten, nachdem ihr Partner positiv diagnostiziert wurde, schildern zwei Informantinnen, wie sie sich trotz eines anfänglich seronegativen Testergebnisses wiederholt an eine professionelle Institution wenden, um einen HIV-Test durchführen zu lassen. Als handlungsleitend fungiert hier das „komische Gefühl" (Int.7: 4) angesichts unspezifischer Symptome bzw. PCP-Erkrankung und „unsafem" Verhalten. Die Unstimmigkeit zwischen PCP und negativem Testergebnis leitet eine Informantin unmittelbar nach ihrer Entlassung aus der Klinik zu dem Aufsuchen einer Institution, um erneut einen Test durchführen zu lassen. Sie schildert:

„dann bin ich nach drei Monaten entlassen worden mit der Auflage alle zwei Wochen: Röntgen, Kontrolle, (mh) und dann bin ich entlassen worden, bin aber direkt zu X [Name] in die Drogenambulanz, den ich seit X [Jahreszahl] kenne und schätze, Dr. X [Name] (mh) und hab ihm des erzählt und hab gesagt: ‚tu mir den Gefallen und, und mach den Test (mh), irgendwas stimmt da nicht'" (Int.1: 15).

Unklar bleibt, ob den Informantinnen in diesem Zusammenhang der HIV-Test als besonderes Instrumentarium vorgestellt und eine Beratung angeboten wird. Deutlich wird dagegen, dass die Hinwendung an professionelle Instanzen eingeleitet wird, um eine bestehende Ungewissheit zu klären[210]. Diese Ungewissheit kann auch allgemein durch die Lebensführung bedingt sein. So schildert eine Informantin, die zeitweise der Beschaffungsprostitution nachgegangen ist, wie sie sich „die ganze Zeit immer testen lässt" (Int.1: 14).

Gemeinsam ist diesen Informantinnen, dass sie sich aus eigner Initiative an ein medizinisches bzw. professionelles System wenden, um die Suche nach einer

---

[209] Welche Kriterien die Zugehörigkeit zu einer Risikogruppe produzieren, wird im Kontext der Diagnosemitteilung genauer aufgezeigt.
[210] Um Ungewissheiten auszuschließen, wird ein HIV-Antikörpertest auch nach einer Vergewaltigung durchgeführt, wie eine Informantin berichtet. Der Test fungiert hier als forensische Sicherheitsmaßnahme und damit als eine gerichtsmedizinisches Instrument, um bei Erfassung des Täters den Tatbestand einer gefährlichen Körperverletzung (StGB § 224) nachweisen bzw. abweisen zu können. Zu strafrechtlichen Konsequenzen vgl. Hösl 2000.

Diagnose oder die Überprüfung ihres Serostatus einzuleiten. Anders gestaltet sich dagegen die Situation derjenigen Interviewpartnerin, die nach einer Blutspende von dem zuständigen Arzt zu einem Gespräch aufgefordert wird.

4.1.2.3 Die Testdurchführung im Kontext der Blutspendepraxis

Das Aufsuchen des medizinischen Systems wird hier nicht durch die Interviewpartnerin initiiert. Infolge der seit 1985 eingeführten Untersuchung aller Blutspenden – seit 1998 geregelt durch das TFG –, liegt bei dieser Informantin bereits die Diagnose vor, als sie den Arzt aufsucht. Die Testdurchführung erfolgt hier fremdinitiiert Die durch das TFG gesetzlich verankerte Aufklärungspflicht des Arztes bedingt, dass die Informantin durch den Arzt zu einem Gespräch geladen wird.

Wie die Mitteilung der Diagnose durch den Arzt verläuft, wird nach einer kurzen Zusammenfassung der bisherigen Ergebnisse aufgezeigt.

4.1.2.4 Fazit

Auch wenn heute für die HIV-Testdurchführung grundsätzlich die Regelung der „informierten Zustimmung" gilt, scheint die Praxis noch von paternalistischen Strukturen durchwoben. Diese zeichnen sich dadurch aus, dass von den Informantinnen nicht in jedem Fall die Einwilligung zu einer Testdurchführung eingeholt wird. Verletzt wird damit das verfassungsmäßig garantierte Recht auf Selbstbestimmung, das seit 1987 explizit die Zustimmung zur Testdurchführung ordert, wenn sie nicht durch das TFG außer Kraft gesetzt wird. Die Missachtung des Selbstbestimmungsrechts des Patienten sieht in der Schmitten (1999: 134) durch die Implementation der informierten Zustimmung bedingt. Entscheidend sei, dass „die Anerkennung des Patienten-Einverständnis als Legitimation ärztlichen Handelns [...] nicht primär durch die ärztliche Profession selbst, sondern [...] durch die Rechtsprechung" durchgesetzt worden sei.

Demnach lässt sich feststellen, dass die Einschränkung des Selbstbestimmungsrechts sowohl durch staatliche Regelungen und Gesetze wie auch durch paternalistische Verfahren im Kontext der medizinischen Regierung der HIV-Infektion erfolgt.

Unabhängig davon, ob die Ärzte die Zustimmung zur Testdurchführung bei den Informantinnen einholen oder ob die Testdurchführung durch die Informantinnen selbst eingeleitet wurde: Das durch die „informierte Zustimmung" implizierte Aufklärungs- und Beratungsgesprächs vor einer Testdurchführung findet

4.1 Die Diagnose

hier keine Umsetzung. Am Beispiel einer Informantin zeigte sich, mit welchen Folgen dies verbunden ist. Deutlich wurde in diesem Zusammenhang nicht nur die Notwendigkeit einer dem Test vorangehenden Beratung und Aufklärung, sondern zugleich die Unerlässlichkeit einer psychosozialen Begleitung während der Wartezeit auf das Testergebnis.

So wie die Ärzte bei der Suche nach der Diagnose die Regelung der „informieren Zustimmung" günstigstenfalls eingeschränkt zur Umsetzung brachten, so kam es auch nur vereinzelt zu einer unmittelbaren Testdurchführung. Das bedeutet im Rückschluss, dass nicht nur der Schutz des Individuums nur bedingt zur Geltung gelangt, sondern gleichzeitig auch die biopolitischen Strategien, die zum Schutz der Bevölkerung implementiert wurden: Nicht alle Informantinnen wurden als potenzielle Zugehörige eines Risikokollektivs wahrgenommen. Welche Kriterien die Positionierung zu einer Risikogruppe produzieren, zeigt sich im Kontext der Diagnosemitteilung durch den Arzt. Wie beide biopolitischen Sicherheitsstrategien – die Konstruktion der Risikogruppen zum Schutz der Bevölkerung und die Konstruktion der „Besonderheit" zum Schutz des Individuums – im Kontext der Diagnosemitteilung zum Einsatz gelangen, gilt es nachfolgend genauer darzulegen, wobei zunächst die Konstruktion der Risikogruppen und die Selbstkonstituierung der Informantinnen bei Missachtung bzw. Obsolet-werden des Selbstbestimmungsrechts im Mittelpunkt steht.

4.1.3 Die Diagnosemitteilung durch den Arzt

Biopolitische Sicherheitsstrategien strukturieren nicht nur die Testdurchführung, sondern auch die Diagnosemitteilung. In einem ersten Schritt wird gezeigt, wie im Fall der fremdeingeleiteten Testdurchführung die Diagnosemitteilung der Logik der Testdurchführung folgt und mit welchen Implikationen dies auf Seiten der Informantinnen verbunden ist.

4.1.3.1 Die Diagnosemitteilung bei fremdinitiierterTestdurchführung

Die Testdurchführung wird fremdeingeleitet, wenn der Arzt die Zustimmung zur Testdurchführung nicht einholt bzw. diese durch das TFG im Rahmen der Blutspendepraxis entfällt. Bereits das Vorliegen von Untersuchungsergebnissen wird für letztere Informantin zu einem unerwarteten Ereignis. Sie schildert:

> „Und dann krieg ich plötzlich einen Brief, ähm '96, ich möchte doch mal mit dem Arzt sprechen, irgendwelche Werte wären nicht in Ordnung" (Int.4: 34).

Im Rekurs auf die „Werte" wendet sich der Arzt an die Interviewpartnerin. Diese Vorgehensweise dient ihm als Mittel, ohne das Testergebnis vorwegzunehmen, gleichsam nichts zu verschweigen. Signalisiert die Gesprächsaufforderung einerseits Dringlichkeit, so scheint andererseits der Rekurs auf einen Parameter, der als generelles Mess- und Bewertungsinstrument im Bereich der Labormedizin fungiert, Neutralität zu entfalten. Der Gesprächsaufforderung folgt die Informantin entsprechend ahnungslos und nicht weiter beunruhigt:

> „und ich bin dahin gefahren, zur Uniklinik, dachte ‚ach das ist mein Eisenmangel wieder, geh mal hin'" (Int.4: 34).

Das Vorliegen von Ergebnissen trifft dagegen die Interviewpartnerin, von der die Zustimmung zur Testdurchführung durch den Facharzt nicht eingeholt wurde, nicht unerwartet. In Erwartung einer Diagnose ist sie vielmehr beunruhigt. Sie schildert:

> „ja und dann kriegte ich eben halt `n Anruf von ihm, äh er hat mich dann zu Hause angerufen, hat gesagt ich soll am X [Tag] um X [Uhrzeit] zu ihm in die Praxis kommen (mh), also er wüsste jetzt was es ist und äh dann machte ich mir irgendwie so´n bisschen Gedanken und dann äh, hab ich gedacht, was kann das denn sein? Hoffentlich ist das nichts schlimmes jetzt oder so, ne" (Int.5: 19).

Gemeinsam ist beiden Interviewpartnerinnen, dass sie ahnungslos ob der Durchführung eines HIV-Tests bei dem jeweiligen Arzt eintreffen. Dieses Nicht-Wissen scheint im Folgenden auch die Arzt-Patienten-Interaktion zu strukturieren. Beide Informantinnen kennzeichnen die Gesprächseinleitung durch den Arzt dadurch, dass dieser zunächst „rumdruckst" (Int.5: 19) bzw. „drum rum redet" (Int.4: 34). Dies scheint der Unsicherheit des Arztes geschuldet, wie er der Patientin das positive Testergebnis präsentieren soll. Anhand der weiteren Darstellungen wird jedoch deutlich, dass Gesprächseinleitung wie auch Diagnosemitteilung explizit der Logik der Testdurchführung folgen.

Der Facharzt (Hämatologe), der unter Missachtung der Regelung der „informierten Zustimmung" einen HIV-Test durchführt, teilt der Informantin das positive Testergebnis so mit:

> „aber es war'n bisschen unverschämt muss ich sagen, also er knallte mir das dann/ erst druckst er rum und dann knallte er mir das so Knall, Fall an'nen Kopf, ‚Ja' sagt er, äh, äh, ‚das ist ja/Sie wissen ja, wir haben ja viele Tests gemacht und so und ich muss ihnen leider sagen Sie haben Aids' also das knallt er mir da so vor'm/ Knall und Fall an den Kopf, ne. ‚Ja aber' sagt er, ‚ich hab da keine Ahnung von' sagt er, ‚ich kann Sie nicht weiter behandeln' und so was ‚und ich hab für Sie am X [Tag] ein Termin gemacht in der Klinik' sagt er, ‚in der Uniklinik' sagt er, und ‚die kön-

4.1 Die Diagnose

nen Ihnen da weiter helfen, ich kann da leider nichts weiter machen' ja und dann, dann hat er noch gesagt ‚ich wünsch Ihnen noch alles Gute, weiterhin' und und und dann da sind Sie ganz gut aufgehoben' meint er dann nur so und dann hat er sich verabschiedet" (Int.5: 19).

Testdurchführung und Diagnosemitteilung scheinen hier der mangelnden Kenntnisse des Arztes geschuldet. Diese zeigt sich nicht nur in der Konzeptionalisierung der HIV-Infektion als AIDS, sondern auch anhand der Unkenntnis geltender Rechtsnormen und medizinischer Fachliteratur.

In vielen – auch ärztlichen – Ratgebern wurde bereits ab 1987 darauf verwiesen, dass die Diagnosemitteilung HIV-positiv „nicht gleichbedeutend mit AIDS-krank" sei, und es wurde betont, wie relevant diese Unterscheidung für Betroffene sei (Zippel 1987: 44; Dunde 1991: 7; Bauer 1995: 48).

Die Informantin geht hier auch auf Modus der Diagnosemitteilung ein und kennzeichnet ihn als einen, der sie „Knall, Fall" trifft. Der Arzt scheint demnach weder mit der Praxis der „Krisenintervention" (Bauer 1995: 48; Cremer 1999: 410) vertraut noch das geforderte „Maß an Empathie" (Zippel 1987: 43) zu besitzen. Beide werden neben anderen Qualitäten und Empfehlungen als dringend erforderlich im Kontext der Diagnosemitteilung erachtet (Zippel 1987: 41 ff.). Die Missachtung der „Prinzipien der Testberatung" (Dunde 1991: 7 f.) wie auch der Regelung der „informierten Zustimmung" erfolgt hier keineswegs zu einem Zeitpunkt, wo medizinisches Wissen und entsprechende Literatur marginal waren, sondern zeigt sich als Praxis des Jahres 1997.

Erst als die Interviewpartnerin kurze Zeit später die mit der Weiterbehandlung beauftragte Klinik aufsucht, findet hier die Korrektur der proklamierten AIDS-Diagnose statt:

„und dann bin ich dann am X (Datum) in die Klinik gegangen und dann hab ich gesagt ‚ja ich hab ja AIDS' (mh) dann sagt er ‚ne, ne Moment mal' (mh) ‚AIDS haben Sie nicht, Sie sind HIV positiv" (mh) ‚aber Sie haben noch kein AIDS' (mh) ‚ja, ich, der Arzt, der hat doch gesagt'. ‚Ne, ne' sagt er ‚das stimmt aber nicht ganz' sagt er, ‚AIDS sieht etwas anders aus' (mh) ne, und äh, sagt er ‚das kann eben ganz/ und wir machen ja hier ne Therapie nachher' sagt er, ne ‚wir müssen erst mal einige Tests machen wie weit Sie sind' und so ‚um zu sehn' sagt er ‚dann fangen wir nachher ne Therapie an' sagt er ‚und dann kann es sich noch eine ganze Zeit hinziehen' sagt er ‚aber AIDS haben Sie noch nicht' und so" (Int.5: 19).

Deutlich wird hier, wie das mangelnde medizinische Wissen des Arztes die Konstituierung der Interviewpartnerin als AIDS-Kranke produziert. Erst durch das Klinikpersonal wird die Falschdiagnose revidiert und die Transmission als HIV-Infektion herausgestellt.

Während die Diagnosemitteilung hier durch das mangelnde Wissen und die spezifische Umgangsart des Arztes strukturiert wird, wird die Diagnosemitteilung im Kontext der Blutspendepraxis durch biopolitische Kriterien bestimmt. Der diagnostizierende Arzt geht hier zunächst auf die geforderten Sicherheitsmaßnahmen ein, die er von der Informantin missachtet sieht:

> „und ähm, da sagte der Arzt, ‚tja! Frau X [Name der Interviewpartnerin]' – redete immer drumrum - (mhm) und mit welchen Leuten ich den Verkehr hätte, mit irgendwelchen Risikogruppen, ich hätte doch unterschrieben, dass ich nicht, äh einer Risikogruppe angehörig sei. Ich sag ‚jetzt sagen Sie mir doch mal was los ist, ich versteh überhaupt nicht was Sie von mir wollen' (ja) und da sagte er, ‚Sie sind HIV-positiv'" (Int.4: 34).

Die durch die Informantin als „Drum-Rum-Reden" gekennzeichnete Gesprächseinleitung steht hier im Zusammenhang der ärztlichen Aufgabenstellung. Entsprechend der biopolitischen Funktion des Testes scheint der Arzt klären zu müssen, warum das Instrument der „Riskoevaluation" versagt hat. Dieser Anforderung nachkommend, versucht er zunächst zu erschließen, warum die Informantin sich nicht als Angehörige einer „Risikogruppe" positioniert hat. Das Unverständnis der Informantin offenbart, dass sie der Intention des Arztes nicht folgen kann, und verdeutlicht zugleich, wie unvorbereitet sie die Diagnosemitteilung trifft.

Findet dagegen die Durchführung des Tests mit Zustimmung der Betreffenden statt bzw. wird dieser durch die Informantinnen selbst initiiert, erwarten die Informantinnen das Ergebnis. Zugleich haben sie hier die Möglichkeit, im Vorwege Unterstützung durch signifikante Andere einzuholen. Wie in diesem Zusammenhang die Konstruktion der Risikogruppe zur Entfaltung kommt und die Zugehörigkeit zu einer Risikogruppe produziert wird, gilt es jetzt zu zeigen, bevor dann näher auf die Selbstkonstituierungen und Selbstverhältnisse der Informantinnen in Reaktion auf das positive Testergebnisses eingegangen wird.

4.1.3.2 Diagnosemitteilung und „Risikoevaluation" bei selbstinitiierter Testdurchführung

Weiter oben wurde deutlich, dass die Positionierung zu einer „Risikogruppe" einerseits zu der unmittelbaren Durchführung eines HIV-Tests leitete, andererseits aber auch bestimmte Personen aus einer solchen Positionierung ausgeblendet.

Durch welche Kriterien eine „Risikoevaluation" und damit die Positionierung Betreffender zu einer „Risikogruppe" produziert wird, zeigt sich anhand der

4.1 Die Diagnose

Darstellung einer Informantin, die wiederholt einen HIV-Test hatte durchführen lassen, weil sie eine Infektion mutmaßte. In Erwartung des Testergebnisses sucht sie eine spezialisierte Instanz auf. Sie schildert:

> „Und dann... ähm mit den Kindern bin ich hin gegangen, die waren ja noch klein und dann noch einen Test gemacht und dann bin ich nach 14 Tagen wieder hin und dann sagte sie.. guckte sie ins Buch rein und dann sagte sie ‚was?!' und sagte sie ‚positiv'. Sagte sie, ‚das kann ich mir nicht vorstellen' (ja) ‚die haben da irgendwas verwechselt' oder so, weil ich sehe ja nicht so aus, ne (lacht), (mhm). Ich weiß es nicht, und dann sagt sie: ‚das kann ich mir nicht vorstellen'. Na ja, und dann hat sie da angerufen und hat diese ganzen Nummern und so, diese Kennummern dann durchgegeben und dann sagt sie, ‚ja', sie muss mir leider mitteilen, dass positiv" (Int.7: 4).

Anhand der Reaktion der Ärztin wird deutlich, dass die Zugehörigkeit zu einer „Risikogruppe" maßgeblich über das äußere Erscheinungsbild der Interviewpartnerin konstruiert wird. Ihre soziale Kontextualisierung – die auch durch die Begleitung ihrer kleinen Kinder angezeigt wird –scheint die Nicht-Zuordnung zu einer „Risikogruppe" zu festigen. Die angenommene Nicht-Zugehörigkeit führt in Folge dazu, dass die Ärztin das vorliegende HIV-positive Testergebnis hinterfragt und mittels fernmündlicher Nachfrage eine Überprüfung einleitet.

Welche Relevanz diesen Kriterien bei der Einleitung einer „Risikoevaluation" zukommt, lässt sich hier nicht erschließen. Mutmaßen lässt sich jedoch, dass die Zuordnung zu einem „Risikokollektiv" nicht ausschließlich über die Abfrage relevanter Daten im Rahmen der Anamnese erfolgt, sondern einer solchen Praxis eine Kategorisierung des sozialen Rahmens und des äußeren Erscheinungsbildes vorausgeht. Ist das Erscheinungsbild nicht mit dem zu einer „Risikogruppe" assoziierten Äußeren bzw. ihren Kriterien kompatibel, so scheint die Abklärung möglicher Infektionsrisiken nicht im Kontext der anamnestischen Befragung zu erfolgen, wie die Darlegungen mehrerer Informantinnen nahelegen.

Die Konstruktion der Risikogruppen zeigt sich als ein biopolitisches Instrumentarium, das den Schutz der Bevölkerung vor einer Transmission sichern soll. Entsprechend strukturiert diese Konstruktion die Politik der Testdurchführung wie auch die Diagnosemitteilung durch den Arzt. Deutlich wird in diesem Zusammenhang, mit welchen Implikationen dieses Instrumentarium verbunden ist. So zeigte sich, dass die Zugehörigkeit wesentlich durch das äußere Erscheinungsbild und die soziale Kontextualisierung produziert wird. Vor diesem Hintergrund klärt sich, warum nicht alle Informantinnen als potenzielle HIV-Infizierte wahrgenommen werden.

Die Konstruktion der „Besonderheit", die den Schutz des Individuums vor der Gesellschaft gewährleisten soll, kommt nicht nur durch die Regelung der

„informierten Zustimmung" zum Einsatz. Wie weiter oben dargelegt wurde, beinhaltet diese Regelung im Fall der HIV-Testdurchführung nicht nur eine dem Test vorangehende Aufklärungs- und Beratungspflicht, sondern auch eine Beratung im Anschluss an der Diagnosemitteilung. Welches Wirkungspotenzial die Konstruktion der Besonderheit hier entfaltet, gilt es entsprechend der Chronologie weiter unten in den Blick zu nehmen. Zunächst soll jetzt dargelegt werden, wie sich die Informantinnen im Kontext der Diagnosemitteilung konstituieren.

4.1.4 Die Diagnose als Schock

Unabhängig ob die Interviewpartnerinnen um die Durchführung des HIV-Test wissen oder ob dieser fremdinitiiert eingeleitet wurde: Die Mitteilung der Diagnose wird von den Informantinnen als Schock erlebt. Eine Interviewpartnerin schildert:

> „und ja da sagt er's mir eben und im ersten Moment glaubt man's nicht (mh), denkt das ist ein schlechter Film (mh), fragt/ ich's noch mal nachgefragt ob's Zweifel, ob es irgendwelche Zweifel gäbe und noch ein Test machen würde (ja), ,ne' war schon zweimal gemacht worden. Na ja, dann sitzt man da erst mal `n Moment und, ja man weiß gar nicht wie man reagieren soll" (Int.3: 7).

In Reaktion auf das Testergebnis greift die Informantin auf zwei verwandte Praktiken zurück. Zum einen weist sie die Realität des Befunds zurück. Diese unmittelbare Reaktion präsentiert sie in Rückgriff auf eine verallgemeinerte Form als: „glaubt man´s nicht". Dieser Praxis folgt der Gedanke, die Diagnosemitteilung als „schlechten Film" – und damit als ein sie nicht betreffendes Geschehen zu verorten.

Die Zuverlässigkeit der Diagnose, die der Arzt auf ihre Nachfrage durch den Hinweis auf eine doppelte Testdurchführung[211] bestätigt, löst bei der Informantin ein „Nicht-Wissen" um den weiteren Umgang aus.

Ähnlich beschreibt auch eine andere Informantin ihre Reaktion auf das Testergebnis:

---

[211] In Deutschland wird durch zwei unterschiedliche Testverfahren, dem Suchtest und dem Bestätigungstest, versucht, „sowohl positive als auch negative Blutproben vollständig zu erfassen" (Lang 2000: 42). Diese doppelte Testpraxis dient nach Lang (2000: 42) dem Ausschluss falsch positiver Ergebnisse, um so „weit reichende gesundheitliche Folgen zu vermeiden". Ziel der so genannten Suchtests ist es, alle positiven Blutproben zu erkennen, während mittels Bestätigungstests nur die positiven Proben bestätigt und damit HIV-negative Blutproben ausgeschlossen werden sollen (Lang 2000: 42).

4.1 Die Diagnose

> „und dann hab ich/ hat er (Partner) zu mir gesagt (mh) ‚ich bin HIV-positiv, lass dich auch mal testen'. Ich war's eben auch und dann erst mal so 'Schluck' ne (mh), und was machen jetzt?" (Int.2: 8).

Die Mitteilung der Diagnose stellen beide Informantinnen als Situation dar, in der ihnen auf Basis vorhandener Wissensbestände keine Möglichkeit einer Intervention mehr gegeben scheint: Sie löst eine Ratlosigkeit um das weitere Vorgehen aus.

Die Ratlosigkeit geht bei beiden Informantinnen mit der Aufhebung der Subjektposition zugunsten einer gesellschaftlichen standardisierten Position einher. Erstere Informantin verdeutlicht dies mittels des Rückgriffs auf das unspezifische Pronomen „man" („das glaubt man nicht"; „ja man weiß gar nicht wie man reagieren soll").

Heidegger hat die Bezugnahme auf den Pronomen „man" als einen „buchstäblichen Inbegriff der Allgemeinheit und Unpersönlichkeit" ausgemacht, den er im Zusammenhang seiner Existenzphilosophie als „uneigentliches Existieren" fasst (Berger 1979: 160). Während „Eigentliches Existieren" heiße, sich der einzigartigen, unverrückbaren, unvergleichlichen Eigentlichkeit der eigenen Person voll bewusst zu sein, bedeute „uneigentliches Existieren", sich an die Namenlosigkeit des „Man" zu verlieren und sich mit der eigenen Einmaligkeit an gesellschaftliche Abstraktheit zu entäußern (Berger 1979: 160). Aus Perspektive der Wissenssoziologie treten solche Situationen, die als „problematisches Problem" (Berger & Luckmann 1987: 27) bezeichnet werden, auf, wenn „eine neue Erfahrung das fraglos Gegebene stört" (Treibel 2000: 123; Berger & Luckmann 1987: 27). Die Auslegung von Welt wird aus dieser Perspektive brüchig, wenn die Kontinuität bisherigen Wissens, bisheriger Erfahrungen und Typisierungen ihren Routinecharakter verlieren und nicht mehr ausreichen, um diese auszulegen (Treibel 2000: 123 f.; Berger & Luckmann 1987: 27 f.). Die kognitive Funktion einer solchen „Überantwortung an die Allgemeinheit" sieht Berger (1979: 161 f.) in der Entlastung aus Situationen, die aufseiten der Phänomenologie und Wissenssoziologie als Grenzerfahrungen tituliert werden und beispielsweise durch die Konfrontation mit Krankheit oder Tod ausgelöst werden können (Hahn 2000: 45). Der Rekurs auf gesellschaftliche „Gewissheitsstrukturen" fungiert aus dieser Perspektive als eine „Schutzvorrichtung", die helfe, Bedrohungen zu nivellieren (Berger 1979: 161 f.). Dass die Diagnoseneröffnung als Bedrohung erfahren wird, verdeutlicht eine Informantin:

> „lief rum wie unter Hypnose, ich war überhaupt nicht mehr ich selbst, das hat mich total schockiert" (Int.4: 37).

Sie beschreibt sich hier als ein Selbst, das durch die Diagnosemitteilung eine Loslösung von ihrer „Eigentlichkeit" erfährt, wie sie von Heidegger konzipiert wird. Der Zustand des „Schocks" wird dabei, angelehnt an eine Hypnosesituation, als Fremdsteuerung verdeutlicht.

Aus einer foucaultschen Perspektive verweisen die Darstellungen der Informantinnen nicht auf eine Loslösung von der „Eigentlichkeit", sondern vielmehr auf eine Transformation des Selbstverhältnisses. Genau in diesem Punkt besteht die Gemeinsamkeit beider Positionen, wenngleich sie auf divergierende theoretische Hintergründe rekurrieren. Aus Perspektive beider Positionen deuten die Selbstkonstituierungen der Informantinnen auf die Aufhebung des bisherigen Selbstverhältnisses.

Während dies die Informantinnen weiter oben durch das Verlassen der Subjektposition anzeigen, beschreibt letztere Interviewpartnerin dies durch den konstatierten Bruch zum bisherigen Selbst. Die Informantinnen konstituieren sich in diesem Zusammenhang primär nicht als Agierende, sondern zunächst als Reagierende, wobei sie vielfach auf körperliche Beschreibungen zurückgreifen, um die Diagnosemitteilung als Schock zu verdeutlichen.

Welche Form die angezeigten Transformationen annehmen und welche Selbsttechnologien die Informantinnen im Umgang mit der Diagnose und der Infektion initiieren, wird weiter unten genauer dargelegt. Zunächst gilt es jetzt zu zeigen, wie im Kontext der Diagnosemitteilung die Konstruktion der Besonderheit zur Anwendung gelangt.

4.1.5 Die Diagnosemitteilung an andere

Die Diagnosemitteilung wird nicht nur seitens der Informantinnen als Schock erfahren. Auch aus ärztlicher Perspektive wird sie als ein belastendes Ereignis gewertet. Dies zeigt sich, wenn den Informantinnen unmittelbar nach der Diagnosemitteilung die Möglichkeit eines Telefongesprächs eingeräumt wird. Die ärztliche Rezeption der HIV-Infektion wird hier durch die Konstruktion der Besonderheit geleitet. Wie weiter oben dargestellt wurde, werden die mit der HIV-Infektion verbundenen Konsequenzen aus dieser Perspektive nicht primär aus medizinischer, sondern vielmehr aus einer gesellschaftlichen bzw. psychosozialen Perspektive beurteilt.

Zwei Informantinnen, bei denen der HIV-Test im Rahmen eines stationären Klinikaufenthalts durchgeführt wurde, berichten von einem solchen Angebot unmittelbar nach Mitteilung des positiven Testergebnisses. Eine Informantin schildert:

4.1 Die Diagnose

„Er ließ ähm mich erst mal alleine und sagte ich dürfte auch telefonieren" (Int.3: 7).

Der Arzt bietet der Informantin die Möglichkeit eines Telefongesprächs an und zieht sich dann aus dem Interaktionsgeschehen zurück. Die Diagnosemitteilung scheint – wie auch seitens Fachliteratur gefordert (v. a.: Jäger 1987: 121 ff.) – als ein Ereignis gewertet zu werden, das mit Unterstützung signifikanter Anderer besser zu verarbeiten sei. Durch dieses Vorgehen wird aber gleichzeitig eine spezifische Konnotation ausgelöst: Nicht das medizinische System, sondern das private Bezugssystem wird als primärer Ansprechpartner konstituiert. Damit wird die eingeschränkte Möglichkeit medizinischer Intervention zugestanden – wie sich auch im Vergleich des Umgangs mit Patientinnen anderer letaler Erkrankungen zeigt – und zugleich, durch die Zurückstellung der medizinischen Aufklärung zugunsten einer psychosozialen Verarbeitung, die Besonderheit der Infektion und ihr traumatischer Aspekt akzentuiert.

Dass diese Vorgehensweise Auswirkungen auf die Diagnosenwahrnehmung der Informantinnen hat, zeigt sich anhand der Bekanntgabe des Testergebnisses an signifikante Andere. Beide Informantinnen, denen die Möglichkeit zu einem Anruf geboten wird, wenden sich nicht unmittelbar an signifikante Andere, um diese von der HIV-Infektion in Kenntnis zu setzen. Sie schildern vielmehr, wie sie die Bekanntgabe des Testergebnisses an signifikante Andere zunächst anhand spezifischer Kriterien abwägen. Demnach scheint die Person, die als erst von der Diagnose in Kenntnis gesetzt wird, bestimmten Charakteristiken genügen zu müssen. „Bodenständigkeit" und Belastungsfähigkeit präsentieren die Informantinnen als Kriterien, die sie zu der Auswahl – und vice versa zu dem Ausschluss – signifikanter Anderer führen:

„und dann rief ich meine Schwester – meine große Schwester an, die sehr bodenständig ist, denn ich hatte Angst – mein Vater ist herzkrank – und ich hatte Angst, dass er am Telefon Herzinfarkt kriegt" (Int.3: 7).
„dann ist mir natürlich in erster Sekunde meine Mutter eingefallen – mein Vater hat schon nicht mehr gelebt – weil meine Mutter ist irgendwie eine Frau, die ziemlich viel aushalten kann (...) und meiner Mutter halt, hab ich gedacht, ihr kannste das sagen, die hat nen breiten Rücken und zwar hab ich dann noch überlegt, irgend jemand musstes ja sagen, damit, damit das teilen kannst (mh), weißte das ist einfach zu heavy, wende so ne Diagnose kriegst und es ist niemand da, der das so ein bisschen auffängt, ne " (Int.9[212]).

Die Informantinnen antizipieren die Diagnose als Belastung und möglichen Schock für den Anderen. In Folge organisiert die obige Informantin mithilfe

---

[212] Im Interview 9 entfallen die Seitenangaben, da dies nur teilweise transkribiert wurde.

ihrer Schwester und des Hausarztes des Vaters eine strategische Maßnahme, um den Schutz des Vaters vorsorglich leisten zu können. Sie erzählt:

> „mein Vater am Telefon ‚ach was ist denn mit dir los?' und äh, die haben mir nix angemerkt (leichtes Lachen) ich hab nur rum geflachst ‚ja ich wollt nur sagen, ich bin jetzt hier und es ist alles okay' (ja) äh, ‚morgen ruf ich an, wenn ich wieder weg bin aus der Intensivstation' (ja) und ja meine Schwester hatte dann mit dem Hausarzt gesprochen, mittlerweile – mit dem Hausarzt meines Vaters – und ähm, da hatten sie so vereinbart, wenn irgendwas sein sollte, wär er sofort dagewesen, also er wär darauf vorbereitet, seine Tasche gepackt, also er hätte jederzeit zu meinen Eltern gehen können" (Int.3: 7).

In der Sorge um den Vater und seinem anfänglichen Ausschluss als primären Informanten zeigt sich die Konzeptionalisierung der Diagnose als Schock für den Anderen. Die Rezeption der HIV-Diagnose wird als ein Ereignis konstituiert, das – auf Basis einer bereits bestehenden Herzinsuffizienz – potenziell einen Herzinfarkt auslösen und damit eine körperliche Integritätsbedrohung einlösen könnte. Um den Vater vor einem solchen zu bewahren, verschweigt die Informantin zunächst die Diagnose. Nicht Selbstsorge, sondern die Sorge um das Wohl des Anderen steht hier im Vordergrund, was sie mittels eines geschlossenen Bewusstheitskontextes[213] (Glaser & Strauß 1974: 16 f.) und der Einleitung präventiver Maßnahmen umsetzt.

Für beide Informantinnen steht das Verschweigen der Diagnose nicht zur Disposition. Vielmehr fungiert die Offenlegung der Diagnose als Voraussetzung, um Hilfe und Unterstützung bei der Verarbeitung der Diagnose zu erfahren, wie eine der Informantinnen akzentuiert.

Während die Diagnosemitteilung unter der Prämisse der Konstruktion von Besonderheit mit Überlegungen und Strategien verbunden ist, die die Diagnose als potenziellen Schock und Belastung für den Anderen antizipieren, finden sich solche Überlegungen nicht, wenn das ärztliche Angebot entfällt. Eine Informantin erzählt:

> „Ah, wo der X (Arztname) mir das gesagt hat, da hab ich erst mal tierisch geflennt (mhm) dann hab ich gleich meine Tochter angerufen, hab der das erzählt, da sagt sie ‚ne Mama, ne, du machst Scherze' ich sag ‚X (Name der Tochter) mit sowas mach ich bestimmt keine Scherze'. Dann haben wir beide – sie an der einen Seite, ich an der anderen Seite geflennt und dann hab ich noch nen Freund angerufen" (Int.5: 25).

---

[213] Unter dem Begriff des Bewusstheitskontext fassen Glaser & Strauss (1974: 16 f.) den Umgang mit Informationen. Unter einem geschlossenen Bewusstheitskontext bezeichnen sie den Zustand, bei dem eine Person oder das Umfeld nicht an dem Wissen der anderen Person beteiligt wird.

4.1 Die Diagnose

Unmittelbar nach der Diagnosemitteilung wendet sich die Informantin an Tochter und Freund. Die Suche nach Hilfe und Unterstützung wird hier weder durch strategische Überlegungen noch durch die Sorge um die Stabilität des Anderen strukturiert.

Inwieweit die unterschiedlichen Verhaltensweisen der Informantinnen durch das ärztliche Angebot strukturiert werden, lässt sich nicht abschließend klären. Jedoch wird deutlich, dass durch die Akzentuierung der Besonderheit die Mitteilung der Diagnose an Andere nicht nur durch die Suche nach Hilfe und Unterstützung angeleitet, sondern gleichsam durch Überlegungen strukturiert wird, die die Diagnose als potenzielle Belastung für den Anderen antizipieren.

Weiter unten wird noch dezidiert auf den Umgang mit der Diagnose eingegangen, den die Informantinnen vielfach als ihr „größtes Problem" markieren. Im Gegensatz zu hier wird dort der Umgang mit Informationen, die die Infektion betreffen, nicht durch die Suche nach Hilfe und Unterstützung, sondern durch die Darstellung des „wahren" Selbst angeleitet, das es dem Gegenüber unter jeweils spezifischen Voraussetzungen zu offenbaren gilt.

4.1.6 Die (mangelnde) Beratung nach der Diagnosemitteilung: Selbstverhältnisse in der Nähe des Todes

Wie sich mangelnde Beratung im Vorfeld der Testdurchführung und unzureichende Aufklärung um das Testergebnis auswirken, wurde bislang aufgezeigt. Führte erste zu massive Angst, die in der Androhung eines Selbstmordes kulminierte, leitete die zweite zu der Konstituierung als AIDS-krank.

In welcher Form und mit welchen Effekten Aufklärung und Beratung nach Mitteilung der Diagnose verlaufen, wenn von den Informantinnen eine Einwilligung zur Testdurchführung eingeholt wurde bzw. die Informantinnen die Durchführung eines HIV-Antikörpertests selbst initiiert haben, soll jetzt aufgezeigt werden. Beide Sachverhalte verweisen darauf, dass die jeweiligen Institutionen mit der Prozedere der Testdurchführung vertraut sind und lassen von daher erwarten, dass sowohl medizinisches Wissen um die HIV-Infektion vorhanden ist als auch um die psychosoziale Bedeutung des Testergebnisses gewusst wird.

4.1.6.1 HIV = Tod

Eine Interviewpartnerin, die aufgrund ihres Verdachts wiederholt einen Test hatte durchführen lassen, stellt die Situation nach der Diagnoseeröffnung dar:

„Dann hab ich meine Freundin angerufen, weil vorher hatten wir auch immer schon´ bisschen drüber geredet und dann sagte sie: ‚nö, das glaubt sie nicht' sagt sie, ‚von einem Mal, das kann doch nicht sein' und so (mhm). Na ja, und dann hab ich angerufen und dann sag ich: ‚stell dir vor, es ist wirklich so'. Und da sagte sie: ‚**Was**... um Gottes willen!' So und dann wollte ich sterben (mhm). Nä, nun kommt ja der Tod, man ist ja nun infiziert und dann kommt der Tod. Ich hab mich ... ich hab keine Klamotten mehr gekauft (lachen), ich hab gar nichts mehr gemacht. Ich hab meine Wohnung und so, hab ich alles sauber gemacht, ne, alles wunderbar" (Int.7: 4).

Die Informantin verdeutlicht, wie mit der Diagnose der mit der HIV-Infektion verbundene Todesdiskurs sein Wirkungspotenzial entfaltet und ihr Selbstverhältnis strukturiert. Ähnlich der Interviewpartnerin, die ihren Zustand nach der Diagnosemitteilung „wie unter Hypnose" (Int.4: 37) beschreibt, stellt auch sie dar, wie sie nur noch den funktionalen Anforderungen des Alltags nachkommt. Dass dieses zwei Jahre anhaltende Selbstverhältnis nicht nur durch den Zeitpunkt der Diagnose (1990), sondern auch durch eine nicht erfolgte Aufklärung und Beratung strukturiert wird, zeigt sich anhand ihrer detaillierten Darstellung:

„Und dann, äh.. nach zwei Jahren bin ich dann hier nach X [Stadtteil] gekommen. Ich bin dann zum Neurologen, der hat mich dann seelisch immer ein bisschen betreut, aber hauptsächlich hat X [Name] mir geholfen, meine Freundin. Die hat mir damals viel geholfen. Und dann bin ich äh... hier zu Dr. X [Name] gegangen und der sagte, also man sollte nach zwei Jahren mal anfangen, mal anfangen zu gucken wie die Werte sind und so, das war ja der Neurologe gewesen und dann bin ich nach X [Stadtteil] nach Dr. Y [Name] gekommen. Voller Scham also, (mhm) ich kann Ihnen ... ich kann dir gar nicht sagen wie (lachen). Den Blick runter, ne.. es war also so Schande, also ich hab gedacht das sieht man mir an so ungefähr, also es war furchtbar. Na ja und nun wurde ich da ganz liebevoll empfangen und da war eine X [Name], eine Schwester X [Name], auch ne ältere Frau und die hat zu mir gesagt: ‚Kauf dir mal' – da bin ich schon länger gewesen – und die hat gesagt: ‚Kauf dir mal das und das Buch' und das war von Luise High (mhm), und da haben die Männer erzählt, wie es denen eben geht mit ihrer Krankheit umzugehn und... da hat der eine gesagt, also er wartet ja nun auch auf den Tod, der ja nun bald kommen soll, aber er sagt, das kommt nicht, weil jeden Morgen, wenn er drauf wartet, geht wieder die Sonne (lacht) auf und er ist immer noch nicht tot. Und da hab ich gedacht, guck mal wie blöd du bist, ne, (mhm), kämpf mal, fang mal an zu kämpfen. Und dann hab ich gesagt: ‚so jetzt geht es andersrum' (mhm). Und dann hab ich mir noch ein Buch gekauft von Luise High und dann muss ich sagen, hatte ich auch meinen Tiefpunkt überwunden. So Tage gibt es immer, aber die Krankheit ist so klein (mhm). Vorher war sie so groß, riesengroß, rosarot für mich. Wenn ich im Bett lag, ich konnte nicht schlafen, ich konnte nicht aufstehen, ich hab immer nur gedacht, die Kinder und dies und das, aber das ist so klein für mich, also das kann ich dir gar nicht sagen, so mini, mini klein" (Int.7: 4 f.).

4.1 Die Diagnose

Bevor die Interviewpartnerin darlegt, unter welchen Voraussetzungen ihr die Änderung ihres Selbstverhältnisses gelingt, stellt sie dar, wie das Aufsuchen der Schwerpunktpraxis durch das Gefühl von Scham und Schande begleitet wird. Scham deutet Goffman (1988: 16) als Ausdruck einer Person, die „hinter dem zurückfällt, was er realiter sein sollte", und somit als Reaktion auf eine Normverletzung[214]. Ungeachtet ihrer Deutung der HIV-Infektion als Schicksal[215] kann sie sich in diesem Kontext von der gesellschaftlichen Anrufung nach Selbstverantwortung nicht befreien.

Die Erwartung eines baldigen Todes kennzeichnet die Informantin vor dem Hintergrund der Sorge um die Kinder als konstituierende Bedingung ihres damaligen Selbstverhältnisses. Eine Änderung dieses Selbstverhältnisses gelingt ihr erst durch die Lektüre biographischer Darstellungen betroffener Männer. Die Parallelität der Selbstverhältnisse – strukturiert durch die sich nicht erfüllende Todesannahme – ermöglicht ihr die Wirkmächtigkeit des Todesdiskurses zu erkennen und aufzulösen. Die Hilfe, die sie durch diese Form der Aufklärung erfährt, steht im Gegensatz zu der „seelischen" Unterstützung, die sie im Vorwege – durch den sie betreuenden Neurologen und ihre Freundin – erhält.

Bis zu diesem Zeitpunkt scheint weder im Rahmen der Diagnosemitteilung noch durch den behandelnden Spezialisten eine „Diskussion des Testergebnisses" (Zippel 1987: 43) stattgefunden zu haben. Bereits 1987 hat Zippel in dem medizinischen Ratgeber „Leitlinien für die Praxis" auf die Bedeutung der ärztlichen Beratung nach einem positiven Testergebnis hingewiesen und betont, dass mit der Diagnosemitteilung nicht nur die physische, psychische und soziale Existenz der Betroffenen bedroht werde, sondern vielfach durch das Testergebnis die Begrenztheit der eigenen Existenz erstmalig berührt werde (Zippel 1987: 41 ff.; vgl. auch: Zippel 1991)[216].

Die „Bedeutung des Testergebnisses" wird hier nicht durch den behandelnden Arzt, sondern durch die Krankenschwester erfasst. Sie ist es, die das prekäre Selbstverhältnis der Interviewpartnerin registriert und ihr mit dem Hinweis auf das Buch die entscheidende Hilfestellung gibt. Auf Basis dieser Intervention gelingt es der Informantin, den Todesdiskurs zu durchbrechen und die Änderung ihres Selbstverhältnisses einzuleiten.

Die geschlechtsspezifische Aufteilung, die sich hier zwischen medizinischer und emotionaler Versorgung der Patienten manifestiert, folgt einem institutiona-

---

[214] Ähnlich hat auch Sennett (2003: 143) Scham - aus psychologischer Perspektive - als ein Gefühl ausgewiesen, das aus dem Ungenügen resultiert, einer Regel zu entsprechen. Vierkandt (1928: 62) sieht dagegen im Schamgefühl den Willen zur Unterordnung unter herrschende Normen.
[215] Vgl. dazu: 4.1.7.2.
[216] Als wichtigsten ärztlichen Grundsatz im Umgang mit Testpositiven erachtete Zippel (1987: 43) es Ende der 1980er-Jahre, Zeit zu haben. Dies gestatte es den Betroffenen, sich auszusprechen, und ermögliche es dem Arzt, Näheres über die Bedeutung des Befundes mitzuteilen.

lisierten Muster. Kaupen-Haas et al. (1993: 150) stellen dar, wie sich mit der Entwicklung der universitären europäischen Medizin im 19. Jahrhundert ein naturwissenschaftliches Krankheitsverständnis und eine geschlechtsspezifische Arbeitsteilung durchsetzten[217]. Als Kennzeichen des naturwissenschaftlichen Krankheitsverständnis markieren sie die Aufspaltung des kranken Menschen, in die Krankheit an sich und den Kranken: Die Krankheit wurde zur Aufgabe der „männlichen Medizin", während die Sorge um die Grundbedürfnisse und das subjektive Wohlbefinden des Kranken an die weibliche Krankenpflege delegiert worden sei (Kaupen-Haas et al. 1993: 153).

Diese Aufspaltung zeigt sich auch im oben zitierten Passus. Der Fokus der ärztlichen Versorgung scheint sich auf die Behandlung der HIV-Infektion zu richten, während die im Zuge der Diagnosemitteilung ausgelöste Existenzbedrohung nicht in seine Aufmerksamkeit gelangt. Die Krankenschwester ist es, die diese erkennt und erfolgreich interveniert. Deutlich wird hier, dass das „subjektive Wohlbefinden" bzw. die psychosoziale Verarbeitung der Infektion nicht als Bestandteil der ärztlichen Versorgung wahrgenommen wird.

Damit zeigt sich, dass in diesem Kontext die psychosozialen Effekte der Infektion nicht beachtet werden und eine darauf zentrierte Beratung entfällt. Auch wenn es hier der Informantin durch den Hinweis der Krankenschwester gelingt, eine Änderung ihres Selbstverhältnisses einzuleiten, scheint die geleistete Hilfestellung eher einer informellen Maßnahme denn einem standardisierten Vorgehen geschuldet.

Vor dem Hintergrund der nicht erfolgten Klärung der „Bedeutung des Testergebnisses" entfaltet die gesellschaftliche Diskursivierung „HIV = Tod" (Dannecker 1998) ihre Wirkungsmacht und wird zu einer wirklichkeitskonstituierenden Praxis, die das Selbstverhältnis der Informantin für zwei Jahre strukturiert. Dannecker (1998) hat darauf verwiesen, dass erst mit Einführung neuer Medikamente im Jahre 1996 eine Umdeutung der Symbolik HIV = TOD gelang. Bis

---

[217] Frauen war bis zu Beginn des 20 Jahrhundert die Zulassung zu den Universitäten verwehrt, obgleich sie im Mittelalter und teilweise bis ins 19. Jahrhundert die Heilkunde und Geburtshilfe beherrschten, „die Jahrhunderte auf mündlich überliefertem Alltagswissen beruhte" (Kaupen-Haas et al. 1993: 150). Mit der Einführung der pathologischen Anatomie (ab 18. Jahrhundert) gelang es der „männlichen Medizin" erstmalig, ihrer Heilkunde eine empirische Basis jenseits hochkultureller Verankerung zu geben. Neben der Autopsie verhalfen naturwissenschaftlich-technische Praktiken – wie optische Techniken, digitale Verfahren und Laboriumsdiagnostik auf Grundlage der Entnahme von Blut, Urin und Gewebe – der universitären „männlichen Medizin" zu dem absoluten Anspruch auf Diagnose und Therapie (ebd. 151 ff.). Verbunden war diese Entwicklung mit dem Niedergang der weiblichen Heilkunst, die im 19. Jahrhundert nur noch als Selbstmedikation und beruflich als Hebammenkunst und Krankenpflege existiert habe). Damit setzte sich ein naturwissenschaftliches Krankheitsverständnis und eine geschlechtsspezifische Arbeitsteilung in der nunmehr „männlichen Medizin" durch (Kaupen-Haas et al. 1993: 153).

4.1 Die Diagnose

zu diesem Zeitpunkt sei die HIV-Infektion eng mit AIDS verbunden und ADIS gleichbedeutend mit Tod gewesen.

Genau auf diesen Aspekt rekurrieren die Darstellungen der Informantin und verdeutlichen, wie diese Rezeptionsweise ihre Wirksamkeit entfaltet. Dass die antizipierte Nähe des Todes nicht unweigerlich zu einem Selbstverhältnis leitet, das durch das Warten auf den Tod strukturiert ist, verdeutlicht eine Informantin, die 1994 ihre Diagnose erhält:

> „ich sag ja damals, als sie mir den Test (fragten?) da hab ich gedacht ich bring mich um und meinte das dann auch (damals?) so, zumal ich schon mal einen Selbstmordversuch hinter mich gebracht hatte (mh) – also jetzt nicht in der Phase wo es mir so schlecht ging, sondern einfach früher, aus anderen Motiven heraus (mh), mh, und wie ich dann nach der Diagnose den Abend die Schlaftablette kriegte und wachte sehr zeitig auf, (die halten ja nur von hier bis da?) es war vier Uhr morgens, das weiß ich noch, da hab ich so ein wahnsinns Lust aufs Leben gespürt, so ein Wille zu leben (mh) vor allen Dingen eine Stärke, ich hab gedacht, im Grunde müsste das jeder mal durchmachen, wenn´s eben da nicht so tödlich wär (mh). Ähm, euch beweis ich das, ich werds schaffen (mh) das war so der Gedanke den ich hatte, so dieses wahnsinns/ vor allem diese, diese Lust auf´s Leben (mh). Ich hab früher versucht mein Leben wegzuschmeißen und (mh) mh, und war häufig mal, ich denke mal wie jeder andere auch unzufrieden (mh) und in dem Moment hab ich gedacht, boh ist das schön zu leben!" (Int.3: 58).

Auch hier wird die Änderung des Selbstverhältnisses durch die aufscheinende Lebensbegrenzung ausgelöst. Im Gegensatz zu obiger Informantin führt dies jedoch hier zu einem Selbstverhältnis, das durch einen Lebenswillen und die Lust am Leben bestimmt wird.

Beide Informantinnen verdeutlichen die Diagnosemitteilung als Situation, bei der die Begrenztheit der eigenen Existenz berührt wird, und akzentuieren dadurch nicht nur die Relevanz einer Beratungspraxis im Anschluss an der Mitteilung des Testergebnisses, sondern gleichsam deren Ausrichtung (Zippel 1987: 41 ff.).

Auch bei anderen Informantinnen löst die Auseinandersetzung mit der Endlichkeit eine Transformation des Selbstverhältnisses aus. Im Gegensatz zu obigen Informantinnen stehen diese jedoch nicht unmittelbar im Zusammenhang mit der Diagnoseneröffnung, sondern resultieren vielmehr aus der mittelbaren bzw. langjährigen Auseinandersetzung mit der HIV-Infektion[218].

Nicht nur mangelnde, sondern auch erfolgte Beratung wirkt sich auf das Selbstverhältnis und die Lebensführung der Informantinnen aus. Welche Technologien in diesem Kontext zum Einsatz gelangen, gilt es jetzt darzustellen.

---

[218] Vgl. dazu: Kapitel 6.2.

4.1.6.2 Die Technologie der Prognosen

Eine Informantin erhält 1994 die HIV-Diagnose. Die Diagnosemitteilung wird durch eine Prognose ergänzt. Prognosen spezifizieren – in Fall infauster Erkrankungen – die Erwartungen verbleibender Lebenszeit im Rekurs auf Wahrscheinlichkeitsrechnungen und medizinische Behandlungsmöglichkeiten. Sie stellen den „vorhersehbaren Verlauf einer Krankheit" (Holzem 1999: 278) dar. Die Informantin schildert, wie sie auf Grundlage derselben die Änderung ihrer Lebensführung einleitet:

> „die [Eltern der Interviewpartnerin K. P.] sind auch sofort gekommen, wir haben meine Wohnung aufgelöst, man sagte mir damals noch, dass ich höchstens zwei Jahre hab, sind jetzt sieben Jahre her" (Int.3: 7).

Der Informantin wird eine maximal terminierte Lebensdauer von zwei Jahren präsentiert. Infolge dieser Prognose leitet sie mithilfe ihrer Eltern unmittelbar die Änderung ihrer Lebensführung ein und initiiert ihren Rückzug in die Heimatstadt. Diese Selbstpraxis beurteilt sie aus heutiger Perspektive so:

> „na ja und dann kam ich nach X [Heimatstadt] und heute muss ich sagen, also wenn ich damals gewusst hätte wie das verlaufen würde (ja), ich wäre nicht nach X [Heimatstadt] zurückgekommen. Das war nie meine/ ich wollte immer, ich wollte auf jeden Fall wieder ins Ausland gehen und (mh) oder auf jeden Fall da in X [Region] bleiben, weil man da einfach flexibler ist. Man ist schnell mal in X [Land], man ist schneller in Y [Land]. Hier oben die X [Region]-Mentalität ist eigentlich so überhaupt nicht mein Ding" (Int.3: 8).

Vor dem Hintergrund ihres heutigen Wissens revidiert die Interviewpartnerin ihre damalige Entscheidung und veranschaulicht die damit verbundenen Konsequenzen. Die Heimatstadt entsprach und entspricht nicht ihrer Lebensplanung, die sie nicht nur in einem anderen geographischen Kontext, sondern auch außerhalb der Heimatmentalität verfolgte. Die Differenz zwischen visierter und realisierter Lebensplanung wird seitens der Informantin im Interviewverlauf immer wieder thematisiert, wobei die Aufrechterhaltung der ungewollten Lebensführung wesentlich durch die heutige finanzielle, informelle und moralische Abhängigkeit von den Eltern begründet wird[219].

Die ärztliche Prognose fungiert hier als Regierungsweise, die das Handeln der Informantin leitet. Sie setzt mittels Einsicht in die Konsequenzen eine „Technologie der Selbstmobilisierung" (Krassmann 2000: 190) in Gang, die ihre

---
[219] Vgl. dazu: Kapitel 6.1.3.

4.1 Die Diagnose

Wirkungsmacht auf Grundlage des ärztlichen Definitionsmonopols über Gesundheit und Krankheit entfaltet (Höfling & Lang 1999: 17). Holzem (1999: 278) betont die Bedeutung ärztlicher Prognosen für PatentInnen. Diese seien wichtiger als Diagnosen, da sie künftige Erwartungen – „Heilung, Leben, Krankheit, Restschäden, möglicherweise Sterben und Tod" – prognostizieren (Holzem 1999: 278).

Der angekündigte Todeszeitpunkt – sowie die Annahme vorausgehender Erkrankungen, lässt sich annehmen – scheint die Notwendigkeit familialer Unterstützung nahezu legen und in Folge den Rückzug der Informantin auszulösen.

Voraussicht etabliert sich im ausgehenden 18. Jahrhundert als Kardinalstugend (Ewald 1993: 291). Der Zerfall von Feudalordnung und beginnender Kapitalismus ist mit der „Mobilität und [...] Zirkulation von Mensch und Kapital" verbunden (Ewald 1993: 291). Unter diesen Bedingungen bestimmen nicht mehr Gott, Geburtsstand und Schicksal die Lebensführung: jetzt wird das Individuum wird für sein Unglück selbst verantwortlich. In diesem Kontext konstituiert sich das moralische Prinzip, sein Leben durch vorausschauendes Handeln, Planen und Denken wie ein Unternehmer zu führen (Ewald 1993: 291). Voraussicht und Selbstverantwortung werden zu Prinzipien einer Lebensführung, die außerhalb göttlicher – d. h. festgelegter – Ordnung steht und dem Einzelnen die Verantwortung für diese überträgt.

Die unmittelbare Änderung der Lebensführung zeigt sich vor diesem Hintergrund als eine Praxis, in der künftige (Krankheits-)Effekte antizipiert und vorausschauend reguliert werden, um potenzielle Entwicklungen zu kompensieren. Durch die vorgenommene Rückwendung und Anbindung an das familiale System akzentuiert die Informantin die Relevanz finanzieller und informeller Hilfeleistungen, die im Fall chronisch-letaler Erkrankungen nicht ausreichend durch das staatliche Unterstützungssystem aufgefangen zu werden scheint[220].

Lebenszeitprognosen werden den Informantinnen nicht nur im Kontext der Diagnose, sondern auch im Rahmen der medizinischen Behandlung präsentiert. Mit der Weiterentwicklung medizinischer Interventionsmaßnahmen erfährt die prognostizierte Lebensspanne eine Ausweitung. Eine Informantin, die im Jahr 1996 ihre HIV-positive Diagnose erhält, schildert:

> „und, und der Arzt damals der sagte, ‚ja Frau X [Name der Interviewpartnerin] nun beruhigen Sie sich und wir sprechen von fünf bis fünfzehn Jahre' (leicht lachend).

---

[220] Vor allem formale und rigide staatliche Hilfekonzepte – wie sie durch Wohn- und Pflegegeld konzipiert werden – erschweren die Suche nach finanzieller Unterstützung und betreuenden Leistungen, wie sie die HIV-Infektion erfordert, und machen den Rückgriff auf informelle oder/und familiale Unterstützung unabdingbar. Vgl. dazu auch: Kapitel 6.1.

Die fünf Jahre hab ich jetzt um, und dann, dann ist es natürlich, man denkt immer, mh, ja was, was ist die Zeitspanne, was ist zur Verfügung" (Int.4: 50).

Die Prognose der verbleibenden Lebensspanne wird auch von dieser Informantin als reell verbleibende Zeit gefasst. Sie wird als Lebenszeitrahmen konstituiert, anhand und innerhalb dessen die Lebensführung organisiert und Änderungen eingeleitet werden. Die Prognose zeigt sich damit als produktive Praxis, die eine spezifische Lebenszeit produziert.

Auch diese Interviewpartnerin schildert, wie sie auf Basis der ärztlichen Prognose eine Änderung der Lebensführung einleitet und ihr früheres „Endziel" Eigentumswohnung aufgibt:

„ich werd sie [die Wohnung K. P.] jetzt verkaufen, das hat ganz lang gedauert bis ich mich dazu entschließen konnte, weil, weil ich diesen Disput mit meinem Bruder hatte (mh) und er hat mir damals die Wohnung, das alles, vermittelt [...] und ich weiß ja nicht was mit mir passiert, ich weiß nicht äh em fünf Jahre, zehn Jahre, was weiß ich (mh) und ich möchte doch diese Zeit [...] nicht damit verbringen mich in finanzielle Schwierigkeiten dauernd zu bewegen" (Int.4: 60).

Deutlich wird, wie der vom Arzt entworfene Zeitrahmen von 5 bis 15 Jahren wirkungsmächtig bleibt. Sind seit Diagnosemitteilung fünf Jahre vergangen, so verbleiben der Informantin die angezeigten 5 bis 10 Jahre. Vor diesem Hintergrund erscheint ein Lebensentwurf, der durch finanzielle Entbehrungen gekennzeichnet ist, nicht erstrebenswert. Der bisherige Plan einer Eigentumswohnung wird in der Folge aufgegeben, und die bereits erworbene, aber nicht schuldenfreie Wohnung verkauft.

Die Prognose zeigt sich als Informationstechnologie und Regierungsweise, die das Planen und Handeln der Informantin strukturiert und leitet. Die Deutungsmacht der Medizin verbirgt einen entscheidenden Umstand: Prognosen werden überlebt.

Zusammenfassend lässt sich feststellen, dass die Annahme eines baldigen Todes bzw. eines berechenbaren Todeszeitpunkts mit der Diagnose ihre Wirkungsmacht entfaltet und sich auf das Selbstverhältnis und die Lebensführung der Informantinnen auswirkt.

Die mangelnde Diskussion und Klärung der „Bedeutung des Testergebnisses" führt bei einer Informantin zu einem Selbstverhältnis, dass über zwei Jahre durch das Warten auf den Tod strukturiert wird. Erst nachdem die Diskursivierung „HIV = Tod" als eine sich nicht unmittelbar erfüllende Annahme entlarvt werden kann, gelingt ihr die Transformation dieses Selbstverhältnisses. In diesem Zusammenhang zeigte sich, dass die psychosozialen Effekte der HIV-Infektion im Rahmen der medizinischen Behandlung keine explizite Beachtung

4.1 Die Diagnose

finden. Wahrgenommen und „behandelt" wird die psychosoziale Bedeutung des Testergebnisses durch eine Krankenschwester. Diese Praxis, die zwischen medizinischer Behandlung und patientenorientierter Gefühlsarbeit differenziert, weist Kaupen-Haas (1993) nicht nur als geschlechtsspezifische Praxis aus, sondern charakterisiert diese Aufteilung auch als konstitutiv für die naturwissenschaftliche Medizin der europäischen Moderne. Die Differenzierung zwischen medizinischer Behandlung und psychosozialer Versorgung, zwischen Krankheit und Kranken, Arzt und Krankenschwester geht hier auch mit einer unterschiedlichen Professionalisierung der Aufgabenfelder einher. Während sich die medizinische Behandlung durch Spezifizierung (hier: HIV-Schwerpunktpraxis) auszeichnet, scheint das weibliche Aufgabenfeld eher durch informelle Hilfsangebote denn durch standardisierte Leitlinien und formelle Hilfsangebote gekennzeichnet.

Im zweiten Fall stellen sich Lebenszeitprognosen als Instrumentarium der medizinischen Beratung dar. Prognosen, so zeigte sich, fungieren als Regierungsweise, die das Planen, Denken und Handeln der Informantinnen leiten. Auf Basis der – zum jeweiligen Zeitpunkt – vorhandenen medizinischen Interventionsmöglichkeiten prognostiziert der Arzt die Lebensdauer. Lebenszeitprognosen entfalten Wirkungsmacht. Die so produzierte Lebenszeit geht mit spezifischen Änderungen der Lebensführung einher. Langfristige Lebensplanungen, die mit finanziellen Restriktionen verbunden sind, werden zugunsten einer finanziell weniger belastenden Lebensführung verworfen. Unterstützung und Hilfe des familialen Systems wird neue Relevanz zuteil. Um diese in Anspruch nehmen zu können, wird die bisherige Lebensführung und -planung revidiert und transformiert. Prognosen, so zeigte sich auch, werden überlebt. Vor diesem Hintergrund kann die eingeleitete Änderung der Lebensführung retrospektiv bedauert werden. Prognosen der verbleibenden Lebenszeit fungieren als Instrumentarium, das den Betroffenen ein vorausschauendes, planendes Handeln – auf Basis bestimmter Kalkulationen – eröffnen und somit dazu verhelfen soll, die Zukunft berechenbarer zu gestalten. Dabei gerät ihre jeweilige kontextuelle Situiertheit – und somit Beschränkung – aus dem Blick.

4.1.7 Selbstkonstituierungen zwischen Responsabilisierung und Schicksal

Weiter oben wurde dargestellt, wie es in der BRD in Abgrenzung zum traditionellen seuchenhygienischen Ansatz, der darauf zielte, AIDS durch die schnelle Ermittlung und Stillegung möglichst vieler Infektionsquellen zu bekämpfen, die „gesellschaftliche Lernstrategie" durchgesetzt wurde (Rosenbrock 2000: 19 ff.). Statt „das Identifizieren und Aussondern von Betroffenen" (Lemmen et al. 2000: 95) votierten diese mittels Information und Aufklärung für Prävention und setzten auf die Fähigkeit des Menschen, „verantwortliches Handeln – im Hinblick auf sich und auf andere – zu erlernen" (Lemmen et al. 2000: 95). Vor diesem Hintergrund entstand die Leitfrage, wie Lernprozesse zu organisieren seien, sodass sich „Individuen, Institutionen und die gesamte Gesellschaft maximal präventiv und ohne Diskriminierung auf dasLeben mit dem bis auf weiteren wohl unausrottbaren Virus einstellen" könnten (Rosenbrock 2000: 20 f.).

Aus Perspektive der „exceptionalist alliance" wurde die erfolgreiche Absetzung der „individuellen Suchstrategie" zugunsten der Durchsetzung der „gesellschaftlichen Lernstrategie" als „ein mehr an Zivilgesellschaft" (Rosenbrock 199: 19, hier zit. aus: Lemmen 2000: 95) beurteilt. Aus einer machtanalytischen Perspektive gilt es jetzt zu zeigen, welche Effekte und welch subjektivierendes Potenzial diese Strategie entfaltet, die sich mit der Anrufung nach Selbstverantwortung in den Nexus moderner Regierungsformen einreiht.

Unter dem Begriff der Verantwortung wird die Zurechnung negativer Handlungsfolgen subsumiert (Bayertz 1995: 13). Dadurch ist Verantwortung immer mit einem Werturteil verknüpft und mit einer moralischen Dimension behaftet (Bayertz 1995: 13). Erst die normative Komponente definiert nach Bayertz (1995: 15 f.) den Verantwortungsbegriff hinreichend, den er entsprechend seiner etymologischen Wurzel[221] als Antwort auf gesellschaftliche Normen- und Wertesysteme markiert: „Verantwortlich kann man nicht *sein*, sondern wird man (von anderen) *gemacht*. Dies geschieht dadurch, dass man „angesprochen" und zur Antwort aufgefordert wird. An dieser Stelle tritt die „gesellschaftliche Lernstrategie" ins Feld, die, wie Rosenbrock (2000: 22) darstellt, nicht nur für „die gleiche Verantwortung von Infizierten und Nicht-Infizierten" eintritt, sondern gleichsam die Notwendigkeit postuliert, „Kommunikationsprozesse über Risiken und Riskovermeidung zu organisieren und informelle Normen zu etablieren". Lupton & Peterson (1996: XII; 10) wie auch Gestaldo (1997: 119) weisen aus einer foucaultschen Perspektive auf die Effekte von Diskursen, die sich in den Kontext der Gesundheitserziehung einreihen. Nicht Befreiung von den „„chains' of oppression – ignorance, lack of political understanding, submission behaviours" sei ihr finales Ergebnis, sondern die Konstruktion von Identität, wie Gestaldo (1997: 119) akzentuiert. Gesundheitserziehung vermittle nicht nur spezifische Repräsentationen, sondern werde, indem sie auf Verhaltensänderung ziele, zu einer gleichermaßen normativen wie auch moralischen Maßnahme, die präventives bzw. gesundes Verhalten als Norm und alles andere als Abweichung konstituiere (Gestaldo 1997: 119).

---

[221] Im Deutschen leite sich Verantwortung aus „Antwort geben" her, während die englischen, französischen und italienischen Entsprechungen auf das lateinische respondere (antworten) zurückgehen (Bayertz 1995:16).

4.1 Die Diagnose

Vor dem Hintergrund des Anrufungscharakters des Verantwortungsbegriffs streicht Bayertz (1995: 16) die „Dimension des Dialogs, der Rede und Gegenrede, der Beschuldigung und Verteidigung" hervor, der Verantwortung als Prozess der Kommunikation und als „Verhandlungssache" verdeutlicht, die im gesellschaftlichen Kontext erfolgt (Bayertz 1995: 16). Dieser Aspekt kennzeichnet auch die Darstellung der Interviewpartnerinnen. Die Informantinnen verhandeln die Transmission in der Ambivalenz zwischen Schuld und Unschuld, Selbstverantwortung und Schicksal. Diese Verhandlungen nehmen einen exponierten Raum ein. Exponiert, insofern sie sich vielfach unmittelbar an der Darstellung der Diagnose anschließen: Akzentuiert wird dadurch die Wirkmächtigkeit der gesellschaftlichen Lernstrategie, die präventives Verhalten an die Selbstverantwortungskapazität der Subjekte bindet.

Es lassen sich zwei Positionierungsweisen unterscheiden. Während auf der einen Seite die Informantinnen die Transmission im Zusammenhang der Selbstverantwortung verhandeln, gelingt es anderen, diese Anrufung zu hinterfragen, zurückzuweisen oder obsolet werden zu lassen. Gleichwohl belegen beide Positionierungsweisen die Wirkungsmacht der Selbstverantwortung als gesellschaftliches Regulationsprinzip; denn auch durch Abgrenzungen oder Zurückweisung wird implizit auf diese Norm verwiesen. Beide Positionierungen gilt es nun genauer darzustellen.

4.1.7.1 Die Transmission als vermeidlich Vermeidbares

Wie das Prinzip der Responsabilisierung im Zusammenhang mit der Transmission sein Wirkungspotenzial entfaltet, zeigt sich anhand der Konstituierungen mehrerer Informantinnen. In einer längeren Passage plausibilisiert eine Informantin, warum ihr nach Bekanntgabe der Diagnose durch den Arzt eine Transmission „unmöglich" erschien:

> „und da sagte er: ‚Sie sind HIV-positiv' und, ... Oh ich, (leicht lachend) ich sag: ‚was haben Sie gesagt?' dass/ also ich, das war für mich unmöglich, dazu muss ich sagen, dass ich wie also gegen, gegen, also wie gesagt, mich gegen diese Beziehung sehr lange gesträubt hab, wir auch äh, nicht äh, so schnell irgendwelchen Kontakt hatten (mhm), er ist ein ganz Ruhiger, das hat mich sehr, äh, mir sehr gut getan, dass er so ruhig war, kau/ wenig sprach, und und wenig für mich als Belastung empfunden wurde, sagen wir mal so (mhm) als Last, ähm, das war am Anfang, die erste Zeit ganz stark, dass mir das sehr angenehm war, so (mhm) ihn um mich zu haben, er hat gekocht für mich und rief an und sagte: ‚Essen ist fertig, kommst mal rum' und so, und dieses ruhige, ich also dann auch sofort (tiefes Luftholen), als es dann äh intimer wurde, gefragt, wie das ist, ich möchte keinerlei, ähm, Kontakt zu haben, wenn ich

nicht wüßte ob irgendwelche Tests, äh vorliegen (mhm), oder ob er das wüßte und da reagierte er ganz ruhig und gelassen und sagte: ‚nein, nein, ich bin auch im Krankenhaus' weil er hatte so eine, hier hinten so eine kleine Hautgeschichte, und er wär in Behandlung und da hätte man Tests gemacht und ich sag: ‚ja und ist das okay?'. ‚Ja klar' und so, und dann noch mal nachgefragt, noch mal gefragt, genauer, und sag: ‚ich würd den gern mal sehn', ‚ne hab ich nichts drüber', ich sag: ‚ja wenn du jetzt das nächste Mal hingehst, äh, fragst du deine Ärztin, sie soll dir das mal sagen', ich bin dann mitgegangen (ja), und ähm, mh, das sollte ich nicht mit reingehn, und äh, ich hab dann noch mal, nachgehakt und ich würd sagen, ja, wenn man's als Fehler bezeichnen kann, ich hätte mich selbst drum kümmern müssen und mich nicht drauf verlassen sollen zu sagen ‚es hat Tests gemacht und es wär alles in Ordnung' (mh). Trotzdem als wir dann äh, äh, äh Geschlechtsverkehr hatten, ham haben wir Kondome, ich hab auf Kondome bestanden, (mhm) die erste Zeit halt immer und irgendwann mal, nach so, weiß ich nicht, so, nach zehn Mal, ist ist eins dieser Kondome kaputt gegangen (mhm). **Ab dem Punkt**, hab ich gedacht ‚ja nun ist es eh schon egal'" (Int.5: 35).

Die „Unmöglichkeit" der Transmission plausibilisiert die Informantin vor dem Hintergrund der vielfältigen Kontrollpraktiken, die sie initiiert hat, um eine HIV-Infektion zu verhindern. Bevor sie die verschiedenen Maßnahmen explizit vorstellt, geht sie in einer längeren Passage auf ihre damalige Partnerschaft ein und kennzeichnet diese als eine, auf die sie sich erst allmählich, angesichts bestimmter, von ihr als angenehm erachteter Qualitäten einlässt.

Die Begründungsbedürftigkeit der Beziehung findet sich auch bei anderen Informantinnen, die herausstellen, in welchem Zusammenhang und unter welchen Bedingungen sie eine Beziehung eingehen.

Diese Vorgehensweise klärt sich vor dem Hintergrund der Ausführungen Brunnetts (2001). Diese markiert die Jahre um 1987/1988 als Ausgangspunkt für die Wandlung der HIV-Risikokonstruktionen. In diesem Zeitraum beginnt das „Paradigma der ungezügelten, unkontrollierbaren sexuellen Praxis, die Konstruktionen der Risiken von Homosexualität für HIV/AIDS zu differenzieren", und führte zu der zentralen Risikokonstruktion der Promiskuität, die nun gleichermaßen homosexuelle, heterosexuelle und bisexuelle Identitäten einschloss: „Die Verknüpfung von AIDS mit sexuellen Identitäten wurde überlagert von dem Paradigma des individuell riskanten Verhaltens, das es im Hinblick auf die Anzahl von Sexualpartnern zu regulieren galt" (Brunnett 2001: 193). Dieser gesellschaftlichen Vorstellung tritt die Informantin entgegen. Sie grenzt sich von dieser Risikokonstruktion ab und konstituiert sich im Gegenzug als verantwortliches Subjekt, das sich überlegt, kontrolliert und mit Bedacht in eine Beziehung begibt.

Im Anschluss an diese Abgrenzung führt die Informantin die verschiedenen Kontrollverfahren an, die sie initiiert hat, bevor sie sich auf eine sexuelle Bezie-

4.1 Die Diagnose

hung eingelassen hat. Dadurch kennzeichnet sie die HIV-Infektion als eine ihr bekannte Tatsache und als potenzielles Risiko, d. h. ein durch menschliche Entscheidungen und Handlungen statt durch Schicksal konstituiertes Ereignis, dem sie durch „Einsicht in die Konsequenzen" (Krasmann 2000: 190) präventiv begegnet. Sie befragt nicht nur ihren Partner wiederholt nach einem Testergebnis, sondern insistiert auch auf die Vorlage eines schriftlichen und damit objektiven Befundes und besteht – ungeachtet seiner Antwort – auf der Anwendung von Safer-Sex-Praktiken.

In Anlehnung an Bayertz (1995: 13) verhandelt die Informantin das Scheitern der Sicherheitsmaßnahmen als Zurechnung negativer Handlungsfolgen. Aus Perspektive eines generalisierten Anderen evaluiert sie ihr Verhalten und verdeutlicht dadurch den normativen Charakter der Selbstverantwortung. Rose (2000: 98) hat den Schutz vor Risiken durch die Investition in Sicherheit als Obliegenheit eines jeden aktiven Bürgers gekennzeichnet, wenn dieser nicht in sich das Schuldgefühl aufkommen lassen wolle, sich nicht ausreichend gegen drohende Schicksalsschläge geschützt zu haben. Unter dem Blickwinkel eines generalisierten Anderen („wenn man´s als Fehler bezeichnen kann") werden die von ihr ergriffenen Maßnahmen zu unzureichenden Kontrollverfahren und ihr Verhalten zu einem potenziellen Fehler konstituiert, weil sie den Schutz vor Risiken nicht ausreichend beachtet hat: Sie hat die Aussage ihres Partners nicht auf ihre Gültigkeit hin überprüft.

Ungeachtet der Antwort auf die Frage, warum ergriffene Sicherungsmaßnahmen misslingen, scheint aus dieser Perspektive das Subjekt für die Folgen verantwortlich zu bleiben; denn retrospektiv scheint (immer) ein anderer Umgang möglich und somit eine Infektion prinzipiell vermeidbar. Eine Bewertung, die die Informantin relativiert, insofern sie dieses Beurteilungsprinzip nicht als Norm, sondern als eine Beurteilungsweise unter anderen ausweist.

Die Verhandlung zwischen Be- und Entlastung, zwischen Schuld und Unschuld strukturieren auch die Darstellungen weiterer Informantinnen. Dabei kommt eine individualisierte Konzeption des Risikomanagements zum Tragen, die Rose (2000: 95) als paradigmatisch für die Gegenwart kennzeichnet. Während unter den Bedingungen der Industrialisierung und mit der Entwicklung der Sozialversicherung das Risiko sozialisiert und damit die Verantwortung für Risiken als gemeinschaftliche konzipiert wurde (Ewald 1993), werde heute der Einzelne aufgefordert, die Verantwortung für Risiken zu übernehmen (Rose 2000: 95). Risikomanagement wird, wie auch die nachfolgende Informantin darlegt, als Aufgabe wahrgenommen, die dem Subjekt obliegt:

> „hätt ich mich ein bisschen mehr vielleicht damit befasst (mh) oder so was, dann hätt ich mehr darüber Bescheid gewusst oder so, aber ich hab immer gedacht, na ja,

pfh, dir kann ja eigentlich nichts passieren, du bist ja treu und äh (mh), den du hast, da bin ich auch von ausgegangen, dass der treu ist, ne, und aber er muss das schon vorher gehabt haben, und äh man hat ja erst mit Kondomen gemacht, aber wir wollten dann auch ein gemeinsames Kind haben (mhm) und so was und dann hat man das natürlich, ist ja klar, `n Kondom weggelassen" (Int.5: 12).

Auch diese Informantin verhandelt ihren Schuldanteil an der Transmission. Weist sie ihr Wissen um Ansteckungsrisiken einerseits als unzureichend aus, so plausibilisiert sie andererseits, was sie zum Einstellen der Safer-Sex-Praktiken geführt hat, und konstituiert sich damit als Subjekt, das trotz unzulänglichen Wissens um Infektionsrisiken die Basisregeln präventiven Verhaltens beachtet hat. Mit der „gesellschaftlichen Lernstrategie" wird nicht nur präventives Verhalten zur Norm deklariert, sondern erfolgreiche Prävention wird gleichsam zum Beleg der Selbstverantwortlichkeit. Unter dieser Voraussetzung wird jede Transmission begründungsbedürftig, soll der Status als selbstverantwortliches Subjekt nicht obsolet werden. Dies verdeutlicht sich nicht nur anhand der Darlegungen der Informantinnen, sondern gleichzeitig an den Diskussionen, die im Rahmen verschiedener HIV-Communitys geführt werden. So entwickelte sich zwischen „alten" und jungen Schwulen auf der 10. Bundespositivenversammlung 2002 eine lebhafte Auseinandersetzung um die Frage der selbstverantworteten Transmission angesichts bekannter Transmissionswege und –risiken (Wicht 2002: 17)[222].

Während in diesem Fall die Durchsetzung biographischer Pläne die Informantin zu der Einstellung präventiver Sexualität leiten, kann auch das Scheitern biographischer Ziele zu der Aufhebung präventiver Verfahren führen, wie eine andere Informantin schildert:

„und also ich muss sagen ich hab immer ne Höllenangst gehabt vor der Krankheit und hab mich also auch immer die ganze Zeit testen lassen und hab eben bis auf die beiden Zeiten, also direkt nach Y´s [Name ihres Partners] Tod, wo mir alles scheißegal war, wo ich mir überall Wasser aufgezogen hab (mh) und in des, des halbe Jahr, wo ich dann von Synanon[223], wieder gekommen bin, wo ich wirklich auch so mit allen gefickt hab und fast alles gemacht hab, also da ist es mir egal gewesen, aber sonst hab ich immer aufgepasst, weil ich immer ne Heidenangst (mh) vor der Krankheit gehabt hab und mich eben dauernd testen lassen und hab mich, weiß nicht

---

[222] Die „gesellschaftliche Lernstrategie" geht von der „Fähigkeit des Menschen [aus], verantwortliches Handeln – im Hinblick auf sich und andere – zu erlernen" (Lemmen et al. 2000: 95). Dieses Modell der Erlernbarkeit kennzeichnet Brunnett (2001: 199) als behavioristisch: Ihm liege die „die Vorstellung von rational kontrollierbarem Sex zugrunde, basierend auf dem Modell eines autonomen Subjekts, das auf der Grundlage von Informationen und Wissen Entscheidungen trifft und umsetzt".
[223] Synanon ist eine Drogeneinrichtung, die neben Therapie auch ein Lebenskonzept in Form einer Gemeinschaft anbietet.

4.1 Die Diagnose

> im.., weiß nicht im ... ne da müsst ich jetzt lügen, aber auf auf jeden Fall bin ich in X [Krankenhausname] bin ich noch getestet worden, das weiß ich, im Januar XX [Jahreszahl] (mh) und da war ich noch negativ und dann bin ich im Sommer im/ und den hatte ich Ende Juli, Anfang August XX [Jahreszahl] war ich noch ne Weile mit nem Neger zusammen, so ne Zweckbeziehung (mh) ich hab von dem Koks gekriegt (mh) er hat dafür von mir Sex gekriegt (mh) und ich fand ihn eigentlich auch ganz nett, mir ist mal aufgefallen, ich kannt ihn vom Sehen schon ein, zwei Jahre, dass er immer dünner wurde und ich hab'n paar mal gefragt „X [Name], der kam aus X-Land [Name], ich sag ‚X [Name], du wirst immer dünner, was hast du denn?' (mh) er hatt's mit der Lunge, er weiß nicht was er hat, er muss alle zwei Wochen nach X (Krankenhaus) zur Kontrolle (mh) und dann ja, mit der Lunge da rechn ich nich, dass einer, dass einer positiv ist, aber ich mein ich kann mich überhaupt nicht Freisprechen von Schuld (mh), wenn der mich nicht angesteckt hat, dann hat mich ein anderer angesteckt (mh), aber ich glaub immer noch, das X das gewesen ist"... (Int. 1: 14 f.).

Die Informantin schildert, wie sie in Reaktion auf zwei Ereignisse – den Selbstmord des Partners und das wiederhole Scheitern biographischer Pläne[224] – ihre bis dato aufrechterhaltene Orientierung auf körperliche Integrität zugunsten einer Wahrung psychischen Integrität – wie sie an anderer Stelle ausführt (vgl. Int.1: 36)[225] – aufgibt. Auch sie folgt dem Darstellungsprinzip obiger Informantinnen und plausibilisert den Hintergrund der Transmission detailliert. Ungeachtet ihrer emotionalen Destabilisierung, die sie explizit zeitlich eingrenzt, kennzeichnet sie die Infektion als selbstverschuldet. Anhand ihrer Darlegung wird jedoch deutlich, dass sie ihren „Schuldanteil" an der Transmission außerhalb der „Zweckbeziehung" verortet. Denn einen „Freispruch" verwehrt sie sich dann, wenn sie „ein anderer angesteckt hat", d. h. wenn sie ihr Gegenüber nicht befragt und somit den Schutz vor einer Transmission nicht durch eine „Investition in Sicherheit" (Rose 2000: 98) verfolgt hat.

Die Konstituierungsweisen der Informantinnen verdeutlichen das subjektivierende Wirkungspotenzial des Selbstverantwortungsprinzips. Hatte Bourgeois Ende des 19. Jahrhunderts die ansteckende Krankheit als Paradigma für die Plausibilisierung des sozialen Übels gewählt und mit dem Begriff des „gegenseitigen Risikos" als ein Ereignis charakterisiert, das weder aus der Natur noch aus dem Menschen, sondern aus der Sozialbeziehung resultiert, verdeutlichen die Informantinnen, dass das Konzept des „gegenseitigen Risikos" heute weitgehend

---

[224] Das Verlassen von Synanon wird für die Informantin durch einen Asthmaanfall unabwendbar. Das Konzept von Synanon gestattet den Mitgliedern keinen Gebrauch von Medikamenten. Das Leben in einer solchen Gemeinschaft war zuvor ihr biographisches Ziel.
[225] Die Informantin deutet den Weg in die Sucht als Folge emotionaler Destabilisierungsprozesse und Gewalterfahrungen in Kindheit und Jugend durch ihre Familie und gleichsam als Mittel, dass es ihr ermöglicht hat, ihre psychische und letztlich auch körperliche Integrität zu erhalten (vgl. Int.1: 36).

seine Gültigkeit verloren hat und durch das Prinzip individueller Risikoverantwortlichkeit ersetzt wurde. Die Transformation, die sich hier zeigt, lässt sich als Wandel vom Modell des sozialen hin zum individualisierten Risiko kennzeichnen, das auf der Idee individueller Verantwortlichkeit aufbaut.

Das Verantwortungskonzept des Neoliberalismus hat Krasmann (2003: 226 f.) untersucht und es im Gegensatz zum liberalen Modell als eines gekennzeichnet, bei dem die Verantwortungszurechnung sich gerade nicht auf die Willensfreiheit konzentriere, sondern allein an den Taten messe. Relevant seien aus dieser Perspektive nur noch die Konsequenzen, „unabhängig von den Vorstellungen und auch unabhängig von den Ressourcen, die dem Einzelnen zur Verfügung stehen" (Krasmann 2003: 227).

Genau diese Tendenz zeigt sich in den Verhandlungen der Informantinnen, wenn sie jenseits der unumschränkten Gültigkeit „subjektiver Faktoren" (Bayertz 1995: 14) die Transmission als prinzipiell vermeidbar konstituieren. Das klassisch liberale Verantwortungsprinzip zeichnet sich durch drei Elemente aus, die als subjektive Faktoren die Kausalität der Handlung ergänzen: „die Intentionalität der Handlung, das Vorauswissen um die Folgen und die Freiheit, auch anders entscheiden und handeln zu können" (Bayertz 1995: 14). Sind diese Bedingungen gegeben, so kann das Subjekt als Urheber eines Schadens identifiziert und zur Verantwortung gezogen werden (Bayertz 1995: 14).

Die Informantinnen verdeutlichen, dass diesem Zurechnungsmodell nur noch eingeschränkte Gültigkeit zukommt: Die durch das liberale Modell festgehaltene Prämisse, dass sämtliche subjektive Faktoren gegeben sein müssen, damit eine Verantwortungszurechnung erfolgt, scheint heute im Kontext der HIV-Transmission keine hinreichende Geltung mehr zu beanspruchen. So scheint weder das Argument unzureichender Risikokenntnisse noch der Umstand, dass der positive Infektionsstatus des Partners unbekannt war, hinzureichen, um einer Verantwortungszurechnung eindeutig zu entgehen. Denn wie die Informantinnen verdeutlichen, die Freiheit zu einer alternativen Entscheidung oder Handlung war ihnen nicht prinzipiell, sondern „bloß" aufgrund mangelnder Kenntnisse verstellt.

Unter welchen Bedingungen es den Informantinnen dagegen gelingt, der gesellschaftlichen Anrufung nach Selbstverantwortung zu entgehen, gilt es nun zu zeigen.

4.1.7.2 Selbstpositionierungen jenseits der Selbstverantwortung

Nicht alle Informantinnen verhandeln die Transmission im Zusammenhang von Selbstverantwortung und Schuld. Unter zwei Voraussetzungen gelingt es den

4.1 Die Diagnose

Informantinnen, solchen Aushandlung zu entgehen bzw. diesen entgegenzuwirken. Einerseits wenn ihnen die Anrufung nach Selbstverantwortung als eine gesellschaftliche Konstruktion deutlich wird, die mit unterschiedlichen Verantwortungszuweisungen operiert. Andererseits wird eine Verhandlung der Selbstverantwortung obsolet, wenn die Informantinnen sich jenseits einer autonomen Subjektposition verorten.

Unter welchen Bedingungen eine Informantin dazu kommt, den Schulddiskurs zu hinterfragen und das Prinzip der Responsabilisierung aufzuheben, gilt es zunächst zu zeigen.

Verantwortungszurechnung und Geschlecht

Eine Informantin beschreibt, mit welchen Schwierigkeiten sie sich im gesellschaftlichen Kontext konfrontiert sieht. Sie schildert:

> „entweder wird die Frau abgestempelt als, jah, die Nutte hätt mal´n bisschen besser aufpassen sollen (mh), wenn sie HIV hat (ja) oder sie ist die Drogensüchtige, die eh nicht mit ihrem Leben klarkommt (ja) und ein Mann der sagt, er ist positiv, hat nicht, ich kenn einige, hab ich das Gefühl, es, er wird eher bemitleidet und es wird ihm keine Schuld zugeschrieben, wie´s ner Frau dann gleich zugeschrieben wird (mh), weil ich bin ja schließlich selber dran schuld (mh) und er ist nicht dran schuld, denn er ist ja schwul, leider, oder irgendwie kann er nichts dafür (ja) und ich hab so das Gefühl, dass ich immer noch so mit ner Schuldfrage im Hinterkopf kon/ konfrontiert werde, die mich enorm unter Druck setzt" (Int.2: 16).

Die Informantin registriert unterschiedliche Positionierungen im Schulddiskurs, die ihr verdeutlichen, dass die Kategorie der Verantwortungszurechnung nicht geschlechtsneutral konotiert ist.

Während sie bei Männern und Schwulen das Wegfallen einer Schuldzuweisung beobachtet, macht sie für Frauen eine Schuldzuschreibung aus, die durch den Vorwurf mangelnder Kontrolle bzw. unzureichender Lebensbewältigung charakterisiert ist. Die unterschiedlichen Positionierungen scheinen dabei weniger durch die Kategorie der Homo- bzw. Heterosexualität als vielmehr durch Geschlechtskonstruktionen bedingt[226].

---

[226] Während die Informantin gegenwärtig einen erheblichen Unterschied zwischen Männern und Frauen im Kontext des Schulddiskurses konstatiert, scheint in den Anfangszeiten der „Aidskrise" die Demarkationslinie zwischen Opfern und Schuldigen weniger durch das Geschlecht denn durch die Differenzierung zwischen „Ausgestoßenen" (Sontag 1997: 27) und „Kranken" (Blutern) gezogen worden zu sein. Vor diesem Hintergrund lässt sich fragen, ob die von Brunnett (2001: 193) konstatierte Risikokonstruktion der Promiskuität, die nach ihrer Konstatierung Ende der 1980er-Jahre „glei-

Übertragen auf das (klassische) Verantwortungskonzept, scheinen Männer von einer Schuldzuweisung befreit, weil ihre sexuelle Ausrichtung und Aktivität vor dem Hintergrund biologischer Diskurse begründet wird[227]. Durch diese Naturalisierung wird ihre Sexualität jenseits der Willensfreiheit verortet, und sie von einer Verantwortungszurechnung befreit.

Dagegen scheint bei Frauen das „Paradigma der ungezügelten, unkontrollierbaren sexuellen Praxis" (Brunnett 2001: 193) nicht im Zusammenhang ihrer Biologie, sondern vielmehr mit der Positionierung als „Nutte" quittiert zu werden. Jenseits einer Naturalisierung wird aus dieser Perspektive die weibliche Sexualität mit Intentionalität verknüpft und die Transmission entsprechend als selbstverschuldet beurteilt.

Während sich die Interviewpartnerin im gesellschaftlichen Kontext mit der Zuschreibung von Schuld konfrontiert sieht, der sie nicht entgehen kann, verhindert ihre kritische Hinterfragung des Schulddiskurses, dass sie die eigene Transmission in Bezugnahme auf diese Kategorie problematisiert.

Auch die anderen Informantinnen verhandeln die Transmission nicht unter den Prämissen von Schuld und Selbstverantwortung. Im Gegensatz zu obiger Informantin entgehen sie dieser Verhandlung jedoch nicht, weil sie eine kritische Distanz zum Schulddiskurs einnehmen, sondern weil die Anrufung nach Eigenverantwortlichkeit selbst obsolet wird.

Die Transmission jenseits einer autonomen Subjektposition

Obsolet wird die Anrufung nach Selbstverantwortung, wenn sich die Informantinnen außerhalb einer autonomen Subjektposition verorten. Eine solche Position findet sich dann, wenn die Transmission durch eine Vergewaltigung – wie zwei Informantinnen darstellen – erfolgte oder wenn der Partner, um seine Infektion wissend, die Informantin weder von seiner Infektion in Kenntnis setzte noch präventive Maßnahmen zur Verhinderung einer Transmission einleitete. Ist man

---

chermaßen homosexuelle, heterosexuelle und bisexuelle Identitäten einschloss", sich nicht weiter differenziert hat bzw. je nach Kontext zu spezifischen Verantwortungszuschreibungen führt. Der Opfer-Täter-Diskurs hat im Rahmen der Communits vielfach einen Umgang institutionalisiert, der, um eine Aufspaltung zu vermeiden, eine Tabuisierung der Transmissionsfrage vorsieht. Auf diesen Umstand wurde ich durch die Teilnahme an verschiedenen Netzwerktagungen und -treffen aufmerksam.

[227] Die These der triebgesteuerten männlichen Sexualität, die sich „Abfuhr" suchen muss, wird auch unter dem Begriff der „Ventilfunktion" subsumiert. Nach Lücke (2006), der sich im Rahmen seiner Studie zur Prostitution mit der männlichen Sexualität befasst hat, ist die These der triebgesteuerten männlichen Sexualität, die durch Freud institutionalisiert wurde, so wirkmächtig, weil sie so simpel ist.

4.1 Die Diagnose

betrogen worden, so kann man nicht selbst schuld sein, wie Sennett (2000: 170) konstatiert und damit auf das klassische Modell der Verantwortung zugreift, das Verantwortungszurechnung im Fall mangelnder Handlungsfreiheit ausschließt (Bayertz 1995: 14).

Beide Positionen scheinen im gesellschaftlichen Kontext jenseits einer autonomen Handlungsposition verortet zu werden und damit hinreichend von Schuldzuweisungen zu befreien. Entsprechend sehen sich die Informantinnen nicht mit der Anforderung konfrontiert, ihre Transmission im Kontext von Schuld und Selbstverantwortung zu verhandeln.

Obsolet wird eine Verantwortungszuschreibung auch, wenn die HIV-Infektion als Schicksal gefasst wird, wie eine Informantin darstellt. Ihre Position veranschaulicht die Interviewpartnerin in Differenz zu der Haltung ihrer Mutter:

„Nä, manchmal denkt man Scheiße, ist Scheiß alles, oder? Aber okay andere sind – zum Beispiel mein Vater ist an Krebs gestorben. Ne, äh, was hatte er noch? Adergewirr im Kleinhirn von seinem Titinitutus oder Titinitus (mhm) oder wie das da hieß und meine Mutter sagte immer: ‚Och Gott der Arme, der arme Mann' nä, ‚warum muss Opa das nun gerade kriegen, warum?' Also, dass finde ich albern (mhm), weil das ist vorbestimmt, ich ... so seh ich das und man kann seinem Schicksal nicht entrinnen" (Int.7: 9).

Im Gegensatz zu den Informantinnen weiter oben ist hier nicht das Manko subjektiver Faktoren, wie sie das liberale Verantwortungsmodell postuliert, ausschlaggebend für die Verortung jenseits einer autonomen Subjektposition. Vielmehr verweisen aus Perspektive der Informantin die Begleitumstände, unter denen es zu der Transmission gekommen ist, auf die Unausweichlichkeit des Schicksals:

„‚...und da war ne Bekannte , äh, X [Name] hieß sie und die sagte, sie hätte Stress mit ihrem Partner gehabt und ob ich nicht Lust hab, mit nach X [afrikanisches Land] zu fliegen und da sag ich: ‚Du, ich hab kein Pass, ich hab keinen Ausweis, ich hab gar nichts'. Ich sag: ‚Kein Geld, gar nichts'. (Mhm). Und da sagte sie: ‚Ja versuch doch mal'. Fünf Tage hatte ich Zeit. In fünf Tagen hat geklappt: der Pass, ich hatte das Geld, ich hatte alles, Impfungen, alles, es klappte alles, es sollte so sein.. sollte so sein. Ich bin nach X [afrikanisches Land] geflogen. Mein erster Urlaub. Vor ... ja... jetzt zwölf Jahre ist das her, also vierzig nä. Ne, .. wie alt war ich da? Jetzt bin ich dreiundfünfzig, ja... vier... ne, na, ist ja egal. Ich hab ... vielleicht, so auf jeden Fall war das X [Jahreszahl] und, na ja und war da so'n toller Mann, der letzte Abend, ja und (mhm) dann hab ich mit dem geschlafen und dann bin ich wieder nach Hause und ich wusste sofort, ich wusste sofort" (Int. 7: 2 f.).

und:

„Nich, ich hätte ja auch, hätte ..... hätte ja auch sonst was mitnehmen können, oder so. Aber das war nicht mein Ding. (Ja). Nä. Oder das hätte, hier, damals war das noch gar nicht mit der Passumstellung gewesen. Die hätten ja auch sagen können, ‚ne Frau X [Name der Informantin], geht nicht, sie kriegen keine äh,kein, keine Verlängerung auf ihren alten Pass (Ja). Ja, dann wär`s das gewesen (mhm) oder mein damaliger Mann hatte seinen Bekannten gesagt: ‚Ja ich brauch das Geld' ‚Ja, kann sie kriegen'. Hätte ja sagen können, ‚nö, wieso gebe ich der Geld.' (Int. 7: 9 f.).

Ihre Position lässt sich unter die von Weber (1919) als gesinnungsethisch gekennzeichneten Haltung subsumieren, der zufolge das Subjekt handelt und den Erfolg Gott anheimstellt, wie Bayertz (1995: 40) die Position akzentuiert, die auch unter dem Begriff der Prädestinationslehre gefasst wird.

Gelingt es der Informantin aus einer fatalistischen Position, der Verantwortungszurechnung eine Absage zu erteilen, so zeigt sich gleichwohl, dass die gesellschaftlich dominante Anrufung nach Eigenverantwortlichkeit sie dazu leitet, die Transmission zu plausibilisieren. Wie dieses Regulationsprinzip im Zusammenhang der Regierung der antiretroviralen Therapie zum Einsatz gelangt und mit welchen Effekten und Konstituierungsweisen sie verbunden ist, gilt es nun anhand des Umgangs mit Medikamenten zu zeigen.

4.2 Die Regierung der Antiretroviralen Therapie (ART)

Die Darlegung der Wirkungsweise der Medikamente nimmt in den Interviews einen breiten Raum ein. Während die lebenserhaltende Funktion der Medikamente nur an wenigen Stellen akzentuiert wird, steht die Problematisierung der Nebenwirkungen im Fokus der Darstellungen.

Die Informantinnen unterscheiden zwischen Nebenwirkungen, die sich körperlich manifestieren, von solchen, die sich, bedingt durch das Einnahmeregime, reglementierend auf die Lebensführung auswirken. Die körperlichen Beeinträchtigungen, die unmittelbar, mittelbar oder künftig auftreten können, sind sinnlich wahrnehmbar – beispielsweise als Schmerzen – oder werden über Blutuntersuchungen und biochemische Messverfahren als Reaktionen ausgewiesen, die für die Betroffenen (noch) nicht wahrnehmbar, aber potenziell bedrohlich erscheinen. Damit strukturieren nicht nur sichtbare und fühlbare, sondern auch „unsichtbare" Nebenwirkungen – spezifische „Werte" – die medikamentöse Behandlung der HIV-Infektion.

Vor dem Hintergrund der Wirkungsweisen der Medikamente verhandeln die Informantinnen die Einnahme der Medikamente zwischen zwei Polen. Der eine Pol wird von der konsequenten Ablehnung antiretroviraler Medikamente gebildet, der sich v. a. gegen das Regulativ der Einnahmepraxis und befürchtete Ne-

4.2 Die Regierung der Antiretroviralen Therapie (ART)

benwirkungen richtet, während sich die Informantinnen auf der Gegenseite vorwiegend an die Anweisung der Ärzte halten.

Den Hintergrund für die Konstituierungsweise der Informantinnen bilden dabei zwei Diskurse, die mit unterschiedlichen Zeitperspektiven operieren. Der Selbstbestimmungsdiskurs, fokussiert v. a. auf die Gegenwart und richtet sich gegen das Regulativ der Einnahmepraxis, die die Lebensführung reglementiert und einschränkt. Dagegen wird bei einer Einnahme der Medikamente nach ärztlicher Anweisung eher die Zukunft ins Visier genommen, wobei medizinische Diskurse die Mitarbeit leiten.

Welche medizinischen Anleitungsweisen die Regierung der ART strukturieren, soll einleitend anhand der medizinischen Wissensproduktion[228] der ART dargelegt werden; so sollen deren Implikationen und Problematisierungen zusammenhängend vorgestellt werden, bevor dann auf die Technologie der Werte eingegangen wird. Im Anschluss gilt es dann, die Konstituierungsweisen der Informantinnen zwischen Ablehnung und Einnahme der Medikamente genauer vorzustellen.

4.2.1 Die medizinische Wissensproduktion zur antiretroviralen Therapie

Antiretrovirale Behandlungspraktiken – kurz auch als ART bezeichnet – und medikamentöse Prophylaxen bilden heute „die beiden Standbeine der medizinischen Behandlung der HIV-Infektion" (Heintz & Bieniek 2001: 11). Während v. a. durch die Einnahme von Antibiotika versucht wird, gezielt gegen bestimmte opportunistische[229] Infektionen prophylaktisch vorzugehen[230], greift die anti-

---

[228] Der Begriff der Wissensproduktion wird hier synonym zu dem des Diskurses gebraucht. Der Begriff der Wissensproduktion akzentuiert Wissen als ein Produkt, das im Kontext historischer und sozialer Strukturen hervorgebracht wird, mit anderen Worten: Wissen – hier medizinisches Wissen – wird innerhalb „gesellschaftlicher Formationen generiert" (Lemke 1997: 330). Betont wird damit, dass das, was in einer Gesellschaft als wahr anerkannt wird – die „Ordnung des Wahren" –, nicht den sozialen Verhältnissen äußerlich ist, sondern innerhalb sozialer Verhältnisse hervorgebracht wird (Lemke 1997: 330). Aus dieser Perspektive ist die Produktion von „Wahrheit" immer mit Macht verbunden und kann ohne Macht nicht funktionieren (Lemke 1997: 328 ff.).
[229] Als opportunistische Infektionen werden solche Infektionen bezeichnet, die durch Krankheitserreger ausgelöst werden, die „überall vorkommen" (Heintz & Bieniek 2001: 10). Erst durch eine fortschreitende „Immuninsuffizienz"- so die medizinische Annahme – erkranken Menschen an Pilzen, Bakterien und Viren, die für Menschen mit einem „funktionsfähigen" Immunsystem keine Gefahr darstellen (Heintz & Bieniek 2001: 10).
[230] Diese Prophylaxen richten sich v. a. gegen den Erreger einer Lungenentzündung – der so genannten PCP (Pneumocystis carinii Pneumonie) – und den Toxoplasmose-Erreger, der bei der HIV-Infektion v. a. in Form einer Entzündung des Gehirns auftritt (Heintz & Bieniek 2001: 10 f.; 118; 120).

retrovirale Therapie in die aktuelle „Virusdynamik" (Heintz & Bieniek 2001: 11) ein.

Als antiretrovirale Medikamente werden solche chemische Substanzen gefasst, die die Möglichkeit bieten, in die Entwicklung der HIV-Infektion einzugreifen (Heintz & Bieniek 2001: 11). Mittels der Einnahme verschiedener Medikamentenklassen und -kombinationen wird dabei versucht, die „HIV-Vermehrung in den Zellen zu verhindern bzw. auf ein wesentlich geringeres Maß zurückzuschrauben" (Heintz & Bieniek 2001: 11).

Die Möglichkeit der Kombination verschiedener Medikamentenklassen hat sich erst mit der Zulassung sogenannter „Protease-Hemmer" im Jahre 1996 eröffnet. Danach wurde es möglich, diese mit den vormalig verwendeten „Reversen-Transkriptase-Hemmer" zu kombinieren und so auf die HIV-Vermehrung in zwei „Punkten" einzuwirken[231] (Heintz & Bieniek 2001: 56).

Diese Entwicklung wurde als „Revolution" in der medikamentösen Therapie (vgl. z. B. Deutsches Ärzteblatt 2000: 1151) und als neue Hoffnung gewertet: AIDS, „wenn schon nicht zu verhindern, so doch entscheidend zu verlangsamen" (Nungeßer 1996: 26). Als „Behandlungserfolg" und somit Ziel der antiretroviralen Behandlung erscheint „die Verlängerung der krankheitsfreien Zeit und die Verhinderung opportunistischer Infektionen" (Heintz & Bieniek 2001: 90).

Den Hintergrund dieser Hoffnungen bildeten dabei die bis dahin weitgehend eingeschränkten medizinischen Interventionsmöglichkeiten[232]. Heute stehen 18 antiretrovirale Medikamente aus drei unterschiedlichen Medikamentenklassen zur Disposition, die größtenteils miteinander kombiniert werden können (Heintz & Bieniek 2001: 86 f.) und so das ehemals restriktive medizinische Interventionsinstrumentarium erweitert haben[233].

Seit 1996 hat sich die Hoffnung in die neuen Medikamente relativiert, wenngleich ein Rückgang der Todesfälle über 80 % konstatiert wird (Bohl 1999: 148). Relativiert hat sich die Hoffnung v. a. dadurch, dass mit der Einnahme der

---

[231] Während die Reverse-Transkriptase-Hemmer versuchen, das viruseigene Reverse-Transkriptase-Enzym am Vorgang zu hindern, die RNA-Information in DNA umzuwandeln, setzen Protease-Hemmer am Protease-Enzym an und versuchen, die bereits gebildeten viralen Proteinketten daran zu hindern, in einzelne virale Proteine zerlegt zu werden (Heintz & Bieniek 2001: 8 f.). Die Kombination beider Präparate bedeutet, dass nunmehr „zwei für das Virus wichtige Enzyme durch Medikamente gehemmt werden können" (Heintz & Bieniek 2001: 56).
[232] Lange Zeit bestanden die ersten medizinischen Interventionsmöglichkeiten in der bloßen prophylaktischen Einnahme von Medikamenten (Antibiotika) gegen mögliche opportunistische Erkrankungen. Nachfolgend gab es erste antivirale Medikamente, die als Monotherapien eingesetzt wurden.
[233] Als Standard gilt eine Dreifach-Kombinationstherapie, wobei aber auch Vierfach- und Fünffach-Therapien infrage kommen können (Heintz & Bieniek 2001: 86). Nachfolgend beziehe ich mich auf den medizinischen Stand von 2001-2002 und damit auf den Zeitraum, in dem die Interviews größtenteils durchgeführt wurden.

4.2 Die Regierung der Antiretroviralen Therapie (ART)

neuen Medikamente auch vielfältige und neue Nebenwirkungen auftraten (Deutsches Ärzteblatt 2000: 1151).

Die Nebenwirkungen, die zum Teil mit gravierenden körperlichen Veränderungen (Lipodystrophie[234]; Libidoverlust) einhergehen, schränken nicht nur den langfristigen Einsatz der Medikamente ein (Deutsches Ärzteblatt 2000: 1151; Heintz & Bieniek 2001: 56), sondern bilden auch die Kehrseite der Einnahme.

Mit den neuen Interventionsmöglichkeiten traten neben neuen Nebenwirkungen auch neue Themen in den Vordergrund der Behandlung – wie im Kontext der Deutschen AIDS-Hilfe konstatiert wurde (DAH 1999: 5) und durch verschiedene Veröffentlichungen belegt wird[235].

Als bedeutendstes Thema und Problematisierung erscheint die Auseinandersetzung mit der Compliance und, unmittelbar damit zusammenhängend, die mögliche bzw. tatsächliche Resistenz gegen bestimmte Medikamente. Unter dem Begriff der Compliance[236] wird die Therapietreue der PatientInnen verhandelt (DAH 1999: 5), d. h., inwiefern sich diese an die diagnostischen und therapeutischen Vorgaben und somit an die Anweisungen der Ärzte halten (Bohl 1999: 148), um nicht nur die „bestmöglichste Wirksamkeit" der Medikamente zu gewährleisten, sondern auch die „immer drohende Gefahr" einer Medikamentenresistenz und damit den Wirkungsverlust der Medikamente zu verhindern (DAH 1999: 5).

Die Problematisierung der Compliance steht im Zusammenhang der veränderten Qualität der Medikamente. Sowohl die andersartige chemische Zusammensetzung als auch die wirksamere Unterdrückung der Virusvermehrung verlangen aus medizinischer Sichtweise eine strikte Einhaltung des Behandlungsregimes, wenn Resistenzbildungen vermieden werden sollen (Mirken, 1999: 93 ff.)[237]. Die Möglichkeit der Lebensverlängerung erscheint so gekoppelt an die

---

[234] Mit dem Begriff er Lipodystrophie wird eine Fettumverteilungsstörung bezeichnet. Das Fettgewebe an Wangen, Armen, Beinen und Gesäß wird sukzessiv abgebaut, während es sich um Organe und Bauch – bei Frauen an der Brust – anlagert (Kremer 2000: 304). Nach Kremer (ebd.) leiden 50 % aller Personen unter ART nach vier Jahren an diesen Veränderungen.

[235] So beschäftigt sich der 37. Band der DAH (Deutsche AIDS-Hilfe) 1999 mit dem Thema der Compliance im Rekurs auf die ART. Wright (1999: 27) macht darauf aufmerksam, dass innerhalb von zwei Jahren die Beiträge zum Thema Compliance im Kontext der internationalen Konferenzen von weniger als zehn im Jahre 1996 (Vancouver) auf über dreißig im Jahre 1998 (Genf) anstiegen.

[236] Das Thema der Compliance tritt seit den 1960er-Jahren auf und parallel mit diesem die Complianceforschung, die versucht herauszufinden, ob PatientInnen die medizinischen Anordnungen befolgen (Lüth 1985: 215). Die Compliance – d. h. die Einhaltung der ärztlichen Anweisungen – überschreiten selten 50 %, wobei weder die Informiertheit über die Krankheit noch die Zufriedenheit mit dem Arzt oder die Schwere des Krankheitsstatus diese anhebt, wie Lüth (1985: 216) festhält.

[237] Die alten Medikamente konnten eine Virusvermehrung nur partiell unterdrücken, sodass neben mutierten Viren auch Wildtyp-Viren auftraten, die dazu führten, dass es nicht so schnell zu einer Nicht-Wirksamkeit der Medikamente (= Resistenzbildung) kommen konnte. Dagegen sind die neuen Medikamente „hochwirksam", insofern sie die Virusvermehrung weitgehend verhindern. Als Folge

Fähigkeit der PatientInnen, ein regelmäßiges und konsequentes Behandlungsregimes aufrechtzuerhalten. Verstärkt wird die Anforderung nach Compliance durch ein quantitativ beschränktes Medikamentenarsenal. Die Einnahmepraxis der ART rekurriert damit auf ein rationales und autonomes Subjekt, das die Verantwortung für seine Behandlung übernimmt.

Wie problematisch das Thema der Compliance angesichts bestehender Nebenwirkungen von den Betroffenen eingeschätzt wird, zeigt sich nicht zuletzt an der Zahl derjenigen, die eine antiretrovirale Therapie für sich in Anspruch nehmen. So berichtet Hetzel (1999: 164), dass auf dem Deutschen AIDS-Kongreß 1999 KlinikerInnen mehrfach „beklagten", dass sich in der BRD etwa „nur" die Hälfte aller Betroffenen behandeln lasse. Hetzel (1999: 164) deutete die „Klage" der ÄrztInnen dabei als „Druck": Die Erweiterung der medizinischen Therapiemöglichkeiten scheint verbunden mit der Aufforderung „sich gefälligst helfen zu lassen" (Hetzel 1999: 164).

Mit der Einführung der neuen Medikamente trat auch eine neue Labortechnik in den Kontext der Untersuchung, die im öffentlichen Disput weitaus weniger Aufmerksamkeit als die Problematisierung der Compliance erfuhr. Seit 1994 ist es mittels Blutuntersuchung möglich, die Anzahl der HIV-Partikel, die sogenannte Viruslast, zu messen (Heintz & Bieniek 2001: 12). Neben der Ermittlung der T4-Helferzellen (auch CD4 – CD8 Zellen), die Auskunft über den Zustand und die „Funktionsfähigkeit" des Immunsystems geben sollen, steht damit eine neue Bewertungstechnik zur Verfügung, die zur Messung der Wirksamkeit der Medikamente und zur Prognose des HIV-Infektion verwendet wird. Hintergrund der bedeutenden Rolle, die dieser Überprüfungstechnik seitens der Medizin zugesprochen wird, bildet eine Studie von Mellors (1995), die die Krankheitsentwicklung im Zusammenhang der Viruslast prognostiziert (Heintz & Bieniek 2001: 13). Basierend auf den Ergebnissen dieser Studie wird heute als effektivste medizinische Vorgehensweise eine antiretrovirale Therapie favorisiert, die zu einer starken Senkung der Viruslast führt (Heintz & Bieniek 2001: 13). Neben der Überprüfung der Effizienz einer Therapie wird die Bestimmung von Viruslast und Helferzellen herangezogen, um auf Basis der ermittelten „Werte" sowohl über den Beginn als auch über das Ende eines Behandlungsregimes zu entscheiden.

Feststellen lässt sich, dass die Regierung der ART heute über die Messung der Helferzellen und der Ermittlung der Viruslast verläuft. Die ermittelten „Werte" fungieren als Ausgangspunkt für die Anleitung der Patientinnen i. R. einer

---

ergibt sich, dass ein mutiertes Virus sich innerhalb kurzer Zeit so stark vermehren kann, dass letztlich nur noch dieses vorhanden ist und damit das Medikament seine Wirksamkeit verliert (Mirken 1999: 93 ff.)

4.2 Die Regierung der Antiretroviralen Therapie (ART)

antiretroviralen Therapie. Die Rationalität dieser Techniken wie auch ihre subjektivierenden Effekte gilt es jetzt näher vorzustellen.

4.2.2 Die Technologie der Werte

> „A body analysed for humours contains humours,
> a body analysed for organs and tissues
> is constitues by organs and tissues;
> a body analysed for psychosocial functioning
> is a psychosocial object"
> (Armstrong 1994: 25).

Mittels spezifischer Laborverfahren werden die Anzahl der T-Helferzellen und die Höhe der HIV-Partikel im Blut gemessen. Die berechneten Quantitäten sollen „indirekt und schnell einen Hinweis über den Krankheitsverlauf geben" (Heinz/Bieniek 2001: 12). Beide Verfahren dienen als Bewertungsinstrumente, die, auf Grundlage regelmäßig erhobener Messungen, Auskunft über den jeweils aktuellen Status des Immunsystems und über die Effizienz der medikamentösen Therapie erteilen. Sie fungieren als Technologien, die die „objektive Wahrheit" über den Zustand der Infektion und die Zukunft der Patientinnen produzieren und den medizinischen Blick leiten.

Im Umfeld der Diagnose wird die Höhe der Viruslast und Anzahl der Helferzellen zunächst herangezogen, um über den Behandlungsbeginn zu befinden. Spätestens zu diesem Zeitpunkt werden die Betroffenen mit der neuen „Realität", der Realität der „Werte", konfrontiert:

> „Und dann bin ich hier zu Dr. X [Name] gegangen und der sagte, also man sollte nach zwei Jahren mal anfangen, mal anfangen zu gucken wie die Werte sind und so, das war ja der Neurologe gewesen und dann bin ich nach Y [Stadtteil mit Schwerpunktpraxis], nach Dr. Y [Name] gekommen" (Int.7: 5).

Unabhängig von Symptomen und körperlichem Befinden wird die Interviewpartnerin nach einem gewissen Zeitverlauf von ihrem Hausarzt an eine Schwerpunktpraxis überwiesen, um die Ermittlung der „Werte" einzuleiten. Die Messung und Bewertung derselben scheint gebunden an ein spezifisches Wissen und an spezifische Instrumentarien – so lässt sich annehmen.

Sind die Patientinnen asymptomatisch, d. h. liegen keine mit AIDS oder HIV assoziierten Symptome vor, so gelten die „Werte" als Gradmesser für den Therapiebeginn (Masuhr 1999: 90). Eine Informantin schildert:

„und wir machen ja hier ne Therapie nachher' sagt er, ne, ‚wir müssen erst mal einige Tests machen, wie weit Sie sind' und so, ‚um zu sehn' sagt er, ‚dann fangen wir nachher ne Therapie an' sagt er ‚und dann kann es sich noch ne ganze Zeit hinziehn' sagt er ‚aber Aids haben Sie noch nicht', so. Und dann haben sie dann eben halt äh, bevor ich dann angefangen bin mit den Tabletten, da hatte ich, äh, über ne halbe Million Viren im Blut, und hundert Helferzellen, und dann hat er gesagt ‚so jetzt wird es aber Zeit' sagt er ‚dass wir mit ner Therapie anfangen', ne? (Mh). Und dann bin ich eben halt mit Krixivan und äh, Retrovir und Epivir angefangen, das, äh, inzwischen ist das ja ne Kombipille" (Int.5: 19).

Im Rekurs auf die ermittelte Anzahl von Viren und Helferzellen plausibilisiert der Arzt den Behandlungsbeginn und verdeutlicht damit – indirekt – die Medikamente als künftiges Einwirkungsinstrument auf die „Werte".

Als Grundlage der Bewertung der ermittelten Daten (Viruslast und Helferzellenanzahl) fungieren Normalverteilung und Wahrscheinlichkeitsrechnung:

„und aber jetzt, jetzt muss ich am 31.1. hab ich wieder´n Termin in X (Stadt), weil im Moment ist, also die, die HIV-Viruslast ist bei 1000 Kopien. Das geht und das hat sich auch nicht geändert seit (mh) vor, wann .. seit November.., aber ich habe im Moment nur 18, 18 % Immunsystem und das ist´n bisschen wenig. Das ist.. und dann sagt er schon, hab ich mit ihm vor 2 Wochen telefoniert und dachte eigentlich, ich müsste erst so im Februar oder März wieder hin, ne. Dann sagte er: Ne, das ist´n bisschen wenig nur 18 %'. Das wird dann prozentual berechnet (aha), die CD-4-Zellen und die CD-8-Zellen und ähm, und so normal sind 28 %, also Minimum also (ach so!) 28 % und 18 ist da ein bisschen wenig, das war die ganze Zeit nicht so und sagt er, ‚müssen wir uns was einfallen lassen' [...] und einfallen lassen, heißt meistens irgendwelche (jaja) Medikamente oder so" (Int.6: 7 f.).

In der „Geburt der Klinik" zeigt Foucault (1991: 111), wie die Klinikmedizin Ende des 18. Jahrhunderts begann, die Ungewissheit medizinischer Erkenntnisse mittels der Einführung mathematischer Techniken von einem Mangel in ein positives Element der Erkenntnis zu wandeln. Indem „die Ungewißheit analytisch als Summe einer bestimmten Anzahl von isolierbaren und genau berechenbaren Gewißheitsgraden behandelt" wurde, konnte mit Einführung des Wahrscheinlichkeitsdenkens diese Umkehrung eingeleitet werden (Foucault 1991: 111 f.). Mit dieser Einführung konnte nun „jedes isolierte und verglichene Faktum in einer Serie von Ereignissen Platz finden" und so ihre Konvergenz oder Divergenz gemessen werden (Foucault 1991: 111 f.). Es entstand eine neue Struktur der Wahrnehmung; das Individuum war nunmehr weniger kranke Person als vielmehr pathologisches Faktum, denn bei allen von der gleichen Krankheit Befallenen wurde die Vielfalt von Feststellungen nicht länger im Hinblick auf

4.2 Die Regierung der Antiretroviralen Therapie (ART)

Widerspruch oder Bestätigung, sondern als fortschreitende und theoretisch unbegrenzte Konvergenz wahrgenommen (Foucault 1991: 111 f.)[238].

Im Kontext der HIV-Infektion liegt der Gewissheitsgrad des medikamentösen Behandlungsbeginns bei 350 Helferzellen pro Mikroliter Blut. Ab diesem Wert wird ein „fortgeschrittenes Immundefizit" konstruiert und in Folge eine „sichere Behandlungsindikation" ausgesprochen (Masuhr 1999: 90).

Nicht nur die Konstruktion des Immundefizits, sondern auch die medizinische Vorgehensweise basiert auf der Wahrscheinlichkeitsrechnung. Aufgrund einer von Melors 1995 vorgelegten Studie wird die Wahrscheinlichkeit, in den nächsten zehn Jahren an Aids zu erkranken, wesentlich niedriger prognostiziert, wenn eine niedrige statt einer höheren Viruslast vorliegt (Heintz /Bieniek 1991: 13). In Folge dieser Studie wird heute seitens der Medizin eine starke Senkung der Viruslast angestrebt und die Wirksamkeit der Medikamente hinsichtlich dieses Ziels untersucht und gemessen (Heintz & Bieniek 1991: 13). Eine Informantin schildert:

> „ja man muss ja immer die Dinger schlucken und dann warten, was ist nächsten Monat, wie geht´s meinen Werten so ungefähr, (mh) hat sich der ganze Aufwand gelohnt da je jeden Tag, den, den Kack da reinzuwürgen (mh) oder war es umsonst oder kriegst du noch mal was dazu" (Int.2: 44).

Deutlich wird, dass die Effektivität der Medikamente immer erst im Nachhinein, anhand der Durchführung von Messverfahren, beurteilt werden kann. Steigt die Viruslast und fällt die Helferzellenanzahl, so kann dies bedeuten, dass die Effektivität der Medikamente nicht mehr gegeben ist (vgl. Int. 2: 39). Mittels eines Medikamentenwechsels kann dann versucht werden, erneut auf die Virusvermehrung einzuwirken.

Ziel der Wahrscheinlichkeitstheorie – die 1770 durch Bernouille aus der Erforschung der Glücksspiele und der Analyse statistischer Verhältnisse zusammengebracht wurde (Hauser 1997: 9) – ist es, die Wahrscheinlichkeit des Auftretens eines bestimmten Ereignisses zu errechnen, wenn (theoretisch) eine ganze Reihe von Ereignissen auftreten kann. Sie sucht eine quantitative Beschreibung

---

[238] Gebunden war diese Entwicklung an die Möglichkeit, die die Klinikmedizin den behandelnden Ärzten bot: Eine große Anzahl von Fällen, die miteinander verglichen werden konnten, wobei die erlaubte Öffnung von Leichen die Bestätigung von Vermutungen ermöglichte (Foucault 1991). Ähnliches konstatiert Ackerknecht (1975: 127 f.): Während die Medizin im 18. Jahrhundert unter Boerhaave 12 Klinikbetten zur Verfügung hatte, durchliefen unter Bouillard in 5 Jahren 25.000 Fälle die Pariser Klinik. Die Anwendung neuer physikalischer Methoden ermöglichte, neben der Überprüfung durch Sektionen, bislang unerklärbare Symptome aufzuschlüsseln. Ergänzt wurden diese Neuerungen durch Louis´ „numerische Methode", die als klinische Statistik bekannt wurde (Ackerknecht 1975: 131). Vgl. auch: Fischer-Homberger 1975: 82.

des Zufalls zu geben: „Die Kunst des Wahrscheinlichkeitskalküls ist es, das Nicht-Wissen gegen sich selbst auszuspielen und es zur Grundlage der Analyse zu machen" (Lemke, 1997: 218). Heute bildet die Wahrscheinlichkeitstheorie den „mathematischen Kern des Risikobegriffs" (Bernstein 1998: 11 f.) und ermöglicht es damit, ein gefährliches in ein riskantes Ereignis zu transformieren. Denn erst wenn die Eintrittswahrscheinlickkeit eines Ereignisses kalkulierbar – und damit einschätzbar – wird, wird es möglich, eine Gefahr in ein Risiko zu wandeln. Indem die Realität in eine kalkulierbare Form verwandelt wird, erscheinen Ereignisse – wie die Wahrscheinlichkeit, in einem bestimmten Zeitraum zu erkranken – in spezifischer Weise berechenbar zu werden (Dean 1999: 177 ff.)[239].

Neben Viruslast und Helferzellen wird auch Nieren- und Leberwerten eine entscheidende Rolle im Kontext der Einnahmepraxis zugesprochen. Sie können als Begrenzer einer Behandlung auftreten, wie zwei Informantinnen darlegen:

„ja da wurden die Nierenwerte aber immer schlechter, und dann hat er gesagt: ‚Ne' sagt er, äh, ‚wir setzen sie jetzt ab, das geht nicht', ne" (Int.5: 30)
„Also die HIV-Medikamente musste ich ja, ... vorletztes Jahr im August da absetzen, weil, weil die Leberwerte so hochgegangen sind" (Int.6: 30).

Deutlich wird, dass die „Werte" als grundlegende Instanz des medizinischen Handelns fungieren. Sie dienen als Gradmesser für Beginn und Ende eines Einnahmeregimes und gleichsam als Grundlage, um die Effizienz der medikamentösen Behandlung zu berechnen. Wie die Regierung der ART über die Technologie der „Werte" erfolgt, gilt es nun genauer darzulegen und zu zeigen, welche Effekte diese „Wahrheitsproduktion" entfaltet.

Die wissenschaftliche Erklärung, die der Arzt uns gibt, besitzt heute – wie Herzlich & Pierret (1991: 127) feststellen – vollkommene Legitimität. Auch die Informantinnen ziehen die wissenschaftliche Realität der „Werte" nicht in Zweifel. Was in Zweifel gezogen wird, ist ein monokausaler Zusammenhang zwischen „Werten" und regelmäßiger Einnahmepraxis, wie eine Informantin in einer längeren Passage darlegt:

„und es ist Gott sei Dank noch nichts Schlimmeres passiert (jah), durch das (jah), so was ich (jah) mache und mein Arzt sagt auch immer ich hab noch Glück (mh), denn wenn man das hört, wie wenig an Menge ich da nehm und wie viel Pausen ich zwischendurch mach, man soll ja kein Tag Pausen machen (mh), das wird ja dann

---

[239] Die Anwendung von Kalkulierungspraktiken im Kontext der Medizin weist Nettleton (2000: 215) zwei Funktionen zu. Indem Krankheit und Tod mittels der Identifizierung von Risiken voraussagbar werden, werde einerseits versucht, Kontrolle über Krankheiten zu erlangen, und andererseits durch diese Identifizierung der Glaube an die medizinische Wissenschaft bestätigt.

4.2 Die Regierung der Antiretroviralen Therapie (ART)

gleich als Schritt ins Grab bezeichnet, wenn man mal (mh) aufhört seine Tabletten zu nehmen, ähm ja und anscheinend hab ich wohl laut Arzt einfach Glück, dass meine Werte so gut sind (jah), weil ich die so unregelmäßig nehme, und ich hab einfach den Eindruck meine Werte sind deswegen so gut *weil damit umgeh wie ich möchte* (leicht lachend) und des einfach net so, ach in mich reinschluck (jah),. des ist das, ich falle/ also mein Rhythmus wie ich mir so aussuch, der hat sich auch bestätigt, es ist so, ich kann mir das erlauben so damit umzugehn (jah), vielleicht wär´s anders, wenn ich jetzt, wenn ich jetzt nach zwei Wochen die Tabletten weglass, merk, oh ne, jetzt land ich wieder im Krankenhaus, ne, (mh), das wär mal ne andere Dimension, aber solang bin ich noch nicht im Krankenhaus gelandet, weil ich Tabletten nicht mehr eingenommen habe und auch maln Monat keine genommen hab und mir ging´s trotzdem gut und das ist für mich doch so ne Bestätigung, es ist okay so wie ich´s mach (jah) und damit geh ich auch weiter so um, (ja kann ich total gut verstehen) ja, ne? Und der Arzt meint immer´s schlecht, dass ich so viel Glück hab mit meinen Werten (mh), denn ähm, es sei vom medizinischen Standpunkt unvertretbar, wenn man seine Tabletten nicht regelmäßig nimmt (mh), also es ist wirklich wie´n Schritt ins Grab rein (mh), sagt er zu mir und das was ich hab ist nur Glück,... tjah (lachen), aber, das ist bei mir halt so, meine Werte sind gut (jah) ich nehm´s wie ich möchte und ich damit klarkomm und die Werte sind trotzdem gut" (Int.2: 35 f.).

Vor dem Hintergrund der medizinischen Forderung nach einer regelmäßigen und konstanten Einnahme der Medikamente verhandelt die Interviewpartnerin ihre Einnahmepraxis.

Der Arzt bewertet einerseits ihr Handeln als „Schritt ins Grab" und damit als ein unverantwortliches und lebensgefährdendes Verhalten, und individualisiert andererseits ihre „guten Werte" als Zufall.

Eine Deutung von Ereignissen als Glück oder Zufall scheint nach Bernstein (1998: 155) immer dann aufzutreten, wenn ein Geschehen post faktum nicht erklärt werden könne. Da die „guten Werte" nicht mit der medizinisch-naturwissenschaftlichen Logik in Einklang zu bringen sind, subsumiert der Arzt sie unter die Kategorie des Glücks.

Dass die medizinische Logik die Informantin nicht unberührt lässt, zeigt sich anhand ihrer Darstellung. Beurteilt sie ihre „Werte" einerseits als Resultat ihres Einnahmerhythmus, so individualisiert sie sie („Gott sei Dank ist noch nichts Schlimmeres passiert") andererseits als Zufall.

Zeigt sich ihre Positionierung so einerseits als eine widerständige Praxis, so scheint sie gleichsam der medizinischen Logik und damit der Verantwortungszurechnung durch den Arzt nicht zu entkommen.

Die fehlende körperliche Erfahrensweise zieht die Informantin dann als zusätzliche Dimension heran, um die Schwierigkeiten einer Anleitungsweise zu verdeutlichen, die nicht sinnlich nachvollzogen werden kann. In den Blick gerät hier der Zusammenhang zwischen Krankheitswahrnehmung und Diagnosetechniken.

Die Privilegierung der ärztlichen Messung gegenüber der subjektiven Erfahrung des Kranken erscheint im Kontext technischer Untersuchungs- und Diagnosepraktiken selbstverständlich, wie Lachmund (1997: 10) festhält. Doch erst zu Beginn des 19. Jahrhunderts leitete sich dieser Paradigmenwechsel durch den Einsatz physikalischer Diagnosepraktiken ein (Lachmund 1997: 9 f.). Die „Privilegierung der ärztlichen Wahrnehmung" setzte sich in Westeuropa durch, während Diagnosen, die auf Basis des äußeren Erscheinungsbildes und an der Darstellung der Kranken orientiert waren, ihre Relevanz verloren (Lachmund 1997: 9 f.).

Heute gilt das Innere des Körpers als primärer Ort für die Lokalisierung und Konstruktion von Krankheiten (Herzlich & Pierret 1991: 117). Physikalischen Diagnoseinstrumenten folgten technische Bildverfahren – Röntgenapparat, Endoskop, Elektrokardioskop, Ultraschall, Computertomographien – und biochemische Untersuchungen, die durch Prozentsätze und Formeln die Beweise biochemischer Prozesse auf Zellularebene erbringen (Herzlich & Pierret 1991: 119; 122)[240]. Herzlich & Pierret (1991: 117) verweisen in diesem Zusammenhang auf eine Vorstellung des Körpers, die entscheidend von der Medizin und ihren Untersuchungsmethoden hervorgebracht wird. Inwieweit medizinisches Wissen und damit die Technologie der „Werte" subjektivierendes Potenzial entfalten, zeigt sich an den Darstellungen der Informantinnen.

Akzentuiert obige Informantin die Schwierigkeit einer sinnlich nicht nachvollziehbaren Einnahmepraxis, so zeigt sich im Gegenzug, dass nicht allein sinnliche Wahrnehmungen[241] das Korrelat von Beunruhigungen bilden, sondern die „Werte" zu Seismographen der Bedrohung und des Risikos werden:

„Ja was soll ich sagen, mh reinweg mit der Erkrankung (kann ich?) sehr sehr gut um, also es ist jetzt nicht so, dass sie mich belastet in dem Sinne, sicherlich wenn meine Werte, wenn die dann so schlecht sind, wie sie es zurzeit sind, dann beunruhigt mich das schon, das wär gelogen, das ist nicht der Fall [.....] aber es ist momentan wirklich so, dass meine Werte einfach ne gewisse Lebensbedrohung darstellen" (Int.3: 8 f.).

„ich sag zwar ohne mit der Wimper zu zucken wenn ich gesund bin, dann geh ich zurück ins Ausland, (mh) das fällt mir überhaupt nicht schwer das zu sagen (ja) ob-

---

[240] Vgl. dazu auch: Herzlich & Pierret 1991: 119; Goerke 1988.
[241] Wenn hier sinnliche Wahrnehmungen den „Werten" gegenübergestellt werden, so wird damit nicht der Gegensatz zwischen natürlichem Körper bzw. „wahrer" Wahrnehmung und technischem Artefact miteinander konfrontiert.

4.2 Die Regierung der Antiretroviralen Therapie (ART)

wohl momentan, wie gesagt nach den Werten jeder Mediziner mich begrinst" (Int.3: 22).

Ihre momentane Situation beschreibt die Informantin nicht im Rückgriff auf ihr körperliches Empfinden, sondern im Rekurs der „schlechten Werte", die als Beurteilungskriterium des Befindens fungieren. Entsprechend werden die „Werte" auch herangezogen, um Wünsche und Handlungen zu disziplinieren:

> „mich packt das auch immer wieder so dieses Fernweh, sodass ich denke, ach jetzt möchte ich, aber momentan wär es Quatsch zu fahren (mh), es wäre dumm, nicht Quatsch (mh), sondern einfach dumm, weil ich äh, bei den Werten momentan das wär einfach zu risikohaft" (Int.3: 20).

Die „Werte" fungieren als „Technologien der Selbstmobilisierung", die das Verhalten der Informantin mittels Einsicht in die Konsequenzen regieren (Krasmann 2000). Welche Wirkmächtigkeit die Realität der „Werte" entfaltet, zeigt sich exemplarisch anhand der Konstituierungsweise einer Informantin:

> „wir haben auch hier Leute dann (leichtes Lachen), dann sagen die, (die?): ‚Wie sind denn deine Werte?' ‚Ja, ich hab 260 Helferzellen' dann, dann ist, ist natürlich/ dann muss schon was gemacht werden, wenn so da runtergeht, Therapie, und dann haben wir welche, die haben **zehn**! Oder **eine**! Helferzelle, stellen´se sich mal vor, **eine Helferzelle** [spricht Interviewerin an] (mhm), da, also denn würd ich mich eh schon aufgeben, ja?" (Int.4: 54).

Die Relevanz, die der Technologie der „Werte" zukommt, indem sie Auskunft über den Status des Immunsystems, die Effizienz der medikamentösen Therapie und der potenziellen Resistenzen gibt, zeigt sich nicht zuletzt daran, dass ihre Quantität und Entwicklung beständig zwischen Betroffenen ausgetauscht und mögliche Einflussgrößen diskutiert, verhandelt und problematisiert werden[242]. Ihre Wirkmächtigkeit kann dabei so gewichtig werden, dass, wie die Informantin darlegt, das Leben mit einer Helferzelle als vergebliches Leben erscheint. Sie werden zur konstitutiven Instanz, einer Instanz, die das Selbstverhältnis der Informantin konstituieren.

Deutlich wird, welches Potenzial und welche Produktivität diese Technologie entfaltet: Viruslast und Helferzellenanzahl konstituieren Gefühle und Verhal-

---

[242] Die Bedeutung und Relevanz der „Werte" für Betroffene erschloss sich mir auch durch die Teilnahme an mehreren Tagungen und Veranstaltungen „positiver" Menschen. So wurde im Laufe des Gesprächs das Gegenüber an irgendeinem Punkt der Unterhaltung auf die eigenen „Werte" angesprochen. Das Interesse an Laborwerten konstatiert auch Schemmann (1996: 94), der die Verarbeitungsweise schwuler Männer untersuchte.

ten; sie leiten zu Beunruhigung und Sorge bis hin zur Selbstaufgabe; sie disziplinieren Handeln und Wünsche und konstituieren damit gleichsam Lebensführung und Selbstverhältnisse der Informantinnen.

Nicht in jedem Fall unterwerfen sich die Informantinnen dieser Realität voraussetzungslos. Eine Informantin verdeutlicht, welche Strategie sie entwickelt hat, um der Mächtigkeit der „Werte" zu entgehen:

> „und ich hab zu ihm gesagt [bezieht sich auf ihren Arzt], ‚meine Werte und so, will ich gar nicht wissen, dass belastet mich... wenn das schlecht ist, Sie sehen es'. Ich sag: ‚Sie können mir Bescheid sagen, was ich anders machen soll, wie ich mich umstellen soll, oder so'. Und darauf, wenn einer sagt: ‚wie sind denn die Werte?' Oder hier Dr. X [Name des Hausarztes und Neurologen] fragt immer (mhm): wie sind denn die Werte Frau X [Name der Interviewpartnerin]?" Ich sag: ‚weiß ich nicht, kann ich nicht sagen' (mhm). Ich sag ‚der Doktor sagt Bescheid, wenn es dann nicht gut ist', ne (mhm), aber (räuspert sich) sonst sagt er nichts. Ich sag, ‚ich will das gar nicht wissen'." (Int.7: 36).

Nicht die Aneignung medizinischen Wissens, sondern vice versa die Minimierung der medizinischen Realität wird hier als Mittel eines gelungenen Umgangs präsentiert. Anhand der Darstellung der Informantin wird jedoch deutlich, dass sie sich der Realität der „Werte" nur schwerlich entziehen kann. Die „Werte" bilden die grundlegende „Instanz" bei der medizinischen Behandlung der HIV-Infektion. Auf Grundlage ihrer Anzahl wird das medizinische Handeln eingeleitet oder modifiziert. Entsprechend der fundamentalen Bedeutung, die sie einnehmen, rekurriert, wie die Informantin zeigt, nicht nur der Facharzt, sondern auch der Hausarzt auf die „Werte", um Auskunft über den Status der Infektion und den Zustand der Informantin einzuholen. Vor diesem Hintergrund bleibt die Strategie der Interviewpartnerin letztlich nur ein begrenzter Versuch, um der Wirkmächtigkeit der „Werte" zu entgehen. Dies zeigt sich auch im Verlauf des Interviews, wo die Informantin wiederholt auf verschiedene „Werte" Bezug nimmt[243] und damit die Produktivität unterstreicht, die diesem Mess- und Bewertungsverfahren zukommt.

Dass letztlich nicht die Quantität der „Werte" als maßgebende Instanz für die Bewertung des Immunstatus fungiert, zeigt sich anhand der Darstellung einer Informantin. Deutlich wird hier, dass den Helferzellen und letztlich dem Immunsystem diese entscheidende Funktion zukommt. Der Informantin, der in Folge einer Medikamentenresistenz eine Therapiepause nahe gelegt wird, schildert:

---

[243] Dass sie mit dieser Strategie immer wieder an Grenzen stößt, äußert sie auch in weiteren Gesprächen, die im Anschluss an das Interview stattfanden.

4.2 Die Regierung der Antiretroviralen Therapie (ART)

„und äh, also ich hab wohl/ meine Viruslast steigt zwar an, äh ohne Medikamente, aber auch meine Helferzellen wachsen trotzdem, (mhm) nehmen zu, (ja) man überprüft ob das qualitativ **gute** sind, weil diese Helferzellen, das ist ja so, dass sie, äh das ist einem nicht nur, nur hilft wenn man sagt, man ich hab jetzt höhere Helferzellen (mhm), weil die müssen erst **lernen**, ein Programm lernen (mhm), ja? Und äh, die Leute, die so Langzeitpositive sind und noch in guter Verfassung, das sind überwiegend Leute, die ganz **dumme** Viren haben, die ersten Viren waren sehr äh **dumm!** (Mh). Die haben also nicht, sich so angepasst wie die anderen, die die neueren (mh) äh Arten, Mutationen (ach so) die sich gebildet haben, (ja) die, die haben äh, sich eben immer wieder auf Körper eingestellt auf verschiedenen Stoffwechsel und haben **wieder neu**, äh, Mutationen gebildet (mhm) und die Medizin rennt praktisch immer hinterher, (jah) oder die Wissenschaft, und äh, die das Glück haben so'nen dummen Virus zu haben, wo man am Anfang dachte, die schlafen oder lauern oder lagern irgendwo, (mh) das sind diese ganz lern- mh unfähigen, oder das ist deren Glück, (ja) also dass, das sie noch nicht so hochentwickelt haben, es ist ja immer'n Schritt voraus dieses Virus, ne? Und bei mir äh, ist es aber wohl so, dass die Helferzellen auch äh, qualitativ gut sind, (mh) die können sich besser entwickeln (mhm) außerhalb einer Therapie, innerhalb einer Therapie (ach so) können das auch so ne Art taube Nüsse sein" (Int.4: 50 f.).

Die Informantin beschreibt eine medizinische Wissensproduktion, die eine veränderte Perspektive auf das Immunsystem nimmt[244]. Der Körper werde heute nicht mehr als ein passives und stabiles Reaktionsschema begriffen, sondern vielmehr wird das Immunsystem als ein „flexibles Steuerungssystem konzipiert [...], das permanent in Bewegung sein muss, um sich selbst zu erhalten", wie Pühl & Schultz (2001: 124) diese Perspektive skizzieren.

Eine solche Konzeptionalisierung des Immunsystems – und damit der Helferzellen – scheint auch der Darstellung der Interviewpartnerin zugrunde zu liegen. Nicht mehr die Anzahl der Helferzellen, sondern deren Qualität – ihre Fähigkeit, ein Programm zu erlernen – scheint maßgeblich zu sein, um den „schlauen"[245] und flexiblen Viren begegnen und entsprechend effektiv auf diese einzuwirken zu können. Die divergierenden Konzeptionalisierungen von Helferzellen und Viren scheinen dabei einander zu entsprechen bzw. miteinander zu korrespondieren. Während die „ersten", „dummen Viren" als statisch und passiv gefasst wurden (sie „schlafen" oder „lauern"), figurieren sie heute – wie die Helferzellen – als sich verändernde und aktive Entitäten, die sich immer wieder auf Körper und verschiedene Stoffwechsel einstellen. In der Folge erscheint nicht mehr eine spezifische Anzahl von Helferzellen, sondern ihre Qualifizierung

---

[244] Martin (1994; 2002) und Haraway (1995; 1995b) haben auf das sich transformierende Wissen innerhalb der Immunologie aufmerksam gemacht.
[245] Vgl. Int.2: 40.

als Voraussetzung, um den schlauen und flexiblen Viren effektiv begegnen zu können.

Die neue Konzeptionalisierung der Helferzellen, die auf einer veränderten Sichtweise des Körpers und des Immunsystem basiert, leitet ein Paradigmenwechsel der Therapiekonzepte ein. Der Fokus wird von einer schnell zu senkenden Viruslast auf die Qualifizierung der Helferzellen verschoben und eine Therapiepause als Möglichkeit konzipiert, um den Helferzellen eine Qualitätsentwicklung zu ermöglichen, die als Voraussetzung eines effizienten Therapieverlaufs veranschlagt wird.

Anhand der weiteren Darstellung der Informantin lässt sich paradigmatisch zeigen, dass die neue Wissensproduktion das Ergebnis eines sozialen Konstruktionsprozesses darstellt. Bezug nehmend auf ihre qualitativ „guten" Helferzellen, beschreibt die Informantin den ärztlichen Umgang mit den Helferzellen folgendermaßen:

> „was man zwar zählt und hat die/ aber sie können ihre ihre, ihre Arbeit gar nicht richtig machen, also man beobachtet das und (mh) man nimmt halt äh Blutproben und man guckt genau und irgendwann mal (tiefes Luft holen) ja, man weiß/ man ist sehr unsicher weil man weiß nicht, äh, also auch nicht die Ärzte nicht, ähm, es gibt ganz große äh dafür und dagegen äh Leute, und wie man danach verfährt, ob man die richtige Therapie, ob na ja so´n bisschen" (Int.4: 51).

Die Unsicherheit der Ärzte ob ihrer weiteren Vorgehensweise lässt sich als Folge ihrer noch ausstehenden Entscheidung fassen. Knorr-Cetina, die in ihrer Studie „Die Fabrikation von Erkenntnissen" die Produktion von naturwissenschaftlichen Erkenntnissen und Fakten in Forschungslabors analysiert hat, kennzeichnet naturwissenschaftliche Resultate nicht als deskriptive, sondern vielmehr konstruktive Prozesse, die auf selektiven Entscheidungen basieren (Knorr-Cetina 1984: 26). Sie widerspricht damit einer Vorstellung, die das Vorgehen der Naturwissenschaften als Beschreibung einer durch die in der Natur/Welt vorgegebenen Fakten kennzeichnet (Knorr-Cetina 1984: 19). Wissensproduktion meint, wie sie akzentuiert, wissenschaftliche Ergebnisse als „hochgradig durch Selektionen strukturiert zu verstehen", wobei die Selektionen früherer Forschungen die Ressourcen für die weitere wissenschaftliche Arbeit und die Basis der folgenden Problematisierungen bilden (Knorr-Cetina 1984: 28 ff.). Die Produktion von Wissen erscheint aus dieser Perspektive als ein Prozess, der durch eine Kette von Entscheidungen hervorgebracht wird. In ihrer Studie zeigt Knorr-Cetina (1984: 32), dass diese Selektionen nicht auf Grundlage von Rationalitätsprinzipien getroffen werden, sondern auf Basis „variierender Umstände". Sie verweist damit auf den sozialen und gesellschaftlichen Kontext, in den Wissenschaften und

4.2 Die Regierung der Antiretroviralen Therapie (ART)

WissenschaftlerInnen eingebettet sind, und macht auf konstituierende Bedingungen wie bspw. finanzielle Ressourcen und spezifische Interessen aufmerksam.

Die Konzeptionalisierung von Körpern und Immunsystemen als flexible und lernfähige Entitäten lässt sich vor diesem Hintergrund als ein Konstruktionsprozess kennzeichnen, der seine Entsprechung in den Anforderungen findet, die heute für alle sozialen Phänomene zu gelten scheinen[246]. Wenn Bröckling et al. (2000: 32) festhalten, dass „nicht nur der individuelle, sondern auch kollektive Körper wie öffentliche Verwaltungen, Universitäten, Unternehmen und Staaten ‚schlank' und ‚fit', ‚flexibel' und ‚autonom' sein müssen", so findet dieses Konzept seine analoge Ergänzung in der Konzeptionalisierung von Mikroorganismen und Immunsystem.

Zusammenfassung

Die Technologie der „Werte" fungiert als Mess- und Bewertungsverfahren, das den medizinischen Blick und das Verhalten der Informantinnen leitet. Über die Höhe der Viruslast und die Anzahl der Helferzellen wird die objektive „Wahrheit" über den Status des Immunsystems, den Zustand der Informantinnen und die Effizienz der Medikamente produziert. Vor dem Hintergrund dieser existenziellen Bewertungsfunktion werden die „Werte" zu Technologien des Regierens, die die Selbstlenkungsfähigkeit der Patientinnen durch „Einsicht in die Konsequenzen" (Krasmann 2000) anleiten und ihre Lebensführung und Selbstverhältnisse konstituieren. Die „Werte" werden – jenseits einer sinnlichen Erfahrensweise – zu den Korrelaten der Beunruhigung, der Bedrohung und der Sorge. Sie werden zu den Seismographen von Gesundheit, Krankheit und Hoffnungslosigkeit, disziplinieren Wünsche und Handlungen und konstituieren damit die Lebensführung wie das Selbstverhältnis der Informantinnen. Sie entfalten eine produktive Wirkungsmacht, der die Informantinnen nur schwerlich entgegentreten können. Der Versuch, sich dieser Realität zu entziehen, erfährt seine Grenzen dadurch, dass die „Werte" als grundlegende medizinische Bezugsgröße fungieren, auf die im medizinischen Kontext beständig rekurriert wird.

Darüber hinaus wurde deutlich, dass nicht nur die Quantität der „Werte", sondern vielmehr die theoretische Konzeptionalisierung der Helferzellen und des Immunsystems die entscheidende Funktion bei der Generierung des medizinischen Handelns und der Anleitungsweise der Informantinnen zukommt. Dies

---

[246] Martin (1994; 2002) arbeitet in ihrer umfassenden Studie heraus, wie sich die Vorstellungen über den Körper und das Immunsystem seit den 1940er-Jahren in den USA und Europa gewandelt haben, und stellt fest, dass die „innere und äußere Beschaffenheit des Körpers" (2002: 51) den Vorstellungen entspricht, die das wirtschaftliche und soziale Leben strukturieren.

zeigt sich anhand des Paradigmenwechsel, der sich im Kontext der Einnahmepraxis im Fall einer Medikamentenresistenz ausmachen ließ und zu der Konstituierung neuer Therapievorschläge und medizinischer Anleitungsweisen führte. Nicht mehr die konsequente und regelmäßige Einnahme, sondern vielmehr eine Therapiepause wurde hier als Möglichkeit konzipiert, um künftig effektiv auf die Infektion einzuwirken. Die Produktivität der medizinischen Wissensproduktion, die augenblicklich von der Quantität zur Qualität der „Werte" zu verlaufen scheint, zeigt sich gleichsam in ihrer gesellschaftspolitischen und postindustriellen Verwobenheit. Die Vorstellung des Körper als „reibungslos funktionierende Maschine, die der professionellen Wartung bedarf", ist längst abgelöst vom „Körper als System, als komplexe Verquickung von Rückkoppelungen", der dem „grenzenlosen globalen Kapitalismus" und seinen Anforderungen nach Flexibilität und Lernfähigkeit entspricht, wie Duden & Noeres (2002: 30) im Rekurs auf die Ergebnisse Martins (1994) konstatieren.

4.2.3 Die Einnahmepraxis

Wie konstituieren sich die Interviewpartnerinnen im Kontext einer Einnahmepraxis, die sie zu einer konsequenten und regelmäßigen Medikamenteneinnahme vor dem Hintergrund vielfältiger Nebenwirkungen aufruft? Dies gilt es nun genauer aufzuzeigen.

Differenzieren lassen sich drei unterschiedliche Positionierungen: Auf der einen Seite findet sich eine konsequente Ablehnung der Einnahme antiretroviraler Medikamente, auf der Gegenseite eine Einnahmepraxis, die vorwiegend nach Anweisung des Arztes erfolgt. Zwischen diesen Polen schließlich eine Einnahmepraxis, die sich durch Einlegen von Therapiepausen – entgegen ärztlicher Anweisung – kennzeichnet. Bevor diese unterschiedlichen Regierungsweisen dargestellt werden, gilt es einleitend auf positive Wirkung der Medikamente einzugehen.

4.2.3.1 Die positive Wirkung der Medikamente

Eine positive Wirkungsweise der Medikamente wird seitens der Interviewpartnerinnen nur an zwei Stellen explizit dargelegt. Diese finden sich dann, wenn die Informantinnen mit schwerwiegenden körperlichen Symptomen, Erkrankungen oder Nebenwirkungen der Medikamente konfrontiert waren und durch die Umstellung auf die ART bzw. ein neues Medikament eine Verbesserung ihrer Situation erleben.

4.2 Die Regierung der Antiretroviralen Therapie (ART)

Eine Informantin, die durch die Einnahme der ART ihr vorher als terminiert gedachtes Leben als wieder gestaltbar erfährt, schildert:

> „bin hier auch krank geworden, hab dann Aids bekommen (mh), also ich war bisher immer nur positiv gewesen (mh) bekam dann auch Lungenentzündung, Herpes (mh), Gürtelrose, war monatelang im Krankenhaus (mh) und dachte finito (mh), wurde dann auch gepflegt, (jah) hier in der Wohnung sogar, und bekomm seit, seit 96 auch Rente, (mh) also ich bin jetzt Rentnerin (jah), (Räusper) und dann, kam so die Zeit wo die neuen Medikamente rausgekommen (mh) sind, ich hab dann auch über das X [Krankenhaus] an Studien teilgenommen und die Werte sind besser geworden, und ich hab dann so nach drei, vier Jahren wo ich in X [Stadt] war, das Gefühl bekommen, dass die Medikamente ansprechen bei mir (mh), ich wieder gesund wird, wo´s besser geht und dann dachte ich, jah, also es sieht doch nicht so aus, dass ich jetzt den Löffel abgeben muss (mh), ich muss noch mal gucken, was ich jetzt so mit meinem Leben mach" (Int.2: 11).

Die Informantin legt dar, wie es ihr gelingt, durch die neuen Medikamente „gesund" zu werden. Während sie den Wiederanstieg der „Werte" als Anzeiger einer Veränderung vorstellt, verdeutlicht sie die Gesundung durch die Besserung der körperlichen Verfassung, die sie zugleich als Abkehr von dem bereits erwarteten Lebensende darstellt.

Die Darstellung einer positiven (im Sinne einer lebenserhaltenden) Wirkungsweise der Medikamente scheint daran gebunden zu sein, dass mittels des Vergleichs zwischen Vergangenheit und Gegenwart eine Besserung des körperlichen Status festgestellt werden kann. Da eine Behandlungsindikation jedoch oftmals im Zusammenhang eines als relevant erachteten Werteparameters jenseits spezifischer Krankheitsanzeichen eingeleitet wird, scheint sich die Situation der Informantinnen vielfach dadurch auszuzeichnen, dass die PatientInnen „aktuell oftmals nicht an ihrer Krankheit, sondern an den Folgen einer Therapie leiden, welche den Ausbruch der Krankheit [erst] abhalten soll" (Dannecker 1997).

Wie sich die Informantinnen im Kontext der Einnahme konstituieren, gilt es nun genauer darzulegen. Zunächst wird die Positionierung einer Informantin vorgestellt, die entgegen der Mehrzahl der Interviewpartnerinnen die Einnahme antiretroviraler Medikamente für sich ablehnt.

4.2.3.2 Die Ablehnung der ART: Die Einnahmepraxis als Reglementierung der Lebensführung

Die Ablehnung der Einnahme antiretroviraler Medikamente präsentiert eine Informantin als Resultat einer veränderten Haltung zu sich, die sie anhand des Vergleichs zwischen Vergangenheit und Gegenwart expliziert:

> „ich hab bis zu meinem achten achzehnten Lebensjahr nur machen müssen was meine Mutter wollte (mh) und weiß ich nicht ne, .. ich hab also sehr lange gemacht was/ nachher hat mich die Droge diktiert, erst hat mich meine Scheißmutter diktiert, nachher jah, die die Droge, denn zwischendurch mal in B [Stadt], hab ich mich auch ganz schön rumschuben lassen und auch mit Einsamkeit bezahlt, dafür dass ich rund um die Uhr malocht hab [...] und insofern, kann ich auch wieder dankbar für die Krankheit sein (mh) dass, ja, dass ich mir jetzt die Freiheit nehmen kann das zu tun (mh) was ich will (ja) (dreht sich eine Zigarette) und ich lass mich auch von keinem dort in irgendwelche Pillengeschichten hereindiktieren, ich hab von Anfang an gesagt, ich will keine Tabletten nehmen und ich wird keine Tabletten nehmen und eigentlich kürz ich nur[247]/ also d/die Wahrheit jetzt so, meine Mutter hat mir immer vorgeworfen ‚du weißt nicht was du willst', ich weiß genau was ich will (mh), ich hab vor acht Jahren schon gesagt, okay ich hab mich angesteckt, aber ich lass nicht mein Leben diktieren vom Virus (mh), und da bin ich nach wie vor der Meinung (mh), dass ich nicht/ das es nicht über mich entscheidet, sondern das ich weiterhin, solange ich noch im klaren Kopf bin (mh) entscheide was ich mache (ja), also ich will nicht um mit Tabletten, und ach ich weiß nicht, und und Reha, und und inhalieren jeden Tag und ich weiß nicht, was, was noch alles" (Int.1: 20 f.).

Ihr jetziges Selbstverhältnis – nicht mehr „diktiert" werden zu wollen – steht für die Interviewpartnerin im Mittelpunkt ihrer heutigen Konstituierungsweise und im Gegensatz zu ihrem früheren Selbstverhältnis, was sie als fremdbestimmt kennzeichnet. Das „lange" „diktiert" worden sein durch andere/s führt sie dahin, sich heute weder durch Ärzte – was sie nur indirekt deutlich macht – noch über das „Virus" bestimmen lassen zu wollen.

Die HIV-Infektion markiert sie in diesem Kontext als Zäsur, die es ihr gestattet, sich „die Freiheit" zu nehmen, das zu tun, was sie will"[248]. Die Ablehnung der ART veranschaulicht sie als Zurückweisung einer Lebensführung, die ihren

---

[247] Auf den Passus „und eigentlich kürz ich nur" wird weiter unten (S. 198 ff.) gesondert eingegangen.
[248] Die „Freiheit", die ihr die „Krankheit" ermöglicht, steht dabei auch im Zusammenhang der anstehenden Bewilligung der Rente, wie sie an anderer Stelle ausführt (vgl. Int.1: 17), und somit im Kontext einer – wenn auch geringfügigen – materiellen Absicherung, die es ihr erlaubt, eine berufliche Sinnerfüllung im Ausland zu verfolgen (vgl. dazu: Kapitel 6.2.2).

4.2 Die Regierung der Antiretroviralen Therapie (ART)

Tagesablauf reglementieren, strukturieren und der Entscheidungsfreiheit entheben würde.

Den Hintergrund ihrer Konstituierungsweise bildet dabei das selbstbestimmte Subjekt, das aber, wie sie veranschaulicht, auch heute nur ein bedingt Freies ist. Begrenzt wird dieses durch Bedingungen, die sich der eigenen Einflussnahme entziehen.

Im Zusammenhang eines fortschreitenden Syndroms (vgl. Int.1: 19) veranschlagt sie die Selbstentscheidungsfähigkeit als zeitlich terminiert und durch den prospektiven Funktionsverlust der Rationalität gekennzeichnet.

Darüber hinaus markiert sie sowohl ihre Sexualität als auch ihre Berufsaussichten als fremdbestimmt:

„ich lass mich ja jetzt schon ungewollt diktieren von der Krankheit, insofern dass ich seit achteinhalb Jahren kein Sex mehr habe, dass ich, ach was, was mach ...... keine Aussicht auf´n auf´n Berufsleben/ wenn ich mich, wenn ich nich vorm Arbeitsamt steh, jedes halbe Jahr/ ich hab von denen noch nicht mal Post gekriegt (mh), die schreiben einmal im Jahr, äh, ja die Arbeitslosenhilfe ist wieder gekürzt worden, wird aber wieder verlängert für ein Jahr, ... ne das ist alles so´n Machtkampf, . und noch bin ich stärker als der Virus (mh) und des wird ich auch ausnutzen" (Int.1: 21).

Die Entscheidung für oder gegen eine antiretrovirale Therapie erscheint vor diesem Hintergrund als *ein/der* Bereich, wo die Lebensführung einer Reglementierung entzogen und selbst bestimmt werden kann. Während sie die fehlende Aussicht auf ein Berufsleben im Zusammenhang institutioneller Bedingungen verortet, kennzeichnet sie den „Verzicht" auf Sexualität als Tribut an die „Krankheit".

Ihre mangelnde Einflussnahme auf ein Berufsleben plausibilisiert die Informantin anhand der Regierung der Arbeitslosen. Die Praxis, die sie beschreibt, kennzeichnet Castel (1983: 68) als paradigmatisch für die Kontrolle neoliberaler Gesellschaften.

Als ihr Charakteristikum weist er eine Strategie der Steuerung von Populationen aus, die weder mit Repression noch mit Fürsorge operiert, sondern sich darauf richtet, „das, was Rentabilität verspricht, so rentabel wie möglich zu gestalten, und das, was diesem Anspruch nicht genügt, zu marginalisieren". Statt unerwünschte Elemente aus sozialen Gemeinschaften auszuweisen oder sie mithilfe korrigierender Interventionen zu reintegrieren, setze sich hier eine ökonomische Behandlungsform durch, die „den Individuen je nach ihrer Fähigkeit, den

Erfordernissen des Wettbewerbs und der Rentabilität gerecht zu werden, unterschiedliche soziale Schicksale" zuweise (Castel 1983: 68)[249].

Der „Verzicht" auf Sexualität scheint dagegen als Resultat einer ambivalenten Praxis, wie die Informantin an anderer Stelle genauer ausführt. Einerseits konstituiert sie diesen als Effekt der massiven Gewalt- und Misshandlungserfahrungen, die sie in ihrer Kind- und Jugendzeit durch die Mutter erlitt (vgl. Int.1: 28); andererseits scheint die asketische Praxis einer fremdverantwortlichen Haltung geschuldet (Int.1: 21)[250].

Neben der Entscheidungsfähigkeit stellt sie auch ihre „Stärke" in Relation zum Virus als zeitlich begrenzt dar und verweist so auf einen sich verändernden und umkehrenden Prozess, den sie letztlich durch die fortschreitende Infektion und das „Virus" determiniert sieht.

Die Selbstbestimmung erscheint aus dieser Perspektive einerseits durch gesellschaftliche Bedingungen und andererseits durch die sich sukzessiv am Körper manifestierende Infektion begrenzt zu werden. Die Möglichkeiten zur Selbstverwirklichung wird so – wie sie auch in einem weiteren Interviewausschnitt verdeutlicht – zu einem zeitlich terminierten Projekt:

„ich weiß es gibt für nix ne Garantie, aber ich habe jetzt für mich noch die Garantie dass ich das jetzt noch verwirklichen kann" (Int.1: 19).

---

[249] Sei eine solche duale Gesellschaft bislang eher das Resultat eines planlosen Handelns, so erscheine die Aufteilung zwischen hochgradig wettbewerbsfähigen Sektoren und marginalisierten Tätigkeitsbereichen vielleicht künftig als ihr Ziel, konstatiert Castel (1983: 68 f.). Dieses Szenario ist durch die Reformierung der Sozialpolitik (HARTZ IV) überholt. Im Gegensatz zu 2001, als das Interview geführt wurde, scheint die Aufteilung der Gesellschaft gegenwärtig eher dem von Foucault (2004b: 248-289) beschriebenen US-amerikanischen Modell des Neoliberalismus zu entsprechen. Dieses Modell arbeitet mit einer festgelegten Armutsschwelle, die denjenigen, die unter der festgelegten Armutsschwelle liegen, eine Risikoabsicherung „von unten" ermöglicht und sie gleichzeitig dem Markt je nach dessen Bedürfnis als Reserve zur Verfügung stellt. Dies gelingt, indem sie den unter der Schwelle liegenden ausgleichende Beihilfen zur Grundbedürfnisbefriedigung zuweist, diese Zuwendung aber gleichzeitig mit „genügend Frustration" verbindet, d. h. so dotiert, dass die Marginalisierten nicht den Wunsch zu arbeiten verlieren und damit dem Markt als ständige Reserve zur Verfügung stehen (Foucault 2004b: 285 f.).

[250] Diese Position scheint dem obigen Interviewausschnitt zugrunde zu liegen. Im Interview geht die Informantin auf den Hintergrund dieser Konstituierungsweise selbst nicht explizit ein. Im Rahmen einer durch die Informantin verfassten Geschichte, die sie mir vorliest, findet sich folgende Passage: „Ich möchte und ich werde niemanden anstecken, aber wie sollte ich euch das beweisen, wie schaffe ich, dass ihr mir glaubt? Das Thema Sex war ab sofort für mich erledigt" (Int.1: 29). Diese Passage lässt sich als Konstituierung auf die Anrufung nach fremdverantwortlichem Handeln verstehen, die Infizierte dazu aufrufen, den Schutz des Anderen zu beachten (vgl. auch: Kapitel 4.1.7).

4.2 Die Regierung der Antiretroviralen Therapie (ART)

Die Gegenwart wird so zu dem Bereich, der „noch" gestaltet werden kann. Im Mittelpunkt steht die „Verwirklichung" selbstbestimmter Vorstellungen und Präferenzen.

Aus dieser Perspektive kann die Zurückweisung einer antiretroviralen Therapie als eine widerständige Selbstpraxis verstanden werden, die sich gegen eine Reglementierung der Lebensführung nach medizinischen Vorgaben wendet, um den bestehenden, eng umrissenen und zeitlich terminierten Gestaltungsspielraum nicht zu begrenzen. Die Fremdbestimmungen aus Vergangenheit und Gegenwart werden dabei zu den konstituierenden Bedingungen ihrer Entscheidung, wobei diese erst durch eine veränderte Haltung des Subjekts zu sich selbst möglich zu werden scheint.

Nicht in jedem Fall ist eine eindeutige Positionierung gegen die Einnahmepraxis möglich; dies gilt es jetzt anhand der Konstituierung einer anderen Informantin darzustellen.

4.2.3.3 Die Unterbrechung: Therapiepausen oder die Einnahmepraxis zwischen Krankheitsbegrenzung und Reglementierung der Lebensführung

Die Wirkungsweise der antiretroviralen Therapie wird ambivalent verhandelt, wenn die Einnahmepraxis gleichsam mit positiven und negativen Wirkungen verbunden ist. Dies stellt eine Interviewpartnerin dar:

> „gut ich bin nicht mehr im Krankenhaus jetzt seit vier Wochen für ne lange Zeit gelandet, ich hab keine Lungenentzündung und keine schweren Sachen mehr gehabt (mh) aber die Lebensqualität ist mit so viel Medikamenten auch nicht viel besser (ja) vor allem musste man früher auch noch pünktlich darauf achten zwei Stunden vor, zwei Stunden nach, die während dem Essen, die mit Grapefruitsaft, die nur ohne, ähm, nur mit Mineralwasser, ohne Milch also, das war ne Katastrophe früher, ne (ja) und der Rhythmus (mh) und es war wirklich nur der ganze Tag mit Tabletten einnehmen wann, wo, wie, bestimmt" (Int.2: 34).

Die Wirkungsweise der Medikamenteneinnahme wird hier zwischen der Abwesenheit von Krankheit und Reglementierung der Lebensführung verhandelt. Die positive Wirkung der Medikamente scheint dabei an eine restriktiv veranschaulichte Einnahmepraxis gebunden, die den Tagesablauf strukturiert und normiert. Die Entscheidung für oder gegen ein Tablettenregime wird so oder so zu einem prekären Unterfangen.

Als erschwerende Bedingung führt die Interviewpartnerin dann auch Dauer und Menge der Tabletteneinnahme an:

> „ich nehm jetzt seit fünf Jahren Unmengen von Tabletten, also pro Monat eine Plastiktüte voll und wenn ich die Menge schon seh, dann wird mir so ganz anders" (Int.2: 31).

Als eine Möglichkeit, der reglementierten Lebensführung zu entgehen, erscheint der zeitweilige Ausstieg aus dem Tablettenregime[251]:

> „ich gehör dann zu dem Menschen die dann ihre Tabletten nicht regelmäßig nehmen (mh), mal eins, zwei, drei Wochen aussetzen (ja) oder zumindest net ständig diese Chemiekacke (ja) in sich reinfressen können" (Int.2: 31).

Mit dieser Konstituierung setzt sich die Informantin von der medizinische Anrufung nach regelmäßiger und konstanter Einnahme der Medikamente ab. Indem sie sich innerhalb einer spezifischen Kategorie konstituiert (derjenigen Menschen die ihre Tabletten nicht regelmäßig nehmen), verweist sie nicht nur auf das *Wie* der medizinischen Anrufung, sondern verortet diese auch als Positionierung einer spezifischen Gruppe und sich damit nicht als Einzelfall.

Die Einnahme der Medikamente wird dabei nicht nur durch die Einnahmebedingungen der Tabletten erschwert:

> „ich bin eh nicht der Mensch der sich so gerne von außen sagen lässt wie er sich zu verhalten hat (ja), und.. das mach ich dann individuell" (Int.2: 34).

Ähnlich wie die Informantin, die eine ART grundsätzlich für sich ablehnte, betont auch diese Interviewpartnerin die Schwierigkeiten einer Unterordnung und stellt damit ihre Selbstbestimmung der medizinischen „Fremdbestimmung" entgegen.

Eine solche Positionierung lässt sich mit Foucault (1994: 246) als eine Praxis kennzeichnen, die sich gegen das richtet, „was man ,Regieren durch Individualisieren' nennen könnte, eine Widerstandsform, mit der sich Leute gegen „diejenigen Machtinstanzen [wenden], die ihnen am nächsten sind, jene, die direkt auf die Individuen einwirken" (Foucault 1994: 246). Durch diese Form des Widerstands, die er als typisch für heutige Gesellschaften erachtet, werde einerseits das „Recht anders zu sein" behauptet, und andererseits all das bekämpft, „was das Individuum absondert, seine Verbindung zu anderen abschneidet, das Gemeinschaftsleben spaltet [und] das Individuum auf sich selbst und zwanghaft an seine Identität fesselt" (Foucault 1994: 246).

---

[251] Die Entscheidung für einen zeitweiligen Ausstieg aus einem Tablettenregime bzw. die konsequente Ablehnung eines Tablettenregimes erfolgt nicht nur durch die Bewertung der Einnahmepraxis als reglementierend. Diese Positionierung erfolgt auch in Rekurs auf die unkalkulierbaren Nebenwirkungen der ART; vgl. dazu: Kapitel 4.2.3.5.

4.2 Die Regierung der Antiretroviralen Therapie (ART)

Akzentuiert die Informantin den ersten Aspekt im Rekurs auf ihre Selbstbestimmung, so verdeutlicht sich der zweite Aspekt anhand ihrer weiteren Argumente:

„ich möchte jetzt einfach nur mal ins Kino gehen danach anders hingehen, ohne denn zu denken, um acht muss ich wieder (mh) so und so viel (mh) Dinger schlucken" (Int.2: 35).

„ich muss auch sagen mir schmeckt kein Essen mehr denn ich musst es ja immer zum Essen nehmen und wie man früher 15 Tabletten zum Essen hatte, also vorm Essen, es war eigentlich egal was da stand, es ging nur darum, dass du die Dinger irgendwie in dich reinkriegst (ja), da schmeckte weder das Essen/ es war völlig egal was es ist, das Essen war nur noch dazu da, dass man einigermaßen die Tabletten runterkriegte (ja heftig ne) und es hatte überhaupt keine nette, gemütliche, schöne (mh) Funktion (mh) mehr (mh) für mich gehabt, ne (ja), und wenn ich mir jetzt denken kann, ich kann die jetzt weglassen, also nicht mit ins Restaurant nehmen, mal richtig schön was essen (ja), wo ich drauf Lust hab, ich finde das irgendwie schöner als wenn ich dann meine Plastiktüte (leichtes lachen) da raushol und dann meine 15 Stück da während des Essens, ahhh! Ne! (Das glaub ich) Ne? Ja, also, schon deswegen.. Grad das Essen ist irgendwie noch wenigstens was, wo man noch so´n bisschen noch teilhaben kann an allem und das wird einem auch noch vermiest, indem man – so kommt´s mir eben vor – indem man da nochmal so´n Zwang aufgedrückt kriegt: ‚So jetzt (holt Luft) schluck dazu 15 Teile'." (Int.2: 41 f.).

Die von Foucault (1994) reklamierte Abspaltung vom Gemeinschaftsleben ist es, die die Informantin dazu leitet, sich von der „medizinischen Logik" (Dannecker 1989; Herzlich & Pierret 1991: 254) abzuwenden. Mit dem Einlegen von Therapiepausen – im englischsprachigem Raum unter dem bezeichnenden Begriff der Drug-Holidays gefasst – versucht die Informantin einer Formierung der Lebensführung zu entgehen, die ihr eine gesellschaftliche Teilhabe erschwert, indem sie mit einer rationalen und funktionalen Lebensführung verbunden ist.

Die Rationalisierung der Lebensführung wird durch ein Tablettenregime insofern gefordert, da hier ein Subjekt vorausgesetzt wird, welches, um dem Prinzip der regelmäßigen Einnahme Folge leisten zu können, in der Lage sein muss, seine Lebensführung im Vorwege zu organisieren und zu planen – und somit rational zu organisieren. Dabei wird deutlich, dass dies im Kontext einer jahrelangen Therapie beurteilt wird, die durch die Einnahme einer hohen Tablettenanzahl gekennzeichnet war. Die Lebensführung unter den Prämissen der „medizinischen Logik" wird zu einer spezifischen Lebensform; einer Lebensform, die erst mit und durch die spezifische Behandlung von Krankheiten entstanden ist, wie Herzlich & Pierret (1991: 39) betonen.

Die Funktionalisierung der Lebensführung durch die Einnahmepraxis verdeutlicht die Informantin anhand des Verlustes der sozialen Komponente des Essens[252]. Indem Essen Mittel zum Zweck wird, verliert es seine sinnlichen und sozialen Komponenten. Besonders gravierend wird dies von der Informantin bewertet, insofern sie das Essen als einen der wenigen Bereiche konstituiert, „wo man noch so'n bisschen teilhaben kann". In den Blick geraten die ausgeschlossenen Bereiche wie auch die zeitliche Terminierung („noch"). Ähnlich der Informantin, die konsequent eine antiretrovirale Therapie für sich ablehnt, treten diese durch den Vergleich zwischen Vergangenheit und Gegenwart hervor. Während erstere Informantin die Gegenwart als begrenztes, aber im Vergleich zur fremdbestimmten Vergangenheit auch als ein selbstbestimmteres Projekt konstituierte, tritt bei dieser Interviewpartnerin die Möglichkeit der Gestaltung der Gegenwart hinter der der Vergangenheit zurück:

„weil ich möchte, zumindest das Leben was ich hab so einigermaßen frei gestalten können, wie's geht (ja), es reicht eh schon, dass ich nicht mehr so machen kann wie früher und des ist für mich dann noch mal'n extra Zwang der dazu kommt, wo ich **noch** entscheiden kann mach ich's oder mach ich's net" (Int.2: 35).

Sowohl bei der permanenten wie auch bei der zeitweiligen Zurückweisung einer antiretroviralen Therapie wird die Gegenwart als der „noch" zu gestaltende Bereich konstituiert. Aus dieser Perspektive, die nicht auf die Zukunft, sondern auf die Gegenwart fokussiert, werden die reglementierenden Anforderungen der ART zum „Zwang", die das terminierte Projekt Gegenwart jenseits der Selbstbestimmung normieren und strukturieren, funktionalisieren und rationalisieren.

Gleichwohl ist die antiretrovirale Therapie hier mit positiven Effekten verbunden. Sie schränkt Erkrankungen ein und verhilft damit, körperliche Verlusterfahrungen zu begrenzen. Unter diesen Bedingungen kann der zeitweilige Ausstieg aus einem Tablettenregime als Möglichkeit fungieren, die „medizinische" mit der „gesellschaftlichen Logik" (Herzlich & Pierret 1991: 254)[253] zu vereinbaren und Fremdbestimmung durch Selbstbestimmung zu relativieren.

Anders konstituieren sich die Informantinnen, die versuchen, den medizinischen Anweisungen Folge zu leisten. Als problematisch wird hier nicht die Reg-

---

[252] Die Informantin ist zum Zeitpunkt des Interviews sehr dünn und erzählt nach dem Interview, dass sie beständig an Gewicht verliert, weil ihr nichts mehr schmeckt.
[253] Die Verhandlung zwischen diesen beiden Logiken stellt nach Herzlich & Pierret (1991: 254) das Los vieler chronisch Erkrankter dar. Als Konflikt erscheine dabei, die Wahl zwischen einer strikten Behandlung – die das physische Gleichgewicht am besten sichere, dafür aber dem Alltag strenge Zwänge auferlege – und einer Lockerung der Behandlung, die einerseits eine stärkere Integration ins soziale Leben ermögliche, andererseits aber mit dem Preis „einer weiteren unmittelbaren oder künftigen Bedrohung [...] [des] körperlichen Status" bezahlt werde.

lementierung der Lebensführung konstituiert, sondern die unmittelbaren Nebenwirkungen der Einnahmepraxis, die die konsequente Einnahme der Medikamente erschweren oder verhindern. Wie sich die Interviewpartnerinnen im Kontext dieser auch als Einnahmeschwierigkeiten bezeichneten Nebenwirkungen konstituieren, durch welche Selbsttechnologien sie versuchen, der Anforderung nach Compliance zu entsprechen, und welche medizinischen Regierungsweisen sich hier unterscheiden lassen, soll nun dargestellt werden.

4.2.3.4 Die Aufrechterhaltung der Einnahmepraxis: Selbstregulierungen

Die Informantinnen schildern, wie im Laufe der Behandlungen mit einer ART Nebenwirkungen auftreten, die die Einnahme der Medikamente erschweren oder verhindern. Als solche stellen sie Durchfälle, Übelkeit, Magenschmerzen und Erbrechen dar. Diese unmittelbaren Einnahmeschwierigkeiten treten bereits bei der ersten Medikamenteneinnahme auf, manifestieren sich im Verlauf einer Behandlung oder werden durch einen Therapiewechsel ausgelöst. Diesen Nebenwirkungen begegnen die Informantinnen mit verschiedenen regulierenden Praktiken, um der ärztlichen Anrufung nach einer konsequenten und regelmäßigen Einnahme der Medikamente Folge zu leisten.

Von Anfang an stellt sich für eine Informantin die Einnahme der Medikamente problematisch dar. Ratsuchend wendet sie sich an die AIDS-Hilfe. Hier wird ihr eine Klientin vermittelt, die mit dem gleichen Tablettenregime Erfahrung hat. Wie diese sie anleitet, um den Einnahmeschwierigkeiten zu entgehen, beschreibt sie so:

> „ja und dann hab ich ihr das eben gesagt, also das ich da eben Schwierigkeiten hab und so, man sollte die ja immer auf nüchternen Magen einnehmen und so was, und dann hat sie gesagt ‚am besten ist, du machst so', so hat sie es, ne/ bei ihr hat das eigentlich (mhm) ne ganz gute Ge/ Wirkung gezeigt, sagt sie ‚du musst sie nicht ganz nüchtern nehmen, aber du kannst ja´n Stückchen Banane dazu essen' (mhm) ne‚ ‚dann fällt dir das auch leichter, die runter/ und am besten ist' sagt sie, ‚du kannst sie ja auch, damit du dann nicht so dran denkst oder so, dir vielleicht ‵n spannenden Film im Fernsehn anmachen, oder so, als wenn, das denn, we/ du isst ja immer Chips oder so, (jah) vielleicht dazu, oder so was, dann tust du/ machst du so, als wenn du dann deine Chips isst oder so, du denkst da gar nicht dran, dass das die Pillen sind' (mh) ‚ja' sagt sie ‚das wird ungefähr das/ ‵n halbes Jahr dauern und dann hast du dich daran gewöhnt'"(Int.5: 21).

Die Anleitung zeigt sich als eine raffinierte Strategie, die dem Ziel dient, die Einnahmeschwierigkeiten zu überwinden. Die Kollegin interpretiert zunächst die ärztliche Anleitung um (von nüchterner Einnahme der Medikamente zu „Stückchen Banane") und integriert diese gleichzeitig in eine ritualisierte Praxis (Fernsehen und Chips). Mittels Uminterpretation, Ablenkung (TV), Hilfsmittel (Banane) und Imagination (Chips essen) versucht sie, die Einnahmeschwierigkeiten zu überlisten. Dennoch erweist sich auch diese Strategie nicht als ausreichend. Denn, wie die Kollegin darstellt, benötigt wird ein halbjährlicher Zeitraum, bevor die Einnahme zu einer habitualisierten Praxis wird.

Die Regulierung des Körpers durch die Medikamente scheint beim Auftreten von Einnahmeschwierigkeiten nur durch weitere Regulierungen möglich. Neben Einwirkungsweisen, die sich auf den Körper und das Denken richten, kann dies auch einen Wechsel des Selbstverhältnisses erfordern, wie eine andere Informantin darstellt:

„ich muss dazu sagen, dass ich früher so`n absolut homöopathischer, äh Freak war (ja), dass ich also überhaupt gar nicht gerne irgendwelche Mittel genommen hab, und äh, dass es mich unheimliche Überwindung gekostet hat diese Medikamente zu schlucken, die mir auch sehr schlecht bekommen sind anfangs, also so richtig: Och! Zu, zu meinem inneren Gefühl (hinterher?) auch ein ganz schlechtes körperliches Empfinden, aber ich hab immer gedacht, mein Gott, wenn`s, was weiß ich, so zehn Präparate gibt und die werden dann auch kombiniert." (Int.5: 50).

Von einem (chemische) Tabletten ablehnenden Menschen – einem „homöopathischem Freak" – konstituiert sich die Informantin zu einem Tabletten einnehmenden Menschen. Konturiert wird diese Transformation, die sie viel Überwindung kostet, durch ein schlechtes körperliches Empfinden.

Die von den Informantinnen dargelegten Selbstpraktiken zeigen sich als „Technologien der Selbstmobilisierung". Die Angst vor dem Verlust der Wirkungsweise der Medikamente, vor dem Hintergrund eines quantitativ begrenzten Medikamentenkontingents, wird zum konstituierenden Faktor, der die Informantinnen dazu leitet, die Einnahmepraxis aufrechtzuerhalten.

Welche Anforderungen an das Selbst entstehen, wenn körperliche Symptomatiken den Informantinnen enge Grenzen setzen, soll nun weiter verfolgt werden.

Einnahmeschwierigkeiten im Kontext der Resistenzbildung

Im Rahmen der Einnahme einer ART kann es zu so genannten Resistenzbildungen kommen. Unter einer Medikamentenresistenz wird der Wirkungsverlust bzw. die -verminderung eines Tablettenregimes verstanden (Heintz & Bieniek 2001: 95). Dazu kann es aus medizinischer Perspektive durch unterschiedliche

4.2 Die Regierung der Antiretroviralen Therapie (ART)

Vorgänge kommen: durch Mutationen des Virus, sogenannten Insertionen oder durch Durchfall und Erbrechen (Heintz & Bieniek 2001: 100). Mutationen des HI-Virus entstehen – so die medizinische Sichtweise – durch den Vermehrungsvorgang des Virus, wenn beim „Umschreibevorgang von viraler RNA in DNA" andere DNA-Bausteine eingebaut werden, als „eigentlich" vorgesehen (Heintz & Bieniek 2001: 95). In Folge können die hochspezifischen Medikamente nicht mehr vermehrungsmindernd auf die mutierten HI-Viren einwirken.

Um die Anzahl und Entwicklung von resistenten HIV-Viren möglichst gering zu halten und so die Effizienz der Tabletten möglichst lange zu erhalten, wird aus medizinischer Perspektive die konsequente und regelmäßige Einnahme der verordneten Medikamentendosis als effektivste Maßnahme veranschlagt (Heintz & Bieniek 2001: 99; Wright 1999: 28).

Vor diesem Hintergrund schildert eine Informantin, in welcher Konfliktsituation sie sich angesichts manifestierender Einnahmeschwierigkeiten befand:

> „und ich hab auch dann Probleme hier/ ich hab dann praktisch also ne halbe Stunde bevor ich diese, die Krixivan einnehmen musste, dann ging das immer wup, ich hatte nix im Magen (mhm), weil man die ja nüchtern (mhm) einnehmen musste, ne ich denk, das kann nicht wahr sein, ne, hab ich die kaum geschluckt gehabt, dann bin ich schon aum Klo, wuff, da kam (mhm) die wieder raus (mhm), ne, dann hat er immer gesagt: ‚noch mal nehmen' und dann hat die X [Freundin], die hat denn, denn gesagt: ‚ne, ne, mach das bloß nicht, du weißt nicht wie viel schon im Körper drinne geblieben ist' (mhm) ‚du überdosierst das nachher, und dann, dann haut es dich ganz um' (mhm), sagt sie, also: ‚das hat sie mal gehabt', sagt sie und, die, die wusste nicht mehr ob sie leben oder sterben sollt, sagt die: ‚mach das nicht, dann lass es lieber, aber mach das nicht, nimm sie nicht noch mal' (mhm), ne, und äh, hab ich dann auch nicht gemacht und so was, und denn hab ich festgestellt, wenn ich sie gar nicht nehm, dann geht es mir wesentlich besser, ne, und denn hab ich natürlich/ ich mein ich bin sonst eigentlich nicht/ ich nehm eigentlich relativ/ also meine Medikamente nehm ich immer/ also da vergess ich auch nicht/ also und äh, weil es mir dann eben halt besser ging (mhm) oder so was, hab ich sie dann doch öfters mal weggelassen, oder so (mhm) äh, und da hab ich gesagt, meine Güte das geht ja wesentlich besser wenn du die (mhm) Pillen nicht nimmst, oder so, na und da hab ich gesagt, ne, das kannste auch nicht machen, das kann so nicht machen, denn dann steigt dann nachher der Virus an und dann bist du nachher resistent dagegen oder so und dann gut dann hab ich mich dazu gezwungen die zu nehmen" (Int.5: 30).

Die Schwierigkeiten ergeben sich für die Interviewpartnerin zunächst durch die direkte Wiederausscheidung der Medikamente. Dieses Problem schildert sie sowohl ihrem Arzt wie auch einer Freundin, die ihr unterschiedliche Umgehensweisen nahe legen.

Der Arzt fokussiert auf die Fortsetzung und Aufrechterhaltung der Einnahmepraxis, während die Freundin, die eine ähnliche Situation als lebensbedrohend erfahren hat, ihr von einer erneuten Einnahme der Medikamente abrät. Die Informantin folgt zunächst dem Rat ihrer Freundin mit dem Effekt, dass sie eine wesentliche körperliche Besserung erlebt. Mittelbar stellt sie dieser jedoch die medizinische Anrufung entgegen, die eine kontinuierliche Einnahme fordert, um einer Medikamentenresistenz zu entgehen.

Die Situation zeigt sich als Konflikt zwischen Gegenwart und Zukunft. Der momentanen Besserung steht die (medizinische) Zukunft entgegen: Um diese nicht zu riskieren, unterwirft sich die Informantin in Folge einer Selbsttechnologie des Zwangs.

Während dieser Informantin durch Selbstdisziplinierungsmaßnahmen die Einnahme der Medikamente gelingt, stellt sich diese Situation für eine andere Informantin prekärer dar. Prekärer, weil einerseits eine Resistenzbildung bereits konstatiert wurde, und andererseits eingeleitete Selbstdisziplinierungsmaßnahmen hier nicht zum erwünschten Erfolg zu führen scheinen. Sie schildert:

„und mein Magen ist sehr, sehr, mh, komisch, ich kann äh, alles und mh alles essen aber, äh, wenn ich was **Neues** nehmen muss, dann ist irgendwie vielleicht auch im Kopf ne Blockade, ich weiß es nicht, jedenfalls mein Magen lehnt, mein Magen neue Medikamente grundsätzlich erst mal ab (mhm), die bleiben im Magen liegen wie so`n Paket (ja), wie so`n Stein, und ich merk er verdaut das einfach nicht, (jah), am liebsten alle Stunde wieder hoch (mhm) und, also das ist/ ich muss da ne Einstellung finden dazu ja?" (Int.4: 50 f.).

Das Finden einer kognitiven „Einstellung" wird hier zur verbleibenden Möglichkeit, die Einnahme der Medikamente durchzusetzen. Den Körper – respektive den Magen – konstituiert die Informantin dabei als quasi autonom Handelnden, der sich der Einnahme widersetzt.

Die Suche nach einer Position, die die Durchsetzung der Einnahme ermöglicht, akzentuiert auch eine andere Informantin. Deutlich wird hier, dass die Forderung nach Compliance erst mit der Entwicklung der neuen Medikamente (= antiretrovirale Therapie) auftrat:

„also dieses Tabletten essen das find ich ganz großes Thema grad, das lief früher so nebenbei, und ähm ja jetzt, ich muss mich jetzt schon irgendwie anders und wieder intensiv damit auseinandersetzen (mh), das ist grad so mein Lernprozess so, (mh) wo ich gucken muss, damit ich damit gut umgehe und richtig umgehe für mich, weiß nur nicht wie, ich/ entweder schaff ich es jetzt wirklich mal ne Zeitlang, die ganz regelmäßig zu nehmen oder ich versuch dann doch mal drei Monate konsequent Pause/ zu pausieren, . oder ich kann mal so locker dazu stehn, dass es mir nichts ausmacht (mh), aber immer mit den Nebenwirkungen so im Hinterkopf und diesen ganzen Begleiterscheinungen ist es sehr schwierig damit unbeschwert umzugehn" (Int.2: 42 f.).

Die Anforderung nach Compliance erscheint hier gekoppelt an ein selbstverantwortliches Subjekt, das vor dem Hintergrund möglicher Konsequenzen seine Lage rational beurteilt und zu einer für ihn richtigen Wahl gelangt. Nicht die Direktive des Arztes ist es aus dieser Perspektive, die das Verhalten der Patientinnen leitet, sondern die „Einsicht in die Konsequenzen" (Krasmann 2000). Mit der Wahl obliegt der Patientin damit gleichsam die Verantwortung der Konsequenzen. Prekär wird diese, wie die Informantin veranschaulichte, weil eindeutige Kriterien nicht vorhanden sind: Jede Wahl scheint mit schwerwiegenden Folgen behaftet.

Nicht nur durch die jeweiligen Konsequenzen wird die Wahl prekär. Als schwierig erweist sich auch die Suche im „Dschungel des Wissens:

„und vielleicht bin ich ja auch selber, so so verwirrt bin, schon über, schon über diese ganz Zeit (leicht lachend), überhaupt ne Linie zu finden, (mh) und, und, und, dann, dann les ich was Neues, hör was Neues, dann wirft das alles/ wieder umstellen (ja) wieder alles auf den Kopf" (Int.4: 55).

Reflexive Aktivitäten hat Giddens (1992: 30) als Schlüsselmerkmale gegenwärtiger (westlicher) Gesellschaften markiert. Selbstführung impliziert aus dieser Perspektive ein Projekt, bei dem das Subjekt beständig Informationen und Expertisen in Relation zu seinem Selbst beurteilt (Nettleton 2000: 218). Vor dem Hintergrund der sich ständig verändernden Wissensproduktion im Kontext der HIV-Infektion konfrontiert dies die Betroffenen mit einem unendlichen Auseinandersetzungs-prozess, der sich dadurch auszeichnet, dass bisherige Wahrheitskriterien ihre Gültigkeit verlieren und zu der Ausbildung neuer Positionen, Anforderungen und Anleitungsweisen führen, die teilweise in direkter Umkehrung zu bisherigen stehen können.

Bislang zeigt sich, dass die Informantinnen trotz unmittelbarer Nebenwirkungen versuchen, die antiretrovirale Therapie aufrechtzuerhalten. Sie modifizieren ärztliche Einnahmeregelungen, transformieren ihr Selbstverhältnis und/oder versuchen mittels verschiedener Techniken auf ihren Körper einzuwirken: Sie versuchen den Körper zu überreden, zu überlisten oder zu disziplinieren. Wenn diese Praktiken, die ihnen die Einnahme der Medikamente ermöglichen soll, nicht zu dem gewünschten Resultat führen, versuchen sie mittels einer kognitiven Einstellung die Einnahmepraxis durchzusetzen. Durch die Auseinandersetzung mit sich und/oder einer medizinischen Wissensaneignung versuchen sie, eine Einstellung zu finden, die sie als Voraussetzung einer gelungenen Einnahmepraxis konstituieren. Erst unter den Prämissen der ART tauchte die Forderung nach Compliance[254] auf, die mittels Anrufung an eine selbstverantwortliche Patientin umgesetzt werden soll. Fungiert hier die „Einsicht in die Konsequenzen" als Motor, so zeigt sich, dass die Selbstlenkungsfähigkeit der Informantinnen nicht ausschließlich über diese Technologie angeleitet wird. Anhand der Darstellung einer Informantin zeigt sich, dass bei Nicht-Einhaltung der medizinischen Logik die Ärzte auch über moralische Vorwürfe versuchen, die Selbstlenkungsfähigkeit der Betreffenden anzuleiten:

> „also wie gesagt, wenn ich die Tabletten seh dann denk ich „ohhh!" ne, **ich hab da kein Bock drauf** (ganz leise), und das wird dann immer so als (Räusper) sich nicht damit Auseinandersetzen-wollen (ja) mit der Krankheit gleich, ähm, definiert" (Int.2: 32).

Die nicht eingehaltene Compliance wird der Informantin vor dem Hintergrund psychologischer Diskursivierungen als mangelnde Auseinandersetzung mit der Infektion – und damit als Realitätsverdrängung unterstellt. Dieser Diskurs, der in Form eines moralischen Vorwurfs an die Informantin herangetragen wird, ist mit den Implikationen der Krankenrolle bestückt, die Parsons (1951) dargelegt hat.

Nach Parsons (1951) ist die Bewilligung der Krankenrolle – d. h. die Befreiung vom Anspruch der Arbeit – mit der Forderung verbunden, dass die Kranken ihren Willen zur Genesung durch Einhaltung und Befolgung der Therapie dokumentieren. Die Einhaltung und Befolgung der Therapie soll hier, wie der Arzt akzentuiert, durch den Bewusstwerdungsprozess der Informantin hervorgebracht werden. Aus dieser Perspektive wird die Nicht-Einhaltung der Compliance als mangelnde Bereitschaft konstituiert, sich mit der Infektion auseinanderzusetzen, und ihr Verhalten zugleich, als Konstituierungsweise eines renitenten und unverantwortlichen Subjekts veranschlagt.

Die Steuerungskapazität psychologischer und psychotherapeutischer Diskurse hat Rose (1990; 1992) akzentuiert. Verschiedene Autorinnen haben dargelegt, wie diese im Rahmen von Gesundheitsdiskursen ihre Wirkungsmacht entfalten. Welche Subjektkonzeptionen dabei zum Tragen kommen, haben Grecco (1993), Odgen (1995) und Nettleton (2000: 213) akzentuiert. Nettleton konstatiert den Übergang von einem „relativeley ‚docile', passive recipient of advice and health care to one who posseses the capacity for self-controll, resonsability, rationality and entreprise". Zu ähnlichen Ergebnissen gelangen Grecco und Odgen, die die Subjektkonzeptionen neuerer psychosomatischer und psychologi-

---

[254] Lüth (1986) führt auf, dass ungeachtet des Schweregrads einer Erkrankung die Compliance (Therapietreue) 1986 ca. 50 % betrug. Die Lebensbedrohung zeigt sich entgegen aller Erwartung nicht als entscheidender Faktor, der Patientinnen dazu, leitet ärztliche Handlungsanweisungen einzuhalten (vgl. auch: AIDS-Forum DAH 2000).

scher Diskursen analysiert haben. Nicht mehr vornehmlich Umweltfaktoren, Bakterien oder Viren bedingen aus Perspektive psychosomatischer Diskurse vornehmlich Krankheiten, sondern vielmehr werde heute der kritische Faktor im Individuum selbst lokalisiert: „The mastery of the self is thus a prerequisite for health; the lack of self-mastery; accordingly, is a ‚disease' prior to the actual physical complaint, whose symptoms are detectable as behavourial, psychological and cognitive patterns" (Grecco 1993: 361). Odgen (1995: 413) stellt übereinstimmend fest: „the critical factor resides in individuals, more particulary their self control".

Gesundheitsrisiken werden aus Perspektive dieser Diskurse nicht mehr vornehmlich durch äußere Faktoren bedingt, sondern resultieren aus einem Mangel des Selbst. Dieser manifestiert sich beispielsweise im Mangel, Verantwortung und Kontrolle über sich auszuüben (Grecco 1993: 316), oder wie Odgen (1995: 413) konstatiert: Das Individuum sei hier zu seinem eigenen Risiko geworden.

Beide Autorinnen gehen im Rekurs auf Rose davon aus, dass diese Subjektkonstruktionen sich entscheidend auf Identitäts- und Selbstkonzeptionen der Subjekte auswirken (Nettleton 2000: 214). Inwieweit solche Subjektkonzeptionalisierung in die Selbstwahrnehmung der Informantinnen diffundiert ist, zeigt sich anhand der Konstatierung einer Informantin, die den ärztlichen Vorwurf mangelnder Verantwortlichkeit und Kontrolle als persönliches Manko rezipiert:

> „und ich muss also die Menschen bewundern, die das da immer auf die Uhr gucken und regelmäßig (mh) ihre zwanzig Dinger einpfeifen (mh) alle acht Stunden, ich kann`s nicht" (Int.2: 32).

Die Nicht-Aufrechterhaltung einer regelmäßigen Einnahmepraxis stellt die Informantin als einen Mangel dar, den sie im Zusammenhang ihres Selbst beurteilt. Hatte die Informantin – wie weiter oben dargestellt wurde – ein Tablettenregime zunächst als restriktive und regulative Praxis gekennzeichnet und für sich zurückgewiesen, richtet sich hier ihre Bewunderung genau auf diejenigen, die eine funktionalisierte und rationalisierte Lebensführung praktizieren und normierend und planend mit ihrem Leben umgehen können.

Eine solche Ambivalenz zwischen verschiedenen Haltungen kennzeichnet Nettleton (2000: 219 f.) als Spannungsverhältnis, das durch die neoliberalen Anrufungen nach einem autonomen, unternehmerischen Selbst entsteht, das in der Lage sein soll, sich selbst zu kontrollieren. Die Fähigkeit zur Selbstkontrolle fungiert als konstitutives Evaluationskriterium der Informantin: Das Vermögen, selbstkontrolliert Handeln zu können, stellt sie als erstrebenswerte Fähigkeit dar, um intendierte Ziele zu erreichen.

Analog dieser Transformation, die Gesundheitsrisiken im Innern des Subjekts lokalisiert und damit den Blick von Außen nach Innen wendet, konstituieren die Informantinnen nicht primär die Medikamente als problematisch, sondern kennzeichnen die Schwierigkeiten im Umgang mit der Tabletteneinnahme in Bezugnahme des eigenen Selbst:

> „ja und dann hab ich ihr [der Mitarbeiterin der AIDS-Hilfe] das eben gesagt, also das <u>ich</u> da eben Schwierigkeiten hab und so" (Int. 5: 21).

> „und <u>ich hab auch dann Probleme hier</u>/ ich hab dann.." (Int. 5: 30).

> „jetzt bekomm ich seit zwei Wochen, ne neue Kombination, weil ich gegen sehr viele Medikamente resistent geworden bin (mh) (Räusper) und versuch das erste Mal, konsequent die regelmäßig zu nehmen (mh). Es sind jetzt nur noch vier morgens und vier abends (mh) anstatt 15 morgens und 15 abends, ähm, ja aber, also ich hab´s jetzt seit einer Woche geschafft sie morgens und abends zu nehmen, merke aber, dass es mir schon wenn ich die runtergeschluckt habe schlecht wird (mh), ich hab kein Hunger mehr und ich krieg Durchfall und mir wird also nur schlecht und hab schon wieder so ne Panik dass es doch nicht so hinhaut mit dem (ja) konsequenten Nehmen von dem Zeug (jah), also <u>das ist ne ganz große Schwierigkeit, die ich persönlich hab</u> (jah), wo ich dann wann ich so andere Bücher lese, denk komisch das, das die anderen Frauen die Dinger wirklich so, reinhauen, egal was passiert (mh), <u>ich kann´s net</u>" (Int. 2: 33).

Nicht die Medikamente und ihre vielfältigen Nebenwirkungen werden als problematisch deklariert, sondern vice versa das eigene Selbst, dem die geforderte Einnahme nicht zu gelingen scheint. Letztere Informantin verdeutlicht anhand des Vergleichs zwischen sich und anderen, dass diese Positionierung durch die fehlende Problematisierung anderer Betroffener verstärkt wird. Die Einnahmeschwierigkeiten werden aus dieser Perspektive zu einer „persönlichen" und damit zu individuellen Schwierigkeit, die aus der Struktur ihres Selbst – aus ihrem „Nicht-Können" – resultiert. In Folge führt sie dies zu einer Auseinandersetzung mit ihrer Einnahmepraxis, die sie mittels einer Normalisierungsstrategie versucht zu verteidigen:

> „Ich hab manchmal den Eindruck es geht nur mir so, ich frag ja auch meinen Arzt, äh, ob die anderen auch so Schwierigkeiten (ja) und (ja) anscheinend nicht (mh), also ich gehör da anscheinend bei ihm so zur Ausnahme, dass ich mich so wehr das Zeug zu essen (mh), ich find es natürlich, wenn man so was sieht, wenn man die Farbe (ja), die Größe, die Farbe, die Menge sieht, wenn/ also ich find`s normal, so, wenn ich sag: ,ich, ne, kein Bock drauf' das ist erst mal, finde ich ne natürliche Re-

4.2 Die Regierung der Antiretroviralen Therapie (ART)

aktion (ja), aber anscheinend nicht, anscheinend machen es die anderen wirklich konsequent ohne zu murren (leichtes Lachen)" (Int.2: 40 f.).

Dass die Position als „anscheinende" „Ausnahme" als ein zusätzliches Problem im Zusammenhang der Einnahmeschwierigkeiten erfahren wird, zeigt sich einerseits an dem wiederholten Bemühen der Interviewpartnerin, durch Medien (s. w. o.) und Nachfragen eine Vergleichsfolie für die eigene Umgehensweise mit der Medikation zu finden, und andererseits an ihrer Verhandlung von Normalität. Als Referenzrahmen der Normalität – und somit im Gegensatz zu ihrem Umgang – erscheint die anders handelnde Mehrheit, mit dem Effekt, dass der eigene Umgang von einem anfänglichen aktiven „wehren" zu einem „murren" minimiert wird.

Welche Produktivität die ärztliche Anleitungsweise entfaltet, zeigt sich nicht zuletzt daran, dass die Informantin ihren künftigen Umgang mit den Medikamenten als einen veranschaulicht, den sie hofft, durch eine intensive Auseinandersetzung zu finden. Genau damit wandelt sie den Vorwurf des Arztes nach mangelnder Auseinandersetzung mit der Infektion in eine Selbstforderung:

> „und ähm ja jetzt, ich muss mich jetzt schon irgendwie anders und wieder intensiv damit auseinandersetzen (mh), das ist grad so mein Lernprozess so, (mh) wo ich gucken muss, damit ich damit gut umgehe und richtig umgehe für mich, weiß nur nicht wie" (Int.2: 42 f.).

Zusammenfassend lässt sich feststellen, dass die Aufrechterhaltung einer antiretroviralen Therapie im Kontext von Einnahmeschwierigkeiten und Resistenzbildung eine Positionierungsweise darstellt, die auf die Zukunft rekurriert: Trotz der verschiedensten Nebenwirkungen, die unmittelbar durch die Einnahme der antiretroviralen Medikamente ausgelöst werden, versuchen die Informantinnen, die Einnahmepraxis aufrechtzuerhalten, um ihre Zukunft nicht durch den Wirkungsverlust der Medikamente zu gefährden.

Als Anleitungsweisen fungieren zum einen medizinische Diskurse, die eine regelmäßige und konsequente Einnahmepraxis als effektivstes Instrument propagieren, um dadurch eine Resistenzbildung zu vermeiden. Diese entfalten über die Einsicht in die Konsequenzen ihr Potenzial als „Technologien der Selbstmobilisierung".

Darüber hinaus finden sich Anleitungsweisen, die vor dem Hintergrund psychologischer Diskurse die Auseinandersetzung mit der Infektion durch moralische Appelle einklagen und dadurch die Selbstlenkungsfähigkeit der Patientinnen anleiten. Der Hintergrund dieser Diskurse scheint durch ein rationales und selbstverantwortliches Subjekt gebildet zu sein, das durch das Abwägen von Vor- und Nachteilen nur zu einer konsequenten Einnahmepraxis kommen kann.

Welche Wirkungsmacht diesen psychologischen Diskursen zukommt, wurde bereits weiter vorn deutlich. Auch in diesem Kontext wirken sich diese auf die Identitätskonstituierung aus: Nicht die antiretroviralen Medikamente oder die geforderte Einnahmepraxis wird als problematisch beurteilt, sondern vice versa die mangelnde Kapazität der Subjekte, eine solche durchzusetzen.

Kann die Einnahmepraxis aufgrund körperlicher Reaktionen nicht durchgesetzt werden, versuchen die Informantinnen, den Körper über das Suchen einer kognitiven Einstellung, Haltung oder Position zu modifizieren. Dieser Versuch, der als imperative Anforderung präsentiert wird, taucht immer dann auf, wenn der Körper als Begrenzung erfahren wird. Das Subjekt scheint so auch bei dem Auftauchen körperlicher Auswirkungen, die eine Einnahme begrenzen, nicht von der Selbstverantwortung einer gelingenden Einnahmepraxis befreit; vielmehr wird diese an eine Kognition bzw. Position gebunden, die „nur" gefunden werden muss.

4.2.3.5 Zwischen „Versuchskaninchen" und „Testperson": Die Einnahme als unkallkulierbare Praxis

Wurde bislang die Konstituierungsweise der Interviewpartnerinnen im Kontext unmittelbarer Nebenwirkungen der antiretroviralen Therapie betrachtet, so wird es jetzt darum gehen, die Konstituierungsweise der Informantinnen im Kontext befürchteter Nebenwirkungen darzulegen, die sie als Begleiterscheinungen der antiretroviralen Therapie antizipieren.

Aufgrund der erst relativ kurzen Entwicklung der „neuen" Medikamente ist die Situation für die Betreffenden dadurch gekennzeichnet, dass bislang kaum Studien vorhanden sind, die aufzeigen, welche Auswirkungen mit der jahrelangen Einnahme der Medikamente verbunden sein könnten. Die Informantinnen verdeutlichen dies, indem sie wiederholt auf den Versuchskaninchen-Status rekurrieren. Damit verweisen sie auf die Unkalkulierbarkeit der Medikamente und verdeutlichen ihre ungesicherte Position, auf die sie sich mit Einnahme der Medikamente (nicht) einlassen.

Diese gemeinsame Einschätzung leitet sie zu unterschiedlichen Positionierungen, die zwischen strikter Ablehnung einer Einnahmepraxis bis hin zu der Einnahme antiretroviraler Medikamente nach ärztlicher Anweisung verläuft.

4.2 Die Regierung der Antiretroviralen Therapie (ART)

Die Ablehnung einer ART

Die Ablehnung einer antiretroviralen Einnahmepraxis begründet eine Informantin nicht nur im Rekurs auf reglementierende Auswirkungen auf die Lebensführung, sondern auch im Rekurs auf diejenigen Nebenwirkungen, die sie bei anderen registriert hat. Im Gegensatz zu den „Leuten", die sich einer Einnahmepraxis unterwerfen, steht bei ihr die Aufrechterhaltung einer terminierten Praxis der Selbstbestimmung im Mittelpunkt:

> „Die Leute sind genauso lange wie ich positiv oder drei, vier, fünf Jahre länger als ich positiv, schlucken seit Ewigkeiten Tabletten, aber denen geht es sehr schlecht, sehen auch so aus. Viele wundern sich, dass ich so gesund aussehe. Ich muss nicht leben um jeden Preis, aber ich will das noch selbst bestimmen können und will wissen was ich tue" (Int.8: 6).

Die Auswirkung der Medikamenteneinnahme zeigt sich in dem „Sehr-schlecht-Gehen" der anderen, was auch durch ihr schlechtes Aussehen objektiviert wird. Dazu im Gegensatz steht ihr gesundes Aussehen. Nicht die Tatsache, dass es ihr gut geht der fühlt, sondern das Aussehen konstituiert die Informantin als Markierer des Gegensatzes.

Hat die Weiterentwicklung medizinischer Techniken und Behandlungspraktiken vielfach dazu geführt, dass heute Krankheiten und chronische Erkrankungen äußerlich unauffälliger geworden sind (Herzlich/Pierret 1991: 108), so scheint dies für die HIV-Infektion bislang nur eingeschränkt zu gelten. Vielmehr akzentuiert die Informantin das Gegenteil: Während sie „gesund aussieht", erscheinen die anderen durch die Einnahmepraxis gezeichnet.

Krasmann (2000: 200; 2003: 225) verweist auf die zunehmende Bedeutung, die dem äußeren Erscheinungsbild im Kontext des Neoliberalismus zukommt[255]. Gut auszusehen stelle sich nicht länger als bloßer Ausdruck des Wohlergehens dar, sondern werde gleichsam zu einer sozialen Verpflichtung, zum sichtbaren Zeichen für den Willen zur Teilhabe am sozialen Leben.

Als relevant erweist sich das Aussehen für die Informantinnen vor allem im Kontext gesellschaftlicher Teilhabe und der hier konstatierten Angst, dass die HIV-Infektion anderen ersichtlich werden könnte (vgl. IV. 3.1.2). Vor diesem Hintergrund wird das gesunde Aussehen zu einem nicht unerheblichen Kriterium, das den Betroffenen die Regierung der Infektion erschweren oder erleichtern kann.

---

[255] Krasmann (2000: 200) verweist hier auch auf Grecco (1993), die gesundes Aussehen als soziale Verpflichtung des unternehmerischen Selbst markiert.

Aufgrund fehlenden Wissens beurteilt die Interviewpartnerin die Medikamente und deren Wirkungsweisen als uneinschätzbar und somit als unkontrollierbar. Dies wird durch ihre Darstellung deutlich, bei der sie Wissen als Mittel konzipiert, um Kontrolle über Handlungen zu erlangen („ich will wissen was ich tue"). Die Medikamente werden aus dieser Perspektive zum Risiko der „noch" vorhandenen Mobilität, die die Informantin dann als Voraussetzung der Handlungsfähigkeit konstituiert:

> „Noch bin ich mobil, kann alles machen und will das nicht riskieren [bezieht sich hier auf eine ihr vorgeschlagene Biopsie im Zusammenhang der Untersuchung eines Syndroms]. Ich hab das nicht mit dem HIV riskiert und bin nicht bereit wegen HIV Versuchskaninchen zu spielen" (Int.8: 5).

Der kranke Körper und insbesondere schwere Krankheiten werden heute vielfältig im Kontext der „Beeinträchtigung der Bewegungsfunktion" dargestellt (Herzlich & Pierret 1991: 109). In einer Gesellschaft, in der wir uns als Schaffende auffassen, sei Krankheit gleichbedeutend mit Untätigkeit geworden, betonen Herzlich & Pierret (1991: 111).

Die Positionierung gegen ein antiretrovirales Tablettenregime wird hier zu einer Entscheidung für die Gegenwart und gegen eine medizinisch ungewisse Zukunft: Um die zeitlich terminierte Selbstbestimmung nicht zu gefährden, positioniert sich die Informantin gegen eine Medikamenteneinnahme mit ihren implizierten Folgen. Der „Preis" (s. o.) für ein Leben mit Medikamenten erscheint aus dieser Perspektive zu hoch und als Gefährdung der „Unabhängigkeit", die für sie „ganz wichtig" ist (Int.8: 8). Die Verlängerung der Lebenszeit mit Hilfe einer retroviralen Therapie steht hier nicht im Mittelpunkt:

> „das sind inzwischen wenig Pillen, okay, aber die Pillen haben so viel an Nebenwirkungen, dass mir jeder Appetit vergeht. Ich verzichte auch gern darauf, drei oder vier Jahre länger zu leben, weil es mir nur schlecht geht dabei. Was habe ich davon? (Ja). Ich denke, das widerspricht auch dem Motto der Aidshilfe. Die haben gestern Plastiktüten mitgegeben. Ich finde die schön, die Tüten, ‚den Jahren Leben geben' aber das mit den Pillen widerspricht ja dem Motto total. Was nützt es mir alt zu werden, wenn ich nur unglücklich bin..." (Int.8: 7).

Nicht die Lebensdauer, sondern eine bestimmte Lebensqualität steht für sie so im Vordergrund. Diese scheint durch Handlungsfähigkeit, Mobilität, Unabhängigkeit und Selbstbestimmung konstituiert zu werden. Erstrebenswert ist nur ein solches Leben, während ein Leben, wo es ihr „nur schlecht geht", als unglückliches Leben erscheint, „von dem man nichts hat". In den Blick gerät hier ein Diskurs, der als Lebenswertdiskurs (Bednarz 2003: 70 ff.) bezeichnet werden kann. „Nur schlecht gehen" erscheint als Unglück, das potenziell verkürzbar ist, wenn auf eine Tabletteneinnahme verzichtet wird. Deutlich wird dies anhand zweier Interviewfragmente:

„und eigentlich kürz ich nur/" (Int.1: 20).

„ich wird keine Tabletten schlucken auch wenn es mir noch so schlecht geht" (Int.8: 6).

Sie entscheidet sich so für ein kürzeres, aber nebenwirkungfreies Leben unter dem Signum von Lebensqualität und Selbstbestimmung. „Schlecht gehen" figuriert aus dieser Perspektive als „Lebensbedingung, unter der der Tod dem Leben vorzuziehen ist" (Bednarz 2003: 71). Akzentuiert wird hier der hohe gesellschaftliche Wert, der heute der Gesundheit zugesprochen wird (Herzlich & Pierret 1991: 277; Foucault 1994: 294; Gottweis et al. 2004: 31), wobei diese als Grundvoraussetzung der Selbstverwirklichung konstituiert wird.

Vor dem Hintergrund eugenischer Debatten und Diskurse stellt Graefe (2003: 30 ff.) fest, dass heute nicht nur seitens des Staates eine Lebenswertverhandlung stattfindet, sondern diese bereits von den Subjekten übernommen worden sei. Die gesellschaftlichen Normierungen, was als lebenswert und lebensunwert gälte, scheine längst von einer Logik der Selbst-Normalisierung begleitet zu werden (Graefe 2003: 32 f.). Lebenswertdiskurse und -praktiken zeitigen ihre Macht, indem „lebenswerte" Subjekte produziert würden, wie Graefe (2003: 32 f.) festhält.

Sie verweist damit auf eine neue Dimension, die sie im Kontext von Bioethikdiskurse und -debatten ausmacht. In diesen zeige sich eine Erweiterung der Biomacht-Konzeption, wie sie von Foucault vorgestellt wurde. Diese offenbare sich dadurch, dass heute nicht nur die Probleme des Lebens im Zentrum der Biopolitik stünden, sondern auch der Tod.

Übertragen auf die Positionierung der Informantin: Kann eine bestimmte Lebensweise, die hier durch die Erfordernisse nach Mobilität, Handlungsfähigkeit, Unabhängigkeit und Selbstbestimmung gekennzeichnet ist, nicht mehr vom Subjekt selbst erfüllt werden, trete dieses für die eigene Begrenzung seines Lebens ein; der Tod sei heute nicht länger Grenze, sondern vielmehr „ureigenes" Feld der Biomacht, wie Graefe (2003: 32) konstatiert[256].

---

[256] Das Leben erscheint da dem Tode ausgesetzt, wo es „zoe" wird – d. h. zum bloßen nackten biologischen Leben –, wodurch es sich vom „bios", dem sozial gelebtem Leben, unterscheidet (Agamben 2002: 151). Diese Spaltung markiert Agamben (2002: 151) als grundlegenden Mechanismus der Biopolitik, die diese ständig neu verschiebt und damit die Grenze zwischen dem rechtlich geschützten von einem dem Tod ausgesetzten Leben verändert. Biopolitik sei demnach die Einbeziehung des

Die Zurückweisung einer antiretroviralen Therapie lässt sich vor diesem Hintergrund einerseits als eine widerständige Selbstpraxis verstehen, die sich gegen eine Ausrichtung der Lebensführung nach medizinischen Vorgaben und Machbarkeit richtet, wobei diese nicht als Möglichkeit, sondern eher als Begrenzung des eigenen Wohlergehens präsentiert wird. Zurückgewiesen wird diese durch ein selbstverantwortliches Subjekt, welches eine bewusste Wahl trifft, um eine terminierte und begrenzte Unabhängigkeit und Kontrolle über sein Leben nicht zu gefährden. Andererseits scheint die Ablehnung der ART auch gebunden an die Produktion „lebenswerter" Subjekte, wie sie von Graefe (2003) beschrieben wird, und verweist damit auf eine Macht, die durch Lebenswertdispositive wirksam wird.

Eine andere Position nehmen dagegen die Informantinnen ein, die sich trotz der Unwägbarkeiten und unkalkulierbaren Effekte der Einnahmepraxis für eine ART entscheiden.

Die Befürwortung der ART

Auch die Informantinnen, die sich für eine Einnahmepraxis entscheiden, betonen die unkontrollierbare Wirkungsweise der Medikamente, die sich in der Ungewissheit um den künftigen Status des Körpers manifestiert. Der momentanen Wirkungsweise und Hilfe durch die Medikamente wird so die Sorge um die Zukunft entgegengesetzt:

> „ich fühl mich als zum einen immer als Versuchskaninchen, (ja) weil ich dann immer die neusten Geräte krieg, ne, und zum anderen, so, man weiß einfach nicht was diese Unmengen an Chemie überhaupt dem Körper machen (mh), es ist/ die helfen jetzt zwar, aber was auf langfristig gesehen was da für Schäden hinterbleiben oder überhaupt" (Int.2: 32).

Neben der chemischen Zusammensetzung der Medikamente lösen auch hier die an anderen beobachteten Nebenwirkungen Angst um den körperlichen Status aus:

> „und jetzt wird man auch ähm immer mehr mit den Nebenwirkungen konfrontiert, gerade bei Frauen ist es ja so, dass sehr viele Frauen diese Lipodystrodingsbums (mh) da kriegen (mh), also diese Fettumverteilung (ja) also wo sie dann ein Mörderbauch haben, einen richtigen Stiernacken, ganz dünne Beinchen und dünne Ärmchen (ja), Riesenbrüste (ja) und der Rest total dürr und flach, also wirklich, ähm, sich

---

natürlichen Lebens in die Mechanismen und Kalküle der Macht, und Leben werde zum Einsatz der Politik (Agamben 2002: 127).

4.2 Die Regierung der Antiretroviralen Therapie (ART)

wie`n Monster entwickeln (mh) und des hauptsächlich Frauen passiert, oder auch vielen Frauen passiert, wo ich denn natürlich auch unheimliche Angst hab, ne, weil jetzt ganz viele Nebenwirkungen rauskommen von dem Zeugs, was man jahrelang als Versuchskaninchen (ja) gefressen hat" (Int.2: 42).

Erst im Verlauf der ART wurde die Lipodystrophie als eine neue Nebenwirkung dieser Therapie bekannt. Die ausgelösten Veränderungen des körperlichen Erscheinungsbildes markiert die Informantin als „Passieren" und kennzeichnet sie so als ein Effekt, der der eigenen Kontrolle entzogen ist, und verortet sie zugleich als eine Transformation außerhalb des Menschlichen – zu einem Monster.

Auch eine andere Informantin thematisiert ihre Angst im Kontext möglicher Folgewirkungen der Medikamente. Im Gegensatz zu der Positionierung gegen eine antiretrovirale Therapie fungiert hier jedoch die Angst vor einer medizinischen Stagnation als disziplinierend auf die Angst vor den Folgewirkungen der Medikamente:

„ich hab, ich hab im Prinzip hab ich große Angst vor, vor diesen äh chemischen Bomben da (mhm), wär aber bereit auch äh, so ziemlich alles mitzumachen, (ja) also es wär auch innerhalb der Gruppe, das die sagen ‚nein, ich will kein Versuchskaninchen sein' (ja) ich hab aber zu viel Angst, (ja) ich sag mir, wenn niemand bereit ist irgend etwas/ oder mitzuarbeiten, dann, dann, kann man auch nicht weiter kommen, also, ob ich richtig heftige Sachen machen würde weiß ich nicht, kann ich nicht sagen, (mhm) ich bin dann immer froh wenn`s überhaupt jemand gemacht hat, ja? (mhm). Also auf so`m Aidskongreß in X [Stadt] und dann sind da die Therapieaktivisten und alles Mögliche (mhm), was ich da jetzt so weiß, alles, also es macht mir schon alles sehr viel Angst, (mhm) es beruhigt mich nicht, also es beruhigt mich, dass ich das nicht vor 15 Jahren hatte, (ja) das ist das Einzige, und das man immer noch auf was zurückgreifen **kann**, und die Hoffnung, dass es irgendwann Mal, was, was, was geben **könnte**, ja? Ähm, ist okay, aber die Angst ist immer im Nacken, (ja) weil es kann ja auch/ ähm, es sind auch in dieser Zeit, wo ich hier bin, sind auch schon, äh, drei Leute gestorben, ne? [.....] oder wenn es will kann es ganz schnell gehen" (Int.4: 53 f.).

Die Informantin positioniert sich hier im Gegensatz zu den anderen Teilnehmerinnen einer Frauengruppe, die „kein Versuchskaninchen" sein wollen, und verdeutlicht ihre Position im Feld neuer Medikamente, d. h. dort, wo noch keine Studien über mögliche Wirkungsweisen vorliegen. Der Hintergrund ihrer Konstituierungsweise wird dabei von einem Fortschrittsdiskurs der Medizin angeleitet und Hoffnung auf die Entwicklung künftiger Interventionsmittel gerichtet. Der gegenwärtige Stand medizinischer Interventionsmöglichkeiten wird dabei als einer kenntlich, wo sie einerseits „immer noch auf was" zurückgreifen kann, andererseits aber die Medikamente die Kontrolle über die HIV-Infektion nicht gewährleisten können, die so auch „ganz schnell" zum Tod führen kann.

Im Vergleich zu der Informantin, die eine Einnahmepraxis für sich ablehnt, zeigt sich, dass beide auf unterschiedliche Zeitperspektiven fokussieren. Während erste auf eine terminierte Zukunft verweist und die Gegenwart als den Bereich markiert, den sie nicht durch mögliche Nebenwirkungen einschränken will, setzt diese Interviewpartnerin mithilfe der Medizin auf die Zukunft als möglichen Gestaltungsbereich. Entscheidend für die Positionierung der Informantinnen erweist sich damit auch, wie sie die Medizin beurteilen. Diese kann als mögliche Begrenzung oder Erweiterung der momentanen und künftigen Situation konstituiert werden.

Mit dem Verweis auf diese Position setzt sich die Informantin auch vom Status des Versuchskaninchens ab und konstituiert sich im Gegenzug als Mitarbeitende. Eine ähnliche Konstituierungsweise findet sich auch bei einer anderen Informantin, bei der die Einnahme bislang wenig bekannter Medikamente bzw. die Teilnahme an einer Medikamentenstudie zu einer Verbesserung ihrer Situation beigetragen hat. Sie schildert:

> „und ähm, dann äh, hat er mich umgesetzt, da hab ich dann äh`n Medikament gekriegt, was äh, ganz neu auf'm Markt gekommen ist, also was eigentlich noch gar nicht im Katalog mit drinne stand, und so was, da war ich sozusagen auch Testperson (ja) für, und das war dann die Mirasept, und siehe da, den ersten Tag wo ich die genommen hab/ [….] und siehe da sämtliche Nebenwirkungen, die vorher hatte, Migräne war weg (ja), der eitrige Zeh war weg, selbst die Fieberschübe war´n weg" (Int.5: 31 f.).

Die Informantin konstituiert sich hier nicht in Bezugnahme auf den Versuchskaninchen-Status, sondern über den Begriff der „Testperson", und akzentuiert ihre Position dadurch als eine aktive, bei der sie durch die Einnahmepraxis der Medizin nicht als Versuchstier dient, sondern vielmehr durch ihre Mitarbeit als Person hilfreich zur Seite steht.

Feststellen lässt sich, dass die Uneinschätzbarkeit der Folgewirkungen der Medikamente die Informantinnen zu unterschiedlichen Positionierungen leiten. Die Zurückweisung der ART zeigt sich als eine Konstituierungsweise, bei der Aufrechterhaltung der gegenwärtigen Selbstbestimmung im Mittelpunkt steht. Nicht die Zukunft, sondern die Gegenwart wird hier als Gestaltungsbereich konstituiert, die weder durch ärztliche Fremdbestimmung noch durch die unkontrollierbaren medizinischen Nebenwirkungen eine Einschränkung erfahren soll. In diesem Kontext zeigte sich, dass diese Position nicht nur durch die negative Bewertung medizinischer Machbarkeit hervorgebracht wird, sondern gleichsam durch den hohen Wert, der der Gesundheit zugemessen wird, die als Voraussetzung für Selbstverwirklichung, Mobilität, Handlungsfähigkeit und Wohlergehen konstituiert wird. Eine Lebensweise, die diesen Erfordernissen nicht gerecht wird, wird als lebensunwert konstituiert und als Unglück vorgestellt, das potenziell verkürzbar ist. Deutlich wird die Produktivität, die Effizienz- und Unabhängigkeitsdiksurse entfalten.

Im Gegenzug wurde deutlich, dass die Angst vor unkontrollierbaren Effekten der Medikamente überlagert sein kann von der Angst, auf kein Medikament mehr zurückgreifen zu können, um Einfluss auf die HIV-Infektion nehmen zu können. Die Hoffnung auf die Entwicklung künftiger Interventionsmittel fungiert hier als Technologie der Selbstmobilisierung, die die Informantinnen dazu leitet, sich nicht als Versuchskaninchen, sondern als aktiv handelnde Testperson zu konstituieren, die der Medizin hilfreich zur Seite stehen.

4.3 Die Regierung der Untersuchungs- und Behandlungspraktiken

Neben unmittelbaren Nebenwirkungen, die die Einnahme der Medikamente erschweren oder behindern, berichten die Informantinnen auch von mittelbaren Nebenwirkungen der Medikamente, die zu körperlichen Veränderungen und Einschränkungen führen. Darüber hinaus treten Symptome und Erkrankungen auf, die im Zeichen der fortschreitenden Immuninsuffizienz stehen. Nicht immer lässt sich identifizieren, welche Symptomatiken Nebenwirkungen der Medikamente und welche Begleiterscheinung der HIV-Infektion sind. So erzählen die Informantinnen von Wahrnehmungsstörungen, Fieber, Kopfschmerzen, Migräneanfälle, Gleichgewichtsstörungen, Krampfanfällen, Vereiterungen, Libidoverlust und ersten Anzeichen von Lipodystrophie wie auch von kolikartigen Durchfällen und Karzinomen.

Ungeachtet dessen, ob die Informantinnen an einer ART teilnehmen oder nicht, wenden sie sich an das medizinische System, um die Untersuchung und Behandlung auftretender Symptome zu initiieren. In diesem Zusammenhang lassen sich verschiedene Regierungsweisen voneinander differenzieren. Mit welchen Implikationen und Konsequenzen diese Führungsweisen verbunden sind, gilt es jetzt vorzustellen. Fokussiert wird dabei auf der Ebene der Entscheidungsfindung. Gefragt wird, wie sich die Informantinnen hinsichtlich der Teilnahme an Untersuchungs- und Behandlungspraktiken konstituieren, denn unterschiedliche Regierungsweisen konstituieren differente Entscheidungsprozesse. So wird bei einer paternalistischen Führungsweise weder die Zustimmung zu einer Untersuchung bzw. Behandlung explizit eingeholt noch die damit verbundenen Risiken und Effekte im Vorwege mit der Patientin geklärt.

Bevor näher auf die verschiedenen Arzt-Patientinnen-Beziehungen eingegangen wird, gilt es einleitend zu skizzieren, unter welchen Voraussetzungen es Informantinnen und Ärzten erst gelingt, Symptome als Nebenwirkungen der Medikamenteneinnahme wahrzunehmen bzw. durch welche Bedingungen dies erschwert wird.

4.3.1 Identifizierung und Behandlung der Nebenwirkungen

Bevor das medizinische System auf körperliche Beeinträchtigungen reagieren kann, ist es darauf angewiesen, dass ihm diese seitens der Interviewpartnerinnen mitgeteilt werden bzw. auftretende Symptome aus ärztlicher Perspektive als Effekte der Einnahmepraxis beurteilt werden. Als eine Problematik erscheint, dass Nebenwirkungen der antiretroviralen Medikamente vielfach unbekannt sind bzw. erst nach längerem Einsatz bekannt werden. In der Konsequenz ergibt sich, dass körperliche Veränderungen Patientinnen wie Ärzten erst retrospektiv als Effekte der Medikamenteneinnahme beurteilt werden. Eine Informantin berichtet:

> „es gab keine Literatur (ja) über Frauen, immer nur, alles wurde immer nur an Männern erforscht, es war immer so das Große/ was jetzt noch mal dagegen gehalten wird, man weiß gar nicht was es bei Frauen alles verursacht (ja) und wie die ganzen Tabletten auf die ganzen Hormone und frag mich net, es ist ja alles ganz (anders?), überhaupt wirken (ja), immer nur/ ich hatte auch mal ne Zeitlang einen, also einen Busen, das war, also wirklich so ein Gerät (mh), das kam von den Tabletten, weiß ich jetzt im Nachhinein, erst, da, da, also ich kam früher nie auf die Idee, da dran zu denken, dass es von den Tabletten kommen könnte, oder auf die Idee das mal anzusprechen (mh), weil das ging dann urplötzlich wieder weg [...] und jetzt erst so hab ich gelesen, dass es so ganz vielen Frauen so ging wie mir (ja), die diese eine bestimmte (Krixivan?) heißt die Tablette genommen haben und dann aber diese Brüste bekommen haben (ja), das weiß man erst jetzt, dass das daher kam [...], hab ich erst durch das Buch hier erfahren, das jetzt erst, und die Tabletten nehm ich schon selber drei Jahre nicht mehr (mh), ist das vor drei Jahren passiert, aber jetzt, vor nem Monat, hab ich gelesen oder zwei" (Int.2: 53 f.).

Deutlich wird hier, dass ein Zusammenhang zwischen Einnahme und körperlicher Veränderung erst mit der Diskursivierung der Nebenwirkungen gezogen werden konnte. Aufgrund fehlender Problematisierungsweisen, die die Interviewpartnerin im Zusammenhang des Geschlechts verortet, kommt sie gar nicht „auf die Idee, das mal anzusprechen". Während die Nebenwirkungen bei Männern erforscht würden, fehle ein solches Wissen im Bezug auf Frauen, wie sie

4.3 Die Regierung der Untersuchungs- und Behandlungspraktiken

wiederholt betont (vgl. Int.2: 55)[257]. In den Blick treten so die Voraussetzungen, die gegeben sein müssen, damit Symptome als Nebenwirkungen der Medikamenteneinnahme beurteilt werden.

Das die antiretrovirale Therapie zu geschlechtsspezifischen Erkrankungen[258] und Nebenwirkungen[259] führen kann, konstatierte das Deutsche Ärzteblatt im Jahre 2000 und sah aufgrund „des großen Informationsdefizits" zum Thema „HIV-Infektion und Frauen" für diese besondere Unsicherheiten und Risiken (Deutsches Ärzteblatt 2000: 1151). Betroffene wie auch Ärzte verweisen darauf, dass die Medikamentenkonzentrationen für den „durchschnittlichen" Mann konzipiert seien und in Folge unerforscht bleibe, ob diese auch für Frauen „am wirksamsten" seien (Werner 1999: 134; vgl. auch: Int. 6: 11). Der Informationsdefizit steht dabei auch im Zusammenhang einer Wirkungsforschung, die „aufgrund von Vorschriften im Rahmen der Medikamentenzulassung […] grundsätzlich an Männern vorgenommen" wird (Werner 1999: 134).

Als eine Möglichkeit, dem Informationsdefizit zu begegnen, erscheint der Zusammenschluss Betroffener, wie er von der Informantin gesucht, aber kaum gefunden wird (vgl. Int.2: 50; 52). In den Fokus treten hier Selbsttechnologien, in denen mittels Erfahrungsaustausch versucht wird, dem konstatierten Wissensmangel entgegenzutreten[260]. Während solche Praktiken als Möglichkeit erscheinen, bestehende Informationsdefizite zu erweitern, erscheint eine medizinische Regulierung der Lipodystrophie nur eingeschränkt möglich[261].

---

[257] Die Hormone werden sowohl von den Informantinnen (vgl. auch: In. 6: 11 f.) als auch von ärztlicher Seite als ein grundlegendes Unterscheidungsmerkmal zwischen den Geschlechtern konstituiert. Beide Seiten verweisen darauf, dass aufgrund der unbekannten Wirkungsweise der Medikamente ihre Wirkung auf den weiblichen Hormonhaushalt unbekannt sei. Hormone und speziell das weiblichen Hormon Östrogen fungieren, wie Oudshorn (1994) darlegt, als biologische Basis der Weiblichkeit (Harding 2000: 134). Diese Position, die Hormone als „all-powerfull masters of mood, sexuality, apperance and behaviour" (Harding 1993; hier zit. aus: Harding 2000: 134) kennzeichnet, hat seit Beginn des 20. Jahrhundert außerhalb medizinischer Kontexte eine produktive Entfaltung erfahren.

[258] Als frauenspezifische Erkrankungen gelten bspw. das invasive Cerviz-Karzinom (Gebärmutterhalskrebs) als auch zervikale Dysplasien (Gebämuttermissbildungen) und Carcinomata in situ (Scheidenhalskrebs). 1993 wurden vom Center for Disease Control (USA) die AIDS-Falldefintion um das invasive Cerviz-Karzinom erweitert, während letztere Erkrankung in den neuen Klassifikation nicht berücksichtigt wurden (Deutsches Ärzteblatt 2000: 1151).

[259] Bspw. können die Fettumverteilungen (Lipodystrophie) bei Frauen zu einer äußerst schmerzhaften Brustvergrößerung führen, wie das Deutsche Ärzteblatt (2000: 1151) konstatierte.

[260] Die Rolle von Communitys hat Rose (2000) im Kontext neoliberaler Regierungsrationalitäten kritisch hinterfragt. Vgl. zu Austausch zwischen Betroffenen im Rahmen der Selbsthilfe: Kapitel 5.3.2.3.

[261] Mittels chirurgischer Eingriffe können solche Medikamenteneffekte teilweise korrigiert werden. Davon berichtet eine Informantin. Während ein kosmetischer Eingriff 2001 als eine exotische und skandalöse Praxis beurteilt wurde (vgl. Int. 5), wird dieses Vorgehensweise inzwischen nicht nur im Rahmen der Communitys diskutiert (vgl. DHIVA 2005), sondern die Kosten für einen Eingriff durch die Krankenkassen übernommen (www.netzwerkplus.aidshilfe.de). Vgl. auch: Kapitel 5.2.2.

Fehlende Diskursivierungen, d. h. bereits konstatierte Zusammenhänge zwischen Einnahmepraxis und Nebenwirkungen, schränken nicht nur aufseiten der Patientinnen die Beurteilung von Symptomen als Nebenwirkungen der antiretroviralen Therapie ein. Auch seitens der Ärzte stellt sich die Situation nicht viel anders dar. Eine Informantin erzählt, wie sie sich ein Jahr nach Beginn der antiretroviralen Therapie an ihren Arzt wendet:

> „und dann kriegte ich mit`m Mal einmal wie ich das am Anfang hatte, ich kriegt nachmittags immer Fieber, also ich stieg doch immer bis, bis auf 38,5, also ist immer abends/ also es fing an so nachmittags, ab, 15 Uhr so, fing das an, immer weiter hoch zu gehen (mh) also bis ich dann so bei 38,5 war, und dann musst ich natürlich dann immer aufschreiben, ich musste dann drei Mal am Tag Fieber messen, morgens, mittags, abends (mhm) und denn geht das mal/ also dann muss ich dann alle vier Wochen dann in die Klinik, dann hat er nachher auf drei versch/ verlegt, also er sagte, wegen dem Fieber, sagte er, ‚das kann er nicht verstehen, wie kann das denn/‘ dann hat er mich von Kopf bis Fuß, hat er mich untersuchen lassen (mhm) ‚nichts zu finden da‘ sagt er, das kann er nicht verstehen, ver/ das kann er nicht verstehen, wo das herkommt mit dem Fieber'" (Int.5: 22).

Den Handlungsanweisungen des Arztes folgend, beginnt die Informantin mit der Dokumentation ihrer Fieberdaten. Die Untersuchung der Symptome geht gleichsam mit einer weiteren Einbindung in das medizinische System einher. Trotz verschiedener Untersuchungen gelingt es dem Arzt nicht, die Herkunft des Fiebers zu klären.

Aufgrund der Divergenz zwischen Einnahmebeginn und Symptommanifestation beurteilt der Arzt das Fieber nicht als Nebenwirkung der Einnahmepraxis:

> „und dann hab ich gesagt ‚vielleicht kommt das ja von der Krixivan‘, ne, weil ich ja so allerlei andere Sachen auch hatte, dann sagt er ‚ne, ne, das kann nicht angehen, wenn das von Krixivan kommen würde, dann hätte Sie´s vorher schon gehabt‘, ne" (Int.5: 22).

Der vorsichtige Versuch der Interviewpartnerin, das Fieber im Zusammenhang der Einnahmepraxis zu verorten, wird seitens des Arztes zurückgewiesen. In Folge eines Medikamentenwechsels[262] und des Verschwindens „sämtlicher Nebenwirkungen" spricht die Interviewpartnerin den Arzt nochmals auf das Fieber an:

---

[262] Der Medikamentenwechsel wird nicht aufgrund der vielfachen Nebenwirkungen der Informantin initiiert, sondern aufgrund ihrer veränderten Nierenwerte. Vgl. dazu: Kapitel 4.2.2.

4.3 Die Regierung der Untersuchungs- und Behandlungspraktiken 239

> „und siehe da sämtliche Nebenwirkungen, die vorher hatte, Migräne war weg (ja) der eitrige Zeh war weg, selbst die Fieberschübe war´n weg, (mhm) und dann hab *ich gesagt zu Doktor X* [Name] (leicht lachend, amüsiert) ‚dann muss das ja wohl doch an der Krixivan gelegen haben' denn ich sag, ‚wenn das nicht an der Krixivan gelegen hätte, dann hätt ich das Fieber jetzt immer noch haben müssen' und es war wie weggeblasen (mhm) alles wie weggeblasen, seitdem" (Int.5: 32).

Deutlich wird, dass die Einnahme antiretroviraler Medikamente auch mit Nebenwirkungen einhergeht, die erst im Verlauf der Behandlung hervortreten. Erschweren einerseits fehlende Studien und Erfahrungswerte eine Beurteilung von Symptomen als Nebenwirkungen, so scheint dies auch einem kausallogischen medizinischen Blick geschuldet zu sein.

Mangelnde Diskursivierung bedeutet, dass Symptome nicht eindeutig einem Auslöser zugewiesen werden können. Fieber kann demnach Folge einer Infektion sein oder aus der Medikamenteneinnahme resultieren. Befindlichkeitsstörungen können durch spezifische Belastungen (Stress), Umweltbedingungen (Wetter) oder durch Medikamente ausgelöst werden oder auch im Zeichen der HIV-Infektion stehen, wie die Informantin schildert:

> „also momentan fühl ich mich nicht so sehr gut, weiß ich jetzt nun nicht woran das jetzt liegt, ob das wirklich so am Stress liegt oder am Wetter liegt oder an den Medikamenten liegt, das weiß ich nicht , ne (mhm) ich hab ja denn auch immer Angst, dass die resistent werden oder so, nun muss ich mal abwarten, wenn ich jetzt im September, jetzt Anfang September, hab ich wieder Termin, mal sehn was der Doktor dann sagt" (Int.5: 66).

Eine eindeutige Korrelation zwischen Symptom und Ursache ist nicht nur einer mangelnden Diskursivierung geschuldet, sondern bedingt sich auch durch die heutige multidimensionale Konzeptionalisierung der Gesundheit. Jenseits der menschlichen Biologie werden heute Krankheitsursachen im Rekurs auf vielfältige Milieueinflüsse gedeutet (Lupton & Peterson 1996: 5). Dieses multifaktorielle Gesundheitskonzept umfasst gleichermaßen physische, psychische und soziale Elemente, sodass nicht nur viele Bereiche des persönlichen Lebens als „health-related" begriffen werden (Lupton & Peterson 1996: 5), sondern auch die kausale Zurechnung zu einem Auslöser im Alltag schwierig erscheint.

Diese Uneindeutigkeit löst, wie die Informantin darlegt, nicht nur Unsicherheit, sondern auch Angst aus, denn prinzipiell kann Missbefinden immer im Zeichen der Infektion stehen und dabei sowohl auf eine nachlassende Wirksamkeit der Medikamente als auch auf Nebenwirkungen verweisen.

Werden Symptome als Nebenwirkungen erkannt, bedeutet dies im Gegenzug nicht, dass medizinische Behandlungsmöglichkeiten gegeben sind. Die Informantinnen berichten, dass bei Nebenwirkungen wie Magenschmerzen, Durchfällen[263] und Vereiterungen Behandlungsmöglichkeiten bestehen. Durch die Einnahme von Vitaminpräparaten, Magenschutzmitteln, Opiaten und chirurgischen Eingriffen wird hier versucht, regulierend und palliativ auf die Symptome einzuwirken, da eine kurative Behandlung vielfach nicht gegeben ist. Dagegen scheint eine medizinische Regulierung weder bei Libidoverlust noch bei der Lipodystrophie möglich zu sein.

Nachfolgend gilt es nun, die verschiedenen Arzt-Patientinnen-Beziehungen in den Blick zu nehmen und die unterschiedlichen Regierungsweisen darzulegen.

4.3.2 Die paternalistische Führung

Die Einnahme eines bestimmten antiretroviralen Medikaments (Krixivan) führt bei einer Informantin zu vielfältigen Nebenwirkungen. Neben Einnahmeschwierigkeiten, Fieberschüben und Vereiterungen der Zehen wird sie „mit einmal" von „tierischen Kopfschmerzen" befallen. Sie erzählt:

> „und äh, dann hab ich/ ich kannte Migräne nicht (mh), Migräne war für mich `n Fremdwort (ja), Kopfschmerzen hab ich öfters mal gehabt, aber Migräne/also sie, meine große Tochter und auch ihr ältester Sohn, die **leiden** fürchterlich unter Migräne (mhm), aber für mich war das`n Fremdwort, ich kannte Migräne nicht, mit einmal hat ich **Migräne gehabt, da hab ich tierische Kopfschmerzen gehabt,** also, ich hab Tabletten genommen und die haben nichts geholfen, bis meine Tochter/ weil, weil die ja eben wie gesagt äh auch Migräne hatte, und dann hat sie gesagt ‚du weißt du was, dann hast du Migrä/' und ich habe gesagt, ‚mir ist so schlecht dabei', ich hab mich fast übergeben (mh), dann hat sie gesagt ‚was du hast Migräne' (mh) ‚dann kannst du ne normale Tablette nicht nehmen, dann musst du Migränemittel nehmen'. Ich sag ‚wieso, ich hab noch nie in meinem ganzen Leben Migräne gehabt, wieso krieg ich auf einmal Migräne?' Und daraufhin hat mein, hat X [Name des Arztes] mir dann den Kopf röntgen lassen, und mussten wir/ hat er mich dann durch die Röhre gejagt, äh, da haben sie nichts gefunden, dann hat er mir noch Gehirnwasser abgezapft, und äh, dann äh, eben wie gesagt, äh hat er gesagt ‚so ein, ein, zwei, drei Tage so, dann ist das, ähh alles wieder okay'" (Int.5: 22 f.).

Nach der Laiendiagnose durch ihre Tochter wendet sich die Informantin an ihren behandelnden Arzt und unterstellt sich verschiedenen Untersuchungsverfahren. Nachdem Röntgen und Computertomographie zu keinem Befund verhelfen, wird

---

[263] Von kolikartigen Durchfällen, die sich über den halben Tag ziehen, berichtet eine Informantin. Dabei scheint es sich eher um eine Begleiterscheinung der HIV-Infektion als um Nebenwirkungen der Medikamenteneinnahme zu handeln.

4.3 Die Regierung der Untersuchungs- und Behandlungspraktiken

eine Liquorpunktion anberaumt. Dieses Verfahren, das die Informantin salopp mit „Gehirnwasser abzapfen" bezeichnet, ist ein Verfahren, bei dem durch Punktion zwischen den Lendenwirbeln „Untersuchungsmaterial" entnommen wird, um Veränderungsprozessen nachzugehen (www.dgn.de). Die Auswirkungen dieser Untersuchungspraxis beschreibt die Informantin so:

> „und ich hab **ne Woche** hab ich gelegen, ich hab **alles im Liegen** gemacht, ehy Gott, das war wie ne Gehirnerschütterung, ne als wenn man ne Gehirnerschütterung hat, eh sobald ich hoch/ wenn ich flach gelegen hab, war alles bestens (ja), ich hatte keine Schmerzen und nichts, na ich denk, meine Güte du kannst doch nicht immer nur liegen bleiben, das geht doch nicht, ne? Er hat gesagt ‚zwei, drei Tage, dann ist das weg' ne? ‚Das sind doch schon so', sag ich, ‚fünf Tage', ne?, 'Dat kann doch nicht angehen', ne? Dann hab ich ne Gemüsesuppe, wollt ich kochen, ne, da hab ich auf dem Sofa gelegen (lachen) *hab die im Liegen, hab ich das Gemüse geputzt* (lachend) (mhm), zum Kochen musste ich natürlich aufstehen, da blieb mir nichts anderes übrig, ne, aber, ohh, nein, oh! Ich musst mich gleich sofort wieder hinlegen, ‚ich halt das nicht mehr aus' hab ich gesagt, ja und dann hab ich ne ganze Zeit später hab ich das denn X [Name des Arztes] erzählt, der sagt ‚wie bitte?' sagt der, ‚das ist doch normalerweise nach zwei, drei Tagen ist das weg, oh Mann' sagt der, ‚das hätten wir ja gar nicht machen dürfen, also noch mal machen wir das *bestimmt nicht*' hat er *denn gesagt* (leicht lachend), ‚das hab ich ja nicht gedacht'. Hat er gar nicht mit gerechnet, dass das bei mir so schlimm ist, ne? (Mhm). Und, aber gefunden ham´se trotzdem nichts und so was" (Int.5: 29).

Die Liquorpunktion ist mit Schmerzen verbunden, die das Ausmaß der vom Arzt veranschlagten weit überschreiten. Hervorgebracht wird diese durch eine Medizin, deren oberstes Handlungsziel in der Wiederherstellung der Gesundheit besteht (Bednarz 2003: 8). Konturiert wird dieses Handlungsziel durch die „Norm der vorausgesetzten vollständigen diagnostischen Abklärung" (Lüth 1986: 27). Die klinische Forderung, „keine Therapie ohne Diagnose" (Lüth 1986: 27) kann so mit Einschränkungen und Schmerzen verbunden sein, die den Effekten der Untersuchungen geschuldet sind.

Im Zusammenhang der Darlegung der medizinischen Praktiken, die indiziert werden, um Fieberschübe wie auch Migräneanfälle zu untersuchen, stellt die Interviewpartnerin wiederholt fest, dass „nichts gefunden" wurde. Vor dem Hintergrund ihrer Ausführungen erscheint die Ergebnislosigkeit der Untersuchungen als medizinisches Scheitern und die angeordnete Liquorpunktion – retrospektiv – als Konfrontation mit sinnlosem Leiden, das nur im Zusammenhang der medizinischen Handlungsnormen verständlich wird.

Die Deutung der ergebnislosen Untersuchung als positives Zeichen wird erst durch die Einnahme einer medizinischen Perspektive[264] möglich. Aus medizinischer Perspektive verweisen Fieber und Migräne auf Entzündungen und deuten damit auf eine potenzielle Progression der HIV-Infektion. Die eingeleiteten Untersuchungspraktiken lassen sich entsprechend als Suche nach klinischen Symptomen der HIV-Infektion identifizieren. Vor diesem Hintergrund stellt sich die Ergebnislosigkeit der verschiedenen Untersuchungspraktiken als ein positives Zeichen dar: Eine Infektion des Gehirns scheint nicht feststellbar.

Durch die Methode der Triangulation wird evident, dass der Interviewpartnerin das Ziel der medizinischen Vorgehensweisen nicht mitgeteilt wird. Die von ihr beschriebenen Symptome werden ihr nicht als potenzielle Anzeichen einer Progression der HIV-Infektion dargelegt. Aus Perspektive der Informantin stehen die Symptomatiken wie auch eingeleiteten Untersuchungsverfahren im Zeichen der ART und ihrer impliziten Nebenwirkungen.

Feststellen lässt sich, dass im Fall der möglichen Bedrohung der Existenz ein „geschlossener Bewusstheitskontext" (Glaser & Strauss 1974: 16 f.) praktiziert wird. Glaser & Strauss bezeichnen damit einen Zustand, der durch Informationskontrolle entsteht, indem eine Person nicht an dem vorhandenen Wissen der anderen Person(en) beteiligt wird.

Das Konzept der „Bewusstheitskontexte"[265] entwickelten sie im Zusammenhang einer qualitativen Studie, die Sterbeprozesse in Krankenhäusern analysierte. Dabei konnten sie feststellen, dass sowohl seitens des medizinischen Personals (ÄrztInnen und medizinisches Pflegepersonal) wie auch aufseiten der Familie Sterbende vielfach aus dem vorhandenen Wissen des bevorstehenden Todes ausgeschlossen werden, um ihnen Belastung zu ersparen.

Im Gegensatz zu der Einnahmepraxis, die ein autonomes und selbstverantwortliches Subjekt anruft und Techniken der Selbstregulierung fordert, findet sich hier eine kontrafaktische Subjektkonstruktion. Das autonome Subjekt scheint somit nicht durchgängig als Gegenüber des Arztes konstituiert zu werden. Solange die Prekarität der Existenz als unbewiesene Annahme auftritt, wird

---

[264] Dies wurde mir durch ein Expertengespräch mit einem Arzt – Herrn Ullrich Mautsch – möglich (vgl. 3.2.5). Das heißt, erst durch die Einbeziehung einer medizinischen Perspektive wurde mir das Ziel dieser Untersuchungspraktik und damit gleichsam der „geschlossene Bewusstheitskontext" (Glaser/Strauss 1974: 16 f.) der professionellen Vorgehensweise deutlich.

[265] Glaser & Strauss (1974: 16 ff.) unterscheiden verschiedene Formen der Bewusstheitskontexte. Während beim „geschlossenen Bewusstheitskontext" der Patient bezüglich seines Zustandes ahnungslos ist, kennt er diesen bei der Form des „offenen Bewußtheitskontext" und macht dies auch deutlich. Von diesen Formen unterscheiden sie die „argwöhnische Bewusstheit" und die Form der „wechselseitigen Täuschung", die sie zwischen den Endpolen des geschlossenen und des offenen Bewusstheitskontextes situieren.

nicht das autonome, sondern vielmehr das Subjekt als zu umsorgendes objektiviert.

Das Machtverhältnis, das sich hier zeigt, lässt sich als ein paternalistisches kennzeichnen. Die „Mitveratwortlichkeit", die dem Patienten mit der Regelung der „informierten Zustimmung" zugestanden wurde, wird hier durch die Fürsorgepflicht und Verantwortungsübernahme des Arztes ersetzt (Gahl 2001: 12 f.). Der Interviewpartnerin wird nicht nur die Information über die Verdachtsdiagnose vorenthalten, sondern auch die Möglichkeit genommen, sich unter den gegebenen Vorzeichen gegen eine Untersuchung auszusprechen.

1976 kostatierte Raspe, dass sowohl in der BRD als auch der DDR – ohne dass es dazu Literatur gäbe – die rhetorische Frage in der Medizin vorherrsche, „was denn alles (unausgesprochen Schlimmes) geschieht, wenn man Patienten extensiv aufklärt" (Raspe 1976: 50). Seitens der Medizin scheine die Annahme zu dominierend, dass von der Aufklärung des Patienten bei infauster Prognose allgemein abzuraten sei, stellt auch Deppe-Begemann (1976: 80) fest. Diese ärztliche Norm bringt Anderson (1973, zit. bei: Deppe-Begemann 1976: 81) in Hinblick auf die Aufklärung von Karzinompatienten auf den Punkt: „so lange wie möglich so wenig wie möglich". Dass die professionelle Informationskontrolle bzw. der „geschlossene Bewusstheitskontext" neben der „psychischen Schutzbedürftigkeit des Patienten" auch durch „zweckrationale Argumente therapeutischer Effizienz" legitimiert wird, zeigt Deppe-Begemann (1976: 82) im Rekurs auf verschiedene Studien auf. Einerseits werde auf die Gefahr einer ungünstigen emotionalen Reaktion – bei Aufklärung – hingewiesen und davon ausgegangen, dass der Patient selbst nicht über seine Krankheit aufgeklärt sein wolle und es von daher angezeigt sei, ihm nie mehr Informationen anzubieten, als er selber verlange. Andererseits solle man aber so weit aufklären, dass er zu einer Kooperation imstande und bereit sei (Deppe-Begemann 1976: 80 f.)[266]. Dass diese ärztlichen Regierungsweisen medizinische Handlungsnormen darstellen, wird durch die empirische Studie von Raspe und Deppe-Begemann (1976) deutlich. Anhand der Befragung von KrankenhauspatientInnen konnten sie feststellen, dass sowohl das diagnostische als auch das therapeutische Wissen der PatientInnen umso niedriger war, je gravierender die Krankheit und je ungünstiger die PatientInnen prognostisch beurteilt wurden (Raspe 1976: 55 ff.). Dabei konstatiert Raspe (1976: 57), dass die PatientInnen zwar überwiegend wussten, „was alles therapeutisch mit ihnen geschah, *nicht aber warum und zu welchem Ziel es*

---

[266] Deppe-Begemann (1976: 80 f.) entwickelt die hinter der ärztlichen Norm der Informationskontrolle stehenden Argumente aus einem Artikel von Mcintosh (1974), der diese im Hinblick auf den Umgang mit Krebspatienten herausarbeitet. Allgemein muss hier darauf hingewiesen werden, dass es sich dabei v. a. um zurückgehaltene Information gegenüber Sterbenden handelt, die im Sinne Glaser/Strauss (1974) von dem Wissen um ihr baldiges Sterben ausgeschlossen werden.

geschah"²⁶⁷. Bestätigt wurden diese Ergebnisse durch die Befragung behandelnder ÄrztInnen, die darstellten, PatientInnen mit infausten Prognosen nur einschränkend aufzuklären (Raspe 1976: 59)²⁶⁸.

Anhand neuerer Literatur zeigt sich, dass diese die Medizin vor dreißig Jahren strukturierenden Handlungsnormen gegenwärtig sowohl diskutiert und plausibilisiert²⁶⁹ wie auch juristisch legitimiert sind. So darf der Arzt grundsätzlich den Patienten mit unsicheren, nicht erwiesenen oder unbestätigten Verdachtsdiagnosen „nicht beschweren", wie durch das Vertragsarztrecht festgehalten wird (Wienke/Becker 2006: 4). Eine Diagnosenaufklärung ist „jedenfalls dann unzulässig, wenn für den mitgeteilten Befund keine hinreichende tatsächliche Grundlage besteht, er für den Laien auf eine schwere Erkrankung schließen lässt und der Patient in psychischer Hinsicht zu Überreaktionen neigt (OLG Köln, MedR 1988: 184 – Veränderungen im Hirnbereich)" (Wienke& Becker 2006: 4).

Die ärztliche Informationskontrolle zeigt sich damit als eine Regierungsweise, die in Übereinstimmung mit juridischen Normen erfolgt. Ist die Prekarität der Existenz nicht hinreichend bewiesen, wird die Verdachtsdiagnose vor Patienten zurückgehalten, um diese nicht unnötig zu belasten. Damit tritt die paternalistische Seite ärztlichen Handelns in den Vordergrund, die ihr Gegenüber als Schutzbedürftiges und zu Umsorgendes objektiviert und der Fürsorgepflicht unterstellt.

4.3.3 Die „partnerschaftlich-dialogische" Führung

Im Gegensatz zur paternalistischen Führungsweise kennzeichnet sich die „partnerschaftlich-dialogische" Arzt-Patienten-Beziehung durch die Beachtung der Willensentscheidung des Kranken (Beckmann 1998, in: Gahl 2001: 11). Der Beziehungswandel manifestiert sich im Zuge der zunehmenden Akzentuierung des Selbstbestimmungsrechts im 19. Jahrhundert und führte zu der Implementierung der „informierten Zustimmung"²⁷⁰. Die Alleinentscheidung des Arztes wandelt sich zu einer „mitverantwortlich-einverständlich getroffenen Entschei-

---

[267] Hervorhebungen von K.P.
[268] Diese Ergebnisse standen dabei dem Informationsbedürfnis der PatientInnen diametral gegenüber, wie Raspe (1976: 55) feststellte: Diese gaben zu über 90 % an, Bescheid wissen zu wollen, „was mit ihrer Krankheit und der Behandlung zusammenhängt", um Vorsorge für die Zukunft leisten zu können.
[269] Vgl. beispielsweise: Die jährlichen Patientenforen zur medizinischen Ethik des Städtischen Klinikums Braunschweig. 1989 stand das Forum unter der Fragestellung: „Wahrheit und Wahrhaftigkeit am Krankenbett" (www.user.gwdg.de/~ukee/bs_1998.pdf), 2001 unter der Fragestellung: „Das Recht des Patienten auf Selbstbestimmung" (www.gwdg.de/~ukee/bs_2001.pdf).
[270] Vgl. Kapitel 4. 1.1.1.

4.3 Die Regierung der Untersuchungs- und Behandlungspraktiken

dung" zwischen Arzt und Patienten (Gahl 2001: 12). Der gemeinsamen Entscheidung geht die Aufklärung des Patienten durch den Arzt voraus (Weißauer 1996: 115; Höfling/Lang 1999: 21; Wienke/Becker 2006: 1; 3). Diese erklärt sich durch die Asymmetrie zwischen „Wissen und Nicht-Wissen", die das Arzt-Patienten-Verhältnis charakterisiert (Gahl 2001: 11 f.; Holzem 1999: 293).

Eine solche Beziehung beschreibt eine Informantin. Den regelmäßigen Kontrolluntersuchungen weist sie dabei eine spezifische Funktion zu. Sie schildert:

> „ja und das ich nie was hatte, weil ich bin regelmäßig – 10 Jahre, diese ganzen 10 Jahre – jede vier Wochen zur .. gegangen" (Int.7: 7).

Ihr „Nie-was-gehabt-Haben" konstituiert sic als Resultat der regelmäßig durchgeführten Kontrolluntersuchungen. Diese fungieren nicht nur als ein Mittel, das es ermöglicht, Symptome und Krankheiten frühzeitig zu erkennen, wie sie verdeutlicht. Retrospektiv gereichen ihr diese zum Vorteil:

> „Jetzt im Nachhinein kommt es mir sehr zugute, weil die haben die ganzen Berichte, von den ganzen letzten 10 Jahren da, die wissen wie der Körper reagiert, was der Körper macht und es ist wirklich wichtig [...] irgendwann kommt es ja, es ist ja vorprogrammiert, ne und dann wissen die genau was du hattest, wie, wie, wie viel und was (...), ja letztes Jahr manchmal zwei, drei Mal die Woche, nur zum Testen, also nur Blutspiegel" (Int.7: 8).

Den Körper konzipiert die Informantin in diesem Zusammenhang als eine von ihr losgelöste Entität, als Objekt, das dem Arzt zur Wissensgenerierung dient und es ihm ermöglicht, ein spezifisches Körperwissen zu erlangen. Ein Wissen, was ihr prospektiv Sicherheit bietet, wenn „es" kommt.

Neben der doppelten präventiven Schutzfunktion streicht die Informantin auch die gegenwärtige Sicherungsfunktion hervor, die ihr die durch die Untersuchungen zuteil wird. Die Archivierung relevanter Körperdaten ermöglicht, wie sie am Beispiel ihrer Röntgenbilder verdeutlicht, Schutz vor Fehldiagnosen:

> „und was so fies war, dann bin ich ja rein (ins KKH) dann hieß es dann, ich hab Leberzirrhose (lacht) und dann da sag/ und dann haben sie die alten Röntegenbilder von '96 rausgeholt und da haben sie festgestellt, dass ich diese Flecken auf der Leber auch schon '96 hatte (mhm), ne und das die Tabletten für diese TBC, dass die das noch verstärkt haben, aber das es keine Leberzirrhose ist" (Int.7: 36).

Die Archivierung der Körperbefunde fungiert durch die gegebene Möglichkeit des Datenvergleichs als Kontrollmittel. Die bereits konstatierte Leberzirrhose wird als Fehldiagnose identifiziert und in revidiert.

Die Informantin streicht drei unterschiedliche Funktionen medizinische Untersuchungsverfahren heraus. Ermöglichen diese einerseits, Veränderungen frühzeitig zu identifizieren und damit gegen Symptome und Erkrankungen rechtzeitig vorzugehen, so fungieren die Untersuchungen andererseits durch ihre Funktion als Körperwissensarchive als Wahrheitsdispositive. Sie ermöglichen es dem Arzt, ein spezifisches Wissen über Form, Art und Umfang der Körperreaktionen zu konstituieren („die wissen wie der Körper reagiert"; „wissen die genau was du hattest, wie, wie, wie viel und was"), das ihr im Krankheitsfall zugute kommt. Das generierte Körperwissen ermöglicht es aus dieser Perspektive, dem Arzt eine Therapie in Abstimmung auf die Reaktionen des Körpers der Informantin zu konzipieren. Andererseits fungiert die Archivierung der Untersuchungsdaten als Sicherheit, indem sie durch die implizite Möglichkeit des Datenvergleichs Schutz vor Fehldiagnosen bietet.

Die regelmäßigen Untersuchungen bilden die funktionelle Basis der Arzt-Patientinnen-Beziehung. Sie stellen dem Arzt das benötigte Wissen über den Körper und die Infektion der Informantin zur Verfügung. Darüber hinaus akzentuiert die Informantin jedoch die emotionale Ebene der Beziehung und markiert diese als konstitutive Grundlage der „partnerschaftlich-dialogischen" Regierungsweise. Als strukturierende Basis kennzeichnet sie das Vertrauen, was sie ihrem Arzt entgegenbringt, wobei sie ihr Verhältnis als eins markiert, das über das übliche Maß einer Arzt-Patientinnen-Beziehung hinausweist:

„wir müssen Chemo. Ich sag ‚gut machen wir Chemo'. Nun muss ich sagen, ich kenn den Doktor 10 Jahre, ne, ich hab wirklich Vertrauen zu ihm. Das ist eine Sache, ne und ich, schön fand auch wo ich im Krankenhaus lag oder es nicht gut geht, er kommt immer rüber und fragt wie es mir geht (mhm), ne und so. Das ist richtig (wichtig?).. nicht wie Patient... äh, Arzt, es ist ein bisschen mehr" (Int.7: 36).

Auf Grundlage dieses Vertrauen lässt sich die Interviewpartnerin auf die vom Arzt vorgeschlagene Behandlungspraxis ein. Charakterisiert sich die Beziehung zwischen Arzt und Patientin einerseits durch das traditionelle Wissensgefälle, so holt der Arzt, wie sie veranschaulicht, ihre Zustimmung zu dem vorgeschlagenem Untersuchungs- und Behandlungspraktiken jedes Mal explizit ein:

„Dann sind wir zum Arzt, bin ich zum Arzt gegangen. Da haben wir Ultraschall gemacht, dann sagt er, das [Knoten] wächst, wir müssen noch mal punktieren. Ich sag ‚okay, punktieren wir' (lacht). Haben wir das wieder punktiert. Nichts gar nichts. [...] Vier Wochen später, wir wieder hin. Ich sag ‚mein Knoten ist wieder da'. Er

4.3 Die Regierung der Untersuchungs- und Behandlungspraktiken 247

> sagt ‚ne, nä?'. Ich sag ‚doch'. ‚Komm, Sonographie' Er sagt ‚wir müssen einen rausholen' (mhm). War schon wieder so, was weiß ich (mhm). Und dann sagt er ‚wir holen einen raus'. ‚Ja' sag ich ‚machen wir'. Gut dann haben wir es rausgeholt (Int.7: 34).

Die Regierung der Untersuchung und Behandlung folgt hier dem Modell der (informierten) Zustimmung. Der Arzt schlägt als Experte jeweils ein spezifisches Verfahren vor, das die Informantin durch Zustimmung bewilligt. Obgleich die Informantin die Vorschläge des Arztes als Imperative darstellt, wird durch ihre Zustimmung ein gemeinsames Handeln konstituiert, was durch die beiderseitige Referenz auf das Pronomen „wir" deutlich wird.

Die Informantin tritt an den Arzt auch mit spezifischen Wünschen heran, tastet jedoch dabei seine Rolle als Experten nicht an:

> „und ich hab auch zu ihm gesagt, meine Werte und so, will ich gar nicht wissen, das belastet mich.. wenn das schlecht ist, Sie sehen es. Ich sag ‚Sie können mir Bescheid sagen, was ich anders machen soll, wie ich mich umstellen soll oder so'" (Int.7: 36).

Der Ausschluss von spezifischem Wissen wird – wie weiter oben bereits dargestellt wurde – von der Informantin als Möglichkeit gewertet, Belastungen zu entgehen. Im Gegensatz zu einer paternalistischen Führungsweise erfolgt die Informationskontrolle hier als selbst initiierte Wahl und bewusste Entscheidung.

Feststellen lässt sich, dass hier dem Arzt durch seine Rolle als Experte die Führung und Anleitung der Patientin zukommt, wobei die Informantin das dem Arzt entgegengebrachte Vertrauen als wesentliches Kriterium dieser Regierungsweise markiert. Regelmäßige Untersuchungspraktiken ermöglichen einerseits die Früherkennung potenzieller Erkrankungen und stellen andererseits dem Arzt das benötigte Wissen für eine effektive und sichere medizinische Diagnose und Behandlung zur Verfügung. Sie werden damit zu Mitteln, die es der Informantin ermöglichen, Gegenwart und Zukunft regierbar(er) zu machen. Gleichzeitig ist die Informantin durch diese Regierungsweise von Entscheidungszwängen befreit, wie sie im Zusammenhang einer selbstverantwortlichen Regierungsweise auftauchen. Dies wird abschließend aufgezeigt und damit die entscheidende Differenz zwischen einerseits „paternalistischer", „partnerschaftlich-dialogischer" und andererseits selbstverantwortlicher Führung dargelegt.

4.3.4 Die selbstverantwortliche Patientin

Im Gegensatz zu den Informantinnen, die an einer antiretroviralen Therapie teilnehmen und sich regelmäßig und über Jahre konstant empfohlenen Routineuntersuchungen unterstellen, sucht eine Informantin das medizinische Systems auf, wenn Symptome unkontrollierbar werden. Die Unterwerfung unter medizinische Praktiken erfolgt hier nicht im Hinblick der Sicherung der Zukunft, sondern dann, wenn die Gegenwart unregierbar wird:

> „Nach meiner Rückkehr hatte ich tierische Kopfschmerzen. Ich hab gedacht ich spring vor einen Zug, wenn das nicht aufhört. Von einem Arzt zum anderen, Tabletten, Tabletten und schlafen, damit die Schmerzen aufhören" (Int.8: 5).

Die Weigerung, sich einem antiretroviralen Regime zu unterwerfen, bedeutet demnach nicht, dass medizinischen Praktiken grundsätzlich eine Absage erteilt wird. Werden Symptome unkontrollierbar und verlieren bisherige Regulierungspraktiken ihre Wirksamkeit, so wird die Teilnahme an Untersuchungspraktiken initiiert.

Als es der Informantin mittels der Einnahme von Tabletten nicht mehr gelingt, ihre „Krampfanfälle" zu verhindern und sie erst im Krankenhaus wieder zu Bewusstsein gelangt, wendet sie sich einige Zeit später an das medizinische System. Sie schildert:

> „Nach den Krampfanfälle habe ich eine CT (Computertomographie) machen lassen" (Int. 8: 2).

Im Gegensatz zu obigen Informantinnen konstituiert sich die Informantin hier als ausschlaggebende Instanz. Sie ist es, die das Untersuchungsverfahren initiiert, während Ärzte oder medizinisches Personal keine Erwähnung finden. Die Informantin konstituiert sich nicht nur im Hinblick auf die Einleitung von Untersuchungspraktiken als aktiv Handelnde, sondern auch bei der Suche nach der Symptomherkunft:

> „Sie haben gesagt, dass auf dem CT nichts zu sehen ist. Rechts ist was aber das sind kleine weiße Punkte, die sind seit Jahren unverändert. Man weiß nicht was das ist. Nun bin ich etwas zwiespältig, soll ich fahren oder nicht? [Die Informantin bezieht sich auf eine von ihr lange geplante außereuropäische Auslandsreise K. P.]? Was ist wenn mir da etwas passiert? Einerseits wollte ich wissen, was das ist. Keiner weiß woher das kommt. AIDS ist noch nicht ausgebrochen, die Werte sind gut. Die von der Drogenambulanz hat gesagt, ich nehme so viele Jahre keine Drogen mehr, mit der Drogenvergangenheit kann das auch nichts zu tun haben" (Int.8: 2).

In Folge mangelnder Zuordnung zu einem Krankheitsbild versucht die Informantin, die Herkunft der „weißen Punkte" zu klären, um eine Entscheidungsbasis für ihr weiteres Handeln zu finden. Zu diesem Zweck wendet sie sich an die Dro-

4.3 Die Regierung der Untersuchungs- und Behandlungspraktiken

genambulanz, um einen potenziellen Zusammenhang mit ihrer früheren Drogeneinnahme zu klären. Sowohl Drogenvergangenheit als auch der Ausbruch von AIDS werden von ihr als mögliche Ursachen der „weißen Punkte" ausgeschlossen, da „gute Werte" und langjährige Drogenabstinenz ihr – und den anderen – keine ausreichende Erklärungsfolie liefern[271].

Die Informantin entschließt sich, ihr biographisches Projekt weiter zu verfolgen. Unmittelbar vor der Abfahrt erleidet sie einen erneuten „Krampfanfall" in der Öffentlichkeit und verliert das Bewusstsein. Dieser Zusammenbruch fungiert als Anlass, sich im Rahmen eines dreiwöchigen Klinikaufenthalts auf verschiedene Untersuchungsverfahren einzulassen.

Nachdem die Untersuchung über CT und Kernspintomographie zu keinen nennenswerten Ergebnissen führen, wird ihr die Durchführung einer Biopsie zur Disposition gestellt. Die Informantin schildert:

> „Sie haben mich gedrängt und ich sollte da bleiben für eine Biopsie. Ich habe überlegt, es läuft nicht weg. Ich wollte nach X [Reiseziel] fahren und wenn sie das aufmachen, müssen sie das an zwei Stellen aufmachen, weil ja rechts und links was ist. Dann nehmen sie das raus. Wenn sie Glück haben, finden sie die richtige Stelle. Wenn nicht, sitzt das an einer Stelle, wo es eventuell inoperabel ist. Das habe ich nur auf Verdacht gesagt. Der eine Arzt guckt mich an und meinte, ‚Ja, links sitzt das an einer ganz schwer zugänglichen Stelle'. Ich hab immer gedacht, dass man auf dem CT alles sieht, aber nur beim Kernspin sieht man alles. Auf jeden Fall sollte ich das machen lassen, aber inzwischen hatte ich mir das anders überlegt (mh, mh). Ich warte auf den nächsten Anfall, schlucke brav meine Tabletten. Ich kann es nicht verhindern, zur Not muss ich operiert werden – aber dann direkt" (Int.8: 5).

Während die Informantin CT und Kernspintomographie nicht weiter problematisiert, verhandelt sie das Für und Wider einer Biopsie. Die Unterwerfung unter eine Praxis, die in den Kopf eindringt, um eine Gewebeprobe zu entnehmen, problematisiert sie vor dem Hintergrund der damit verbundenen Risiken. Im Mittelpunkt ihrer Auseinandersetzung steht der Versuch, zu einer Einordnung und Bewertung dieses Verfahrens zu gelangen. Angesichts der Fragwürdigkeit des Eingriffs (kein Ergebnis finden) und seiner nicht einschätzbaren Folgen („Klapse landen"), entschließt sich die Informantin zunächst gegen die Untersuchung und für die Durchsetzung ihres Reiseprojekts.

Die Behandlung mittels Tabletteneinnahme zeigt sich jedoch nur als vorläufige Lösung, denn sie kann die teilweise „höllischen Kopfschmerzen" (S. 9) nicht verhindern. Der Entscheidungsfindungsprozess ist damit nicht abgeschlossen, sondern nur aufgehoben. In Folge versucht die Informantin, vor dem Hin-

---

[271] Deutlich wird hier nochmals, welche Produktivität die Technologie der Werte entfaltet: Die Symptome erscheinen nicht als Effekte der HIV-Infektion, weil die „Werte" gut sind.

tergrund biographischer Erfahrungen (in der Psychiatrie landen als Jugendliche), gesellschaftlicher Normen (Selbständigkeit und Mobilität) und medizinischer Risiken auch unter Zuhilfenahme anderer eine für sich akzeptable Lösung zu finden:

> „Die Frau, die ich in X [Reiseziel] kennengelernt habe und in der Psychiatrie X [Stadt] arbeitet, meinte, sie würde das nicht machen lassen, weil, die Biopsie dient eigentlich nur den Ärzten. Ich denk, ich muss irgendwann operiert werden, aber ich bin lieber tot als in der Klapse zu landen. [...], weiß nicht, würden Sie [spricht Interviewerin an] das machen lassen?" (Int.8: 8).

Deutlich wird, dass die Informantin, um zu einer selbstverantwortlichen Entscheidung zu gelangen, auch den Rat anderer einholt. Im Gegensatz zu einer paternalistischen und in Differenz zu einer „partnerschaftlich-dialogischen" Regierungsweise – bei der, wie oben deutlich wurde, letztlich der Arzt als Experte spezifische Untersuchungs- und Behandlungspraktiken vorschlägt, die per Forma durch die Informantin bewilligt werden – tritt die Informantin hier als selbstverantwortliches Subjekt auf. Scheint diese Führungsweise einerseits mit der Möglichkeit verbunden, eine Entscheidung nach eigener Präferenz zu fällen, so ist sie gleichsam mit dem Zwang verhaftet, eine Entscheidung treffen zu müssen. Entscheidungsfreiheit und Entscheidungszwang zeigen sich als unlösbares Doppel einer Medaille, wobei dem Subjekt nicht nur die Verantwortung für die Entscheidung, sondern gleichsam für die damit verbunden Folgen obliegt. Genau diesen Umstand verdeutlicht sich durch die langwierige und unabgeschlossene Verhandlung verschiedener Argumente und Perspektiven, die im Zusammenhang einer paternalistischen Führungsweise obsolet und im Kontext der „partnerschaftlich-dialogischen" Regierungsweise gleichsam nicht auftaucht. Eine selbstverantwortliche Führungsweise im Kontext medizinischer Untersuchungs- und Behandlungspraktiken impliziert nicht nur Entscheidungsfreiheit und -zwang, sondern erfordert gleichsam eine Positionierung im Kontext medizinischer Wissensproduktionen. So zeigt sich, dass hier nicht ausschließlich dem Arzt eine Position als Experte zugewiesen wird. Vielmehr ist es die Informantin, die Informationen und Expertisen von unterschiedlichen Akteuren einholt, um eine verantwortliche Entscheidungsbasis entwickeln zu können. Die ungewisse Symptomherkunft wie auch die nicht einschätzbare Untersuchungstechnik konstituieren nicht primär Hilflosigkeit oder Resignation, sondern fungieren als Auslöser für die Suche nach Informationen und Ratschläge anderer.

Wurde bislang deutlich, welche Wirkungsmacht die gesellschaftliche Anrufung nach Selbstverantwortung im medizinischen Kontext entfaltet, wird nachfolgend zu zeigen sein, welches Potenzial die Informantinnen diesem gesellschaftlichem Regulationsmechanismus zuweisen, wenn es um die Thematisierung der Diagnose geht.

5 Das Sagbare und das Sichtbare[272]

Die Mitteilung der Diagnose wird in allen Interviews problematisiert. Die Informantinnen verhandeln den Umgang mit der Diagnose zwischen Sagen und Verbergen, Offenbaren und „Lügen", Erzählen und Verheimlichen. Vielfach kennzeichnen sie den Umgang mit der Diagnose als ihr „größtes Problem".

Zwischen Offenbaren und Verbergen verläuft nicht nur der Umgang mit der Diagnose. Auch die Thematisierung und Darstellung des veränderten Körpers und spezifischer Zeichen, die anderen einen Rückschluss auf die Infektion ermöglichen, wird zwischen diesen Polen verhandelt.

Im Mittelpunkt der nachfolgenden Analyse steht das Informationsmangement der Informantinnen und damit der Umgang der Informantinnen mit Informationen, die die HIV-Infektion betreffen. Dabei zeigt sich, dass Informationen nicht nur über das Sagbare, sondern auch über Sichtbares vermittelt werden, d. h. über jeweils spezifische Zeichen, die potenziell auf die HIV-Infektion verweisen.

Die von den Informantinnen dargelegten Strategien wie auch die Positionierungen und Reaktionen anderer zeigen, dass die HIV-Infektion im gesellschaftlichen Kontext als Stigma gilt. Auf symbolischer Ebene verweisen die Benennungspraktiken der Informantinnen auf diesen Umstand: Die Bezeichnung HIV-Infektion oder AIDS wird vermieden. Beziehen sich die Informantinnen auf die HIV-Infektion, so wird diese entweder unter eine übergeordnete Kategorie (Krankheit, Infektion) subsumiert oder durch ein unspezifischen Satzglied („das") oder ein Pronomen („es") bezeichnet. Diese Verwendungsweise lässt sich in Rekurs auf Saussures Artikulationstheorie, nach der kein Sinn ist, wo kein Ausdruck besteht, als eine (unbewusste) strategische Praxis deuten, die darauf zielt, die Spezifik der HIV-Infektion zu nivellieren (Frank 1984: 93). Gleichzeitig wird durch diese Praxis das Stigmatisierungspotenzial der Infektion akzentuiert: Im gesellschaftlichen Umgang wird die HIV-Infektion zu etwas Unsagbarem, zu einem Stigma.

Der im antiken Griechenland geschaffene Begriff des Stigmas stand für ein zugefügtes körperliches Zeichen, das in den Körper gebrannt oder geschnitten wurde (Goffman 1988: 9). Ziel dieser Markierung war es, „den moralischen Zustand" des Gekennzeichneten zu offenbaren, der als ungewöhnlich oder

---

[272] Deleuze (1992: 69-98) hat diese Begriffe im Rekurs auf die Ergebnisse Foucaults entwickelt.

schlecht bewertet wurde (Goffman 1988: 9). Diese rituelle Praxis erklärte ihn zu einer „unreinen" Person, die gemieden werden sollte und die Betreffenden „von vollständiger sozialer Akzeptierung" ausschloss (Goffman 1988: 7; 9).

Heute wird der Begriff des Stigmas hinsichtlich einer „Eigenschaft" oder dem Attribut einer Person verwandt, die, wenn sie offenbar wird, diese „von einer ganzen und gewöhnlichen Person zu einer befleckten, beeinträchtigten herabmindert" (Goffman 1988: 10 f.). Ein Stigmamerkmal zu besitzen, bedeute demnach, das die Person in unerwünschter Weise „anders" ist als wir zunächst antizipieren, wobei dieses Merkmal sich in die Aufmerksamkeit drängen und bewirken könne, dass wir uns in der Begegnung mit ihr abwenden (Goffman 1988: 13).

Ein Stigma konstituiert so eine Diskrepanz zwischen virtualer (angenommener) Identität und aktualer (aufgrund bewiesener Eigenschaften und Attribute) sozialer Identität (Goffman 1988: 10). Die „Andersartigkeit" zeigt sich dabei als Effekt gesellschaftlicher Benennungsakte: „denn bevor eine Differenz viel ausmachen kann, muss sie gewöhnlich durch die Gesellschaft als Ganze kollektiv auf einen Begriff gebracht sein" (Goffman 1988: 154)[273]. Stigmata sind demnach Merkmale oder Zeichen, die erst durch soziale Konstruktionsprozesse[274] produziert werden. Goffman (1988: 11) verweist in diesem Zusammenhang auch auf die Relevanz des Kontextes. Vielfach ergebe sich der stigmatisierende Effekt erst durch die jeweilige Relation: Demnach könne eine Eigenschaft eine Person stigmatisieren, während sie die Normalität einer anderen bestätige. Zugleich betont er jedoch, dass sich Attribute ausmachen lassen, die „fast überall in unserer Gesellschaft diskreditierend" seien[275] (Goffman 1988: 12 f.). Als ein solches Attribut tritt die HIV-Infektion auf.

---

[273] Nach Link (1997: 101) legt Goffman das Stigma auf die Ebene der Realität.
[274] Goffman selbst (1988) verwendet den Konstruktionsbegriff nicht; der Begriff wurde 1969 von Berger/Luckmann im Rahmen ihrer „Theorie der Wissenssoziologie": „Die gesellschaftliche Konstruktion der Wirklichkeit" eingeführt, während Goffmans Studie 1963 in den USA publiziert wurde.
[275] Goffman (1988: 12 f.) unterscheidet drei „krass verschiedene Typen von Stigma": physische Deformationen, individuelle Charakterfehler – die als Willensschwäche wahrgenommen würden – und „phylogenetische Merkmale der Rasse, Nation und Religion, die von Generation zu Generation weiter gegeben" werden. Wenngleich Stigmata in diesem Zusammenhang als quasi naturalistisch Zeichen erscheinen, verweist sowohl die oben genannte Textstelle, bei der Goffman (1988: 154) Stigmata als Resultate gesellschaftlicher Bezeichnungsakte charakterisiert, wie auch seine Sicht auf die „Naturgeschichte des Stigmas" (1988: 45), dass er Stigmata als sozial konstruiert versteht. Die „Naturgeschichte des Stigmas", die Goffman (1988: 45) am Beispiel der Scheidung in der amerikanischen oberen Mittelklasse erläutert, bezeichnet er als „Geschichte von Ursprung, Verbreitung und Abnahme der Eignung eines Attributs, in einer bestimmten Gesellschaft als ein Stigma zu dienen". Damit kennzeichnet er das Stigma „Scheidung" als Produkt eines historisch spezifischen Vorgangs, auch wenn er den Konstruktions- oder Produktionsbegriff nicht verwendet.

Goffman (1988: 56) unterscheidet zwei verschiedene Modi des Umgangs mit Stigmata. Je nachdem ob es sich um die Situation einer diskreditierten oder einer diskreditierbaren Person handelt – d. h., je nach dem, ob um die „Andersartigkeit" der Person gewusst wird oder nicht –, steht die „Hauptmöglichkeit" der Informationssteuerung oder die des Spannungsmanagements im Zentrum. In beiden Bereichen lässt sich die Strategie der Informationskontrolle ausmachen. Dient sie den „Diskreditierbaren" dazu, ihre „Andersartigkeit" nicht evident werden zu lassen, so verhilft sie „Diskreditierten" dabei, ihre „Andersartigkeit" aus dem Fokus der Aufmerksamkeit zu ziehen und dadurch die Spannung in Interaktionen zu mindern, die entsteht, wenn andere um das Stigma wissen (Goffman 1988: 56).

Informationskontrolle erweist sich demnach als grundlegende Strategie, um mangelnder „Akzeptierung" zu entgehen, die Goffman (1988: 18) als zentrales Situationsmerkmal stigmatisierter Personen kennzeichnet.

Beide Modi des Umgangs mit Informationen – und somit das Problem Stigma – treten nach Goffman (1988: 15; 157 f., 160 f.) dort auf, wo Identitätsnormen als zu realisierende Verhaltenserwartung an das Individuum herangetragen werden. Das Bedürfnis, Informationen zu kontrollieren, fasst Goffman (1988: 160) als „Reaktion und Adaption", wenn die zu realisierenden Identitäts- oder Seinsnormen nicht aufrechterhalten werden können. Er betont, dass hier der Wunsch des Individuums, sich an die Norm zu halten – der bloße gute Wille – nicht genüge, da in vielen Fällen das Individuum keine unmittelbare Kontrolle über sein Maß habe, die Norm aufrechtzuerhalten: „Es ist eine Frage der Kondition des Individuums, nicht seines Willens; es ist eine Frage der Konformität, nicht der Einwilligung (1988: 158)[276].

Erscheint Informationskontrolle aus dieser Perspektive als strategische Praxis, um mangelnder Akzeptierung und potenziellen Stigmatisierungen zu entgehen, so zeigt sich, dass die Informantinnen von dem Imperativ geleitet sind, anderen die „Wahrheit" der Infektion kundzutun. Die Nicht-Thematisierung der Diagnose wird entsprechend als Unterschlagung vorgestellt und vielfach mit Lügen gleichgesetzt. Sie wird als eine manchmal notwendige, jedoch nie als hinreichende Lösung vorgestellt.

Der Umgang mit der Diagnose wird vor diesem Hintergrund zu einem Konflikt, der durch diese einander widersprechenden Modi des Informationsmanagements strukturiert ist; einem Konflikt, aus dem die Informantinnen einen konstruktiven Ausweg suchen, jedoch kaum finden.

---

[276] Goffman (1988: 158) erläutert dies u. a. am Beispiel von Schönheitsnormen. So seien Normen, „die mit physischer Schönheit assoziiert sind, die die Form von Idealen annehmen und Standards konstituieren", nur bedingt beeinflussbar und stellten gleichsam Normen dar, „hinter denen fast jeder in irgendeinem Abschnitt seines Lebens zurückbleibt".

Diese von den Informantinnen präsentierte Schwierigkeit lässt sich mit dem Konzept der Problematisierung fassen. Mit diesem Begriff charakterisiert Foucault ((D&E) 1984: 731 f.) „das, worüber man reflektiert". Aus einer genealogischen Perspektive gilt es die Bedingungen, unter denen es zu einer bestimmten Problematisierung kommt, in den Blick zu nehmen[277] (Foucault 1995: 16; (D&E) 1984: 731 ff.). Dabei soll „die allgemeine Form einer Problematisierung" gefunden werden, diejenige, „die sie möglich gemacht hat – bis hinein in ihren Gegensatz"[278] (Foucault ((D&E)) 1984: 733).

Unter diesem Blickwinkel gelangen zwei für das Abendland konstitutive Machttechniken in die Perspektive: Die „Geständnispraxis" (Foucault 1976; 1994) einerseits und die „Macht der Norm" (Foucault 1977: 237) andererseits. Erst vor dem Hintergrund ihrer produktiven Entfaltung wird verständlich, wie Wahrheitsverpflichtung und Ausrichtung an der Norm zu gesellschaftlichen Praktiken wurden, die heute in grundlegender Weise Selbstkonstituierungen und Informationsmanagement leiten.

Bevor die Situation Diskreditierbarer in den Mittelpunkt rückt und gezeigt wird, wie der Prozess der Informationssteuerung verläuft, wenn andere nicht um die Infektion wissen, gilt es, die wesentlichen Charakteristiken der Geständnispraktiken zusammenfassend darzulegen und zu skizzieren, wie es zu der gesellschaftlichen Etablierung und produktiven Entfaltung dieser Technik gekommen ist.

Im Anschluss wird dann die Situation Diskreditierter und die „Macht der Norm" (Foucault 1976) in den Blick genommen. Gezeigt wird, mit welchen Reaktionen und Positionierungen die Informantinnen konfrontiert werden, wenn andere von der HIV-Infektion erfahren, und wie die Regierung von Informationen verläuft, wenn andere um die Infektion wissen.

---

[277] Diese Art von Analyse beinhaltet sowohl eine archäologische als auch eine genealogische Dimension. Die archäologische Dimension nimmt die Formen der Problematisierungen in die Perspektive, während sich die genealogische Dimension auf die Formierung der Problematisierungen, ausgehend von den Praktiken und deren Veränderungen, bezieht (Foucault 1995: 19).
[278] Diese Vorgehensweise weist er als „eine kritische Analysebewegung [aus], über die versucht wird herauszufinden, wie die verschiedenen Lösungen für ein Problem erstellt werden konnten, aber auch wie diese verschiedenen Lösungen zu einer spezifischen Problematisierungsform gehören" (Foucault (D&E) 1984: 733).

5.1 Die Rationalität der Geständnispraktiken

> „Die Wirkungen des Geständnisses sind breit gestreut: in der Justiz, in der Medizin, in der Pädagogik, in den Familien- wie in den Liebesbeziehungen, im Alltagsleben wie in den feierlichen Riten gesteht man seine Verbrechen, gesteht man seine Sünden, gesteht man seine Gedanken und Begehren, gesteht man seine Vergangenheit und seine Träume, gesteht man seine Kindheit, gesteht man seine Krankheiten und Leiden; mit größter Genauigkeit bemüht man sich zu sagen, was am schwersten ist; man gesteht in der Öffentlichkeit und im Privaten, seinen Eltern, seinen Erziehern, seinem Arzt und denen die man liebt; man macht sich selbst mit Lust und Schmerzen Geständnisse, die vor niemand anders möglich wären, und daraus macht man dann Bücher. [...] Im Abendland ist der Mensch ein Geständnistier geworden" (Foucault 1983: 76 f.).

Die Mitteilung der Diagnose wird von den Informantinnen in unterschiedlichen Kontexten zwischen den Polen des Sagens und des Verschweigens gemanagt. Die Informantinnen kennzeichnen das Offenlegen der Diagnose dabei als problematisch oder vice versa als vollkommen unproblematisch. Die unterschiedlichen Konstituierungsweisen und die Auseinandersetzung um das Informationsmanagement wird vielfach durch ein verbindendes Element angeleitet: dem Imperativ, die Wahrheit über sich zu sagen. Die Relevanz der Offenlegung begründet eine Interviewpartnerin so:

> „nacher hatt´ ich mich irgendwann damit, äh, ja hab ichs akzeptiert, dass es nun mal da ist (mh) und, und äh zu mir gehört (und ab dem Moment wo es zu mir gehört, kann ich es nicht mehr verleugnen?) das geht einfach nicht (ja) also das bin ich ja" (Int.3: 1).

Die Informantin kennzeichnet die HIV-Infektion als Phänomen, das nach einem gewissen Zeitverlauf zu einem Teil des Ichs generiert. Diese Konstituierungsweise leitet sie zur Offenbarung der Diagnose, die dabei eine geradezu imperative Wirkung entfaltet.

Anhand der Darstellungen der Informantinnen zeigt sich, dass die Motive, die die Informantinnen zur Offenbarung der Diagnose leiten, mit dem Kontext variieren, während die Wahrheitsverpflichtung fast durchgehend gewahrt bleibt. Die Auseinandersetzung um die Thematisierung der Diagnose lässt sich so als eine Verhandlung ausmachen, die um das Problem des öffentlichen Wahr-Sagens kreist. Sie verdeutlicht die Diagnosemitteilung als eine Geständnispraxis.

Foucault (1993: 46; 51 f.) zeigt, wie im Frühchristentum eine Geständnispraxis konstituiert wird, die eine Verpflichtung zur Wahrheit etabliert, die mit einer „Dechiffrierung des Selbst" und einer öffentlichen „Enthüllung" von Geheimnissen einhergeht. Wahrheitspflicht und öffentliche Enthüllung von Geheimnissen stellen nicht nur Charakteristiken der christlichen Geständnispraxis dar. Durch die Jahrhunderte haben sich diese Merkmale christlicher Selbsttechniken produktiv entfaltet und sind in die Gesellschaft diffundiert. Geständnispraktiken fungieren nach Foucault (1983: 75) heute als ein „Hauptritual", von dem man sich die „Produktion der Wahrheit verspricht". Das Geständnis erscheint aus dieser Perspektive als eine Machttechnologie, die die Informantinnen zur Offenbarung der Diagnose leitet. Vor diesem Hintergrund gilt es, die Spezifik dieses „Wahrheitsspiels" (Foucault 1993: 50) darzulegen.

Foucault (1993: 51 f.) weist das Christentums als eine Heilsreligion und eine Bekenntnisreligion aus. Diese Kennzeichnungen bilden die Grundlage für die christliche Praxis der Selbsterkennung, die die Form einer öffentlichen Enthüllung und Entzifferung des Selbst annimmt.

Als Ziel der Heilsreligion erscheint die Führung der Einzelnen von einer Realität in eine andere: vom Diesseits ins Jenseits. Zu diesem Zweck werden spezifische Bedingungen und Verhaltensregeln etabliert, die eine Verwandlung des Selbst gewährleisten sollen (Foucault 1993: 51). Als Voraussetzung werden den Gläubigen strenge Wahrheitsverpflichtungen auferlegt, die „sich auf den Glauben, auf Bücher [...] [und] Dogmen" und auf eine „Verpflichtung zur Wahrheit des Herzens und der Seele" richten (Foucault 1993: 52). Zur Wahrheit gelangt man aus dieser Perspektive durch eine Reinigung der Seele, die aus der Selbsterkenntnis erwächst. Wahrheitspflicht – und damit Selbsterkenntnis – wird zur Voraussetzung der Heilsgewährung konstituiert. Der Charakteristika einer Bekenntnisreligion entsprechend, ist diese nicht nur damit verbunden, dass „Jeder [...] die Pflicht [hat] zu erkennen, wer er ist", sondern der Einzelne auch dazu angehalten ist, „diese Dinge entweder vor Gott oder den anderen Mitgliedern der Gemeinschaft zu enthüllen, also öffentlich oder privat gegen sich selbst auszusagen" (Foucault 1993: 52).

Um die Spezifik und Effekte dieser Selbstpraxis herauszukristallisieren, hat Foucault die Geständnispraxis den Selbsttechniken der griechisch-römischen Antike gegenübergestellt. Die Differenz zwischen diesen kennzeichnet Foucault (1986: 92) als eine, die in erster Linie „die Weise [betrifft], in der das Individuum sich als Moralsubjekt konstituieren soll". Er rückt damit die Anleitungsweisen und das Selbstverhältnis in den Mittelpunkt der Betrachtung und fokussiert so auf die Beziehung, die das Subjekt zu sich selbst einnimmt, um sich hinsichtlich eines ethisch intendierten Ziels zu konstituieren.

Als Grundprinzip, Hauptregel und praktische Anleitung des sozialen und persönlichen Verhaltens fungiert in der griechisch-römischen Antike die „Sorge um sich selbst". Diese umfasst vielfältige Selbstpraktiken, die sich darauf zielen, die eigene Unabhängigkeit und Selbstbeherrschung zu fördern (Foucault 1993: 29; 1994: 281 ff.). Diese antike Ethik basiert auf dem Prinzip einer Empfehlung (Foucault 1995: 62). Fink-Eitel (1989: 111) pointiert in Rekurs auf Foucault, dass das Selbstverhältnis dabei auf ein „Sich-Verhalten zur eigenen Existenz" zielt, wo das Selbst erst zu bilden sei.

Während in der griechisch-römischen Antike die „Sorge um sich selbst" das leitende Prinzip darstellt, wird mit der christlichen Moraltradition die delphische Praxis des „Erkenne Dich selbst" zum konstitutiven Prinzip des Selbstverhältnisses (Foucault 1993: 29 ff.; 1994: 281 ff.). Foucault verweist nicht nur auf die Bedeutung, die sich durch diese Umkehrung einleitet, sondern akzentuiert auch den unterschiedlichen Verpflichtungsgrad der Ethiken: Während die griechisch-römische Ethik die verschiedenen Verpflichtungen zur „Sorge um sich selbst" der persönlichen Entscheidung und Wahl unterstellt, nimmt im Christentum die Wahrheitsverpflichtung die Form eines Gesetzes an und etabliert ein Selbstverhältnis der Unterwerfung unter dasselbe (Foucault 1994; 278 f.; 280; 1995: 31).

Mit der Wandlung des moralischen Ziels – von einer Selbstbeherrschung, die auf zunehmende Autonomie und Unabhängigkeit zielt, hin zu Unsterblichkeit und Reinheit – wandelt sich nicht nur die Form der Selbstpraktiken und die Beziehung zum Selbst, sondern auch die Auffassung des Selbst. So erscheint das Selbst mit dem Christentum nicht mehr eins, was es durch verschiedene Praktiken erst auszubilden gilt, sondern wird zu einer gegebenen Entität, die mittels Analyse und Entzifferung aufgedeckt werden kann (Foucault 1994: 284; Fink-Eitel 1989: 111).

5.1.1 *Die Diffundierung der Geständnisse*

Die produktive Machtwirkung der Geständnispraxis entfaltet sich mit der Institutionalisierung der Beichtpflicht im 13. Jahrhundert. In Folge führt ein verändertes Sündenverständnis dazu, dass das Geständnis in die juristische Praxis integriert wird. Beide Prozesse werden nachfolgend kurz skizziert, bevor dann auf die Transformation des Geständnisses eingegangen wird, durch die das Geständnis auch außerhalb des religiösen und juridischen Kontextes zum Instrument der „Wahrheitsproduktion" (Foucault 1983: 75) konstituiert wird.

5.1.1.1 Die Institutionalisierung der Beichtpflicht

Im 4. Jahrhundert wird das Christentum als Staatsreligion und damit offizielle Religion des Römischen Reiches anerkannt. Die Christianisierung Westeuropas ermöglicht, dass die Kirche sich zunehmend als „Anstalt mit dem Monopol der Gewährung von Zugangschancen zum Heil" etabliert (Hahn 2000: 202). Damit gelingt ihr die Durchsetzung der Beichte, der man sich nicht mehr „ohne weiteres entziehen kann" (Hahn 2002: 202). Zwei parallel verlaufende Entwicklungen führen, wie Hahn (2000) in seiner Studie zur „Soziologie der Beichte" aufzeigt, zu ihrer gesellschaftlichen Institutionalisierung: die Einführung eines „äußeren Drucks" und die allmähliche Verbreitung und Überzeugung der „Heilsnotwendigkeit und der göttlichen Stiftung des Bußsakraments" (2000: 203).

Bis zum 12 Jahrhundert gilt von Theologenseite die Erfordernis der verbalisierten Form der Beichte für den Laien noch als umstritten (Hahn 2000: 202). Erst im Rahmen des 4. Laterankonzils (1215) wird dann die alljährliche Beichtpflicht vor dem Osterfest für jeden Katholiken eingefordert (Hahn 2000: 201 ff.; Foucault 1983: 75). Gestützt wird dieser Imperativ durch die Androhung des Heilsentzugs sowie der Implementierung spezifischer Kontroll- und Sanktionsmaßnahmen. So statuiert das vierte Laterankonzil, dass Säumigen zu Lebzeiten der Eintritt in die Kirche verwehrt und nach dem Tod das kirchliche Begräbnis verweigert werden solle (Hahn 2000: 203). Die Umsetzung der Beichtpflicht wird durch die Einführung von Kontrollmaßnahmen überwacht. Die Pfarrer werden angehalten, mithilfe von Listen die Namen der Beichtenden festzuhalten und die Namen der Nicht-Beichtenden auf der Ostersynode zur Anzeige zu bringen (Browe 1933: 369, in: Hahn 2000: 203). Ergänzt werden diese Kontroll- und Drohmaßnahmen durch ökonomische Sanktionsmittel. Mittels Geldbußen und der Nicht-Berücksichtigung bei der Verteilung von Almosen wird der Druck auf die Säumigen verstärkt (Hahn 2000: 203).

Die Durchsetzung der Beichte im 13. Jahrhundert wird von einem veränderten Sündenverständnis konturiert, das nicht mehr auf Taten, sondern auf Intentionen fokussiert (Hahn 2000: 198). Der Kern der Sünde liegt, wie Hahn an der Sündenlehre des Abaelard aufzeigt, „im intentionalen Akt, in der Zustimmung zur Sünde" (Hahn 2000: 198).

Diese Neuformulierung des Schuldverständnisses erweitert den Bereich der Beichte. Nicht mehr bloß äußere Handlungen, sondern bereits Intentionen und innere Motive werden jetzt als heilsrelevant gefasst und damit erforschungsbedürftig (Hahn 2000: 200; Foucault 1983: 30). Die von Foucault (1993) beschriebene mönchische Praxis der Selbstentzifferung erfährt hier ihre Ausweitung auf die Welt der Laien.

Diese Entwicklung leitet eine neue Form der „Befassung mit sich selbst" ein (Hahn 2000: 205). Die soziale Kontrolle des Gewissens führt zu einer „Sozialisation der Empfindungen", die zu einem historisch neuen Typ des Selbst, einer neuen Subjektivierungsform führen, welche durch eine Steigerung für die eigene Individualität gekennzeichnet ist (Hahn 2000: 200).

5.1 Die Rationalität der Geständnispraktiken

Reformation und Gegenreformation etablieren die Entzifferung des Selbst zu einer alltäglichen Praxis. Mit der Reformation und der sich hier verändernden Form der Beichte verselbstständigt sich die Gewissenserforschung in Richtung einer gesamtbiographischen Selbsterforschung (Hahn 2000: 215 ff.)[279]. Ähnlich verläuft das Projekt der Gegenreformation im 16. und 17 Jahrhundert. Dieses versucht den „Rhythmus der Beichte" in allen katholischen Ländern zu beschleunigen und installiert „minuitiöse Regeln der Selbstprüfung": Gedanken, Vorstellungen und verschlungenste Regungen der Seele und des Körpers treten damit in das „Spiel der Beichte" ein (Foucault 1983: 29 f.).

5.1.1.2 Geständnisse in der juridischen Praxis

Entscheidend für die Diffundierung der Geständnisse in die juristische Praxis ist nach Hahn (2000: 211) die Neufassung des Schuld- und Handlungsverständnisses. Dieses führt dazu, dass Gottesurteile[280] ab dem 13. Jahrhundert zunehmend diskreditiert werden und das Geständnis eine zentrale Rolle im Gerichtsverfahren erhält (Hahn 2000: 209 ff.; 212). Nach dem neuen Schuld- und Handlungsverständnis verleihen einzig Intentionen einem äußeren Ereignis Handlungsqualität (Hahn 2000: 211). Infolgedessen können Tat und Täter nicht mehr nur rein äußerlich verbunden werden. Wenn Taten dagegen eine „im Inneren der Handelnden liegende Kausalität" zugeordnet werden könne, könne die Tat von bloßen Ereignissen differenziert werden (Hahn 2000: 211 f.). Dieser Auffassung folgend, kommt eine Kausalität erst „voll zur Evidenz", wenn sie durch das Bekenntnis gestanden wird: „Allein die Verknüpfung von Tat und Täter, die sich

---

[279] Diese Transformation resultiert aus der veränderten Auffassung der Erlösung (Hahn 2000: 215). Nach Luther folgt die Erlösung primär durch den Glauben und gründet sich nicht auf die „magische Gewalt des Priesters, dem reuigen Sünder seine Schuld zu vergeben" (Hahn 2000: 215). In Folge wird die Beichte zunächst für wenige Jahre abgeschafft und dann bis zum 17. Jahrhundert in veränderter Form wieder eingeführt (Hahn 2000: 215 f.). Während die eigentliche Beichte freiwillig abgelegt werden kann, wird eine „Art Glaubensverhör" (Hahn 2000: 216) zur Voraussetzung für die Teilhabe am Abendmahl. Das Glaubensverhör fungiert dabei – wie Fischer (1902: 180; in: Hahn 2000: 216) aufzeigt – als Prüfungs- und Kontrollinstanz. Einerseits wird die religiöse Einstellung der Betreffenden ermittelt und andererseits die gesamte „Lebensführung" einer systematischen Sündeninspektion unterzogen.

[280] Als Gottesurteil wird ein juristisches Verfahren verstanden, bei dem die Urteilsfindung einer höheren Macht – Gott – überlassen wird (www.seingaya.de). Zur Klärung von Schuld mussten sich Verdächtigte Prüfungen unterziehen – Wasser-, Feuer-, Speise- und Eisenprüfungen – oder einem Zweikampf stellen, wobei das Überstehen der Prüfungen bzw. der Sieg als Beweis der Unschuld gewertet wurde. Anhand der Ödipusgeschichte zeigt Foucault (2003: 32 f.), wie die gerichtliche Wahrheitsfindung in der archaischen griechischen Gesellschaft nicht über Zeugen, sondern über eine Probe erfolgte. Diese Form der Wahrheitsfindung taucht im Mittelalter erneut auf (Foucault 2003: 33).

durch die Offenlegung der Motive und Intentionen herstellt, beseitigte letzte Zweifel an der Verantwortung des Angeklagten" (Hahn 2000: 212 f.).

In dem Maß, in dem Intentionen in die Aufmerksamkeit rücken, werden Gottesurteile als Instrument der Wahrheitsfindung diskreditiert und als widervernünftig bewertet, wie Hahn (2000: 209 ff.) dezidiert nachweist. Mit der offiziellen Diskreditierung der Gottesurteile im Anschluss an das vierte Laterankonzil erhält nicht nur das Geständnis eine zentrale Funktion im Gerichtsverfahren (Hahn 2000: 213). Parallel zieht auch der „schwarze Zwillingsbruder" (Foucault 1983: 77) des Geständnisses, die Folter, in das Gerichtsverfahren ein und fungiert als „Instrument zur Erzeugung von Geständnissen" (Hahn 2000: 213)[281].

Ab dem 13. Jahrhundert entwickelt sich das Geständnis zu einer „höchstbewerteten Techniken der Wahrheitsproduktion" (Foucault 1983: 75 f.). Im Gegensatz zum Mittelalter kennzeichnet Foucault (1983: 77 f.) unsere gegenwärtige Situation als eine, in der das Geständnis nicht „als Wirkung einer Macht erscheint, die Zwang auf uns ausübt". Diesen Effekt bewertet er als Resultat eines Doppelprozesses. Zum einen habe die Diffundierung der Geständnispraxis eine Inkorporierung der Geständnisverpflichtung etabliert: Diese werde uns inzwischen von so vielen verschiedenen Punkten nahe gelegt, dass sie uns „in Fleisch und Blut" übergegangen sei (1983: 77). Zum anderen führe ein traditionelles Machtverständnis – das Macht als Repression, Untersagung und Unterdrückung begreift – dazu, dass die Wahrheit nicht zur „Ordnung der Macht", sondern „in einem ursprünglichen Verhältnis zur Freiheit" gestellt werde (1983: 77 f.). Aus dieser Perspektive erscheine die Macht als etwas, was zum Schweigen zwinge, während das Geständnis als Befreiung verstanden werde (1983: 78).

Diese Auffassung findet sich auch in den Darstellungen der Interviewpartnerinnen. Während die Eröffnung der Diagnose als Instrument der Wahrheitsdarstellung präsentiert wird, wird die Nicht-Thematisierung der Diagnose als Unterschlagung vorgestellt und mit Lügen gleichgesetzt:

„oder nicht zu erzählen [die Diagnose, K.P.] und dann aber auch nur die Hälfte von mir sozusagen preiszugeben und gezwungenermaßen dann immer was von mir persönlich zu unterschlagen oder zu lügen" (Int.2: 20).

Bevor der Umgang mit der Diagnose und damit die Geständnispraxis der Informantinnen in den Mittelpunkt der Betrachtung rückt, soll noch akzentuiert werden, wie das Geständnis außerhalb des juristischen und religiösen Kontextes etabliert und transformiert wurde. Mit dieser Ausweitung und Transformation

---

[281] Weil Beweisen vielfach mit Bekennen identisch wird und zugleich eine Verurteilung durch Indizien weitgehend eingeschränkt ist, erscheint die Folter als konsequentes Mittel, um im Fall erdrückender Beweislast eine Freilassung zu vermeiden (Hahn 2000: 213).

setzt sich, wie Foucault (1983: 31) festhält, „zum ersten Mal jenes Gebot durch, das dem Abendland so eigentümlich ist". Nicht die Geständnispflicht als Voraussetzung der Buße, sondern „die quasi unendliche Aufgabe, sich selbst oder einem andern so oft als möglich alles zu sagen, was zum Spiel der Lüste, der zahllosen Gefühle und Gedanken gehört, die in irgendeiner Weise dem Körper und die Seele mit dem Sex verbinden". Von hier aus verläuft die weitere Diffundierung und Transformation der Geständnispraktiken und führt zu einer Situation, in der, wie die Darstellungen der Informantinnen belegen, die Geständnispflicht zu einer unhinterfragten und selbstverständlichen Praxis wird, die auch vor dem Hintergrund potenzieller Diskreditierungen und Stigmatisierungen ihre Wirkungsmacht nicht verliert.

5.1.2 Die Transformation der Geständnisse

In „Der Wille zum Wissen" zeigt Foucault (1983: 81; 84 ff.), wie die ehemals „traditionsreiche Erpressung" von Geständnissen ihre „exklusive Lokalisierung" im religiösen Kontext verliert und ab dem 16. Jahrhundert in zahlreiche Bereiche diffundiert, bis sie dann im 19. Jahrhundert in eine wissenschaftliche Form gebracht wird. Erhalten bleibt dabei ihr favorisierter Gegenstand: der Sex. War dieser im religiösen Kontext an den Diskurs von Sünde und Heil, Ewigkeit und Tod gebunden, so schließt er sich jetzt im Kontext der Wissenschaften an den Diskurs vom Körper und vom Leben an (Foucault 1983: 82 f.).

Zwischen dem 16. und dem 19. Jahrhundert wird auch von Ökonomik, Pädagogik, Medizin, Psychiatrie, Psychologie der Diskurs des Sexes angereizt, extrahiert, angeordnet und institutionalisiert, die aus dem Sex – so Foucault – eine erschöpfende „Sache des Sagens" machen (1983: 43; 46 f.). Als Voraussetzung dieser produktiven Diskursivierung fungiert die „These", dass der Sex ein „beunruhigendes Geheimnis" sei, das sich „überall verbirgt" (Foucault 1983: 48 f.).

Die Ausweitung der Geständnisse kennzeichnet Foucault (1983: 47 f.) als Verschiebung des ehemaligen „festen Bandes" zwischen Geständnisimperativ und Moraltheologie in Richtung einer Verstreuung von Apparaten und Brennpunkten, von denen die Diskurse, in jeweils spezifischer und veränderter Form, gehalten werden. Pädagogik, Medizin und Demographie identifiziert Foucault (1983: 146) als die drei Achsen, auf die sich die „neue Technologie" des Sexes entwickelt[282]. Als „neu" bezeichnet Foucault (1983: 146) diese Technologie,

---

[282] Während sich die Pädagogik der spezifischen Sexualität des Kindes widmet, behandelt die Medizin die sexuelle Physiologie der Frau. Die Demographie zielt dagegen auf die die Geburtenregelungen der Bevölkerung (Foucault 1983: 140).

weil hier der Sex außerhalb des religiösen Kontextes situiert und von einer bloßen „Laiensache" zu einer „Staatssache" konstituiert wird: „(E)ine Angelegenheit, in der sich der gesamte Gesellschaftskörper und fast jedes seiner Individuen der Überwachung unterziehen mussten". Damit leitet sich eine Transformation ein: Der geständige Sex wird nicht länger im Kontext von Tod und Strafe, sondern im Zusammenhang von Leben und Körper problematisiert und dem Gesundheitswesen und dem Normalitätsgebot untergeordnet (1983: 82 f.; 86; 141)[283].

Die Ausweitung und Transformation der Geständnisse verortet Foucault damit in den Kontext der Biomacht und der sich hier vollziehenden Fokussierung auf das Leben (Foucault 1983: 110; 166). Diese Entwicklung geht mit der Ausweitung der Regierungsziele einher und führt – wie weiter oben aufgezeigt wurde – zu einer Transformation der Machttechniken. Es kommt zu der Entfaltung der Regierungskunst, die, jenseits von Gewalt, die Führung der Bevölkerung organisiert. Um diese zu gewährleisten, benötigt sie ein spezifisches Wissen über die Bevölkerung. Genau an diesem Punkt tritt die veränderte Funktion der Geständnisse in den Fokus. Diese stellen dem sich konstituierenden Staat ein Wissen über die Subjekte zur Verfügung (Lemke 1997: 293; Foucault 1983: 89; 166). Diese Transformation hat Lemke (1997: 161) als Doppelprozess gekennzeichnet: Die Staatsraison bricht einerseits mit der „Vorstellung einer Finalität außerhalb des Staates", säkularisiert aber gleichzeitig die ehemals religiös bestimmten Ziele Heil, Gehorsam und Wahrheit, die sie in die „'politische' Problematik der Menschenführung" resituiert. Das Geständnis dient jetzt nicht mehr primär der Seelenführung, sondern wird der Menschenführung unterstellt.

5.2 Die Situation Diskreditierbarer

Die Situation diskreditierbarer Personen ist dadurch gekennzeichnet, dass ihre „Andersartigkeit" nicht „unmittelbar offensichtlich und nicht von vornherein bekannt ist" (Goffman 1988: 56). Dieser Umstand eröffnet den Betreffenden die Möglichkeit, Informationen über das Stigma zu steuern (Goffman 1988: 56).

---

[283] Foucault (1983: 83 ff.) identifiziert fünf verschiedene Verfahren, die den Anschluss des Geständnisses in eine wissenschaftliche Form ermöglichen: Die „klinische Kodifizierung des ‚Sprechen-Machens'", „das Postulat einer allgemeinen und diffusen Kausalität", „das Prinzip einer der Sexualität innewohnenden Latenz", „die Methode der Interpretation" und „die Medizinisierung der Wirkungen des Geständnisses". Diese führen zu der Konstituierung einer „Geständnis-Wissenschaft" und zu der Entwicklung einer „scientia sexualis" (1983: 83; 87).

5.2 Die Situation Diskreditierbarer

Informationen über die HIV-Infektion – so wurde weiter oben bereits akzentuiert – können über Sagbares wie auch über Sichtbares vermittelt werden. Während sich das Sagbare auf die Mitteilung der Diagnose bezieht, fungieren spezifische Zeichen als Sichtbares. So können beispielsweise bestimmte Körperveränderungen, das Aufsuchen spezifischer Institutionen, Broschüren oder Informationsmaterial anderen als Hinweis auf eine HIV-Infektion dienen. Zeichen, die anderen einen Rückschluss auf ein Stigma ermöglichen, hat Goffman (1988: 58 f.) als Stigmasymbole bezeichnet.

In einem ersten Schritt wird der Umgang mit der Diagnose und damit die Regierung des Sagbaren in die Perspektive genommen, bevor in einem zweiten Schritt der Umgang mit Stigmasymbolen in den Fokus tritt.

5.2.1 Die Regierung des Sagbaren

Die Informantinnen verhandeln den Umgang mit der Diagnose in sämtlichen Bereichen, in denen „sozialer Verkehr" (Goffman 1988: 10) auszumachen ist: im medizinischen Kontext, im Umgang mit signifikanten Anderen, beim Zusammentreffen mit Bekannten und Unbekannten, im Arbeitsbereich und im Kontext der Selbsthilfe. Unabhängig davon, ob die Informantinnen die Eröffnung der Diagnose als ihr „größtes Problem" oder als vollkommen unproblematisch ausmachen, werden beide Positionierungsweisen durch ein verbindendes Element angeleitet: dem Imperativ, die Wahrheit zu offenbaren. Die Pflicht zur öffentlichen Selbstenthüllung stellt dabei die primäre Anleitungsweise dar, denn, wie die Darlegungen der Informantinnen zeigen, wird die Verpflichtung zur Wahrheit jeweils kontextspezifisch begründet. Erst durch den jeweils spezifischen Bereich erhalten die dargelegten Motive – für oder wider eine Offenbarung – ihre spezifische Ausrichtung. So kann beispielsweise der „Schutz des anderen" zur Eröffnung oder zum Verbergen der Infektion leiten. Während sich im medizinischen Kontext der „Schutz des Anderen" auf die Vermeidung einer Transmission richtet und die Informantinnen dazu leitet, dem behandelnden Arzt die HIV-Infektion zu eröffnen, kann das gleiche Motiv im Kontext signifikanter Anderer zur Verheimlichung der Diagnose führen, um so den anderen vor einer emotionalen Belastung zu schützen.

Welche Motive und Anleitungsweisen das Informationsmanagement der Informantinnen in den verschiedenen Kontexten strukturieren, gilt es nachfolgend darzulegen und damit die Regierung des Sagbaren aufzuzeigen.

5.2.1.1 Geständnisse im medizinischen Kontext

Die Informantinnen suchen nicht nur Ärzte auf, die sich auf die Behandlung der HIV-Infektion spezialisiert haben. Sie konsultieren auch Zahn- und Frauenärzte, Orthopäden und Internisten. Mit welchen Schwierigkeiten diese Arztbesuche verbunden sein können, thematisiert eine Informantin:

> „...(weint), ich weiß auch nicht ganz genau, warum es mir immer so schlecht geht dabei (weinend – [mit dem Geständnis]), ich hab Probleme meinem **Arzt** so was zu sagen (ja) also an, an (?), also ich war neulich beim Augenarzt (weinend) und der muss mich ja auch regelmäßig untersuchen (hustet) und das letzte Mal hat ich es noch nicht geschafft, weil, also, der Augenarzt – es müssen zwei Untersuchungen im Jahr gemacht werden (mhm) und ich hab ja auch diese X-Krankheit [Erkrankung der Informantin, die nicht im Zusammenhang mit der Infektion steht] un und das merkt man als erstes an den Augen, diese X-Geschichte [medizinische Bezeichnung] (weinend und nach Fassung ringend) und nun war meine Bindehaut sehr entzündet und ich bin dann hin gegangen hab gedacht ‚jetzt, jetzt gib dir einen Ruck' und tja, das ist ganz schwierig (ja) .. das ist was anderes zu sagen, ich hab dieses oder jenes oder auch oder auch .. es hängt so viel daran (weinend)" (Int.4: 45).

Das Geständnis fungiert hier als Voraussetzung einer medizinischer Kontrolluntersuchung. Um diese Präventionsleistung in Anspruch nehmen zu können, muss die Informantin dem Arzt die HIV-Diagnose mitteilen. Die damit verbundene Schwierigkeit akzentuiert die Informantin in Differenz zu anderen Krankheitsoffenbarungen. Ihre spezifische Qualität resultiert aus der Situationsänderung, die sie auslöst. Die Informantin rekurriert hier auf einen Umstand, auf den Sontag (1997: 41) verweist: Im Gegensatz zu anderen Erkrankungen verleiht die HIV-Infektion den Infizierten eine neue und diskreditierende Identität. Diese mit dem Geständnis verbundene Konsequenz scheint die Informantin bislang von dem Geständnis abgehalten zu haben.

Im Gegensatz zu diesem Geständnis, zu dem sich die Informantin veranlasst sieht, um eine als nötig erachtete Untersuchung in Gang zu setzen, stehen die Motive, die die Informantin dazu leiten, Zahnarzt, Gynäkologen und Internisten die Diagnose zu eröffnen. Nicht präventiver Eigenschutz, sondern der Schutz des anderen steht hier im Mittelpunkt. Als Anleitungsweisen fungieren ärztliche Appelle – und aktuelle Gesetze (TGF) –, die HIV-infizierten Personen im Aufklärungsgespräch unmittelbar nach Mitteilung der Diagnose dazu auffordern, Sexualpartner und behandelnde Ärzte von der HIV-Infektion in Kenntnis zu setzen (Fröschl/Hutner 1987: 44). Die HIV-Infektion wird damit nicht nur als eine infektiöse und gefährliche Krankheit positioniert, sondern Transmissionsprävention auch als Aufgabe des Infizierten konzipiert. Diese Anrufung zur Ver-

5.2 Die Situation Diskreditierbarer

antwortungsübernahme scheint die Geständnisplanung der Informantin zu strukturieren. Am Beispiel des Zahnarztbesuchs schildert sie mit welchen Anforderungen sie sich konfrontiert sieht:

> „und jetzt plötzlich alles äh, in allen Bereichen anders geworden (mhm) einfach alleine, zum Zahnarzt zu gehen (leicht lachend) und Angst zu haben was er da mit einem macht, gleichzeitig hin zu gehen und zu sagen: ‚Oh Gott! Wie sag ich´s dem Mann bloß überhaupt? Ja? (Mhm). Dann, dann hab ich diese normale Angst, die ich habe und daneben hab ich noch: ‚und was mach ich wenn, wenn die jetzt sagen, die wollen mich da gar nicht haben', ich denk immer: ‚Oh Gott hoffentlich fall ich in Ohnmacht oder was, dann krieg ich das nicht mit'." (Int.4: 68).

Trotz befürchteter Stigmatisierungen und Angst vor Ausschluss stellt die Informantin die Mitteilung der Diagnose – ohne die Motive anzuführen –, als eine unhinterfragte Selbstverständlichkeit dar. Wie die Informantin im Anschluss verdeutlicht, scheint die Mitteilung der Diagnose besonders schwierig, wenn die Beziehung zum Gegenüber eine spezifische Qualität hat:

> „zum Gynäkologen den ich hatte – ein ganz Lieber – (mh) kann ich nicht hingehen, tu ah, da hab ich gedacht, das ist, wie wenn ich ihn persönlich, äh/er ist ja gar nicht mein Familienmitglied oder irgendwas (mh), aber ich hab so, so, so'n, so'n ja so'n gefühlsmäßiges, ja (Rücksicht?), kann man gar nicht sagen, aber er ist **so'n Lieber** einfach (mhm) und dem mag ich das nicht sagen und meinem früheren Internisten, da kann ich nicht hingehen (mh). Ich hab ihn [Frauenarzt] neulich mal besucht und, und damit ich das nicht sagen muss, hab ich X [Sozialpädagogin der Aids-Hilfe] anrufen lassen (ja) das mal vortragen lassen" (Int.4: 75).

Die Informantin kennzeichnet die Beziehung zu dem Arzt als eine emotionale, die über die übliche Arzt-Patientinnen-Beziehung hinausweist. Dass die Offenbarung eines „geheimen Fehlers" vor Menschen, zu denen eine freundschaftliche Bindung besteht, bedeutungsvoller ist als gegenüber Unbekannten, betont Goffman (1988: 84), denn: „[d]ie Entdeckung beeinträchtigt nicht nur die gegenwärtige soziale Situation, sondern auch bestehende Beziehungen; nicht nur das augenblickliche Bild, das anderen Anwesende von ihm haben, sondern auch das, das sie in der Zukunft von ihm haben werden; nicht nur Erscheinungen, sondern auch den Ruf".

Um der Schwierigkeit des Geständnisses unter dieser Bedingung zu entgehen, variiert die Interviewpartnerin ihr Informationsmanagement. Sie lässt die Sozialpädagogin der örtlichen AIDS-Hilfe als Vermittlerin agieren und das Geständnis „vorgetragen".

Im medizinischen Kontext leiten zwei verschiedene Anleitungsweisen die Informantinnen zu einem Geständnis. Im Zentrum der ersten Anleitung steht der präventive Schutz der Patientin. Als Anleitungsinstrument fungieren medizinische Diskurse, die den Patientinnen spezifische Kontrolluntersuchungen nahelegen. Risikominderung mittels präventiver Maßnahmen bildet das Ziel. Das Paradigma der individuellen Gesundheitsverantwortung ist es, das vor diesem Hintergrund die Informantin zu einem Geständnis leitet.

Im Fokus der zweiten Anleitungsweise steht der „Schutz des Anderen" – respektive des Arztes und des Praxispersonals – vor einer Transmission. Das Aufklärungsgespräch nach der Diagnosemitteilung, aber auch Befragungen im Zusammenhang der Anamnese, fungieren als Instrumente der Anleitung. Die Offenbarung der Infektion ermöglicht die Installation von Vorsichtsmaßnahmen, so die Argumentation, die im Dienste einer Ansteckungsverhinderung steht. Die Vermeidung von Infektionen gehört zum täglichen Repertoire von Arzt und Praxispersonal. So leitet allein die weit verbreitete Hepatitis-Infektion – die durch ein hochgradiges Übertragungsrisiko gekennzeichnet ist – ÄrztInnen und Praxispersonal zur Ergreifung von Vorsichtsmaßnahmen. Jedoch scheint dieser Risikodiskurs nicht als hinreichend bewertet zu werden, um den Schutz des Anderen umfassend zu gewährleisten.

Beide Anleitungsweisen fokussieren auf den Schutz – den eigenen und den anderer –, der mittels der Responsibilisierung der Betroffenen in Gang gesetzt werden soll. Die Selbstlenkungsfähigkeit wird dabei sowohl durch „Technologien der Selbstmobilisierung" wie auch durch das „Regiment der Selbstdisziplin" angeleitet (Krasmann 2000: 198 f.). Technologien der Selbstmobilisierung kommen in Gang, wenn es um die Einleitung von Präventions- und Kontrollmaßnahmen geht. Die Selbstlenkungsfähigkeit wird hier durch die „Einsicht in die Konsequenzen" angeleitet (Krasmann 2000: 198; 202). Dem Individuum verbleibe aus dieser Perspektive die Wahl zwischen klugen oder kurzfristigen Entscheidungen, zwischen selbstschädigenden Gewohnheiten oder einer gesunden Lebensweise (Krasmann 2000: 202). Um die Infektion kontrollieren und ihre Genese präventiv überwachen zu können, werden aus medizinischer Perspektive den Infizierten bestimmte Vorsorgeuntersuchungen nahegelegt. Es ist diese Schutzfunktion, die die Informantin zu einem Geständnis leitet.

Im Gegensatz zu den Technologien der Selbstmobilisierung wird das Geständnis zum Schutz des Arztes bzw. des Praxispersonals durch moralische Appelle und juridische Normen aufgerufen. Parallel scheint die gesellschaftliche Norm der Verantwortungsübernahme diese Anrufung zu stützen: denn trotz Stigmatisierungsbefürchtungen wird die Offenbarung der HIV-Infektion seitens der Informantin an keiner Stelle hinterfragt. Die Geständnispraxis erscheint als eine internalisierte und selbstverständliche Praxis, die trotz der Angst vor Diskreditierungen und Stigmatisierungen praktiziert wird. Diese Anrufung, die die Verantwortung für eine Übertragungsverhinderung (auch) als Aufgabe infizierter

Person konstituiert, steht in Übereinstimmung mit den Konzeptionalisierung, die sich in neueren Gesetzen (TFG) findet und weiter oben vorgestellt wurde. Diese Anrufung zeigt sich als eine produktive Praxis, der es gelingt Transmissionen jenseits direktiver Anweisungen zu regulieren. Deutlich wird, dass nicht nur das von Pühl und Schulz (2001: 107) konstatierte Paradigma der individuellen Gesundheitsverantwortung im medizinischen Kontext zur Anwendung gelangt, sondern gleichwohl eine Gesundheitsverantwortung, die auf den Schutz des Anderen fokussiert, um diesen vor Erkrankungen respektive einer Transmission zu bewahren.

5.2.1.2 Geständnisse gegenüber signifikanten Anderen

Einleitend wurde bereits darauf verwiesen, dass sich in den Darstellungen der Informantinnen zwei unterschiedliche Konstituierungsweisen ausmachen lassen. Während für die Mehrzahl der Informantinnen die Offenlegung der Diagnose bedeutet, diskreditierbar und möglichen Stigmatisierungsprozessen ausgesetzt zu werden, konstituiert sich eine Informantin als Nicht-Diskriminiert und Nicht-Ausgestoßen. Entsprechend wird die Eröffnung der Diagnose nicht als „größtes Problem", sondern als unproblematisch betont. Diese Positionierungsweise wirkt sich nicht auf die Qualität des Informationsmanagements aus. Denn unabhängig davon, ob die Mitteilung der Diagnose als unproblematisch oder als problematisch gekennzeichnet wird, unterscheiden sich die Motive zur Diagnoseeröffnung nicht voneinander:

> „bei mir war das nie ein Problem [ob jemand erfährt, dass sie HIV-positiv ist] (mh), vielleicht so die ersten, äh [Hallo – begrüßt die Nachbarin], die ersten zwei, drei Monate, wo man sich damit auseinandersetzen musste, nachher hat ich mich irgendwie damit, äh, ja hab´s akzeptiert, dass es nun mal da ist (mh) und, und äh zu mir gehört (und ab dem Moment wo es zu mir gehört, kann ich es nicht mehr verleugnen?), das geht einfach nicht (ja), also das bin ja ich" (Int.3: 1).

> „und ähm, ja hab immer noch so meine Probleme bei den Reaktionen von den Mitmenschen (ja), also für mich ist es irgendwo ein Teil von mir (ja), weil sich sehr viel doch/ ich hab das jetzt seit zwölf Jahren, mein ganzes Leben ist irgendwo davon beeinflusst worden (Int.2: 13)

Beide Informantinnen kennzeichnen das „es" als Teil des Ichs. Die Subsumtion unter das Ich stellt die erste Informantin als einen Transformationsprozess dar, der durch die Auseinandersetzung mit der Infektion erfolgte, während letztere diese anhand der veränderten Lebensführung begründet.

Vor diesem Hintergrund entfaltet die Offenlegung der Diagnose ihre imperative Wirkung: Sie bezieht sich auf die Darstellung des „wahren" und spezifischen Selbst. Es ist dieses Bedürfnis, dass die Informantinnen trotz Stigmatisierungen dazu leitet, signifikanten Anderen die Diagnose mitzuteilen. Eine Informantin argumentiert:

> „und das kann ich mir vorstellen, dass es vielen Frauen so geht (ja) und das wenn sie´s erzählen sie nicht mehr dazugehören, trotzdem das Bedürfnis haben er zu erzählen, weil´s ein Teil von einem ist" (Int.2: 21).

Im Gegenzug wird „nicht erzählen" als Verleugnung oder Unterschlagung des Selbst vorgestellt und mit Lügen gleichgesetzt:

> „oder nicht zu erzählen und dann aber auch nur die Hälfte von mir sozusagen Preis zu geben und gezwungenermaßen dann immer was von mir persönlich zu unterschlagen oder zu lügen" (Int.2: 20).

Der Imperativ zur Wahrheit ist es, der die Informantinnen zur öffentlichen Selbstenthüllung leitet und ihnen eine Selbstdarstellung jenseits der Diagnosemitteilung erschwert, ohne dass dann die Auseinandersetzung um die Wahrheitspflicht ins Zentrum rückt.

Mittels verschiedener Strategien versuchen die Informantinnen, dieser Verpflichtung nachzukommen und gleichzeitig das Risiko potenzieller Stigmatisierungen zu minimalisieren. Das Informationsmanagement der Informantinnen unterscheidet sich je nachdem, wann sie ihr Gegenüber kennengelernt haben. Handelt es sich um „Post-Stigma-Beziehungen" (Goffman 1988: 111), d. h. um Personen, die die Informantinnen erst nach der Infizierung neu kennenlernen, so steht die Präsentation des „wahren" Selbst und damit die Offenlegung der Diagnose im Vordergrund. Handelt es sich dagegen um Personen, mit denen die Interviewpartnerinnen bereits vor der Infizierung eine relevante Beziehung hatten, so steht die Aufrechterhaltung der Bindung im Mittelpunkt ihres Interesses. Ungeachtet der unterschiedlichen Relevanzsetzung strukturiert die Auseinandersetzung um das Geständnis die Verhandlungen der Interviewpartnerinnen und leitet ihr Informationsmanagement. Welche Lösungsstrategien sie entwickeln, um gleichermaßen der Wahrheitsverpflichtung zu folgen und Stigmatisierungs- und Verletzungsrisiko zu mindern, gilt es nun genauer darzulegen.

5.2 Die Situation Diskreditierbarer

Informationssteuerung bei Post-Stigma-Beziehungen

Lernen die Informantinnen neue – potenziell signifikante – Andere kennen, so wird die Offenbarung der Diagnose nicht infrage gestellt. Das Geständnis präsentieren die Informantinnen als Voraussetzung einer Beziehung, der sie eine besondere bzw. exklusive Bedeutung zumessen. Als solche fungieren signifikante Freundschaften und Partnerschaften. Eine Informantin schildert:

> „ich empfind es als sehr schwierig jetzt jemand kennenler/ kennenzulernen, zum einen, na ja vom Alter ginge noch oder so, aber dann sagen zu müssen ‚du weißt du' mh, ‚da ist etwas, ich bin HIV-positiv'. Ich wüßte gar nicht wie ich das machen soll" (Int.4: 41).

Im Zentrum der Problematisierung der Informantinnen steht jedoch nicht die Form des Geständnisses, für die es keinen vorgegebenen Modus zu geben scheint, sondern der Eröffnungszeitpunkt.. In einem „offenen Brief"[284] schildert eine Interviewpartnerin, mit welchen Schwierigkeiten sie sich konfrontiert sieht:

> „ständig muss ich überlegen wann sag ich es ihm, sag ich es sofort, ist alles beendet bevor es begann und warte ich, dann heißt es später ‚warum hast du es nicht gleich gesagt?'" (Int.1: 25).

Die Informantin markiert die HIV-Infektion als Stigma. Sie beschreibt einen Interaktionsablauf, den Goffman (1988: 13) als paradigmatisch beschreibt, wenn ein Attribut gesellschaftlich als Stigma konstruiert wird. Das Eingeständnis eines solchen Attributs ist demnach mit dem Risiko verbunden, dass sich das Attribut so in die Aufmerksamkeit drängen kann, dass sich das Gegenüber abwendet und der Anspruch, den seine übrigen Eigenschaften an sein Gegenüber stellen, gebrochen werden (Goffman 1988: 13).

Die Informantin verdeutlicht, dass die HIV-Infektion unabhängig vom Geständniszeitpunkt – und d. h., unabhängig von der Beziehungsqualität –, diese Potenz entfaltet. Das unmittelbare Geständnis löst, wie sie darstellt, eine Reaktion aus, die Goffman (1988: 121) als Charakteristikum neuer Bindungen ausweist: „(N)och bevor sie Halt gewinnen, [können sie] leicht entmutigt werden [...]; so machen sie Ehrlichkeit oft kostspieliger". Aber auch das spätere Geständnis steht unter der Bewertung der HIV-Infektion als Stigma. Entgegen der gesellschaftlichen Praxis, die „intime Beziehungen" durch das gegenseitige Be-

---

[284] Bei der oben zitierten Textstelle handelt es sich um einen von der Informantin für einen Weltaidsgottesdienst verfassten Text. In diesem „Brief" (Int.1: 40) stellt sie in literarischer Form die mit der HIV-Infektion verknüpften zentralen Problematiken dar.

kenntnisse unsichtbarer Mängel ratifiziert (Goffman 1988: 95), fungiert hier das Bekenntnis nicht als Beweis von Vertrauen und gegenseitiger Verpflichtung (Goffman 1988: 111), sondern wird als Vertrauensbruch bewertet.

Die HIV-Infektion wird damit zu einem Attribut, das ungeachtet der Beziehungsqualität seine stigmatisierende Wirkung entfaltet. Gleichzeitig wird deutlich, dass Geständnisse und Wahrheitsverpflichtung gesellschaftliche Praktiken sind, die in Beziehungen eingefordert werden. Aber auch hier bedingt die HIV-Infektion eine gesonderte Situation: Unter der Bedingung einer HIV-Infektion scheint dieses Recht – wie die Informantin darlegt – nicht erst bei einer als signifikant bewerteten Beziehung, sondern bereits zu Beginn einer Freundschaft gefordert zu werden.

Genau dieses Dilemma steht im Mittelpunkt der Problematisierung der Informantinnen, wenn sie einen potenziell signifikanten Anderen kennenlernen. Kann das sofortige Geständnis zu einem unmittelbaren Beziehungsabbruch leiten, so ist das spätere Geständnis mit einem Vertrauensbruch befrachtet. Welche Kriterien die Informantinnen zur Wahl eines der beiden Zeitpunkte leiten, gilt es nun zu zeigen.

Das unmittelbare Geständnis

Die strategische Praxis des unmittelbaren Geständnisses praktiziert eine Informantin. Sie schildert:

> „wenn ich jemanden kennenlerne, ich sag von Anfang an was Fakt ist, weil ich denk einfach mal, wenn du so freundschaftliche Gefühle aufbaust (mh) grad in schlechten Zeiten sagt einer ‚was? Das hättest du mir doch sagen müssen!' Damit kann ich nicht umgehen (ja), dann tut´s weh, wenn aber einer am Anfang sagt ‚ist nicht mein Ding' (ja), das ist kein Problem (ja)" (In.3: 1).

Die Mitteilung der Infektion folgt hier unmittelbar dem ersten Kennen lernen. Auch diese Informantin unterstreicht, dass entgegen der gesellschaftlichen Konvention das Geständnis in diesem Fall nicht die bestehende Bindung ratifiziert. Vielmehr kann die HIV-Infektion dazu führen, dass die Freundschaft, die durch das Geständnis ratifiziert werden sollte, gekündigt wird. Bestimmte Informationen – wie die HIV-Infektion – entfalten demnach eine derartige stigmatisierende Potenz, dass sie, wenn sie offenbar werden, selbst eine Beziehung, die gefestigt erscheint, erschüttern und dazu führen, dass diese von der nicht-wissenden Seite gekündigt wird.

In der Konsequenz verlegt die Informantin das Geständnis nach „vorne". Der „unsichtbare Mangel" (Goffman 1988: 95) wird nicht erst im Kontext einer spezifischen Beziehungsqualität zum Geständnisgegenstand, sondern unmittelbar bei Kontaktaufnahme. Die Verlegung des Geständniszeitpunktes nach vorne fungiert als strategische Wahl. Die Ablehnung ihrer Person bewertet die Informantin als schmerzlos, solange keine als Freundschaft erachtete Beziehung vorliegt, wogegen sie die Kündigung der Freundschaft als Rückweisung ihrer Person ausweist.

Das unmittelbare Geständnis zeigt sich hier als eine Strategie, die mit dem Risiko der Ablehnung operiert, um spätere „Schmerzen" zu vermeiden. Diese Form des Informationsmanagement kommt im Bereich potenzieller Freundschaften und Partnerschaften zur Anwendung. Nicht in jedem Fall wird die Infektion dabei von der Betroffenen selbst gestanden. Wie eine Interviewpartnerin darlegt, kann diese Aufgabe auch eine Vertraute übernehmen:

> „ich hatte dann eben wie gesagt auch durch meine Freundin hatte ich ja denn ein, ein Mann kennengelernt, der da gar keine/ dem hat sie das vorher schon/ sie hatte mich ja mal gefragt, also so´n Nachbar von ihr gewesen, ob sie das denn sagen darf und da hab ich gesagt ‚ja klaro warum nicht?' ne, und er machte auch nen ganz netten Eindruck und hat sich auch so´n bißchen betüttert, so um X (Tochter) und so was und hatte da auch keine Probleme mit und so was (mhm) ne, na ja und äh mit dem bin ich dann auch so´n bisschen zusammengekommen" (Int.5: 42).

Das nach vorne gelagerte Geständnis zeigt sich so als eine Praxis, die nicht nur durch die Informantinnen selbst, sondern auch stellvertretend ausgeübt wird. Die Freundin der Informantin ist es, die in diesem Fall das Gegenüber von der Diagnose in Kenntnis setzt und die Reaktion an die Informantin rückleitet.

Das spätere Geständnis

Die Eröffnung der Diagnose nach einem bestimmten Zeitverlauf stellt sich dagegen als ein Verfahren dar, das auf die bis dahin erreichte Beziehungsqualität baut. Diese wird als relativierendes Mittel gegenüber einer möglichen Diskreditierung konstituiert. Der Zeitpunkt des Geständnisses folgt hier dem gesellschaftlich favorisierten Modell, d. h., das Geständnis dient als Vertrauensbeweis bei Erreichen einer bestimmten Beziehungsqualität und gleichsam als Mittel zur Ratifizierung einer als wichtig erachteten Beziehung. Dabei zeigt sich, dass die Wahl des Geständniszeitpunkts bei Freundschaften und Partnerschaften nach unterschiedlichen Maßgaben erfolgt.

Eine Informantin schildert, wie sie bei einer Freundschaftsanbahnung den Geständniszeitpunkt wählt:

> „ich hab mal einer Frau erzählt, nach ner Zeitlang, äh als ich sie so näher kennengelernt hatte (ja) und dachte, das wird vielleicht was Tieferes, hab gesagt, dass ich positiv bin" (Int.2: 13).

Die Einschätzung der Beziehungsqualität fungiert hier als Indiz und aussschlaggebendes Zeichen für den Geständniszeitpunkt.

Im Kontext einer Partnerschaft wirkt sich dagegen die Positionierung als ansteckendes und gefährliches Subjekt auf die Wahl des Geständniszeitpunkts aus. Die Sexualität wird zum Ort, in dessen Kontext die Offenbarung erfolgt. Nicht in jedem Fall geht das Geständnis dabei dem ersten sexuellen Kontakt voraus. Die Offenbarung kann auch nach bereits praktizierter Sexualität erfolgen. Eine Informantin schildert:

> „Ich sag, drei Mal haben wir zusammen geschlafen, natürlich mit Kondom (mh), was ihm gar nicht passte. Und dann hab ich gesagt ‚ich muss heute mit dir sprechen, wir müssen uns treffen' ne" (Int.7: 20).

Durch die Anwendung von Safer-Sex-Praktiken konstituiert sich die Informantin als ein verantwortungsvolles Subjekt, das sich dem Schutz des Anderen – auch entgegen dem Wunsch ihres Gegenübers – widmet. Diese Praxis befreit sie jedoch nicht von einem Geständnis. Der Schutz des Anderen ist in einer emotionalen Verbindung allein nicht hinreichend, wie sie darstellt:

> „Also, so wenn ich mich mal verliebe oder so und dann einem Mann das dann zu sagen, das ist echt schwer" (Int.7: 19).

Denn das Geständnis gilt – wie deutlich wurde –, als Instrument der Selbstdarstellung und Vertrauensgenerierung und wird damit entsprechend nicht obsolet.

Ist der Schutz des Gegenübers dagegen nicht hinreichend beachtet worden, wie eine Informantin schildert, so ist dies auch 20 Jahre später Anlass, um sich mit Selbstvorwürfen zu konfrontieren, selbst wenn keine Ansteckung erfolgte. Diese Konstituierungsweise weist Rose (2000: 83; 78) als Effekt einer veränderten Moral aus, die er als „fortgeschritten liberal" bezeichnet. Wurde dem Einzelnen „durch die im Namen des Sozialen praktizierte Politik und politische Programmatik persönliche Verantwortung für sein Verhalten zugestanden", so war diese „immer auch äußeren Bedingungen unterworfen: den Vor- und Nachteilen, die sich aus der Familienherkunft, der Klassenzugehörigkeit, den lebensgeschichtlichen Umständen" herleiteten (Rose 2000: 83). Diese Bedingungen sind heute obsolet, wie sich anhand der Darlegung der Informantin (Int.10) zeigt. Denn ungeachtet ihrer damaligen Angst vor der Abwendung ihres Gegenübers (ihr heutiger Ehemann), wird heute das Verhalten des Subjekts, von der Ordnung

5.2 Die Situation Diskreditierbarer

gesellschaftlicher Determinationen abgelöst und in einen ethischen Raum gestellt, in welchem er als autonomer Akteur aktiv und verantwortlich die Sicherheit für sich selbst und jenen, denen er nahesteht, zu übernehmen habe (Rose 2000: 83 ff.; 86). Die Investition in Sicherheit weist Rose (2000: 98) als Obliegenheit jedes aktiven Bürgers aus, wenn er nicht – wie hier die Informantin – „in sich das Schuldgefühl aufkommen lassen will, sich und die Seinen nicht ausreichend gegen drohende Schicksalsschläge geschützt zu haben".

Im Bereich der Beziehungsanbahnungen, finden sich zwei Strategien des Informationsmanagements sowie verschiedene Konstituierungsweisen. Beide Strategien des Informationsmanagements fokussieren auf den Zeitpunkt der Offenbarung. Dieser erscheint als zentrales Problem vor dem Hintergrund einer Gesellschaft, in der das Geständnis als Praxis der Selbstdarstellung und der Vertrauensbildung fungiert, während die HIV-Infektion als ansteckendes und gefährliches Stigma konstruiert wird.

Während das unmittelbare Geständnis als eine Strategie auftritt, in der potenzielle Diskreditierungen bereits in der Phase der freundschaftlichen Annäherung sondiert werden, setzt das spätere Geständnis auf die bis dato erreichte Beziehungsqualität, um mögliche Diskreditierungen zu relativieren. Beide Strategien richten sich auf den Schutz des Betroffenen vor emotionalen Verletzungen.

Das unmittelbare Geständnis fungiert als eine Strategie, um sich sowohl vor einer späteren – als schmerzhaft empfundenen – Abweisung als Person zu schützen als auch als Möglichkeit, dem Vorwurf eines Vertrauensbruchs zu entgehen, die durch ein späteres Geständnis ausgelöst werden kann. Indem das spätere Geständnis auf die erreichte Beziehungsqualität setzt, fungieren auch hier Gefühle als konstituierende Bedingung des Eröffnungszeitpunkts. Dabei zeigte sich, dass der Geständniszeitpunkt auch durch den Beziehungsmodus strukturiert wird. Während im Zusammenhang einer Freundschaft die Einschätzung der Beziehungsqualität als Indiz für den Geständniszeitpunkt fungiert, gibt bei einer Partnerschaft die Sexualität den Kontext des Geständniszeitpunkts vor. Verschiedene Anleitungsweisen strukturieren diese Praktiken.

HIV-Infizierten wird – wie bereits weiter oben dargelegt wurde – im Kontext des ärztlichen Aufklärungsgesprächs nach Mitteilung der Diagnose zu der Offenlegung des HIV-positiven Status gegenüber dem Sexualpartner geraten (Fröschl/Hutner 1978: 44). Auch die Rechtsprechung setzt sich mit diesem Tatbestand auseinander. Unsafe-Sex-Praktiken in Verbindung mit dem Verschweigen der Infektion können zu strafrechtlichen Konsequenzen und zu einer Anklage der (versuchten) gefährlicher Körperverletzung leiten (Hösl 2000: 126 ff.). Beide Anleitungsweisen rufen die Responsabilisierung des Infizierten für den Anderen an bzw. normieren diese explizit. Die Wahl des Geständniszeitpunkts zentriert um die Sexualität stellt sich dieser Anrufung nach Verantwortungsübernahme. Moralische Appelle und geltende (juridische) Normen zeigen sich demnach als Führungsweisen, die im Kontext sexueller Beziehungen die Selbstpraktiken der Informantinnen und die Offenlegung der Diagnose leiten.

Zugleich zeigt sich, dass der Schutz des Anderen ein Geständnis nicht verhindert. Deutlich wird, dass das Geständnis heute als eine allgemeine Technologie der Selbstdarstellung und Selbstkonstituierung fungiert, deren Relevanz v.a. im Zusammenhang von Beziehungsanbahnungen zum Tragen gelangt. Dies zeigt sich im Vergleich zu dem Informationsmanagement, dass die Informantinnen gegenüber Ante-Stigma-Beziehungen praktizieren. Hier sehen sie sich nicht mit der Situation konfrontiert, Beziehungen mittels einer Darstellung des (noch unbekannten) Selbst anzubahnen, vielmehr steht hier die Erhaltung bestehender Bindungen im Mittelpunkt. Wie in diesem Zusammenhang der Imperativ zur Wahrheit seine Wirkungsmacht entfaltet, gilt es nun genauer zu zeigen.

Informationsmanagement bei Ante-Stigma-Beziehungen

Als Ante-Stigma-Beziehungen lassen sich diejenigen Beziehungen und Kontakte fassen, die bereits vor der Diagnose der Infektion bestanden. Herkunftsfamilie, Kinder und FreundInnen, NachbarInnen und ArbeitskollegInnen sowie verschiedene Verwandte werden von den Informantinnen als relevante Andere aufgeführt.

Wie weiter oben aufgezeigt wurde, setzen die Informantinnen (un-)mittelbar nach Erfahren der Diagnose signifikante Andere von dem Ergebnis in Kenntnis[285]. Sie informieren Geschwister und Eltern, Kinder oder die Freundin von der Diagnose, um Hilfe und Unterstützung zu erlangen. Im Gegensatz dazu wird das Geständnis hier nicht als Mittel und Voraussetzung dargestellt, um Hilfe oder emotionale Unterstützung zu erhalten, vielmehr steht hier die Verpflichtung im Mittelpunkt, signifikanten Anderen das „wahre" Selbst zu zeigen.

Die Informantinnen verdeutlichen, dass Beziehungsdauer die Angst vor Ausschließung nicht nivelliert. Ungeachtet dessen, ob es sich um langjährige Freundschaften oder verwandtschaftliche Bindungen handelt, die Informantinnen sehen sich nicht grundsätzlich vor potenziellen Stigmatisierungen gefeit. Eine Informantin schildert:

> „also ich hab´s immer noch nicht gepackt, äh denen zu sagen, weil ich nicht weiß wie die reagieren und so was, ich hab da immer´n bisschen Angst, dass die nachher/ weil das meine einzigen Verwandten sind mit denen ich überhaupt noch Kontakt ha-

---
[285] Vgl. Kapitel 4.1.5.

be (mhm) und ich da immer 'n bisschen Angst, dass die dann mit mir nichts mehr mit mir zu tun haben wollen" (Int.5: 34).

Die Sicht des generalisierten Anderen konstituiert hier die Handlungsperspektive der Informantin. Goffman (1988: 45; 103) hat diesen Vorgang als Resultat eines Sozialisations- oder Lernprozesses gekennzeichnet, der darauf fußt, dass der Standpunkt der „Normalen" kennen gelernt und internalisiert werde, insofern die Person „eine allgemeine Vorstellung davon erwirbt, wie es sein würde, ein bestimmtes Stigma zu besitzen". In Übernahme der Perspektive der „weiteren Gesellschaft" (Goffman 1988: 45) antizipiert die Informantin die Reaktion der Verwandten als Ausschluss: Die Beurteilung der HIV-Infektion als Stigma hat sich in ihre Sichtweise eingeschrieben und strukturiert entsprechend ihr Informationsmanagement.

Können die Informantinnen das Risiko einer Stigmatisierung nicht einschätzen, so führt dies zunächst zum Verschweigen der Infektion. Im Mittelpunkt steht die Aufrechterhaltung bestehender Bindungen. Die Nicht-Thematisierung der Infektion wird von den Informantinnen jedoch als eine nur vorübergehende Lösung präsentiert. Welche Wirkungsmacht die Wahrheitsverpflichtung entfaltet, zeigt sich anhand der verschiedenen Verfahren, die die Informantinnen einsetzen, um das Stigmatisierungsrisiko in Erfahrung zu bringen.

Neben dem Risiko von Diskreditierungen und Ausschlüssen ist das Geständnis auch mit einer weiteren Problematik befrachtet. Legen die Informantinnen die Infektion offen, so obliegt ihnen nicht mehr die Kontrolle über Wissen und Nicht-Wissen. Verbunden ist dies mit dem Risiko sukzessiver Stigmatisierungen. Beider Problematiken versuchen die Informantinnen mittels Überprüfungsverfahren habhaft zu werden. Auch hier fungiert das „Gefühl" als Indikator:

„ich hab dann immer/ ich hör dann immer'n bisschen auf mein Gefühl, wenn mein Gefühl mir sagt ‚nene, denen erzähl das mal lieber nicht' (mhm) ‚da lass das mal lieber' äh, dann hab ich das auch lieber nachgelassen oder so (mhm) und wenn ich ein gutes Gefühl hatte oder so was, (dann?) kannst du das ruhig sagen oder so, dann hab ich das denn auch gemacht ne, und, und da bin ich eigentlich bisher ganz gut mit gefahren" (Int.5: 34).

Das „Gefühl" dient hier nicht als Instrument zur Einschätzung der Beziehungsqualität – wie beim Kennenlernen potenziell signifikanten Anderen –, sondern fungiert als Mittel, um die Verschwiegenheit und die Einstellung des Gegenübers zu ermitteln. Dies verdeutlicht die Informantin anhand ihrer weitgehend gelungenen Informationssteuerung:

„also so einige Freunde von mir hab ich das gesagt, das wissen hier auch einige Leute aus dem Haus (mhm), die haben keine Probleme damit, da weiß ich auch ganz genau, dass die das nicht weiter quatschen würden, aber (?) ich hab mir die Leute auch vorher angeguckt (mhm) denen ich das sage, und, und die können da eigentlich ganz gut mit umgehen, haben da auch keine Probleme sich mir, mir, äh mir Guten Tag zu sagen oder mich mal'n Arm zu nehmen oder so was, also das muss ich schon sagen" (Int.5: 34).

Die gleichen Kriterien hindern eine andere Interviewpartnerin, ihren Kindern[286] die Infektion zu offenbaren. Sie schildert:

„Aber wie gehen die [bezieht sich auf die Kinder] damit um? (Mhm). Das ist die andere Frage, wem erzählen sie es? Ne, das ist nicht das sie es dann wissen, sondern wem erzählen sie es dann weiter? Ich möchte nicht das es dann nachher/ weil die haben ja ihre ganzen Freunde gewonnen ne, ja, das und das ne, guck mal (mhm). Und das find ich eben so das furchtbare an der Sache (..?) (Mhm). Deswegen denk ich mir, ich sag nichts" (Int.7: 24).

„Manchmal gelüstet mir auch zu sagen, ‚so und so ist das' oder ‚das und das liegt an', aber wiederum was macht er [der Sohn]? Verstößt er mich? Bestimmt wird er mich verstoßen (mhm), also der Große, ne. Bestimmt, und irgendwo .. möchte ich mir das nicht antun, also mir selbst möchte ich das nicht antun" (Int.7: 27).

Die Informantin schätzt nicht nur die Fähigkeit der Kinder, Stillschweigen zu wahren, als prekär ein, sondern sieht sich auch durch ihren Sohn nicht vor dem Risiko einer folgenschweren Stigmatisierung – einer Verstoßung – gefeit. Um weder die eigene Stigmatisierung noch die der Kinder zu riskieren, nimmt sie in Folge von einem Geständnis Abstand.

Nicht immer reicht das „Gefühl", um das Risiko einer Stigmatisierung und die Verschwiegenheit des Gegenübers einzuschätzen. In diesem Fall ziehen die Informantinnen weitere Kriterien in das Überprüfungsverfahren ein: Die Position signifikanter Anderer zu Krankheit und zu stigmatisierten Gruppen dient zwei Informantinnen als Grundlage ihrer Einschätzung:

„Ja und denn, denn ging das noch mal um, um eben halt Krankheit, und da sagte der X [Verwandter der Informantin] dann eben halt wenn man/ ‚ja man kann ja heutzutage nicht vorsichtig genug sein' und das gibt mir so'n bisschen zu denken (mhm)

---

[286] Die Bezeichnung „Kinder" bezieht sich hier rein weg auf den Verwandtschaftsgrad, da die Kinder zum Zeitpunkt des Interviews 16 und 17 Jahren alt sind. Das Alter der Kinder ist nicht das ausschlaggebende Kriterium für die Geheimhaltung; so geht eine andere Informantin nicht nur gegenüber ihren erwachsenen Kindern, sondern auch gegenüber ihrer minderjährigen Tochter offenherzig mit Diagnose, Erkrankungen und Problematiken um.

5.2 Die Situation Diskreditierbarer

und das, das/ diesen Satz den er da gesagt hat, und deswegen hab ich nochmal so´n bisschen Angst (denn?) dem das eben halt zu sagen, ne..." (Int.5: 45 f.).

„ich hab die Pflegetochter in, in X [Stadt] zum Beispiel, die ist X [medizinischer Beruf], da könnte ich annehmen/ ‚ja der könnt ich´s doch sagen [so der Vorschlag des Sohns gegenüber der Mutter], die hat ja`n Wissen darüber'. Ich weiß aber das sie selber sehr viele Vorurteile hat und äh gegen Junkies und gegen den und äh/ kann ich zum Teil mit vollziehen und so.. da fällt´s mir besonders schwer, ich kann der das nicht sagen (mh) ich krieg´s nicht fertig" (Int.4: 65).

In der Darstellung obiger Informantin taucht Krankheit in Konnotation zur Eigenverantwortung auf. Aus dieser Perspektive führt mangelnde Vorsicht zu Krankheit, die sich somit (auch) durch die unterlassene Prävention des Erkrankten bedingt. Medizinisches Wissen feit nicht vor Vorurteilen, wie zweite Informantin darlegt. Beide Positionen lassen die Informantinnen von einem Geständnis absehen.

Das Interesse, die unbekannte Haltung des Gegenübers zu ermitteln, kann sich auch sukzessiv steigern. Dies verdeutlicht eine Informantin. Als ausschlaggebend fungiert hier der erwünschte Beziehungswandel von einer verwandtschaftlich-freundschaftlichen zu einer partnerschaftlichen Beziehung. Die Pflicht zum Geständnis wird von der Informantin zur unerlässlichen Voraussetzung eines Beziehungswandels konstituiert. Entsprechend versucht sie, das Risiko einer Stigmatisierung bei jedem Zusammentreffen zu ermitteln, ohne jedoch zu einem Resultat zu gelangen. Zu diesem Zweck wendet sie eine Technik indirekter Informationsermittlung an:

„wie der dann drauf reagieren würde weiß ich nicht, ich weiß in der Familie, von, von der Tochter, also von der ersten Tochter, ihrerseits ihre beste Freundin der Sohn, der ist äh an AIDS gestorben, das weiß ich (mhm) ne, äh, da haben sie so äh, weiter keine/ (...) und da hat der X [Verwandter]/ da haben sie [Familie der Verwandten] weiter nichts zu gesagt, dass sie da Probleme mit haben (mhm) oder nicht, ich wollte jetzt auch nicht weiter/ die haben das XY [Freundin der Interviewpartnerin] erzählt und die XY [Freundin] hat mir das ja wieder erzählt, ne, und äh, ich hab dann zu XY [Freundin] gesagt, äh ich sag , XY, man weiß ja nicht so'". (Int.5: 45).

Potenzial wie Grenzen der indirekten Ermittlungsstrategie werden deutlich: Verhindert diese strategische Technik zum einen das Risiko einer Aufdeckung, so schränkt sie zum anderen das Erkenntnispotenzial auf die gegebene Informationen ein. Die Position der Gegenübers versus einer HIV-Infektion erfragt die Informantin nicht direkt. Eine solche Frage scheint mit dem Risiko einer Aufdeckung verbunden. Allein schon das Interesse an dem Thema HIV könnte dem Gegenüber als Indiz einer spezifischen Affinität zum Thema gereichen, wie auch eine andere Informantin darlegt. Eine Affinität, die potenziell die Frage nach der eigenen „Betroffenheit" auslösen kann. Um dies nicht zu riskieren, kann die Einstellung der Verwandten, solange der Aufrechterhaltung der Bindung oberste Priorität gezollt wird, nur indirekt erkundet werden.

Nicht in jedem Fall ist es die Angst vor Stigmatisierungen, die die Informantinnen zum Verschweigen der Infektion leitet. Auch wenn signifikante Andere vor emotionalen Belastungen geschützt werden sollen, wird die Infektion nicht offen gelegt:

> „und meine Schwester, da ist es so, dass die sitzt seit X [Jahreszahl] nach einem Unfall im Rollstuhl (mhm), die ist querschnittgelähmt und hat also auch´n schweres Schicksal. Gott sei Dank hat sie einen Freund gefunden, der, der wirklich ganz nett ist und zu ihr passt (mh) und der für sie da ist, da bin ich ganz froh. Vorher hatte sie mit einem Alkoholiker zusammengelebt. Das war ganz furchtbar. Ja, und bei ihr hab ich das Gefühl, ihr könnt ich das nicht sagen, um sie nicht zu belasten (weint), *es ist sehr, sehr schwer alles* (weinend)" (Int.4: 47).

Die Interviewpartnerin verdeutlicht, wie sie in Rücksichtnahme auf das psychische Wohlergehen der Schwester die Wahrheitsverpflichtung zurückstellt. Diese Konstituierung lässt sich in Anlehnung an Schützes (1991) Studie „Die gute Mutter", als „Antwort" auf eine Anrufung verstehen, die Frauen die Verantwortung für das Wohlergehen anderer zuweist. Da diese Anleitungsweise – wie weiter unten noch deutlich wird – subjektivierende Wirkungsmacht entfaltet, sollen markante Ergebnisse Schützes zusammenfassend nachgezeichnet und damit der Hintergrund dieser Konstituierungsweise erläutert werden.

Schütze (1991: 7) zeigt in ihrer Studie, wie sich ab Mitte des 18. Jahrhunderts „unter dem Namen ‚Mutterliebe' ein kulturelles Deutungsmuster etabliert, das nicht nur die Mutter-Kind-Beziehung, sondern gleichermaßen die Binnenstruktur der Familie und die Rolle der Frau normativ interpretiert". Sie zeigt, wie das Deutungsmuster der „Mutterliebe" und die Konstruktion weiblicher Geschlechtscharaktere als vermeintlich weibliche „Eigenschaften der Person" mit der Entwicklung der bürgerlichen Gesellschaft und Familie entstehen (Schütze 1991: 21 ff.). „Mutterliebe" kennzeichnet die Autorin dabei nicht als „Neuerwerb des menschlichen Gefühlshaushalts", sondern belegt, wie sich ab Mitte des 18. Jahrhunderts ein „von Experten ausgearbeitetes Regelwerk" etabliert, das in stetigem Wechsel definiert, wie sich „Mutterliebe" zu äußern habe (1991: 6 f.). Anhand medizinischer, pädagogischer und psychologischer Ratgeberliteratur wird deutlich, wie sich im Verlauf einer über zweihundertjährigen Entwicklung das normative Muster wandelt und Mütter mit stetig wechselnden, widersprechenden und zum Teil unvereinbaren Anforderungen konfrontiert werden (Schütze 1991: 15, 21, 91).

5.2 Die Situation Diskreditierbarer

In groben Zügen lässt sich die Entwicklungslinie des normativen Musters folgendermaßen skizzieren: Bis zum 20. Jahrhundert findet sich in Deutschland – im Gegensatz zu den USA, England und Frankreich – v. a. ein medikalisiertes Muster der „Mutterliebe" (Schütze 1991: 15, 72 ff.). Ärzte und Pädagogen sind es, die hier vorwiegend das „Konzept Mutterliebe" ausformulieren, deren Normen festsetzen und damit „zum Erzieher der Frau" werden (Schütze 1991: 15, 19, 21). In diesem Zusammenhang betont Schütze (1991: 16), dass die Durchsetzung des normativen Musters nicht als Vorgang zu verstehen sei, der sich entgegen dem „Willen der Frauen" etabliert habe, sondern vielmehr als Anforderung auftritt, die seitens des Bürgertums und der Frauen als Verpflichtung angenommen worden sei. Sie stellt dar, wie bis zum 20. Jahrhundert die Verantwortung für das „Wohl des Kindes" sich v. a. auf den Körper richtet und erst „im Kontext eines kulturellen Wandlungsprozesses" diese in den später 1960er-Jahren durch psychologische bzw. psychoanalytische Anforderungen ausgeweitet wird (Schütze 1991: 19, 118).

Schütze (1991: 118) markiert v. a. die antiautoritäre Bewegung als maßgebliche Instanz, die diesen Diskurswechsel bzw. seine Ausweitung in der Bundesrepublik in Gang bringt. Als Auslöser fungiert die beginnende Auseinandersetzung mit der „faschistischen Vergangenheit", in deren Kontext es zu einem Bruch mit den bislang gültigen Erziehungsnormen kommt (1991: 118). Auf der Suche nach einem „theoretischen Überbau" gelingt es zu diesem Zeitpunkt verschiedenen Experten – wie Spitz, Bowlby und Winnicott –, die das Konzept der „Mutterliebe" v. a. in den USA und England seit den 1940er-Jahren prägen, auch in der BRD Fuß zu fassen und seine „Ausführungsbestimmungen" zu verändern (Schütze 1991: 118). Damit setzt eine Entwicklung ein, in der die Anrufung zur „guten Mutter" sich nicht mehr allein auf Handlungsanweisungen bezieht, die das physische Wohlergehen des Kindes fordern, sondern im zunehmenden Maße auch die Beachtung seiner intrapsychischen Zustände fordern (Schütze 1991: 78, 92 f.).

Im Rekurs auf Schütze (1991) lässt sich die Konstituierungsweise der Informantin als „Antwort" auf eine Anrufung verstehen, bei der das psychische Wohlergehen Anderer als Aufgabe der Frau – hier: der älteren Schwester – konzipiert wird. Dieser Annahme folgend zeigt sich, dass die Verantwortung für das psychische Wohlergehen Anderer nicht allein auf die „Figur" der Mutter beschränkt ist. Wie auch weiter unten zu zeigen sein wird, findet sich neben diesem paradigmatischen Typ auch die Figur der „guten Schwester" und der „guten Tochter". Gemeinsam ist ihnen, dass eigene Belange vor dem Wohlergehen anderer zurückgestellt werden und in Übereinstimmung damit das Informationsmanagement erfolgt.

Die Verantwortung für das „Seelenheil" des Anderen führt nicht nur zum Verschweigen der Infektion, sondern kann auch zu der Offenlegung der Infektion leiten. Bevor dargelegt wird, welche Anleitungsweisen die Informantinnen dazu leiten, die Diagnosemitteilung als ein strategisches Mittel zu nutzen, sollen zunächst bisherige Ergebnisse kurz zusammengefasst werden.

Im Gegensatz zu dem Informationsmangement, das die Informantinnen gegenüber neuen Bekannten und potenziellen Beziehungspartnern praktizieren, steht bei bestehenden Beziehungen nicht die Suche nach dem idealen Geständniszeitpunkt, sondern die Ermittlung des Stigmatisierungsrisiko im Mittelpunkt. Oberste Priorität weisen die Informantinnen der Aufrechterhaltung bestehender Bindungen zu. Langjährige Beziehungen, so zeigt sich, bieten nicht grundsätzlich Sicherheit vor Diskreditierungen und Beziehungsabbrüchen. Um der Anrufung zur Wahrheit nachzukommen, wenden die Informantinnen eine Strategie der indirekten Informationsermittlung an. Diese ermöglicht es ihnen, günstigstenfalls die Position signifikanter Anderer gegenüber der HIV-Infektion und somit das Stigmatisierungsrisiko im Vorfeld eines Geständnisses abzuschätzen. Können die Informantinnen das Stigmatisierungsrisiko und/oder die Verschwiegenheit ihres Gegenübers nicht einschätzen bzw. beurteilen sie diese als unsicher, verschweigen sie die Infektion. Informationskontrolle fungiert jedoch nicht nur als Mittel, um sich und die Kinder vor potenziellen Stigmatisierungen zu schützen, sondern dient auch dem Schutz signifikant Anderer vor emotionalen Belastungen.

Dient die Mitteilung der Diagnose einerseits zur Offenbarung des „wahren" Selbst, so kann sie zugleich auch als ein strategisches Mittel genutzt werden. Diese Funktion kommt gegenüber signifikant Anderen zum Einsatz, findet sich aber auch gegenüber Unbekannten, wie eine Informantin zeigt. Welche Anleitungsweisen hier zum Tragen kommen, gilt es nun zu zeigen.

Das Geständnis als strategisches Mittel

Die Informantinnen markieren die „Wahrheit" als Implikation signifikanter Beziehungen. Wenn die Angst vor Stigmatisierungen oder die emotionale Belastung signifikant Anderer unbegründet erscheint, verändern die Informantinnen ihr Informationsmanagement bzw. planen dessen Änderung. Darüber hinaus fungiert das Geständnis auch als strategisches Mittel, um spezifische Wirkungen zu erzielen. Was eine Informantin bei dem Zusammentreffen mit ihrem Bruder zu der Offenlegung leite, schildert sie so:

5.2 Die Situation Diskreditierbarer

„und dadurch, dass **er sich mir gegenüber geoutet hat** (mhm) **fühlte ich mich schlecht**, weil wir haben uns dann endlich so, nach fünf Jahren wieder sprechen können, also (ja) diese Freundin hat es geschafft, dass wir wirklich nen absoluten Bruch hatten, was ich fast nicht verkraften konnte, und ähm, dann hat, hat, hat er mir das alles gesagt und ich war ganz vorsichtig, weil ich hab ja befürchtet, wi/ wir müssen uns erst neu annähern und äh, für mich war also klar, wenn, dann müssen wir irgendwie uns mal hinsetzen und ehrlich zueinander sein und mal offen miteinander umgehen lernen (mhm), sehr schwierig, ganz schwierig" (Int.4: 46 f.).

Der Wunsch nach einem Beziehungswandel ist es, der die Informantin zu der Darstellung des „wahren" Selbst leitet. Ehrlichkeit konstituiert sie einerseits als Mittel, das eine erneute Annäherung zwischen ihr und ihrem Bruder ermöglicht; andererseits muss die Offenheit, wie sie darstellt, erst im Umgang miteinander gelernt werden. Das Geständnis des Bruders fungiert in der Situation einer erwünschten – jedoch noch nicht realisierten – Annäherung, als eine Vertrauensbekundung mit einem Ehrlichkeitsvorschuss. Dieser leitet die Informantin in eine emotionale Bedrängnis. Sie sieht sich mit der Schwierigkeit konfrontiert, den Vertrauensvorschuss angemessen erwidern zu müssen: Dem „Outing" des Bruders muss sie ihrerseits die „Wahrheit" entgegensetzen. Der Geständniszeitpunkt und damit das Inkrafttreten der Wahrheitspflicht erfolgt hier durch den Anspruch an eine Beziehung, deren Basis die reziproke Darstellung des „wahren" Selbst ist. Entsprechend sind „Identitäts"-Änderungen (Int.4: 45) dem Gegenüber anzuzeigen.

Im Vergleich zu den „späteren" Geständnissen im Kontext neuer Beziehungen (Post-Stigma-Beziehungen) zeigt sich eine Umkehrung: Geständnis und Beziehungsqualität haben diametral ihre Positionen gewechselt. Nicht die errungene Beziehungsqualität ist es, die den Geständniszeitpunkt bestimmt, sondern das Geständnis soll durch seine Funktion als Mittel der Vertrauensbekundung der Beziehung zu erneuter Qualität verhelfen und den bestehenden „Bruch" aufheben. Während die „Wahrheit" hier im Dienste einer Anhebung der Beziehungsqualität steht, kann sie auch dazu genutzt werden, um sich für vergangenes Leid zu „revanchieren". Eine Informantin schildert, welche Gedanken sie manchmal zu einer Offenbarung gegenüber der Mutter drängen:

„Ich hab auch so manchmal Lust (zum Hund: setz dich hin), manchmal Lust meiner Mutter das zu sagen, ne (mhm) aber nicht, aber nicht, um, um, dass sie es weiß, sondern so ähm, um ihr ein bisschen wehzutun. Verstehst Du? (Mhm). Was sie mir alles, was sie mir früher (mhm) angetan hat, weiß Du. Das ist der falsche Weg, das weiß ich auch, verstehst Du, das ist bei ihr vor allem auch so (ja), weil ich denke, sie wird sofort weiter erzählen, über all hin ‚ach meine arme Tochter'... ne (mhm), weil alleine kann sie es nicht für sich behalten" (Int.7: 18).

Aus Perspektive der „bösen Tochter" – so könnte man analog zu Schütze (1991) formulieren – dient die Offenlegung der HIV-Infektion der Informantin als Mittel, um im Gegenzug für vergangene Verletzungen das psychische Wohlergehen der Mutter zu schädigen. Für diese Satisfaktion setzt die Informantin auf das Schockpotenzial der HIV-Infektion.

Die Umsetzung dieser Motivation scheint durch zwei Normen verstellt. Zum einen gilt Rache als „falscher Weg", wie die Informantin evaluiert. Zum anderen verhindert die nicht gewährleistete Kontrolle über Wissen und Nicht-Wissen die Realisierung der Offenlegung. Statt der „bösen Tochter" behält die Konstituierung als „gute Tochter" Oberhand und unterbindet die Aufhebung der Informationskontrolle. In der Folge nimmt die Darstellung der „Wahrheit" in den Überlegungen der Informantin nicht die Funktion der Rache, sondern die der Pflicht gegenüber signifikanten Anderen an:

> „irgendwann muss man das den Kindern auch mal sagen, aber solange es mir gut geht (mhm), wie jetzt, warum soll ich mich dann damit belasten, oder die Kinder belasten? Es reicht schon, wenn ich manchmal nachts nicht schlafen kann und dann Bücher schreibe und Briefe schreibe, für die Kinder und für meine Mutter und ... aber das ist dann auch nicht fair, weil man kann schreiben, aber wenn die Kinder Fragen haben und Mama tot ist, ja dann kriegst du keine Antwort auf diese Brief (ja, ja) und das find ich nicht gut" (Int.7: 25).

Die Vermeidung von Belastungen ist nicht hinreichend für die Nicht-Thematisierung der HIV-Infektion. Die posthume Offenbarung der Todesursache bildet, auch wenn sie dies nicht explizit herausstellt, die Voraussetzung der Briefe und Explikationen an Kinder und Mutter. Deutlich wird, mit welchem Potenzial die Anrufung zur Wahrheit ausgestattet ist. Kann ein Geständnis zu Lebzeiten nicht realisiert werden, so müssen signifikante Andere post mortem über die „wahre" Ursache des Todes aufgeklärt werden. Durch dieses späte Geständnis gelangt die Informantin jedoch in Konflikt mit der Konstituierung als „gute Mutter": Posthum kann sie den Kindern bei der Bewältigung der Offenbarung nicht zur Seite stehen und anfallende Fragen nicht beantworten. Entsprechend kennzeichnet sie diese Lösung als unfair.

Auf der Suche nach einer Anleitung aus diesem Konflikt wendet sich die Informantin auch an ihren behandelnden Arzt:

> „...ich hab mit dem Doktor drüber gesprochen. Er sagt, das muss ich ganz alleine wissen, aber ähm warum soll ich mich damit [einem Geständnis] belasten und den Kindern, oder die Kindern damit belasten, äh, dass ich denen das sage. Der eine sagt so und der andere sagt so" (Int.7: 24).

5.2 Die Situation Diskreditierbarer

Der Arzt präsentiert der Informantin keine normative Lösung, sondern verweist die Entscheidung an sie zurück. Auch die Positionen anderer vermitteln ihr keine Hilfe bei der Lösungsfindung, denn eine verbindliche Haltung scheint nicht gegeben[287]. Um dem Dilemma zwischen Verantwortungsübernahme und Wahrheitsanrufung zu entgehen, verlagert die Informantin das Geständnis nach „hinten":

> „Wenn ich merke, aha, ich habe keine Kraft mehr oder mir geht es nicht so/ dann kann man immer noch oder so, dann kann man immer noch... wenn der Doktor sagt: ‚So Frau X (Name), jetzt ist, ne... langsam, dass wir nichts mehr tun können, denn ist es...aber so lange werd ich nicht warten" (Int.7: 25).

Das ‚rausgeschobene' (Int.7: 25) Geständnis erscheint als eine strategische Lösung, die es der Informantin ermöglicht, Stigmatisierungen und Belastungen zu begrenzen und gleichzeitig Verantwortungsübernahme und Wahrheitspflicht abzugelten.

Als „gute Mutter" bzw. „gute Tochter" ist die Informantin für das „Seelenheil" ihrer Kinder – respektive ihrer Mutter – verantwortlich. Um dieser Anforderung gerecht werden zu können, muss sie ihrem psychischen Wohlergehen Rechnung tragen und Belastungen von ihnen abwenden. Diese Handlungsanforderung kollidiert mit der Wahrheitsverpflichtung, die als Gütekriterium relevanter Beziehungen gilt. Die Informantin sieht sich entsprechend mit dem Paradoxon konfrontiert, signifikanten Anderen zu Lebzeiten ihr „wahres" Selbst präsentieren zu müssen und gleichsam Belastungen und Stigmatisierungen abzuwenden, die erst durch das Geständnis hervorgebracht werden. Das späte bzw. aufgeschobene Geständnis erscheint vor diesem Hintergrund als Lösung, die es der Informantin gestattet, beiden Anforderungen ein Stück weit zu entsprechen.

Während obige Informantin versucht, die Norm der „guten Mutter" und Tochter mit der Wahrheitverpflichtung in Einklang zu bringen, setzt eine andere Informantin die Diagnosemitteilung ein, um der gesellschaftliche Schlankheitsnorm entgegenzutreten. Sie schildert:

> „und ich bin ja so rotzfrech, ich war neulich in ner Second Hand Boutique und hab mir so`n ganz tolles Ballkleid gekauft. (Ich, nicht?) (Ja, aber wieso nicht?) (lachen) es war so für 50,- Mark, das war so`n Korsagenkleid (ja), so`n kurzes Kleid, so mit Tüll unten drunter (ja), einfach (?) (ja), es war Größe 34. Probier ich es an, es saß

---

[287] In einem anderen Zusammenhang schildert die Informantin, wie eine Mitarbeiterin der Erziehungshilfe sie im Rahmen einer Familientherapie versuchte, zu einem Geständnis gegenüber den Kinder zu zwingen. Als die Informantin dies verweigerte, beendete die Erziehungshelferin kurzerhand die Familientherapie, auf die die Informantin angesichts einer schwierigen Familiensituation angewiesen war (vgl. Int. 7: 21 f.).

> wie angegossen (ja) und da war ne Frau, die – ich denk mal, die war so Ende 40 und
> für diese (?) hatte sie ne gute Figur, keine Jung-Mädchen-Figur mehr, aber sie war
> schlank (mh) und dann fing sie an so rumzukieken ‚ach, wie machen Sie das nur?'
> und ‚ja, ich mach ja dauernd Diät'. Ich kann, ich kann es nicht mehr hören. Ich hab
> früher auch eine Diät nach der anderen gemacht (ja). Ich war ein kräftiger Mensch
> (ja). Mir sieht man`s heute nicht mehr so an, aber ich hab durchaus Kleidergröße 44
> getragen. Ich mein 44 ist ne gute (?). Ich mein jetzt hab ich Hosengröße 32 bis 36,
> gut! Ähm, ich konnt`s aber nicht mehr hören (ja)uUnd ich zahl aber eben nen sehr
> hohen Preis dafür (?). ‚Wissen Sie, wenn keine Diät mehr hilft, dann sag ich, holen
> Sie sich AIDS, sollen mal sehn wie schnell das hilft' (mh). ‚WAS?' (entsetzter Tonfall). ‚Ja!' sag ich, ‚ich bin schwer krank, der Preis ist sehr hoch für die Figur, ich
> hätte lieber ne andere Figur und wäre gesund dafür' (mh). Sie hat mich daraufhin
> zum Kaffe eingeladen. Wir haben Kaffe getrunken zusammen" (Int. 3: 47 f.).

Mit der Offenlegung ihrer HIV-Infektion bezieht die Informantin explizit Position gegen das Diätregime, das Schlankheit als unerlässliche Schönheitsnorm propagiert. Aus Perspektive der HIV-Infektion wird diese zum Zeichen fortschreitender Erkrankung und damit seiner Potenz als Schönheitsmarker jäh beraubt.

Wird das Geständnis als strategisches Mittel eingesetzt, dann soll mit der Enthüllung des Selbst eine spezifische Funktion erzielt werden. Dies kann sich sowohl auf die Funktion des Geständnisses als Mittel der Vertrauensbekundung als auch auf den inhaltlichen Aspekt und damit auf das Schockpotenzial beziehen, das hier dazu genutzt wird, sich gegen spezifische gesellschaftliche Normen (die „gute Tochter", das Diätenregime) abzugrenzen. Nutzen die Informantinnen die Darstellung des „wahren" Selbst damit einerseits strategisch, so wird jedoch gleichzeitig die subjektivierende Wirkungsmacht deutlich, die die Wahrheitspflicht entfaltet. Denn, so zeigt sich, auch wenn die HIV-Infektion signifikanten Anderen nicht offenbart wird, so können sich die Informantinnen von der beständigen Auseinandersetzung und Verhandlung um diese Pflicht nicht befreien. Die Suche nach einer Lösung zwischen Wahrheitspflicht und Verantwortungsnorm wird so zu einem Konflikt, bei dem letztlich, wie eine Informantin paradigmatisch aufzeigt, die Wahrheitsverpflichtung als konstitutive Anleitungsweise auftritt und dazu führt, dass Anforderungen, die mit ihr nicht konform gehen, abgeglichen werden.

5.2.1.3 Geständnisse im Arbeitsbereich

Im Kontext der Arbeit wird das Informationsmanagement der Informantinnen durch verschiedene Anleitungsweisen strukturiert. Auch hier ist es die Angst vor

5.2 Die Situation Diskreditierbarer

potenziellen Stigmatisierungen, die die Informantinnen zu dem Verbergen der Infektion leitet. Ihre Ängste richten sich auf zwei unterschiedliche Ebenen: Sie befürchten einerseits, dass sich das Wissen um die HIV-Infektion negativ auf das Arbeitsverhältnis auswirkt und andererseits Diskreditierungen durch das Kollegium. Unterschiedliche Anleitungsweisen leiten die Informantinnen dagegen zu der Offenlegung der Diagnose.

Als konstitutive Merkmale traditioneller Erwerbsarbeit gelten Anwesenheit und Leistung. Um sich im Krankheitsfall von diesen Anforderungen zu befreien, benötigen Betreffende nicht nur eine rechtmäßige Freistellung seitens des medizinischen Systems. Sie sehen sich auch mit der Anforderung konfrontiert, das Fehlen vor anderen zu plausibilisieren. Ein Informationsmanagement wird erforderlich.

Wie die Kategorie der Anwesenheit ihr Potenzial als Geständnisgenerator entfaltet, schildert eine Informantin im Zusammenhang ihrer Umschulung:

„und auch in der Schule war ich sehr ehrlich, ich hab das auch gleich erzählt, es kann ja immer mal was sein, ich darf nicht alles nehmen und wenn ich stark blute müssen einfach andere Leute informiert sein, ich hab auch immer so Erste Hilfe dabei gehabt und auch die Lehrer haben super gut reagiert, meine Klassenkameraden kriegten das mit, nach und nach auch mit, weil ich Sonderstatus hatte, ich konnte nach Hause gehen wann ich wollte (mh) weil ich damals/ eigentlich Umschulung wurde sehr stark darauf geachtet, dass man anwesend war, weil das Arbeitsamt sonst die Zahlung einstellt (mh), es wurde also wie früher auch in der Schule, Anwesenheitspflicht (ja) und bei mir sagten die anderen was wenn ich fehlte oder.. wie (mh) und so kam das, dass eben auch die Schüler das allmählich mit bekamen" (Int.3: 50 f.).

Die von der Informantin reklamierte unmittelbar-ehrliche Konstituierungsweise zeigt sich als eine Form der Informationssteuerung, die sich an Schulleitung und Lehrer richtet, um Selbst- und Fremdschutz präventiv zu sichern. Um sich vor möglichen Gesundheitsfolgen und andere vor einer Transmission zu schützen, setzt die Informantin die Leitungsebene der Schule von der Infektion in Kenntnis. Während diese Offenbarung als Pflicht markiert wird, zeigt sich, dass die Offenlegung gegenüber den MitschülerInnen durch eine Rechtfertigungsproblematik in Gang gesetzt wird. Die Informantin sieht sich mit der Situation konfrontiert, ihre Ungleichbehandlung plausibilisieren zu müssen. Die Hinterfragung ihres „Sonderstatus" ist es, die sie zu der Offenbarung führt. Erst vor diesem Hintergrund werden den MitschülerInnen die ihr eingeräumten Sonderkonditionen verständlich bzw. von diesen akzeptiert.

Die von der Informantin als „Sonderstatus" gekennzeichnete Situation bezieht sich dabei auch auf die Leistungspflicht. Auch hier werden ihr Sonderbedingungen eingeräumt:

> „(die Lehrer haben dann so gesagt?) wenn ich dann mal krank bin, dann brauch ich die Arbeit nicht nachholen, wenn ausgerechnet an dem Tag eine Arbeit geschrieben wurde. Ich müsste dann eben damit rechnen, wenn ich zwischen zwei Zensuren stände, eben die schlechtere zu bekommen" (Int.3: 51).

Die Befreiung von geltenden Normen ermöglicht der Informantin einerseits den erfolgreichen Abschluss der Umschulung, markiert aber andererseits ihren Status als einen exponierten und bedingt so die Offenbarung der HIV-Infektion vor den KollegInnen.

Aber nicht immer kann die Befreiung von Arbeitsnormen in Anspruch genommen werden. Dies veranschaulicht die gleiche Informantin unter den Bedingungen eines ungesicherten Arbeitsverhältnisses:

> „Ich hab damals als ich die Umschulung machte, da hat ich da am Anfang noch nicht gesagt, das hab ich dann später dann mal (mh) wie gesagt, wir müssen ja auch nicht sagen (...), ich hab damals wie gesagt noch nichts gesagt und hatte dann auch Phasen wo's mir nicht gut ging und hab mich dann immer gezwungen gute Miene zum bösen Spiel zu machen praktisch statt weniger, möglichst viel zu machen und bin zur Arbeit gegangen (mh) ich hab mit Fieber gearbeitet, ich hab mit Infekten gearbeitet, wo ich eigentlich ins Bett gehört hätte (mh) aber allein aus der Angst heraus, mh, dass man's eventuell heraus bekommt, dass ich so doll überhaupt krank bin. Ich hatte ja noch so im Hinterkopf die Idee, dass ich übernommen werde" (Int.3: 73 f.).

Der Wunsch nach einem gesicherten Arbeitsplatz ist es, der die Informantin zum Verschweigen der Infektion leitet. Nicht länger die Darstellung als ehrliches Subjekt, sondern rechtliche Argumente, die das Verschweigen der Infektion ratifizieren, bilden jetzt den Rahmen ihrer Argumentationsweise.

Leistungsfähigkeit markiert die Informantin als konstitutives Moment der Arbeit. Eine überzeugende Darstellung derselben wird aus Perspektive der Informantin zur unerlässlichen Voraussetzung für die Übernahme in ein gesichertes Arbeitsverhältnis. In der Folge zwingt sich die Informantin im Krankheitsfall zur Arbeit. Deutlich wird, dass sich das Informationsmanagement im Kontext der Arbeit nicht allein auf das „Sagbare" reduziert; gleichsam bezieht es sich hier auf den Körper, der zum Schauplatz und Nachweis der Leistungsfähigkeit wird.

Die Nicht-Thematisierung der Diagnose und die Anwendung von Selbstzwangstechnologien dienen der Informantin als Mittel, um sich im Krankheitsfall als leistungsfähiges Subjekt zu konstituieren. Die dauerhafte Ausübung die-

5.2 Die Situation Diskreditierbarer

ser Praxis kennzeichnet die Informantin als der Gesundheit kontraproduktiv. So steht im Zentrum ihres heutigen Informationsmanagements die Offenlegung der Infektion, wie sie darlegt:

> „und das sind einfach Voraussetzungen unter denen ich nie wieder arbeiten werde, also wenn ich noch mal arbeite, dann immer unter den ehrlichen Auseinandersetzungen (ja), reinweg um mich selbst auch zu schonen (ja). Ich bin sicherlich dann auch keiner der sagt, jetzt im Hospiz, wie ich die Urlaubsvertretung gemacht hab, ein Monat auch Medikamente genommen, um das Fieber zu senken, weil ich wusste, ich war die Einzige, dies da machen konnte (mh) und äh, wusste auch, dass äh, an den Tag einige Sachen anstanden, die erledigt werden mussten und das kann sicherlich ein Mal gut gehen, aber das könnte nicht Dauerzustand sein (mh) und dazu würde ich immer tendieren, um äh, um mich nicht zu verraten (mh), würd ich mich zwingen hinzugehen und das ist nicht okay" (Int.3: 74).

Auch gegenwärtig macht die Interviewpartnerin von gesundheitsabträglichen Praktiken Gebrauch. Anhand der Medikamenteneinnahme illustriert sie, dass diese Praxis nicht einer kurativen Indikation, sondern den Anrufungen nach Zuverlässigkeit und Unerlässlichkeit folgt.

In diesem Zusammenhang markiert die Informantin jedoch die entscheidende Differenz zwischen früherer Erwerbstätigkeit und heutiger ehrenamtlicher Tätigkeit. Während unter den gegenwärtigen Bedingungen die mangelnde Selbstschonung eine zeitlich begrenzte Tätigkeit darstellt, die dem Prinzip der Freiwilligkeit unterstellt ist, fungierte diese im Kontext der Erwerbstätigkeit als Regel, um das Arbeitsverhältnis nicht zu riskieren.

Im Gegensatz zu dem Informationsmanagement gegenüber signifikanten Anderen wird der Umgang mit der Diagnose im Kontext der Arbeit nicht durch die Pflicht zur Enthüllung des „wahren" Selbst angeleitet. Entsprechend verhandeln oder problematisieren die Informantinnen die Wahrheitspflicht nicht. Eine Informantin, die ein Qualifizierungspraktikum bei einer staatlichen HIV-Beratungsstelle absolviert, schildert, was sie zu der Offenlegung der Diagnose leitet:

> „schade, ich hätte es mir gerne gewünscht, dass ich da (mh) einfach meine Erfahrungen einfach mit eingebracht hätte (ja) weil das war auch so meine Erwartung gewesen, aus meiner Sicht mal'n bisschen was mit beizutragen und einfach aus, noch mal aus der anderen Sicht, nämlich als Betroffene noch mal diesem ganzen ne andere Dimension zu geben (ja) das war so meine Idee eigentlich gewesen, warum ich mir das ausgesucht hab und bewusst auch mir ne Stelle ausgesucht hab in dem Bereich (mh), ich hab das ja nicht aus, äh, so nicht/ ich überleg mir doch was dabei (ja) und ich hatte da bestimmte Vorstellung davon (ja) und denk dass ich da einfach noch was beitragen kann" (Int.2: 68).

Nicht die Pflicht zur Selbstenthüllung, sondern der Wunsch nach Veränderung der Arbeitsqualität leitet die Informantin zur Offenlegung. Die Thematisierung ihrer Infektion wird zur Voraussetzung, um eine neue und spezifische „Dimension" in die Beratungsarbeit einzuführen: andere Betroffene sollen von ihren Erfahrungen profitieren und eine Beratung von Betroffenen für Betroffene etabliert werden.

Im Gegenzug verschweigen die Informantinnen die Infektion nicht nur, wenn sie befürchten, dass sich das Wissen um die Infektion negativ auf ihr Arbeitsverhältnis – eine Einstellung – auswirkt, sondern auch wenn sie eine Diskreditierung durch das Kollegium befürchten. Eine Informantin schildert:

> „wenn, wenn ich jetzt Krebs hätte oder was (mhm) was sicherlich vor 10 Jahren auch schwer war zu äußern, ja? Ähm, mh, mittlerweile gehen sie Leute damit anders um und vielleicht wird das auch mal mit HIV sein, aber es ist noch nicht so (ja) und zudem bin ich auch gar nicht der Typ der das so nach außen tragen kann, und und und und ähm, ich hab eine Kollegschaft, die mich sehr belastet, dass sie halt so,.. ja so bieder und so konservativ und ähm..ja sehr eingeschränkt ist, ich, ich – es kann ne sehr subjektive Meinung von mir sein (mh), ich kenn sie nur schon alle so furchtbar lange (mh) und äh, wie gesagt XX Jahre mach ich das hier. Jeder kennt mich und jeder würde denken/die würden also alle gleich entsetzt aufschrein: ‚sag mal mit wem hast du dich denn eingelassen?' Oder: ‚Was ist denn da passiert?' (leicht lachend) oder so (mhm) und ich könnte das einfach nicht ertragen" (Int.4: 40).

Die stigmatisierende Wirkung leitet sich hier aus der Verbindung ab, die zwischen Transmission und Eigenverantwortlichkeit gezogen wird: Aus dieser Perspektive resultiert die Ansteckung aus mangelnder Selbstverantwortung und Kontrolle. Wie bereits weiter oben dargestellt wurde, wird ab 1987/1988 Promiskuität zur zentralen Risikokonstruktion und überlagert die vormalige „Verknüpfung von AIDS mit sexuellen Identitäten", indem sie das „Paradigma des individuell riskanten Verhaltens" einführt (Brunnett & Jagow 2001: 193). Es ist genau diese Positionierung als ein sexuell aktives und dabei unkontrolliertes Subjekt, dem die Informantin mittels Informationskontrolle entgehen will[288].

Im Kontext der Arbeit zeigt sich, dass nicht die Verpflichtung zur Darstellung des „wahren" Selbst das Informationsmanagement der Informantinnen anleitet. Die Informantinnen informieren die Leitungsebene von der Infektion, um Selbst- und Fremdschutz präventiv zu sichern. Anrufungen an ein für Gesundheit und Prävention selbst- und fremdverantwortliches Subjekt entfalten hier ihre Wirkungsmacht. Auf Ebene des Kollegiums wird die Offenlegung dagegen

---

[288] Dass sich die Ergebnisse von Brunnett und Jagow (2001) weiter differenzieren lassen, wird dann weiter unten noch genauer aufzuzeigen sein, wenn die Positionierungen anderer als Reaktionen auf die Infektionsdarstellung in den Blick genommen werden.

durch die Ungleichbehandlung ausgelöst, die plausibilisiert werden will. Die Differenz, die sich hier zwischen Leitungsebene und Kollegium auftut, korrespondiert mit den Motiven, die die Informantinnen zu dem Verschweigen der Infektion leiten. Während gegenüber der Leitungsebene Befürchtungen zum Tragen kommen, die das Arbeitsverhältnis betreffen, sind es auf Ebene des Kollegiums Befürchtungen, die die Diskretierung der Person betreffen.

Zu welchen Stigmatisierungen die Offenlegung der Diagnose führt, wird weiter unten noch genauer aufzuzeigen sein. Zunächst soll jedoch dem Informationsmanagement Diskretierbarer weiter gefolgt werden. Entsprechend gilt es zu zeigen, mit welchen Problematiken und Konsequenzen die Informantinnen durch die Geheimhaltung der Diagnose konfrontiert werden.

5.2.1.4 Auswirkungen der Geheimhaltung

Die Angst vor Stigmatisierungen und Diskretierungen, vor dem Verlust der Kontrolle über Wissen und Nicht-Wissen und die Rücksichtnahme auf das psychische Wohlergehen Anderer leiten die Informantinnen zu Informationskontrolle.

Diskreditierungen, Beziehungsabbrüche und Ausschlusspraktiken befürchten die Informantinnen seitens ArbeitskollegInnen und Ärzte, Nachbarn, Bekannte und Personen, die sie neu kennen lernen, wie auch durch Personen, mit denen sie langjährige Beziehungen unterhalten: Weder durch Freunde noch durch die eignen Kinder, die Mutter oder weitere Verwandte sehen sich die Informantinnen vor Stigmatisierungen gefeit.

Die Informantinnen befürchten, dass Stigmatisierungen und Diskreditierungen nicht nur sie selbst, sondern auch ihre Kinder betreffen könnten. Neben Beziehungsabbrüche befürchten sie Ausschlüsse von medizinischen Institutionen und den Verlust der Chance auf ein gesichertes Einstellungsverhältnis. Den Verlust der Kontrolle über Wissen und Nicht-Wissen, den die Informantinnen auch fürchten, zeigt sich als Angst vor sukzessiven Stigmatisierungen und Diskreditierungen. Aus dieser Perspektive begrenzt die Nicht-Offenbarung der Diagnose die Angst vor Diskreditierungen, Stigmatisierungen und Kontrollverlust und verhindert die psychische Belastung anderer.

Informationskontrolle stellt sich jedoch nicht als unproblematische Lösung dar. Problematisch ist diese Form des Informationsmanagements, weil sie mit psychischen, somatischen und sozialen Konsequenzen verbunden ist, die die Lebensführung der Informantinnen erschwert. Dies gilt es nachfolgend darzulegen.

Psychische und körperliche Auswirkungen der Geheimhaltung

Die Informantinnen schildern, dass die Geheimhaltung der Diagnose von psychischen und/oder somatischen Belastungen begleitet wird. Psychische Belastungen zeigen sich in den Bekundungen der Unsicherheit und der Angst.

Setzen sie Informantinnen signifikante Andere nicht von der Diagnose in Kenntnis, so setzen sie sich der wirkungsmächtigen christlichen Anrufung nach Selbstenthüllung entgegen. Dies geht mit Schuldgefühlen einher und wird durch eine beständige Verhandlung um das Informationsmanagement begleitet, die belegt, wie viel Unsicherheit die Entgegensetzung auslöst. Unsicherheit wird auch durch den Umstand ausgelöst, dass die Informantinnen, solange sie ihre Infektion nicht offen legen, nicht wissen, wie signifikante Andere über sie denken – eine Situation, mit der sich die Informantinnen, wie oben deutlich wurde, vielfach beschäftigen.

Aber auch Informationskontrolle kann eine Aufdeckung der Infektion nicht prinzipiell verhindern. Dies thematisiert eine Informantin:

> „und äh, ich hab eine Residenzpflicht, ich muss da wohnen, wenn ich/ das ist meine aller, aller, aller größte Furcht, dass ich wirklich ernsthaft krank werden (mh) würde und man mich da/ und ich kann nicht mehr über mich selbst verfügen (mhm) mich selbst bestimmen, also ich hab ne panische Angst davor, dass man mich da rausträgt, in, in ein Hospiz (mhm) und äh, alle kriegen das mit sozusagen [kämpft mit den Tränen] und da hab ich mich jahrelang bemüht das irgendwie nicht an die Öffentlichkeit kommen zu lassen (mh) und ich müsste dann in einem hilflosen Zustand da [weinen] .. also ich möchte eigentlich raus aus der Wohnung, möglichst weit weg von meiner Arbeit" (Int.4: 56).

Zur belastenden Bedingung wird die Arbeit durch die Residenzpflicht, die im Fall des Verlustes der Selbstverfügungsgewalt – so die „panische Angst" der Informantin – zu einer Aufdeckung des mühsam verborgenen HIV-Status führen könnte. Mit welchen psychischen Belastungen diese Situation verbunden ist, verdeutlichen sowohl die emotionalen Begleiterscheinungen – das Weinen – als auch der Umstand, dass die Aufgabe der Informationskontrolle nur unter der Bedingung eines Kontrollverlustes vorstellt wird.

Nicht nur der potenzielle Verlust von Informationskontrolle, sondern auch die Aufrechterhaltung der Informationskontrolle führt zu Belastungen. Mit welchen Konsequenzen dies einhergehen kann, verdeutlichte weiter oben die Informantin, die in der Hoffnung auf ein geregeltes Beschäftigungsverhältnis Erkrankungen ignorierte und zu somatischen Selbstzwangspraktiken griff, um sich als leistungsfähiges Subjekt zu konstituieren.

5.2 Die Situation Diskreditierbarer

Das Ausmaß der Diskreditierbarkeit eines Individuums ergibt sich nach Goffman (1988: 117) „nach den Möglichkeiten, mit denen es bei der Handhabung von Informationen über sich konfrontiert ist". In Wendung auf die Situation der Interviewpartnerinnen zeigt sich, dass psychische und somatische Belastungen aus Situationen resultieren, in der sich die Informantinnen einer alternativen Informationssteuerung enthoben sehen. Steht diese Situation einerseits in Zusammenhang mit der Wirkmächtigkeit, die den Imperativ zur Wahrheit im Kontext signifikanter Anderer entfaltet, so sehen sich die Informantinnen auch durch spezifische Arbeitsbedingungen im Erkrankungsfall einer solchen Situation ausgesetzt.

Die Residenzpflicht – d. h. die Übereinstimmung von Wohn- und Arbeitsplatz – wird in einem Fall zu einer Modalität, die der Informantin nicht ausreichend Raum für den verdeckten Umgang mit der Infektion sichert. Im anderen Fall wird Leistungsfähigkeit als notwendige Voraussetzungen der Übernahme in ein gesichertes Arbeitsverhältnis konstituiert – wobei beide Informantinnen die Offenbarung der Infektion als Ausgangspunkt für Stigmatisierungen deuten.

Soziale Effekte der Geheimhaltung

Die Geheimhaltung wirkt sich auch auf der sozialen Ebene aus. Die Informantinnen berichten, dass sie aus Angst vor Bekanntwerden der Infektion soziale Kontakte vermeiden. Diese Praxis lässt sich als eine „Distanzstrategie" (Goffman 1988: 125) ausweisen, die dem Ziel folgt, durch „Verweigern oder Vermeiden von (Intimitäts-)Annäherungen der konsequenten Verpflichtung [zu] entgehen, Informationen auszuplaudern".

Diese Technik wendet auch eine Informantin an, die das Geständnis als unerlässliche Voraussetzung einer Partnerschaft konstituiert. Solange wie sie die geplante Offenbarung der Diagnose nicht realisiert hat, kann sie sich nicht auf die Aufmerksamkeitsbekundungen ihres Gegenübers einlassen. Sie schildert:

„da hat man schon gemerkt, dass er´n bisschen gebaggert hat, (mhm) aber, äh, weil ich so´n bisschen Angst habe ihm dass, ihm halt zu sagen, ähm, hab ich dann natürlich auch so´n bisschen/ bin ich das so´n bisschen umgangen"

„er hat dann ne ganze Zeit auch Komplimente gemacht oder so was (ja), ich bin da nicht drauf eingegangen ne, und na ja, dann ist er dann nachher wieder weggefahren"

„dann hat er mich auch noch mal gefragt: ‚Wann sehen wir uns denn wieder?' (mhm) hab ich gesagt: ‚ja weiß ich nicht'. Das war alles, was ich dazu gesagt hab,

hab ich gesagt: ‚blöde Kuh, hättest ja gesagt: ‚ja am liebsten morgen schon'" (Int.5: 40 f.).

Die Informantin weist die Annäherungen ihres Gegenübers weder direkt zurück noch zeichnet sie diese als unerwünscht aus. Vielmehr „umgeht" sie die Annäherungsversuche, Komplimente und Anfragen ihres Gegenübers. Diese Distanzstrategie und Ausweichungstechnik erscheint als Versuch, die Beziehung solange in der Schwebe zu belassen, wie sie ihrem Gegenüber die Infektion nicht gestanden hat. Deutlich wird hier nochmals, wie das Interesse an der Aufrechterhaltung bestehender Beziehungen die Wahrheitsverpflichtung untergräbt, diese jedoch als unerlässliche Voraussetzung einer partnerschaftlicher Beziehungen konstituiert wird.

Nicht in jedem Fall bietet jedoch die Nicht-Thematisierung der Diagnose ausreichend Gewähr, dass die Infektion verborgen bleibt. Welche Strategien die Informantinnen initiieren, um in diesem Fällen das offensichtlich Werden der Infektion zu verhindern, soll nun aufgezeigt werden.

5.2.2 Die Regierung des Sichtbaren: Der Umgang mit Stigmasymbolen

Ist das Risiko der „Visibilität" (Goffman 1988: 64) eines Stigmas gegeben, muss die Regierung des Stigmas jenseits des Sagbaren ausgeweitet werden, um eine Offenbarung zu verhindern. Unter dem Terminus der „Visibilität bzw. der „Evidenz" fasst Goffman (1988: 64), „wie gut oder schlecht das Stigma ausgerichtet ist", dem Gegenüber Informationen über sein Vorhandensein zur Verfügung zu stellen.

Informationen über die Infektion werden nicht nur über das Sagbare vermittelt. So kann, wie einige Informantinnen befürchten, ihr Aussehen anderen als Hinweis auf eine Infektion dienen. Eine Informantin schildert:

„und ich entdecke, ich ertappe mich dabei, dass ich, weil ich ja jetzt auch an einigen Leuten auch so wenn die an Lipo/ Lipodystrophie leiden (mh), kann man ja im Gesicht schon ziemlich flott was erkennen (mh), also bei mir sind so Ansätze, wenn ich abnehme dann – (quasi hier ist, unten/ bei meinem Unterfett und so?) – das geht alles weg (mh), dann und als ich da in X [Stadt] auf dem AIDS-Kongress war, da (hab ich gedacht?), Oh Gott! Das ist [kurzes Auflachen] das kann man anderen so, so (mh) sehn, ja? (Mhm). Es ist ein sichtbares Zeichen. Leute die Ahnung davon haben (mh), die wissen das sofort, auch wenn noch nicht im Vollbild AIDS ist oder so (ja), kann man das schon alles erkennen und da in Y [Stadt], als da ganz viele Männer waren und, und das auch, die kann man alle da einreihen, da ne (mh), das ich dann äh/ geh ich durch die Straßen und dann denk ich immer, denk ich, oh Gott, neulich

5.2 Die Situation Diskreditierbarer

hat mich der Pastor so angeguckt! Ich denk (? Eingeteilt oder nicht?), das ist doch wohl nicht" (Int.4: 72).

Die Lipodystrophie, eine Fettumverteilung, die als Nebenwirkung der Medikamenteneinnahme auftritt, wird von der Informantin als „sichtbares Zeichen" markiert, das InsiderInnen einen unmittelbaren und anderen – dem Pastor – einen potenziellen Rückschluss auf eine HIV-Infektion ermöglicht. Die Lipodystrophie wird damit zu einem „Stigmasymbol" – einem Zeichen, das anderen als Hinweis auf ein Stigma dient, indem es „besonders wirksam darin [...] [ist], Aufmerksamkeit auf eine prestigemindernde Identitätsdiskrepanz zu lenken" (Goffman 1988: 58 f.).

Verschiedene Sozialgerichte (Sozialgerichtsurteile der Jahre 2002 – 2005, Az.: S9 KR 3/03) haben inzwischen das von der Informantin beschrieben Phänomen – das sogenannte „Totenkopfsyndrom" – als Stigmasymbol anerkannt. So weist das Sozialgericht Düsseldorf das Syndrom als eine „richtungsweisende Stigmatisierung" aus, die den Betroffenen „für Erfahrene als HIV-Träger erkennbar macht und für Laien den Eindruck hinterlässt, dass der Kläger gesundheitlich sehr angeschlagen" sei – und weist vor diesem Hintergrund die Krankenkassen zu der Übernahme kosmetischer Korrekturkosten an (Az.: S9 KR 3/03)[289].

Während in diesem Fällen von den KlägerInnen ein operatives Verfahren angesteuert wird, um dem Stigmasymbol seine Potenz als Informations- und Stigmaquelle zu entziehen, bedienen sich die Informantinnen konventionellerer Methoden, um das Risiko der Visibilität zu mindern.

Sie wenden zwei verschiedene Techniken der Informationskontrolle an, die Goffman (1988: 117 ff.) als übliche Strategien im Umgang mit Stigmasymbole ausweist: das Verbergen und das Täuschen.

Die Technik des Verbergens setzen die Informantinnen im Umgang mit der Lipodystrophie ein. Sie schildern, wie sie Kleidung anhand ihrer Fähigkeit des

---

[289] In allen Fällen handelt es sich um Klagen Betroffener gegen ihre jeweiligen Krankenkassen, die sich zunächst weigerten, die Kosten für eine sogenannte „New-Fill-Behandlung" zu übernehmen – der Injektion einer Polymilchsäure, die v. a. der „optischen Fettaufbesserung" dient. Die Behandlung und Kostenübernahme wurde von den Krankenkassen zunächst mit dem Argument zurückgewiesen, dass die relativ neue Behandlungsmethode bislang noch nicht im Leistungskatalog der gesetzlichen Krankenversicherungen vertreten und somit auch nicht als Untersuchungs- und Behandlungsmethode anerkannt sei. Dieses Argument wurde durch die Sozialgerichte nicht nur als unerheblich, sondern vielmehr als Systemmangel der Kassen gewertet. So befand das Sozialgericht Düsseldorf (22.5.2005) vor dem Hintergrund, dass bereits im Jahre 2001 das Grundsatzgutachten der MDK (Medizinischer Dienst der Krankenkassen) Bayern festgehalten habe, dass das „Totenkopfsyndrom" bei nahezu 80 % aller HIV-Infizierten auftrete, als nicht nachvollziehbar, dass „dem Bundesausschuss bis heute kein Antrag auf Aufnahme von New Fill in den Leistungskatalog" vorliege, und wertete diesen Umstand als ein Versäumnis der Kassen (Az.: S 9 KR 3/03).

Kaschierens auswählen und erwerben. Mittels Länge und Weite gilt es, das zunehmende Bauchfett und das abnehmende Fett an Armen, Beinen und Gesäß zu verhüllen[290]. Während diese Technik dazu verhelfen soll, die Lipodystrophie in der Öffentlichkeit nicht evident werden zu lassen, sieht sich eine Informantin mit weitergehenderen Anforderungen konfrontiert. Da ihre Kinder keine Kenntnis von der Infektion haben, muss sie den Status der Informationskontrolle nicht nur in der Öffentlichkeit, sondern auch innerhalb der Wohnung aufrechterhalten.

Sie schildert, wie sie medizinische Unterlagen und Informationsmaterial der AIDS-Hilfe verbirgt, die den Kindern als Zeugnis der Infektion dienen könnten. Aber nicht nur Unterlagen innerhalb der Privaträume, sondern auch die Exposition als Expertin kann Verdacht erregen, wie sie im Rekurs auf ihre Nachbarin befürchtet:

„Und da ist meine Nachbarin. Hat nen Schwiegersohn, oder ist das ihr Sohn? Von ihrem Mann, von ihrem Mann der Sohn? Der hängt an der Nadel. Der ist heroinabhängig, hat das auch. Was hat sie gemacht? Hat ihm das Haus verboten, weil er ihr die Enkelkinder ansteckt (mh). Also die Kinder, die noch bei ihnen kommen/immer/, dass er die anstecken könnte (mh). Normal wäre das umgekehrt. Und nicht, ne, aber ich kann mich dazu nicht äußern, ich würde gern was dazu sagen (ja, ja), verstehste? (Mhm). Aber ich kann mich nicht äußern, dann werden die ja hellhörig. Woher hat die X [Name der Interviewpartnerin] denn das alles, oder woher weiß die denn das?" (Int.7: 29).

Bereits das Wissen um Ansteckungswege birgt ein potenzielles Rückschlussrisiko und wird damit zu einem Stigmasymbol. Diese Einschätzung führt die Informantin in einen Konflikt. Ihr Interesse, von anderen nicht als Betroffenen identifiziert zu werden, gerät in Konflikt mit ihrem Interesse, bestehende Vorurteile um die Transmission zu korrigieren und damit eine angemessenere Informationsaufklärung zu forcieren, wie sie an anderer Stelle betont. Dennoch sieht sie sich außerstande, eine solche zu leisten, ohne zu riskieren, als Betroffene entlarvt zu werden. Aus dieser Perspektive kann der Circulus vitiosus nicht unterbrochen werden: Aufklärung ist mit einem Stigmatisierungsrisiko behaftet, das sie ihrer Kinder zuliebe nicht eingehen will. Sie schildert:

„Die Frauen, die gehen nicht raus, die gehen nicht an die Öffentlichkeit, die gehen, ja gar nichts. Wenn ich keine Kinder hätte, ich würde mich (nicht?) arrangieren, ich würde sonst was machen (mhm). Aber kannste nicht machen (ja), kannste nicht machen" (Int.7: 26 f.).

---

[290] Dort wo schlecht verhüllt werden kann – im Gesicht –, bietet nunmehr seit wenigen Jahren die oben beschriebene „New-Fill-Behandlung" die Möglichkeit einer professionellen und permanenteren „Korrektur" an.

5.2 Die Situation Diskreditierbarer

Die Auflösung des Interessenskonflikts und der Verzicht auf Widerstandspraktiken steht im Zeichen einer geschlechtlich konnotierten Verantwortungsübernahme, die der Anrufung als „gute Mutter" (Schütze 1991) folgt, wie bereits weiter oben deutlich wurde. Aus dieser Perspektive genießt die Rücksichtnahme der psychischen Unversehrtheit anderer Vorrang vor eigenen Interessen.

Aber das Verbergen von Stigmasymbolen gereicht im Krankheitsfall nicht zum Mittel einer gelungenen Informationskontrolle. In dieser Situation fordern signifikante Andere Informationen über Befinden und Diagnose, Behandlung und Krankheitsprogression. Diese Situation erfordert von der Informantin eine kreative Strategie jenseits der Verheimlichung. Hier greift die zweite Technik, die Goffman (1988: 117 ff.) als übliche im Umgang mit der Regierung von Stigmasymbolen ausweist: Die Informantin praktiziert eine Form des Täuschens[291], bei der die Erkrankung als Zeichen eines Attributs dargestellt wird, das nicht als Stigma gilt. Nicht die HIV-Infektion, sondern die Karzinomerkrankung ist es, die sie signifikanten Anderen offenbart. Die Offenbarung einer Teildiagnose fungiert als Lösung, die es ihr erlaubt, medizinische Hilfe aufzusuchen, Anfragen nach Befinden, Diagnose und Behandlung wahrheitsgemäß zu beantworten und sich zugleich von einer diskreditierenden Positionierung zu befreien.

Aber auch diese Lösung befreit sie nicht gänzlich vor dem Risiko einer Aufdeckung. Als problematisch erweist sich, dass bestimmte Ärzte und Institutionen in der Öffentlichkeit als Experten für die HIV-Infektionen gelten. Um einen Rückschluss zu unterbinden, greift die Informantin gegenüber ihren Kindern zu einer weiteren Maßnahme: Sie ändert den Namen ihres Arztes vorsorglich ab:

> „z. B. mein großer Sohn fragt dann immer: ‚wirst du gut betreut im Krankenhaus oder wirst du gut betreut von deinem Arzt?' Ich sag immer: ‚Dr. X [fiktiver Name]'., weil manchmal sind die auch im Fernsehen die Ärzte (mhm) (..?) und dann sag ich immer: „Dr. X [fiktiver Name]. ‚Ich ruf da mal an, das geht ja nicht so und du musst zum Spezialisten und bla, bla, bla'. Ich sag: ‚nein, du kümmerst dich um gar nichts, ich werd schon gut betreut' ne?" (Int.7: 27).

Die Nachfrage und Unterstützungsangebote des Sohns sind für die Informantin mit der Gefahr einer Aufdeckung verbunden. Um diese abzuwenden, muss sie Hilfsangebote abwehren und zu beständiger Selbstkontrolle greifen:

> „Guck, und verstehst du? Du kannst nicht mal/ du musst aufpassen, was du sagst (ja, ja), ne, das du dich nicht verbabbelst irgendwann mal, dass der da sagt: ‚Was?' .. oder so. Also das ist gar nicht so einfach, immer, immer zu lügen, oder Notlügen zu schaffen" (Int.7: 27)

---

[291] Als Täuschen bezeichnet Goffman (1988: 57) den absichtlichen oder im Effekt eingeleiteten Vorgang des „Management[s] nicht offenbarter diskreditierender Informationen über sich selbst".

Nicht nur ihre Äußerungen unterwirft die Informantin beständiger Kontrolle. Das „Aufpassen" wird auch beim Aufsuchen medizinischer Institutionen zu ihrem stetiger Begleiter:

> „Vor allem weißt du, wenn ich dann nach X [Krankenhausname] geh, die haben jetzt den Eingang von draußen gemacht, ne (...) und da muss ich immer aufpassen, dass die [Kunden ihrer Arbeitsstelle] mich nicht sehen (...), wie oft hab ich die da schon gesehen. (Dann?) ne: ‚Oh Hallo X [Spitzname der Informantin] – X sagen die ja immer zu mir –, ‚Oh X, was machst Du denn hier?'. Ich sag: ‚Du weißt doch, Chemo', ne" (Int.7: 23).

Die Informantin markiert den Behandlungsort als Stigmasymbol. Die von ihr angewandte Täuschungspraxis – die Offenbarung der Teildiagnose – scheint vor dem Hintergrund einer Institution, die auch als HIV-Ambulanz genutzt wird, nicht als hinreichender Schutz vor einer Aufdeckung zu fungieren. Die Dringlichkeit der zusätzlichen Sicherheitsmaßnahme – dem Aufpassen – zeigt, dass der Behandlungsort die Darstellung der Interviewpartnerin als Karzinomerkrankte infrage stellen und sie selbst als Lügnerin diskreditieren könnte.

Das Management des Sichtbaren lässt sich als strategische Fortsetzung und Ausweitung der Informationssteuerung in Richtung Informationskontrolle ausmachen. Als Grundlage des Managements fungieren die „üblicherweise zugänglichen Informationen über das Individuum" (Goffman 1988: 64). Die Informantinnen setzen die Praxis des Verbergens und Täuschens in Gang, wenn die Regierung des Sagbaren sie nicht hinreichend vor potenziellen Stigmatisierungen schützt. Mit dieser Situation sehen sich sich insbesondere durch zwei Umstände konfrontiert. Zum einen, wenn ein enger Lebenszusammenhang mit Personen gegeben ist, die nicht von der Infektion erfahren sollen; zum anderen, wenn Nebenwirkungen und Erkrankungen sich körperlich manifestieren, was sich insbesondere beim Zusammenleben mit Personen, die nicht von der Infektion erfahren sollen, schwierig gestaltet.

Als Stigmasymbole markieren die Informantinnen Zeichen, die durch ihre Anlehnung an den medizinischen Kontext anderen als Hinweise auf eine Infektion dienen könnten: Behandlungsort und Fachärzte, medizinische Unterlagen und Infomaterial, Wissen um die Transmission und Medikamente wie auch spezifische Nebenwirkungen, die sich als Körperzeichen materialisieren. Während einige Zeichen unmittelbarer auf eine Infektion verweisen (wie Krankenunterlagen), scheinen andere von den Informantinnen als Stigmasymbole bewertete Zeichen (wie bspw. das Wissen um Ansteckungswege und -risiken) nicht unmittelbar einen Rückschluss auf eine HIV-Infektion zu ermöglichen. Das Wissen um Ansteckungswege – so lässt sich mutmaßen – entfaltet seine Potenz als

Stigmasymbol, insofern es das Risiko einer Hinterfragung beinhaltet und damit das Risiko einer Aufdeckung erhöht.

Eine Informantin verdeutlicht, wie die Aufrechterhaltung von Informationskontrolle mit der Anforderungen verbunden ist, beständig das eigene Sprechen und Verhalten zu disziplinieren. Diese als schwierig bewertete Praxis steht in scharfer Opposition zur Geständnispraxis und unterstreicht einmal mehr, mit welchem Stigmatisierungspotenzial die HIV-Infektion belegt ist.

Bevor auf die Situation Diskreditierter eingegangen wird, werden zusammenfassend die verschiedenen Funktionen der Geständnispraktiken dargelegt.

5.2.3 Fazit: Geständnispraktiken im Kontext der Biomacht

Anhand der Darstellungen der Informantinnen zeigt sich, welche Produktivität die christliche Geständnispraxis erfahren hat. Die Geständnispraxis fungiert als eine Selbsttechnik, die die Informantinnen gegenüber Medizin, Arbeitgeber, signifikanten Anderen, neuen Bekannten und Unbekannten zur Anwendung bringen.

Gesundheitspräventive Anrufungen leiten die Informantinnen in medizinischen Zusammenhängen, im Bereich der Arbeit wie auch im Kontext sexueller Beziehungen, die HIV-Infektion offen zu legen. Hier wird der von Foucault (1994: 249) konstatierter Zielwechsel zwischen alter und neuer Pastoralmacht deutlich. Nicht die Erlösung im Jenseits, sondern die Sicherung des säkularisierten Heils – der Gesundheit – leitet die Informantinnen zu einem Geständnis. Angerufen wird diese Form des Geständnisses durch moralische Appelle[292] und juridische Normen, die von HIV-Infizierten die Verantwortungsübernahme für sich und andere fordern. Beide fungieren als Technologien der Selbstmobilisierung, die über die Einsicht in die Konsequenzen das Handeln anleiten. Vor diesem Hintergrund lässt sich feststellen, dass die Biomacht, die sich ab 17. Jahrhundert als politische Technologie der Pflege des Lebens, des Wachstums und Wohlergehens der Bevölkerung durchzusetzen beginnt (Foucault 1983; Dreyfus & Rabinow 1994: 31 f.), heute vorwiegend durch die Subjekte selbst umgesetzt wird. Diese Form der Biopolitik lässt sich als eine „ökonomischere" Machtform kennzeichnen. Es ist nicht mehr vornehmlich der Staat, der biopolitische Anliegen über Dressur und Überwachung verfolgt und umsetzt; vielmehr sind es die Subjekte selbst, die biopolitische Ziele mittels Selbstpraktiken realisieren, indem sie verantwortlich die präventive Kontrolle und Regulierung der eigenen Ge-

---

[292] Solche Anrufungen werden bspw. auch durch die Institutionen der AIDS-Hilfe in Szene gesetzt. So wirbt die AIDS-Hilfe zum Welt-AIDSTag mit dem Slogan: „Gemeinsam gegen AIDS: Wir übernehmen Verantwortung für uns selbst und andere (www.Welt-AIDS-Tag.de).

sundheit wie auch den Schutz ihres Gegenübers vor einer Transmission durch ihr Geständnis ermöglichen. Genau die „Flagge" der Gesundheit und des Schutzes kennzeichnen Dreyfus & Rabinow (1994: 228) im Rekurs auf Foucault (1983: 170) als Instrument, das zur Diffundierung der Biomacht leitet. Als Voraussetzung, dass diese mittels einer ökonomischen Machttechnik operiert, fungiert die Verantwortungsübernahme der Subjekte, die gelingt, sobald diesen ihr Status als fremd- und selbstverantwortlich Handelnde zu Bewusstsein gebracht worden sei (Dreyfus & Rabinow 1994: 32). Diese Strategie, beschreibt Foucault (1969: 424; 503-507; vgl. auch: Dreyfus & Rabinow 1994: 32 f.) als eine Vorgehensweise, die bereits die Schule der englischen Quäker unter Tunes und die französischen Ärzte unter Pinel verfolgen, um die Internierung Wahnsinniger obsolet werden zu lassen. Vor dem Hintergrund der sich entfaltenden Biomacht erschien die Internierung als „grober Irrtum und ökonomischer Fehler" (Foucault 1969: 424). Dagegen galt der Patient als geheilt, sobald er davon überzeugt war, dass er für seine Krankheit selbst verantwortlich sei (Dreyfus & Rabinow 1994: 32). Wurde zum damaligen Zeitpunkt den PatientInnen ein solches Geständnis noch mühsam abgerungen (Dreyfus & Rabinow 1994: 33), so erscheint heute die Responsabilisierung für die Transmission, wie weiter oben im Rekurs auf das neoliberale Zurechnungsmodell deutlich wurde, weitaus selbstverständlicher und selbst- wie fremdverantwortliches Handeln als eine weitgehend internalisierte Praxis. Ungeachtet ihrer Angst vor Stigmatisierungen setzen die Informantinnen behandelnde Ärzte, Schulleitung und Sexualpartner von der Infektion in Kenntnis, um sowohl die Kontrolle und Regulierung der eigenen Gesundheit zu sichern wie auch den Schutz des Gegenübers aufzurufen.

Im Gegensatz zu diesen Geständnissen, deren Durchsetzung durch gesundheitspräventive Anrufungen entfaltet wird, ist es im Kontext signifikanter Anderer die christliche Verpflichtung zur Enthüllung des „wahren" Selbst, die die Informantinnen zur Mitteilung der Diagnose leitet. Das Geständnis fungiert hier als Instrument, um (potenziell) signifikanten Anderen das Spezifische des Selbst und der Lebensführung anzuzeigen. Diese internalisierte Pflicht, die die Informantinnen zu einem Geständnis drängt, gerät in Kontradiktion mit der Angst vor potenziellen Stigmatisierungen und Diskreditierungen. Auch die Anrufung zur „guten Mutter", „guten Tochter" oder „guten Schwester" tritt dem Wahrheitsimperativ entgegen. Nicht die somatische Gesundheit, sondern die Verantwortung für das psychische Wohlergehen anderer strukturiert hier das Informationsmangement der Informantinnen[293]. Die Informantinnen verschweigen signifikanten Anderen die Transmission, wenn sie Stigmatisierung, Diskre-

---

[293] Ähnlich wie Foucault (1983: 144-148) die Problematisierung des Sexes und die Entfaltung des Sexualitätsdispositivs als Techniken der „Maximalisierung des Lebens" kennzeichnet, die das Bürgertum im 18. Jahrhundert zur Selbstaffirmation seiner Klasse nutzt, markiert auch Schütze (1986:

ditierungen oder eine Belastung des Anderen befürchten. Im Mittelpunkt steht hier die Aufrechterhaltung relevanter Beziehungen und nicht die Enthüllung des Selbst. Welches Durchsetzungspotenzial dem christlichen Imperativ zur Selbstenthüllung zukommt, zeigt sich hier anhand der verschiedenen Strategien, die die Informantinnen initialisieren, um das Stigmatisierungspotenzial einzuschätzen wie auch an den Lösungen, die sie präsentieren, um die Konstituierung als „gute Mutter" mit dem Wahrheitsimperativ vereinbaren zu können. Damit lässt sich festhalten, dass, während die Verantwortung für die somatische Gesundheit die Informantinnen dazu leitet, andere von der HIV-Infektion in Kenntnis zu setzen, die Verantwortung für das psychische Wohlergehen – die Beachtung der psychischen Gesundheit, so ließe sich übertragen formulieren – sie von einem Geständnis absehen lässt, auch wenn die Anrufung zur Selbstenthüllung – und d. h., zur Offenbarung der Diagnose – ihre Potenz nie verliert.

5.3 Die Situation Diskreditierter[294]

Wissen andere um die HIV-Infektion, so werden die Informantinnen von diskreditierbaren zu diskreditierten Personen, d. h. zu Personen, um deren Stigma[295] gewusst wird.

Mit welchen Reaktionen, Positionierungen und Verhaltensweisen die Informantinnen konfrontiert werden und wie sie sich im Gegenzug dazu konstituieren, wird in einem ersten Schritt vorgestellt.

In einem zweiten Schritt wird dann die Technik des Spannungsmanagements dargelegt, die Goffman (1988: 56, 18) als Hauptmöglichkeit diskreditierter Personen kennzeichnet, Normalität zu erreichen. Normalität wird hier als eine

---

16) die Durchsetzung des normativen Musters der Mutterliebe als einen Vorgang, der sich zunächst im weiblichen Besitz- und Bildungsbürgertum als normative Selbstverpflichtung und damit als eine produktive statt repressive Praxis etabliert. Beide Praktiken erscheinen vor diesem Hintergrund als biopolitische Techniken der Selbstaffirmation, die das Bürgertum nutzt, um sich gegenüber Adel und Proletariat abzusetzen, indem es sich dem Schutz des Nachwuchses und des Körpers – und schließlich seines psychischen Wohlergehens – widmet.

[294] Die Informantinnen werden, ganz gleich, ob sie mit mehr oder weniger Stigmatisierungen konfrontiert werden, durch das Offenbaren der Infektion bzw. dann, wenn andere um diese wissen, zu diskreditierten Personen. Diese Situation ergibt sich durch den Umstand, dass die HIV-Infektion gesellschaftlich als Stigma gilt und dadurch die Betreffenden potenziell immer mit dem Risiko einer Stigmatisierung rechnen müssen.

[295] Goffman (1988: 11) verweist ausdrücklich darauf, dass der Stigmaterminus zwar in Bezug auf eine „Eigenschaft" – bzw. Attribut – gebraucht werde, die zutiefst diskreditierend sei, wobei jedoch ausschlaggebend sei, „dass es einer Begriffssprache von Relationen, nicht von Eigenschaften" bedürfe, und er rekurriert damit auf den Kontext, der jeweils als ausschlaggebend für die jeweilige Konstituierungsweise fungiert.

"historisch-spezifische" (Link 1997: 313) Praxis vorgestellt, die durch die Subjekte selbst produziert wird.

5.3.1 Die HIV-Infektion zwischen Stigma und Hilfe

Eröffnet die Mitteilung der Infektion einerseits das Risiko für Stigmatisierungen und Diskreditierungen, so fungiert sie andererseits als Voraussetzung, Hilfe und Unterstützung zu erlangen. Diese divergierenden Reaktions- und Verhaltensweisen erhalten durch den jeweiligen Kontext ihre spezifische Form und Konnotation. Entsprechend gilt es diese bereichsspezifisch vorzustellen, um so die unterschiedlichen Funktion zu akzentuieren, die Stigmatisierungen wie auch Hilfe und Unterstützung annehmen.

5.3.1.1 Im medizinischen Kontext

Die Informantinnen schildern, dass Ärzte, die nicht auf die Behandlung der HIV-Infektion spezialisiert sind, in zweierlei Weise auf die Eröffnung der Diagnose reagieren: mit Erstaunen einerseits und mit Installation von Sicherheits- und Vorsichtsmaßahmen andererseits. Beide Maßnahmen können mit Stigmatisierungen einhergehen bzw. die Form einer stigmatisierenden Praxis annehmen.

Wie ihr Frauenarzt auf die Mitteilung der HIV-Infektion reagiert, schildert eine Informantin:

> „ich hab ihn neulich besucht [den Frauenarzt] und damit ich das nicht sagen muss, hab ich X [Sozialpädagogin der AIDS-Hilfe] dort anrufen lassen (ja), das mal vortragen lassen (ja). Sagt er, der Frauenarzt, sagte 'Frau X [Name der Interviewpartnerin], haben Sie von der AIDS-Hilfe angerufen und gefragt ob Sie kommen können?' ‚Ja' sag ich, weil ich nicht anrufen konnte'" (Int.4: 75).

Das Erstaunen des Arztes richtet sich hier nicht auf den Inhalt, sondern vielmehr auf die Form der Eröffnung und somit auf den Umstand, dass die Informantin eine Stigmatisierung durch ihn zur Disposition stellt.

Die Angst der Informantin vor Stigmatisierung erweist sich nicht grundsätzlich als unbegründet. In einer längeren Passage schildert sie, welche Form das „Erstaunen" ihres Augenarztes annimmt:

> „Neulich der Augenarzt, als ich dem das sagte unter **Tränen**, mir liefen die Tränen runter und seit vierzehn Tagen hab ich keine Tränen mehr gehabt, weil diese Krankheit [Augenerkrankung] ist so, dass diese äh, äh, (diese Behandlung?), dass man zu

5.3 Die Situation Diskreditierter

wenig Tränenflüssigkeit hat (ja) und zuviel Druck auf den Augen, die Augen kommen praktisch so´n bisschen nach vorne, erzeugen Druck von hinten und man hat immer so´n leicht äh, gereizte ah, ah Bindehaut und alles (mhm) und die ganze Zeit hat ich nur trockene Augen und als ich dem das sagte, liefen mir dicke Kullertränen runter (ja) und dann hat er fünf Minuten vor mir gesessen und hat **nichts** gesagt (mh) und ich bin bald gestorben da, ich, ich, ich hab es dort nicht ausgehalten (ja), ich wusste nicht, warum sagt er nicht **irgendetwas**, ich, ich kann das nicht aushalten. . und er hatte schon dieses Gerät vor mir, und ich sah dann eins von seinen Augen so vergrößert und so (leicht lachend) und ich saß da und er guckte mich nur an und dann sagte er hinterher, also er hat dann, äh sich weggedreht und hat in meine Akte geguckt und hat dann (darauf?) hingeschrieben, er sagte: ‚Kann man das eingrenzen, wissen Sie wann ungefähr? Weil dann müssen wir auch zweimal im Jahr diese und jene Untersuchung machen', also er ist informiert, aber (mh) er hat nicht gesagt ‚Ja Frau X dann sollten wir das jetzt mal machen oder demnächst mal machen' (mhm) er hat nur gesagt: ‚Ja, dann wünsch ich Ihnen alles Gute für die Zukunft' (weint) .. und das kommt bei mir ganz schlecht an (mhm). Das kommt so an, so ungefähr, ja, so, so wie´n Zeugnis schreiben (ja ja), praktisch am Ende (so?) zu sagen (ja): ‚Ich wünsch Ihnen (ja) für Ihre weite Zukunft alles Gute und geh nur bloß raus hier' so ungefähr (ja). Ich hab also, ich hab´s weder geschafft zu sagen ‚Ja, was bedeutet das jetzt genau?'(ja) ‚Können Sie mir sagen, kann ich wiederkommen, behandeln Sie mich weiter oder machen wir diese Untersuchung oder lehnen Sie mich jetzt ab?' oder so (mh) ich bin dann raus gegangen (mh), mh, ja, einfach wie gegen eine Mauer gelaufen, so wieder (mhm), ärgert mich dann natürlich, ja ich bin dann immer total schwach, ich fühl mich so klein dann (mhm) (und das sind eigentlich anti??, damit müsste ich ja klarkommen?)" (Int.4: 74 f.).

Die Informantin beschreibt die Reaktion des Arztes als eine Praxis, die Goffman (1988: 26) als „Invasion des Privaten" gekennzeichnet hat. Das Angestarrtwerden markiert Goffman dabei als pointierteste Erfahrensweise dieser Praxis; eine Praxis, die es „Fremden" gestattet, sich dem stigmatisierten Individuen willkürlich zu nähern, „wofern sie nur für die Misere von Personen seiner Art Mitgefühl haben" (Goffman 1988: 27).

Durch die detaillierte Darstellung der Informantin werden Technik und Effekte dieser Praxis anschaulich; zugleich wird deutlich, mit welchem Schock- und Stigmatisierungspotenzial die HIV-Infektion aufgeladen ist.

Die „Invasion des Privaten" vollzieht sich hier in einer Form, die das stigmatisierende Angestarrt-werden in der Öffentlichkeit übersteigt. Starren hat Seywald (1979: 56) als Ausdruck ungerichteter Neugier gekennzeichnet, durch die keine personale Interaktion, sondern eine Person-Objekt-Relation installiert wird, bei der der Abweichende als bestauntes Kuriosum zum Objekt konstituiert wird. Durch das optische Arbeitsgerät des Arztes wird der degradierende Blick vergrößert und der Objektstatus gleichzeitig durch das minutenlange Schweigen dramatisch verstärkt.

Durch seine Zukunftswünsche drückt der Arzt das von Goffman ausgewiesene „Mitgefühl" aus, wobei für die Informantin offenbleibt, ob er sie dadurch ihrem weiteren Schicksal überantwortet, ohne seine Abweisung explizit aussprechen zu müssen. Denn obwohl der Arzt sich als wohlinformiert über die als nötig erachteten Kontrolluntersuchungen ausweist, vereinbart er mit der Informantin keinen Termin für die reklamierten Untersuchungen, sondern verabschiedet sie mit guten Wünschen für ihre Zukunft.

In dieser Situation sieht sich die Informantin außerstande, sein Verhalten, dass sie als eine Ausschlusspraxis deutet, zu hinterfragen. Genau diesen Anspruch richtet sie aber an sich selbst, konturiert durch die Forderung, auch mit einer Ablehnung „klar zu kommen".

Den Umgang mit der Stigmatisierung problematisiert die Informantin auf der individuellen Ebene unter dem Signum der Selbstverantwortung. Aus dieser Perspektive ist es ihrer mangelnde Kapazität geschuldet, effektive Maßnahmen der Selbstsorge zu initiieren. Gleichwohl kennzeichnet die Informantin das Verhalten des Arztes als eine diskreditierende Praxis. Dies ist keine Selbstverständlichkeit, wie sich anhand der Darstellung einer Informantin zeigt, die die Normalisierung des Verhaltens anderer betreibt. Da diese strategische Praxis von der Informantin in den verschiedensten Kontexten zur Anwendung gebracht wird, wird sie weiter unten zusammenhängend vorgestellt.

Die Informantinnen schildern nicht nur stigmatisierende Praktiken, die sich auf die Diskreditierung der Person richten. Sie berichten auch von Stigmatisierungen, durch die sie als ansteckende und gefährliche Subjekte konstituiert werden.

Eine Informantin erzählt, wie sie von dem sie betreuenden Arzt bei einer Kur, die ihr in Folge ihrer Karzinomerkrankung zugebilligt wird, nach der Offenlegung der Diagnose nur noch unter Zuhilfenahme von Latexhandschuhen untersucht wird. Diese Praxis, die einer Vorsichts- und Sicherheitsmaßnahme folgt, die im Zeichen der Transmissionverhinderung steht, wird von der Informantin als sehr kränkend erlebt, insofern es sich um Tastuntersuchungen – wie beispielsweise der Bauchdecke – handelt, bei der das Risiko einer Ansteckung wenig wahrscheinlich erscheint. Diese Praxis stellt sie als paradigmatisch für den gesamten weiteren Aufenthalt vor, den sie vorzeitig abbricht, um der „schlimmsten Zeit" ihres Lebens zu entkommen[296]. Richten sich diese Vorsichtsmaßnahme auf den unmittelbaren Umgang mit der Patientin, so berichtet eine andere Informantin von Sicherheitsmaßnahmen, die sich durch ein „materielles Labelling" (Lupton & Peterson 1996: 58) auszeichnen.

---

[296] Die Informantin (Int.7) erzählt mir von ihrem Kuraufenthalt erst nach Interviewabschluss. Entsprechend existieren keine Bandaufzeichnung, sondern nur Memos ihrer Darstellung.

5.3 Die Situation Diskreditierter

„In der einfachen Orthopädiepraxis ja? (mhm) da war ich das erste Mal da, beim zweiten Mal, und irgendwann gibt (die?) die Daten ein und dann hieß es ich muss für meine Wirbelsäule was tun und dann gehen sie nebenan und dann kriegen sie ein Termin. Da sind so Kabinen abgetrennt (mh, ja) mit Gardinen und dann geht so´n Gang zwischen den Kabinen durch und, und hinten am Fenster ist der Schreibtisch mit dem Monitor und der Dame, die dann die Termine vergibt. Der Monitor steht so in den Raum rein, ja? (Mhm). Und ich steh da und vier Frauen noch hinter mir (tiefes Luftholen) und, dann: ‚Wie ist ihr Name?' ‚X [Name der Interviewpartnerin]?' Dann erscheint da ein kl Sichtfeld, halt auch´n ziemlich großes, noch dazu (ja) und dann steht da X [Name], geboren in XX, Xstr., X-Stadt, so als Bild und ganz oben in rot HIV-positiv (steht da drin?) Ja, ich, ich, ich, ich konnt nix mehr sagen, (mhm) die Knie wurden mir weich, (mhm) und ähm,. ich war fix und fertig (mhm) ich kriegte kein Wort mehr raus, und, und ich, ähm, mir wurde heiß und kalt, und, und äh, das, das Problem ist ja wenn jemand geübt ist seine Meinung zu vertreten (mhm) ja? Der wird vielleicht da auch sagen können manchmal, ähm ‚ich möchte gern was mit ihnen besprechen, oder können Sie das mal wegmachen' (ja) oder so. Nur ich mache ja alle darauf aufmerksam wenn ich da ein Theater mache oder irgendwas (mhm) Ja? Ich hab mich nur / ich hab ganz schnell 'Kann ich jetzt Termin haben?' dann hat die dieses Bild weggedrückt und, und dann war´s da weg ne?" (Int.4: 69 f.).

Lupton & Peterson (1996: 58) beschreiben diese Markierungsakte auch als Praxis eines Krankenhauses in Sydney (Australien) im Jahre 1995. Genau wie dort geht es hier um die Kennzeichnung der Patientin als potenzielles Risiko für andere. Prekarität entfaltet diese Kennzeichnungspraktik für die Informantin, weil durch die Ausrichtung des Monitors anderen PatientInnen ihr Infektionsstatus ersichtlich werden kann.

Bei der Informantin löst diese Markierungspraxis eine körperliche Destabilisierung hervor, die sie gleichzeitig verstummen lässt. Ihre Widerspruchslosigkeit problematisiert die Informantin im Zusammenhang zweier Sachverhalte. Zum einen deutet sie ihren mangelnden Widerspruch gegen dieses Vorgehen im Zusammenhang ihrer ungenügenden Praxis, ihre Meinung zu vertreten. Durch ihren nächsten Verweis mindert sie diesen gleichsam selbstbezichtigenden und entschuldigenden Hinweis durch den Umstand, dass sie Unauffälligkeit wahren muss, um andere nicht auf den Hintergrund ihrer Beanstandung aufmerksam zu machen. Beschwerden entbehren Unauffälligkeit und sind von daher nicht mit ihrer Situation kompatibel, bei der die Wahrung von Unaufmerksamkeit bzw. Unauffälligkeit als oberstes Gebot fungiert, um das Stigma nicht offensichtlich werden zu lassen.

In der Fortsetzung erzählt die Informantin, wie sie bei ihrem nächsten Arztbesuch eine Röntgenassistentin auf die diskriminierende Praxis anspricht:

„Und dann bin ich da hingegangen und mir ist also schlecht geworden, ich musste kotzen, und dann hab ich da eine andere, äh Sprechstundenhilfe, das ist mit offener Theke, ist das ja alles offen und da sitzen die Leute und jeder sieht was läuft (mh) und, und dann hab ich gesagt: ‚ich muss da was mit Ihnen besprechen‘ das war also die mit dem Röntgenapparat da steht. ‚Wissen Sie, ich, aus, aus meinen Unterlagen wissen Sie ja das ich HIV-positiv bin, und, und, äh, jetzt komm ich da die Termine holen und da erscheint groß auf dem Bildschirm/ dass ich/ sag, können Sie das irgendwie kodieren, oder können Sie da irgendwie so ein Punkt dafür machen oder irgend?‘ ‚Nein, das geht nicht!‘ Oder so. Ja, jetzt sag ich: ‚ich kann´s aber nicht aushalten, ich bin nicht stabil genug, psychisch nicht stark genug das auszuhalten, i-i-i-ich hab auch kein Recht auf Datenschutz oder nicht?‘ (Mhm). Äh. ‚Ja sicher! Sicher! Nein, das ist ja nur für uns‘. Ja, ich sag ‚dann gehen Sie mal bitte da hinten hin, gucken Sie das steht in den Raum rein‘ (mhm) ja? ‚Ja, da weiß ich nicht was wir tun sollen, ja ich wird mal gucken, ich geh mal hin und mach das weg, ja, okay‘. Ich komm das nächste Mal hin, dasselbe Ding wieder und nachmittags widerfährt mir denn, bei mir, sagt mir denn mein X [Angestellter] ‚och, Mensch, Du, ich muß meine Freundin noch abholen vom Arzt‘. Ich sag: ‚ist irgendwas‘, ja? ‚Ne, sie ist nur beim Orthopäden, da kurz vor der (?)‘ Och! Ne? (Mhm). Das hätte genauso gut sein können, seine Freundin, die ich nicht kenne, ich kenn ja nicht den ganzen Familienanhang von X, das die sagt ‚och deine, deine Chefin stand da an in der Reihe, die war ja auch da‘. (Mhm). Und, also das ist ne ganz große Angst (mhm), ich weiß auch nicht wie man da umgehen kann, ich kann ja nicht in der Stadtzeitung schreiben (mh) ich bin HIV-positiv oder was weiß ich (mh), es ist jedes mal/ läuft dasselbe Ding ab, ich gerate in Panik (mh), ich würd am liebsten ohnmächtig werden (leicht lachend) und ich weiß nicht wie ich damit umgehen soll, es wird ein bisschen besser (mhm), ein bisschen besser" (Int.4: 69 f.).

Auch hier begründet die Informantin ihren Einspruch gegen die Kennzeichnungspraxis zunächst auf Basis ihres psychischen „Unvermögens", und erst sekundär, indem sie diese als eine diskriminierende Praxis ausweist, die auch rechtlichen Ansprüchen des Datenschutzes nicht genügt. Welche Relevanz der Ebene des individuellen Umgangs zugewiesen wird, zeigt sich auch an ihrer weiteren Darstellung. Die Nicht-Umsetzung der geforderten Anonymisierung ruft bei der Informantin nicht eine weitere Beanstandung gegen die diskriminierende Markierungspraxis hervor, sondern eröffnet die Frage nach dem Umgang mit der Angst. Der Widerstand gegen stigmatisierende Praktiken scheint angesichts mangelnder gesellschaftspolitischer Problematisierung, wie auch seit Ende der 1990er-Jahre die AIDS-Hilfen konstatieren, mit der Anforderung nach individueller Problemlösung einherzugehen.

Die diskreditierenden Praktiken, mit denen die Informantinnen konfrontiert werden, verdeutlichen, dass die HIV-Infektion gesellschaftlich als Stigma wahrgenommen wird. Zugleich zeigt sich, dass spezifische Praktiken, mit denen die

5.3 Die Situation Diskreditierter

Informantinnen konfrontiert werden, durch den medizinischen Kontext ihre charakteristische Konnotation erhalten.

Im Mittelpunkt steht hier der Schutz des anderen, der auf unterschiedliche Weise eingelöst werden soll. Die Latexhandschuhe – die auch unter dem Begriff der AIDS-Handschuhe prominent geworden sind – wie auch die Markierung des Infektionsstaus der Patientin auf dem Monitor sind der Anrufung nach Sicherheit unterstellt und unterstreichen den Status der HIV-Infektion als infektiöse und hochgradig gefährliche Erkrankung. Zu prekären Praktiken werden beide Sicherheitsmaßnahmen durch ihre einseitige Ausrichtung auf die „Verteidigung der Gesellschaft" vor gefährlichen Individuen (Foucault 1976b), die die Sicherung des Individuums vor der Gesellschaft – d. h. vor Stigmatisierungen – überlagert. Hier zeigt sich analog zu den Ergebnissen im Kontext der Testdurchführung, dass die medizinische Praxis auf die Sicherung somatischer Gesundheit fokussiert, wogegen sie die Sicherung vor Stigmatisierung ungeachtet vorgetragener Beanstandungen ignoriert[297].

Werden die Informantinnen im medizinischen Kontext einerseits mit Stigmatisierungen konfrontiert, so erhalten sie andererseits Rat und Hilfe. Diese Form der Unterstützung erfahren sie durch Ärzte und medizinisches Personal, die sich auf die Behandlung der HIV-Infektion spezialisiert haben.

Goffman (1988: 30; 40) bezeichnet diese „Kategorie sympathisierender Anderer" – in Entlehnung an einen Terminus der unter Homosexuellen gebräuchlich war – als „Weise". Er rekurriert damit auf „Personen, die normal sind, aber deren besondere Situation sie intim vertraut und mitfühlend mit dem geheimen Leben der Stigmatisierten gemacht hat", sodass „das Individuum mit einem Fehler weder Scham zu fühlen noch Selbstkontrolle zu üben braucht, weil es weiß, dass es trotz seines Mangels als ein gewöhnlicher anderer angesehen wird" (Goffman 1988: 40).

Die Informantinnen ersuchen die sie behandelnden Ärzte um Rat im Umgang mit der Geheimhaltung, erzählen ihnen aber auch von Stigmatisierungen und Diskreditierungen durch Dritte. In diesem Zusammenhang fungieren die Ärzte als wohlwollende Zuhörer und Ratgeber, die versuchen, die Informantinnen zu stärken.

Feststellen lässt sich, dass die Informantinnen im medizinischen Kontext auf zwei Positionierungen treffen: Zum einen kann dieser zum Ort für Stigmatisierungen werden; Stigmatisierungen, die nicht ausschließlich, aber auch auf den Umstand antworten, der die Informantinnen zu dem Geständnis ihrer HIV-Infektion angerufen hat, d. h. Stigmatisierungen, die durch die Angst vor einer

---

[297] Die Praxis des „materiellen Labelling" (Lupton & Peterson 1996: 58) könnte durch geringen Aufwand – wie dem Umstellen der Monitore oder Einführung einer Symbolpraxis – ihren stigmatisierenden Aspekt einbüßen.

Transmission ausgelöst und zum Schutz des anderen installiert werden. Zum anderen kann der auf die Behandlung der HIV-Infektion spezialisierte Arzt auch als „offenes Ohr" fungieren und damit die Funktion eines modernen Beichtvaters annehmen. Zu dieser Rolle prädestiniert ihn seine Position als Grenzgänger zwischen der Welt der Normalen und seiner intimen Vertrautheit mit den somatischen, psychischen und sozialpolitischen Problematiken der HIV-Infektion, die das Leben seiner Patientinnen strukturieren.

5.3.1.2 Im Arbeitskontext

Nicht in jedem Fall gereicht Nähe und Vertrautheit mit Welt und Problemlagen HIV-infizierter Menschen als Garant für eine unterstützende Haltung. Auch diese Position kann zum Ausgangspunkt für Stigmatisierungen werden. Dies verdeutlicht sich am Beispiel einer Informantin, die im Rahmen einer HIV-Beratungsstelle ihr Qualifizierungspraktikum absolviert. Das Geständnis fungiert hier als Auslöser für verschieden diskreditierende Positionierungen, die die Informantin auch in Bezugnahme ihrer Platzierung beurteilt:

> „und dachte mir dann auch so, ich probier jetzt mein Praktikum in den Bereich [HIV-Kontext] zu machen, ähm und bin dort leider auf die totale Stigmatisierung schlechthin gestoßen, was mich nochmal sehr verletzt hat, weil ich dachte ne Beratungsstelle, die mit HIV-positiven zusammenarbeitet (mh) geht´n bißchen lockerer damit um, dem ist leider nicht so. (Nein?) ähm, ne (Lachen). Sobald ich krank bin, heißt es gleich, ‚Ähm, ich glaub es ist besser du gehst vielleicht vier Wochen auf Kur'. Vergess ich was: ‚du solltest dich mal auf Demenz untersuchen lassen'. (Oh weia!) Und ähm, ja, muss mir dann plötzlich solche Dinger anhören, wo ich denk, ja, hätt ich´s jetzt nicht gesagt, dann wär das alles kein Problem. (Ja!) Ne? (Ja). Dann würd auch gar nicht infrage gestellt, inwieweit ich überhaupt fähig bin diese Arbeit zu machen, denn ich durfte am Anfang bei den Beratungen dabei sein (ja) und ich habe auch bei der Anstellung nicht gesagt, dass ich positiv (mh) bin, sondern erst, ähm, `n paar Tage später gesagt (ja) und daraufhin, erst mal großes, so jetzt sitzt jemand von der anderen, von der anderen Seite in unsere Reihen (ja), so das Gefühl hat ich dann plötzlich und nach sechs Wochen bin ich dann einfach aus der Beratung einfach von heute auf morgen rausgezogen worden, dann jetzt sißlich, äh, schließlich sind da lauter Experten und Fachkräfte, die genau wissen, dass ich völlig überfordert bin damit und mich noch nie in meinem Leben mit meiner Krankheit richtig auseinandergesetzt habe und das doch mal eher bewusst mit mir machen soll (mh), bevor ich sozusagen auf der Menschheit losgelassen werde und man hat mich also aus dem Bereich sofort rausgezogen (ja) und ich bin jetzt in de, im anderen Standbein der Beratungsstelle, dem X [Bezeichnung des Bereichs]" (Int. 2: 14 f.).

5.3 Die Situation Diskreditierter

Die Informantin, die als eine von zwei Informantinnen ihre Diagnose im Arbeitsbereich offen legt, schildert hier zwei verschieden Stigmatisierungspraktiken. Zum einen beschreibt sie eine Situation, die durch die Aufhebung des gewöhnlichen Interpretationsschemas erfolgt (Goffman 1988: 24). „Kleinere Fehler" werden aus dieser Perspektive als direkter Ausdruck der stigmatisierten Andersartigkeit wahrgenommen und beurteilt (Goffman 1988: 25). Krankheit gebietet unter dieser Prämisse einen Kuraufenthalt, und Vergessen wird als Zeichen einer beginnenden Demenz konstituiert. Parallel sprechen die Vorgesetzten der Informantin die Fähigkeit eines verantwortlichen Umgangs mit der Infektion ab und werfen ihr eine unzureichende Auseinandersetzung mit der Krankheit vor, die sie in der Überforderung der Informantin diagnostizieren. Aus der Perspektive eines solchen psychischen Diskurses, der, wie bereits weiter oben dargelegt wurde, Gesundheitsrisiken in Bezugnahme der persönlichen Fähigkeiten des Subjekts beurteilt (Grecco 1993; Odgen 1995), wird die Informantin unverzüglich aus der Beratungsarbeit herausgezogen. Ihre mangelnden Fähigkeiten disqualifizieren sie aus Perspektive dieses Diskurses für die Beratungsarbeit und den Umgang mit der „Menschheit", wie die Informantin referiert.

Für die Informantin bleiben die Gründe, die die Vorgesetzten zu dem Urteil leiten, rätselhaft. Dies thematisiert sie auf eine Nachfrage zum Ende des Interviews erneut:

„und dann wurd ich aus dem Bereich rausgezogen weil es hieß ich hab mich mit der Krankheit selber auch noch zu wenig beschäftigt und es sei nicht das richtige für mich oder der Grund für mich sei es eigentlich gewesen in der Beratungsstelle dort zu sein weil ich mich jetzt erst mit meiner Krankheit auseinanderzusetzen **versuche** und es anscheinend mir nicht gelingt, also ich w, ich (?) , für mich ist das alles ganz merkwürdig, ich kann mir so wenig erklären (mh) wo so die ganzen, wo man so das Wissen hernimmt, dass ich das nicht kann, nicht weiß und dazu nicht fähig bin, das ist mir noch nicht so ganz klar.. wie man nach vier Wochen sagen kann (?) und vor allem, ich hab in den Bereich nicht gearbeitet, ich saß daneben und hab zugehört, ich hab da nix gemacht, ich hab ja erst mal nur zugehört, nicht mal ne Frage gestellt (mh), gar nix, nur vier Wochen zugehört" (Int. 2: 58).

Die Kriterien der Beurteilung sind ihr nicht offensichtlich. Durch die Uneinsichtigkeit in die zugrunde liegenden Bewertungsmaßstäbe wird bei der Informantin, ähnlich wie bei der Interviewpartnerin weiter oben, Ratlosigkeit um ihr weiteres Vorgehen ausgelöst, denn jegliches Verhalten kann, wie sie darlegt, als Zeichen der Krankheit beurteilt werden:

„vor allem hab ichs unheimlich schwer weil ich schon abgestempelt bin, ich bin doch schon (ja das ist es ja) ich bin doch schon (egal wie du reagierst) in nem bestimmten Kasten gepackt, ne (das ist richtig) ne? Mh, ja genau, nehm ich zu viel An-

> teilnahme [an dem HIV-positiven Status anderer] ist falsch (mh), nehm ich gar kein, setz ich mich nicht richtig damit auseinander, ich weiß schon selber nicht mehr wie ich auf die Themen überhaupt reagieren soll (mh) und bin deswegen ganz, ganz still (ja) und tu mich erst mal gar nicht so.. ähm involvieren, weil ich denk das ist vielleicht erst mal am Besten, aber das ist auch schon wieder falsch (mh), also ich weiß überhaupt nicht wie ich reagieren und umgehen soll" (Int.2: 60).

Ratlosigkeit strukturiert nicht nur das Verhalten der Informantin, sondern bestimmt auch die Situation ihrer Gegenüber, wie sie darstellt:

> „und ich weiß wieder nicht, wie ich damit umgehen soll, es ist keine Unbefangenheit da, keiner weiß richtig, wie er damit umgehen soll und es wird sehr viel überbewertet, wenn ich einmal krank bin dann wird es, äh,, ist es immer so totschlimm oder vergess ich was, ist es gleich Demenz (mh) und solche Dinger (mh) mit den kann ich nicht umgehen (ja), das ist wirklich richtig so ne Schublade, die hat es und da gehört sie rein (ja) und ich möchte noch so als Mensch und als X [sagt ihren Namen] definiert werden (ja) und nicht ständig, was mir ständig, finde ich passiert, wenn ich es sage, über die Krankheit definiert werden (ja), das heißt immer: 'das ist die, die hat AIDS" (Int.2: 14).

Goffman (1988: 23) hat Situationen, in denen „Normale und Stigmatisierte de facto in [...] gegenseitige unmittelbare Gegenwart eintreten", als paradigmatisch für die Soziologie bezeichnet, insofern in ihnen Ursachen und Wirkungen von Stigma direkt von beiden Seiten konfrontiert werden müssten.

Die Unsicherheit des stigmatisierten Individuums resultiert aus dem Umstand, dass es nicht nur nicht weiß, wie die „Normalen es identifizieren und aufnehmen werden", sondern auch, dass es genau weiß, „dass die anderen es innerlich nach seinem Stigma definieren", wie Goffman (1988: 23 f.) festhält. Dieser Umstand bestimmt auch die Lage der Informantin und löst ihre Ratlosigkeit aus: Denn jegliches Handeln wird unter dem Signum der HIV-Infektion subsumiert und dadurch gleichsam dramatisiert. Sterotypisierungen statt Identifizierungen strukturieren diese Situation und nehmen der Informantin die Möglichkeit, als individuelle und spezifische Person wahrgenommen zu werden (Goffman 1988: 67 f.).

Zugleich identifiziert die Informantin Ratlosigkeit auch als strukturierendes Verhaltenselement ihrer Gegenüber. Die HIV-Infektion weist sie damit als Stigma aus, d. h. als ein Attribut, das sich so in die Aufmerksamkeit drängt, dass der Anspruch, den ihre anderen Eigenschaften erheben, gebrochen wird (Goffman 1988: 13). Das beiderseitige Bewusstsein um diesen Prozess ist es, der sich nach Goffman (1988: 29) „ausdrückt in der Pathologie der Interaktion: Unbehaglichkeit".

5.3 Die Situation Diskreditierter

Wenngleich Befangenheit die Situation beider Seiten strukturiert, obliegt es unter den gegebenen (Arbeits-)Bedingungen nicht der Verfügungsmacht der Informantin, den Modus für den weiteren Umgang vorzugeben. Vielmehr fungiert schon ihr Zugeständnis der Unsicherheit als Auslöser weiterer Diskreditierungen:

> „ähm und ich weiß selbst nicht wie ich im Augenblick damit umgehen soll und das hab ich dann auch so angesprochen und .. hab dann halt am nächsten Tag gehört, ‚wir sind nicht deine Therapeuten'. Ja ich weiß es auch gar nimmer so, was ich da/ (mh) oder ob ich da überhaupt noch was richtig machen kann (mh), ist ganz schwierig" (Int.2: 68 f.).

Im Rekurs auf den an sie herangetragenen Vorwurf mangelnder Auseinandersetzung mit der Infektion stellt die Informantin hier die Frage nach dem erwarteten und nicht explizierten Verhaltensmodus. Seitens der Vorgesetzten wird die Beantwortung der Frage als unangebracht zurückgewiesen und ihre Frage als verfehlt diskreditiert. Entsprechend ihrer vormaligen Diskursivierung verorten die Vorgesetzten die Frage in einem psychologischen Kontext, konstituieren sie damit gleichsam als eine Angelegenheit des privaten Subjekts und entheben der Informantin das Recht einer Beantwortung.

Neben der psychischen Unzulänglichkeit, die der Informantin im Umgang mit der HIV-Infektion angetragen wird, wird sie mit einem weiteren Stigmatisierungsdiskurs konfrontiert. Die Informantin schildert, wie ihr seitens der Vorgesetzten nach Bekanntgabe des HIV-positiven Status das Anrecht auf die begonnene Ausbildung abgesprochen wird:

> „ich hab einen Professor, der, ähm, inzwischen weiß das ich positiv bin (mh) und er hat sich dann auch sehr extrem eingesetzt, der ist zusammen mit mir in die Beratungsstelle gefahren (mh), weil es erst hieß, ich bin da, äh, ich hab den nötigen Abstand da nicht dazu, ich schaff es sowieso nie (das, direkt von der Beratungsstelle?) direkt von der Beratungsstelle, und ich wird sowieso nie X [angestrebter Studienabschluss] werden (mh), a) weil ich ja schon Rente kriege, d. h. warum jemanden ausbilden und Mühe reinstecken, der dann sowieso in dem Gebiet nicht arbeitet (mh), sozusagen verlorenes Geld, Zeit, Aufwand, ähm, also hieß es erst von der Beratungsstelle aus, ich soll's lassen (mh), alles, auch mein Studium und dann hab ich mit meinen Professor geredet und hab eben so die Lage erklärt und er ist dann mit mir hingefahren und hat mit der X [Namen], mit den, einigen aus der dass es richtig ist mich weiterhin dort zu behalten" (Int.2: 63 f.).

Erst durch die Einschaltung und Intervention ihres Professors gelingt es der Informantin Beratungsstelle gesprochen und gemeint, ähm es gibt ganz viele Menschen, die irgendwas studieren und es später nicht als Beruf (mh) ausüben, das ist aber noch lange kein Grund ihm ein Praktikum zu verwehren (ja) und, äh, man kann gar nicht von vornherein ausgehen, dass ich es später nicht schaffe oder dass ich später nicht daran arbeiten werde (mh) und einfach versucht, dass noch mal auf ne andere Ebene wieder runterzuziehen, auf dies sich schon hochgeschaukelt hatte, ähm nämlich mir noch mal die Chance zu geben (mh). Das wollte man nicht mehr machen, da musste ich wie gesagt mein Professor herschleppen, in die Stelle und der hat noch mal ein gutes Wort (mh) für mich eingelegt und gesagt ‚Frau X [Name der Interviewpartnerin] braucht die Chance und geben Sies ihr und schreiben Sie am Ende dann hin, sie hat das Praktikum erfolgreich bestanden' (mh) egal, ähm in was für einen Zeitraum ichs mache, mir auch die Zeit lassen, aber auf jeden Fall ist das Praktikum wichtig, ein wichtiger Teil ohne das kann ich keine Arbeiten mehr schreiben, kann mein Studium aufgeben (mh) ne? Und ähm, hat sozusagen von oberster Seite das Okay gegeben, , den Ausschluss vom Praktikum abzuwenden. Als ausschlaggebend für das Zugeständnis einer zweiten „Chance" fungiert das kulturelle und symbolische Kapital (Bourdieu 1983a; 1983b), mit dem ihr Professor aufwartet und die Vorgesetzten zu überzeugen scheint. Erst durch diese strategische Operation gelingt es der Informantin, die Schlagkraft einer Positionierung und ausschließenden Praxis zu nivellieren, die sich im Kontext des Lebenswertdiskurses verorten lässt.

Welche Bedeutung diesem Diskurs im Kontext der HIV-Infektion zukommt, wurde bereits weiter oben im Rahmen der Verhandlung potenzieller Nebenwirkungen der ART dargestellt[298]. Im Gegensatz zu dort wird hier die Verhandlung dessen, was als lebenswert – bzw. hier als ausbildungsrelevant – gilt, nicht durch die Interviewpartnerin, sondern durch die Vorgesetzten veranschlagt und damit der Ausschluss der Informantin aus Praktikum und Studium plausibilisiert.

Agamben (2002: 145 f.) stellt Binding und Hoche als diejenigen vor, die den Begriff des „lebensunwerten Lebens" 1920 in der Schrift „Die Freigabe der Vernichtung lebensunwerten Lebens" zum ersten Mal zugunsten der Euthanasie auf die juridische Bühne ziehen. Diesen Vorgang wertet Agamben (2002: 146) als absolut entscheidend, insofern „(d)ie fundamentale biopolitische Struktur der Moderne – die Entscheidung über den Wert (oder den Unwert) des Lebens als solches" hier seine erste juristische Formulierung findet und damit in den Kontext der Politik gestellt wird.

Der Terminus des „lebensunwerten Lebens" bezieht sich auf „das Leben, das nicht wert ist, gelebt zu werden, oder (...) zu leben" (Agamben 2002: 146). Durch die Unterscheidung zwischen „lebenwertem" und „unlebenswertem Leben" suchen Binding und Hoche 1920 (S. 5) nach einer Antwort auf die juristi-

---

[298] Vgl. Kapitel 4.2.3.5

5.3 Die Situation Diskreditierter

sche Frage, „ob die unverbotene Lebensvernichtung" – vom Notstand abgesehen – auf die Selbsttötung beschränkt bleiben solle oder eine gesetzliche Erweiterung auf die Tötung von Nebenmenschen erfahren solle. Als Beurteilungskriterium ziehen sie[299] den Wert des Lebens für den Lebensträger wie für die Gemeinschaft heran bzw. fragen, ob „es Menschenleben gäbe, die so stark die Eigenschaft des Rechtsgutes eingebüßt hätten, dass ihre Fortdauer für die Lebensträger wie für die Gesellschaft dauernd allen Wert verloren hätte (Binding & Hoche 1920: 5, zit. aus: Agamben 2002: 146).

Der Begriff des „lebensunwerten Lebens" wenden Binding & Hoche auf zwei Gruppen[300] von Menschen an: auf unheilbar Kranke und Verletzte – die sie als „unrettbar Verlorene" bezeichnen – und auf „Blödsinnige" (Agamben 2002: 147)[301].

Es entsteht eine neue Kategorie, die Kategorie des „,wertlosen' oder ,lebensunwerten' Lebens"[302], konstatiert Agamben (2002: 148), die im Zeitalter der Biopolitik deswegen so bedeutsam geworden sei, weil im Gegensatz zur Antike die Entscheidung, was als lebens(un)wert gelte, dazu tendiere, sich vom Ausnahmezustand zu emanzipieren, „um sich in die Macht über die Entscheidung zu transformieren, an welcher das Leben aufhört politisch relevant zu sein" (Agamben 2002: 151).

Genau diese „Tendenz" findet sich in dem Diskurs, mit dem die Vorgesetzten die Sinnlosigkeit der Ausbildung und des Studiums der Informantin plausibilisieren. In diesem fällt weder der Begriff des Lebens(un)werts noch wird die Schwelle zwischen Leben und Tod zur Disposition gestellt. Gleichwohl steht die dort vertretende Position in Tradition des Lebenswertdiskurses, die sich mit der Theorie des Humankapitals verbindet.

---

[299] Im Folgenden werden sowohl Binding als auch Hoche als Autoren angegeben. Laut Auszugsausdruck aus dem Studienbuch „Ethik in der Medizin" (Wiesing et al. 2004: 52-55) – scheint jedoch eher Hoche als Autor für die wiedergegebenen Zitate zu fungieren.
[300] Graefe (2002: 30) spricht von drei Gruppen – Unrettbare Kranke oder Verwundete, Blödsinnige und dauerhaft Bewusstlose –, und rekurriert dabei aber auf eine Ausgabe des Jahres 1922.
[301] Die Entscheidungsgewalt hat nach Binding stets vom Kranken oder Verletzten selbst auszugehen bzw. von einem Arzt oder nahen Verwandten, wenn diese dazu nicht mehr in der Lage seien (Agamben 2002: 147 f.). Problematischer stellt sich dies bei den „unheilbar Blödsinnigen" dar, deren Leben Binding und Hoche (S. 31 f.) als absolut zwecklos beurteilen, diese selbst es aber nicht als unerträglich empfänden (Agamben 2002: 147). Aber auch hier „erkennt Binding", wie Agamben (2002: 147) festhält, „keinen Grund, die Tötung dieser Menschen, die das furchtbare Gegenbild echter Menschen bilden [...], freizugeben". Die „letzte Entscheidung" einer Tötung solle nach Binding und Hoche bei einer staatlichen Kommission, bestehend aus einem Arzt, einem Psychiater und einem Juristen, verbleiben (Agamben 2002: 147 f.).
[302] Alexander Tille (1866-1912), einer der radikalsten Sozialdarwinisten, führt als Erster in seiner Studie „Von Darwin bis Nietzsche" 1895 den Dualismus zwischen einem „werthaften" und „wertlosen" Leben ein (Wikipedia: Stand: 7/2007).

Die Vorgesetzten der Informantin verwerfen das Ansinnen der Informantin gleich doppelt. Aus ihrer Perspektive verhindert ihre mangelnde Distanzierungsfähigkeit ein erfolgreiches Praktikum so wie ihre Verrentung die Erwerbstätigkeit im angestrebten Beruf obsolet werden lasse. Die aufgewendete Mühe für eine Ausbildung erscheint aus dieser Perspektive „nutzlos". Als Kriterien dienen ihnen psychische und ökonomische Erwägungen. Disqualifizieren die mangelnden psychischen Fähigkeiten die Informantin für das Projekt, so wird vor dem Hintergrund der Verrentung die angestrebte Ausbildung aus Perspektive eines Kosten-Nutzen-Kalküls fragwürdig.

Die Frage nach der Berechtigung der Tötung Kranker, Verletzter und „Blödsinniger" begründen auch Binding und Hoche (1920, in: Wiesing et al. 2004: 52) vor dem Hintergrund „verflossener Zeiten des Wohlstandes". Diese „Lage" erfordert aus ihrer Perspektive – ähnlich den Anforderungen an die Teilnehmer einer schwierigen Expedition, bei der die größtmögliche Leistungsfähigkeit aller die unerlässliche Voraussetzung für das Gelingen der Unternehmung bedeute und kein Platz „für halbe, Viertels- und Achtelskräfte" sei – „eine bis zum höchsten gesteigerte Zusammenfassung aller Möglichkeiten, ein Freimachen jeder verfügbaren Leistungsfähigkeit für fördernde Zwecke", wie sie argumentieren. Unter diesen Voraussetzungen entfalle, so die Autoren, „das moderne Bestreben [...] möglichst auch die Schwächlinge aller Sorten zu erhalten" (ebd.).

Während Binding und Hoche (1920; in: Wiesing et al. 2004: 52 f.) unter den Bedingungen einer „ökonomisch angespannten Situation" (Bormuth 2004: 44) für die „Tötung" der „Defektmenschen" plädieren, die sie auch als „Ballastexistenzen" bezeichnen, wird in der Argumentation der Vorgesetzten „nur" das Recht auf Ausbildung und Studium zur Disposition gestellt.

Während in beiden Diskursen – d. h. dem von Bindung & Hoche und dem der Vorgesetzten – eine Zäsur zwischen denjenigen gezogen wird, die der „aufgewendete Mühe" (Int.2: 69) als wert bzw. unwert befunden werden und die Plausibilisierung über ein Kosten-Nutzen-Kalkül erfolgt, unterscheiden sich beide im Hinblick auf das verfolgte Ziel.

Hier kommt die Theorie des Humankapitals ins Spiel, die nicht länger den biologischen Tod des „Lebensunwerten" verfolgt, sondern auf Basis rein ökonomischer Erwägungen Investitionen in bestimmten Sektoren bewilligt oder vice versa begrenzt und damit eher auf eine Dimension des sozialen Tods verweist.

Foucault (2004b: 302-370) kennzeichnet die US-amerikanische Theorie des Humankapitals als eine Planungs- und Analysemethode, die bislang nicht als ökonomisch wahrgenommene Bereiche einer ökonomischen Analyse unterzieht. Findet sich diese einerseits auf Seiten der Regierung, so kommt sie andererseits als Methode zur Deutung sozialer Beziehungen und individueller Verhaltensweisen zum Einsatz. Jedes beliebige Verhalten, das eine optimale Verteilung von

5.3 Die Situation Diskreditierter

beschränkten Ressourcen auf alternative Zwecke beinhalte, kann aus neoliberaler Perspektive zum Gegenstand einer ökonomischen Analyse werden (Foucault 2004b: 368 f.). Die Übertragung des ökonomischen Rasters auf den Bereich der Ausbildung zeigt sich im obigen Diskursfragment. Die Perspektive des neoliberalen Homo oeconomicus wird herangezogen, um zu plausibilisieren, warum Ausbildung und Studium der Informantin vorenthalten werden sollen. Unter dem Blickwinkel eines Kosten-Nutzen-Kalküls wird die Ausbildung im Fall der HIV-Infektion als ein unrentables Unterfangen bewertet und damit disqualifiziert.

Feststellen lässt sich, dass der Ausschluss der Informantin aus Ausbildung, Arbeit und Studium durch zwei unterschiedliche Diskurse begründet wird. Zum einen greifen die Vorgesetzten auf einen psychischen Diskurs zurück, durch den das Verhalten der Informantin nicht nur als mangelnde Selbstsorge diskreditiert, sondern zugleich als Zeichen ihrer Unfähigkeit beurteilt wird bestimmte Tätigkeiten zu praktizieren. Zum anderen ziehen sie einen Diskurs heran, der als Konglomerat zwischen Lebenswertdiskurs und Theorie des Humankapitals vor dem Hintergrund ökonomischer Berechnungen die Ausbildung „Kranker" abweist. Die Parallelität der Argumentation spricht Bände. Während die Informantin die ihr entgegengehaltene Argumentation als „verlorenes Geld, Zeit, Aufwand" ausbuchstabiert, hält Binding fest: „Er [„jedem der sich gewöhnt hat, den Wert des Lebens für den Lebensträger und für die Gesamtheit auszuschätzen" K.P.] nimmt mit Schmerzen wahr, wie verschwenderisch wir mit dem wertvollstem, vom stärksten Lebenswillen und der größten Lebenskraft erfüllten und von ihm getragenen Leben umgehen, und welch Maß von oft ganz nutzlos vergeudeter Arbeitskraft, Geduld, Vermögensaufwendung wir nur darauf verwenden, um lebensunwerte Leben so lange zu erhalten, bis die Natur – oft so mitleidlos spät – sie der letzten Möglichkeit der Fortdauer beraubt" (Binding 1920: 27, zit. aus: Agamben 2002: 146 f.).

Neben Widerstand und Ratlosigkeit lösen die stigmatisierenden Positionierungen bei der Informantin auch ein Korrekturverhalten aus. Dies verdeutlicht sich an ihrer Schilderung der Situation nach Gewährung einer „zweiten Chance":

> „ich muss jetzt erst mal, hab ich das Gefühl, zeigen, dass ich **konstant** (mh) und zuverlässig arbeiten kann, weil das ähm, spricht man mir ja auch noch ab, dadurch, dass ich jetzt doch äh schon zweimal innerhalb, dreimal innerhalb von dem halben Jahr, jeweils zwei, drei Wochen krank war (mh) ähm, so dieses konstante Durchziehen muss ich, denk ich, erst mal **beweisen** (mh), hab ich den Eindruck und dann, dass ich auch damit [HIV-Infektion? K. P.] professionell, sprich aus einer etwas distanzierteren Weise damit umgehen kann (mh), aber ich glaub ich kann es (mh), nur, dass muss ich erst mal beweisen, nur wie weiß ich nicht so genau" (Int.2: 59 f.).

Die Zurückweisung stigmatisierender Positionierungen scheint hier nicht hinreichend. Vielmehr sieht sich die Informantin vor die Aufgabe gestellt, deren Nichtigkeit unter Beweis zu stellen. Dafür muss sie zwei Anforderungen entsprechen, die als konstitutive Normen der Erwerbsarbeit gelten: Leistungsfähigkeit und Effizienz. Die Einlösung dieser Anforderungen fungiert als Voraussetzung ihrer Rehabilitierung als arbeitsfähiges Subjekt.

Die Unterwerfung unter diese Normen lässt sich mit Goffman (1988: 18) als ein Korrekturverhalten ausweisen; ein Verhalten, mit dem stigmatisierte Personen versuchen, „das zu korrigieren, was sie als die objektive Basis ihres Fehlers" sehen – bzw. was ihnen als ein solcher präsentiert wird.

Die Unterwerfung der Informantin lässt sich aber auch als eine Adaption deuten, die einer eigenen Zielgabe folgt. So streicht die Informantin hervor, dass sie sich nicht nur Ausbildung und Studium aus sinnverleihenden und erwerbssichernden Motiven verfolgt (Int. 2: 12, 17, 28), sondern kennzeichnet auch die angestrebte Qualifizierung im Kontext der HIV-Beratung als bewusste Wahl, die sie initiiert hat, um sich ein künftiges potenzielles Arbeitsfeld zu erschließen (S. 61). Offen bleibt i. R. des Interviews, inwieweit dieses Ziel als ausschlaggebendes Kriterium für ihr Verbleiben in dem stigmatisierenden Feld fungiert.

Gleichwohl zeigt sich, dass auch im Feld der Arbeit die Offenlegung der HIV-Infektion zu unterstützenden Verhaltensweisen leitet. Von einer solchen Hilfe berichtet eine Informantin. Sie schildert, wie sie durch Lehrer und SchülerInnen im Kontext ihrer Umschulung „tolle Unterstützung" (Int.3: 51) im Krankheitsfall erfährt. Während sie die MitschülerInnen wiederholt mit Material und Unterlagen versorgen und gemeinsam mit ihr lernen, sehen die Lehrer davon ab, sie verpasste Arbeiten nachschreiben zu lassen. Das heißt, dass die im Kontext der Arbeit gewährte Hilfe und Unterstützung wie auch stigmatisierende Praktiken eine bereichsspezifische Konnotation haben.

Bevor relevante Ergebnisse zusammengefasst werden, soll abschließend auf Positionierungen und Reaktionen signifikanter Anderer näher eingegangen werden.

5.3.1.3 Signifikante Andere

Entweder reagieren (potenziell) signifikanten Andere auf die Mitteilung der Diagnose mit Kontaktabbruch und Distanzierung oder bestehende Bindungen werden durch die Offenbarung der Diagnose nicht unterminiert.

5.3 Die Situation Diskreditierter

In keinem Fall kommt es durch Familienangehörige, FreundInnen oder dem Partner zu einem Kontaktabbruch[303]. Durchwegs bleiben Ante-Stigma-Bindungen, die sich durch Verwandtschaft (Eltern, Geschwister, Kinder), eine enge freundschaftliche oder eine partnerschaftliche Beziehung auszeichnen, bestehen.

Kontaktabbruch und Distanzierungen zeigen sich dagegen als Reaktionsweisen potenziell signifikanter Anderer, die die Informantinnen neu kennenlernen und nach einem gewissen Zeitablauf von der Infektion in Kenntnis setzen. Dies betrifft gleichermaßen Freundschaften wie Liebesbeziehungen.

Eine Informantin schildert, wie ihre Kommilitonin auf die Eröffnung der Diagnose reagiert:

„ich hab mal einer Frau erzählt, nach ner Zeitlang, äh, als ich sie so näher kennengelernt hatte (ja) und dachte, dass wird vielleicht was Tieferes, hab gesagt, dass ich positiv bin, bin vielleicht zu schnell so mit der Tür ins Haus gefallen, auf jeden Fall rief sie mich gleich am selben Abend an und sagte: ‚Du, X [Name der Interviewpartnerin], ich kann deine Freundin nicht sein‘ und legte auf (Gott!) und dachte ich, Oh ha! Das fängt ja schon mal gut an" (Int.2: 13).

Zwei Informantinnen erzählen, wie potenzielle Partner auf die Mitteilung der HIV-Infektion reagieren:

„und dann hab ich festgestellt, dass er sich da mit einmal ganz gewaltig verändert hat, da so, da wollt er von all dem nicht mehr so richtig was wissen und äh, ‚ja, ich will ja schließlich auch noch Kinder haben‘ meint er dann mit einmal und so, halbwegs ‚ja, mit ner positiven Frau geht das ja nicht‘ und ja. Dann hat er sich dann/ ‚ja, das hat aber mit dir nichts zu tun!‘ Ich sag: ‚komm, Komm‘, ich sag: ‚ich weiß schon, dass das was mit meiner Krankheit zu tun hat‘" (Int.5: 39).

Und:

„aber hinterher ist es dann immer so in die Brüche gegangen, aber es kam dann auch von meiner Seite, weil ja, dass ist eben halt ((K)eine?) Krankheit, wie jede andere Krankheit, aber ich hab gemerkt, die Männer stehn nicht hinter mir (mh), die stehen, die stehen nicht hinter mir, wie soll ich sagen, die entfernen sich so innerlich von mir (mh) und das will ich nicht. Entweder will ich nen Mann haben, der mit Haut und Harren zu mir steht (mhm) oder, oder sonst lieber keinen" (Int.7: 20).

---

[303] Keinesfalls soll hier der Eindruck entstehen, dass Familienangehörige oder enge Bindungen Stigmatisierungen verhindern. So wurde mir auf Tagungen und Netzwerktreffen verschiedentlich durch HIV-positive Personen erzählt, dass die Eröffnung der Diagnose auch dann, wenn im Vorwege eine enge Bindung – bspw. zu Eltern und Geschwistern – bestanden hatte, einen Kontaktabbruch einleitete.

Die Informantinnen beschreiben verschiedene Formen der Distanzierung. Wird die eine über die biologische Funktionseinschränkung der Informantin begründet, die die Umsetzung biographischer Ziele zu verunmöglichen scheint, schildert die zweite Informantin, wie sich ihr Gegenüber nach Mitteilung der Diagnose „innerlich von ihr entfernt". Der Mangel an Trost und Unterstützung scheint im Gegenzug für ihr Gefühl der „inneren Emigration" ausschlaggebend:

> „Die Angst sitzt einem da plötzlich im Nacken. Also, ich kann dir das nicht sagen. Es ist ganz eigenartig. Was eigentlich normalerweise klein ist, wird dann groß (mhm). Ne, und du willst ja nicht, dass es groß wird. Ich möchte dann oder man möchte dann jemanden haben, der mich in Arm nimmt und sagt ‚Mensch das schaffen wir schon' oder so in der Richtung, ne. (Int.7: 21).

Gleichwohl wirkt sich die Mitteilung der Diagnose nicht generell beziehungsverhindernd aus; so gehen sechs der neun Informantinnen mindestens eine – mal kürzere, mal längere – Beziehung ein.

Ist die Offenlegung der Diagnose gegenüber neuen Bekanntschaften mit dem Risiko eines Beziehungsabbruchs befrachtet, so schildert eine Interviewpartnerin, wie ihr ehemaliger Partner versucht, das Wissen um die Diagnose strategisch für sich zu nutzen, um das Sorgerecht für die Kinder zu beantragen. Sie erzählt:

> „damals X [Name des Mannes] hat denn gedacht, weil ich das schon habe (mhm), könnte er die Kinder kriegen (mh). Ne, also, das war das Thema für ihn, er ist ja Moslem (ja), er wollte unbedingt die Kinder haben (ja) und da hat er gedacht, oh, wenn meine Alte das hat, dann krieg ich die Kinder und er hat das immer wieder vor Gericht gesagt und die sind da gar nicht darauf eingegangen (mh) (lacht), überhaupt nicht (mhm), gar nicht, gar nicht, kein Stück. Und die haben immer gesagt: ‚das steht hier nicht zur Debatte'. Und das Sorgerecht hab ich ja auch gekriegt. Weil er wollte mir eins auswischen (mhm), weil ich ihn verlassen hab" (Int.7: 10).

Der Ex-Mann der Informantin versucht, ihre Situation als diskreditierte Person für sich zu nutzen. Ein Versuch, der scheitert, insofern das Gericht die HIV-Infektion als nicht ausschlaggebend für die Verhandlung des Sorgerechts erachtet.

Im Gegenzug schildern die Informantinnen, wie das Wissen um den HIV-Status als Voraussetzung fungiert, um Hilfe und Unterstützung durch andere zu bekommen. Eine Informantin schildert, welche Hilfe sie durch ihren Partner erfährt:

> „jetzt bin ich noch mal ein Stückchen weiter wieder raus (ja) das sind meine Erfahrungen die ich je oft, immer, fast immer sammle wenn ich erzähle dass ich HIV-

5.3 Die Situation Diskreditierter

positiv bin (ja), ich gehör nicht mehr dazu und ähm bin Außenseiter und man kann nicht mehr entkrampft mit mir umgehen (ja) und das ist sehr, sehr schwierig für mich so den Stand zu halten und ich bin sehr froh, dass ich´n Partner habe (ja) der damit unverkrampft umgehen kann, sonst würd ich wahrscheinlich nicht so locker durchstehen können (ja) jetzt, die Situation in der ich jetzt bin" (Int.2: 20).

Als hilfreich markieren die Interviewpartnerinnen vor allem, wenn sie mit anderen reden können. Die Bedeutung dieser Form der Unterstützung unterstreicht eine Informantin:

„es war einfach so´ne, von Anfang an, sehr innige Freundschaft (mh), ich kann mit ihr über alles reden (ja), ich kann auch mal mit ihr/ oder ihr sagen ‚Ich mag irgendwie nicht mehr, ich kann nicht mehr' solche Phasen (mh) gibt´s ja nun mal (mh), grad wenn man ne schlechte Phase hatte, hab ich manchmal schon das Gefühl dass ich so am Rande meiner Kräfte angelangt bin, dass ich über die Mauer die da vor mir steht einfach nicht mehr rüber komme (mh) und in dem Moment wo ich´s denn auch mal ausspreche und auch mal sag ‚Mensch es ist irgendwie Scheiße' und ich hatte damals ja Nierenversagen,.. und, und äh, wie gesagt ich stand ne Zeit lang sehr auf der Kippe, eigentlich immer mit einem Bein auf der Bananenschale und das andere kurz vor der Grube, äh, und da hat ich auch einmal eine Phase wo ich wirklich auch dachte, dass der Sensemann vor der Tür stand (mh), nur so´n Gefühl, ob der Sens/ so´n personifiziertes Gefühl, aber wirklich so den Eindruck hatt ich schon, der steht vor der Tür, da hab ich viel so auch bei ihr angerufen (aus lauter?) Verzweiflung ‚Will noch nicht sterben' (mh) ‚ich bin noch nicht so weit, warum ich, ich bin doch noch so jung' und das macht sie alles mit (mh), sie kann/ mh, man kann mir da nicht helfen, aber so in dem Moment wo man´s mal aussprechen kann, (ja) ohne gleich, wie meinetwegen jetzt bei meinen Eltern, ‚ach so schlimm ist es ja gar nicht' (mh) und ‚das schaffst du schon' und (ja) dieses uneingeschränkte Vertrauen (in/ meine?) (leicht lachend) äh, kann man nicht immer gebrauchen, und das ist eben das Tolle an X (Freundin), das man, das ich ihr wirklich dann auch mal so die Ohren abknabbern kann" (Int.3: 81 f.).

Unterstützung und Hilfe erlangt die Informantin, indem sie der Freundin „die Ohren abknabbern kann". Im Gegensatz zu den Eltern kann sie der Freundin von ihrer (Todes-)Verzweiflung erzählen, ohne zugleich mit der Anforderung eines alles bewältigenden Subjekts konfrontiert zu werden. Durch den metaphorischen Rückgriff akzentuiert sie die Ausweglosigkeit der damaligen Situation und verdeutlicht, welche Hilfe ihr durch das Zuhören zuteil wird. Gleichwohl evaluiert sie diese Praxis kurz drauf als „Durchhänger":

„und das mach ich eben auch immer wieder, dass ich mir denn auch mal so Durchhänger einfach auch zugestehe, sei´s für mich ganz alleine oder eben wie äh, auch einmal da mit/ hineinziehe, mh, ich merk da immer dass ich daraus unheimlich viel

> Kraft schöpfe, dass man denn äh, irgendwann von ganz alleine sich sagt ‚Och, Mensch, was mach ich hier eigentlich?'" (...) wenn mal ein Mal ausspricht ‚Mensch ist das Scheiße alles!' (ja) in dem Moment wo man das ausspricht denkt man ‚ach Mensch, eigentlich so dolle Scheiße ist es doch gar nicht' (ja), ‚könnte schlimmer sein' (ja), aber man muß sich diesen (auch?) zugestehen" (Int. 3: 82 f.).

Mit der Bezeichnung als „Durchhänger" konnotiert die Informantin – analog ihren Eltern – die Konstituierung als Verzweifelte als eine Haltung jenseits von Zuversicht, Aktivität und Kontrolle, wenngleich sie deren strategische Funktion als Kraftinstanz unterstreicht. Diese Position scheint Selbstvorstellungen psychologischer Diskurse entlehnt, die auf ein Selbst rekurrieren, das die Fähigkeiten zur Selbstkontrolle und Rationalität aufweist (Grecco 1993; Odgen 1995; Nettleton 2000). Nur einmal scheint die Informantin entgegen einer solchen Position einen „Durchhänger" vor der Freundin bzw. vor anderen nachgegeben zu haben. Wie dieser Umstand im Einklang mit einer Praxis steht, die unter dem Primat der Normalitätskonstituierung den Regeln des Spannungsmanagements folgt, gilt es nach einer Zusammenfassung der bisherigen Ergebnisse zu zeigen.

5.3.1.4 Fazit

Im medizinischen Bereich, im Arbeitskontext und im Zusammenhang mit (potenziell) signifikanten Anderen werden die Informantinnen mit zwei Reaktionsweisen konfrontiert, wenn sie die HIV-Infektion offenlegen. Hilfe und Unterstützung steht stigmatisierenden Praktiken gegenüber, die jeweils bereichsspezifisch strukturiert sind. Darüber hinaus finden sich auch diskreditierende und stigmatisierende Praktiken – wie die von Goffman (1988: 26) beschriebene Praxis der „Invasion des Privaten" –, die bereichsübergreifend auftreten.

Im medizinischen Bereich zeigte sich, dass medizinische Praktiken eine stigmatisierende Funktion einnehmen, wenn der Fokus auf die Sicherheit des anderen vor einer Transmission gelegt wird, während die Sicherheit der Patientin vor Stigmatisierungen unberücksichtigt bleibt. Hilfe und Unterstützung erfahren die Informantinnen im Gegenzug durch „Weise", d. h. durch Ärzte, die durch ihre Spezialisierung auf die Behandlung der HIV-Infektion um die mit der Diagnose verbundenen Problematiken wissen.

Im Kontext der Arbeit steht dagegen die Leistungs- und Effizienzfähigkeit des Subjekts im Mittelpunkt und strukturiert diskreditierende wie auch unterstützende Praktiken.

Im privaten Sektor traten Kontaktabbrüche und Distanzierungen auf, wenn keine langjährigen Bindungen bestanden, während der ehemalige Partner einer

5.3 Die Situation Diskreditierter

Informantin die diskreditierende Funktion der Infektion versuchte, vor Gericht strategisch für sich zu nutzen.

Auf der Gegenseite unterstützen signifikante Andere die Informantinnen im Umgang mit der Infektion, indem sie ihnen v. a. als GesprächspartnerInnen zur Seite stehen und ihnen dadurch bei der Bewältigung der mit der Infektion verbundenen Problematiken helfen. Im Gegensatz zum medizinischen Sektor scheint hier der Darstellung und Bewältigung von Gefühlen (Angst und Trauer) eine wichtige Funktion zuzukommen[304].

Unabhängig von den spezifischen Konnotationen, die Hilfe und Stigmatisierungen annehmen, zeigt sich, dass sich in allen Bereichen eine neoliberale Subjektkonstruktion entfaltet, die den Umgang mit der HIV-Infektion in Bezugnahme auf individuelle Fähigkeiten verhandelt. Diese Position wird von der Informantinnen selbst oder durch ihre Gegenüber (hier: im Kontext der Arbeit) vorgetragen. Aus Perspektive dieser Position, die sich in psychischen Diskursen neuerer Provenienz findet, wie Grecco (1993), Odgen (1995) und Nettleton (2000) ausweisen, ist es der Unzulänglichkeit des Subjekts – seiner persönlichen Fähigkeiten – geschuldet, wenn der Umgang mit Problematiken misslingt. Die Verarbeitung der Infektion und der Umgang mit Stigmatisierungen wird aus dieser Perspektive zu einer individuellen Problematik jenseits gesellschaftspolitischer Einflüsse; zu einer privaten Angelegenheit, die der (mangelnden) Kapazität des Subjekts anheimgestellt und entsprechend neoliberaler Zurechnungskonzeptionen (Krasmann 2003) als selbst verschuldet erachtet wird.

Konturiert wird diese Perspektive durch neue Strategien der Populationssteuerung, die Castel (1983: 68 ff.) bereits 1983 aufscheinen sah. Im Kontext der Arbeit zeigt sich eine Tendenz, die unter den Erfordernissen des Wettbewerbs und der Rentabilität den Individuen je nach ihren Fähigkeiten unterschiedliche soziale Schicksale zuweist (Castel 1983: 68)[305]. Diskutierte Castel diese Orientierung als eine potenzielle Entwicklung, die zu jenem Zeitpunkt durch „einige Ideologen" (1983: 68) vorgestellt wurde, scheint diese Orientierung heute in den Köpfen verankert und normalisiert. Gleichwohl zeigt sich eine Differenz zu dem von Castel (1983: 68) postulierten Verfahrens.

Castel (1983: 68) machte die Charakteristik dieser Steuerungsstrategien in ihrer neoliberalen Kontrollfunktion aus, die „weder mit Repression noch mit fürsorgerischem Interventionismus", sondern im Extremfall mit dem Modell

---

[304] Signifikante Andere übernehmen darüber hinaus auch finanzielle und versorgende Funktionen, was in Kapitel 7.1.3 genauer aufzuzeigen sein wird.
[305] Eine „duale" Gesellschaft, die zwischen „hochgradig wettbewerbsfähigen Sektoren" und „marginalisierten Tätigkeitsbereichen" unterscheidet, die, wie Castel (1983: 68 f.) feststellt, bereits existent sind, jedoch nicht als Ergebnis von Planungen, sondern vielmehr als Resultat „unbewältigter Folgen der wirtschaftlichen Konkurrenzmechanismen, der Unterbeschäftigung, der Anpassung oder Nichtanpassung an neue Arbeitsplätze, der Funktionsmängel der Schulsysteme etc."

einer dualen Gesellschaft mit zweifacher Laufgeschwindigkeit verbunden sei: Einem hochgradig wettbewerbsfähigem Sektor, der den erbarmungslosesten Anforderungen der ökonomischen Rationalität gerecht werde, und einem Sektor marginaler Tätigkeitsbereiche, die als Zuflucht oder Deponien für diejenigen herhalten müssten, die sich nicht in den intensiven wirtschaftlichen Austauschprozess einbeziehen ließen.

Nicht dieses Modell, sondern seine Umsetzung erfolgt hier anders, als Castel (1983: 69 f.) postulierte. Als Modus Operandi der neuen Kontrollverfahren sah Castel (1983: 69) die Informatik, mit deren Hilfe sich präventiv differenzierte Populationsprofile konstruieren und den verschiedenen Populationen je nach ermittelten und eingeschätzten Leistungen und Mängeln besondere Schicksale zuweisen ließen. Eine Technik der „perfekten Prävention", die Repression und Fürsorge überflüssig mache, insofern sie „soziale Karrieren aufgrund ‚wissenschaftlicher' Evaluation der Fähigkeiten des Individuums vorausschauend steuern könnte" (Castel 1983: 70). Genau dieses Verfahren, das Castel (1983: 71) in letzter Konsequenz nicht jedoch in seiner Logik als Mythos ausweist, findet sich hier anders als prognostiziert. Zum einen zeigt sich, wie im Bereich der Arbeit auf die alte Technik der Ausgrenzung zurückgegriffen wird, um das „unerwünschte Element aus der sozialen Gemeinschaft herauszureißen" (Castel 1983: 68). Zum anderen wird deutlich, dass die „Zuweisung des Schicksals" und Steuerung der Population hier nicht über die Informatik, sondern über ökonomische und psychische Diskurse erfolgt. Wie sich anhand einiger Positionierungen hier bereits andeutet, entfällt das Element der Außensteuerung genau in dem Moment, in dem Betroffene selbst für ihre Ausgrenzung plädieren bzw. im Rekurs auf ihre mangelnde Effektivität und Unzulänglichkeit sich das entsprechende Schicksal zuweisen. Das diese Tendenz auch im Kontext der Arbeit weniger Fiction denn Praxis ist, gilt es nachfolgend anhand derjenigen Normalisierungsstrategien und -verfahren aufzuzeigen, die insbesondere eine Informantin initialisiert, um sich als Nicht-Stigmatisierte auszuweisen.

Wenn in Bezugnahme ökonomischer Diskurse die Ausgrenzung der Subjekte plausibilisiert und im Rekurs psychischer Diskurse neueren Datums der selbstverantwortliche Aspekt im Umgang mit Erkrankung und Stigmatisierungen einerseits verhandelt wird, so findet sich in allen drei Bereichen andererseits ein Aspekt, den Ferguson 1768 unter dem Begriff der „uneigennützigen Interessen" als konstitutives Bindungselement der bürgerlichen Gesellschaft ausgewiesen und den ökonomischen Interessen der Wirtschaftssubjekte gegenübergestellt hat (Foucault 2004b: 411 ff.). Das, „was die Individuen in der bürgerlichen Gesellschaft miteinander verbindet, ist der Instinkt, das Gefühl, die Sympathie, Regungen des Wohlwollens der Individuen füreinander, das Mitgefühl, aber auch die Abneigungen gegenüber den anderen, die Abneigung gegen das Unglück der

5.3 Die Situation Diskreditierter

anderen und eventuell auch das Vergnügen, das man aus dem Unglück der andren zieht, von denen man sich trennt", wie Foucault (2004: 413) Ferguson paraphrasiert. Diese „ganze Reihe" nicht egoistischer – uneigennütziger – Interessen nehmen eine Form an, die Ferguson gleichsam als konstitutiv für die bürgerliche Gesellschaft ausweist (Foucault 2004: 413 f.). Hilfe und Unterstützung folgen der Form „lokaler Einheiten", sie treten in Konglomeraten und Verbindungen auf, wie sie durch Familie, Dorf oder Körperschaften gebildet werden und bekunden, dass ungeachtet anderer gesellschaftlicher Entwicklungen und Transformationen diese „Seite" der bürgerlichen Gesellschaft nicht erloschen ist (Ferguson 1768: 109; aus: Foucault 2004b: 414).

5.3.2 Die HIV-Infektion als Normalität

Wissen andere um die HIV-Infektion, so stellt sich für die Informantinnen nicht mehr die Frage, „eröffnen oder nicht eröffnen, sagen oder nicht sagen, rauslassen oder nicht rauslassen; lügen oder nicht lügen;" und nicht das Problem, wem sie „wie, wann, wo" die Diagnose eröffnen sollen (Goffman 1988: 56).

Zum entscheidenden Problem diskreditierter Personen wird es, „mit der Spannung, die während sozialer Kontakte erzeugt wird, fertig zu werden"; Spannung, die aus dem Umstand resultiert, dass Stigmatisierte wie „Normale" sich des Stigmas bewusst sind (Goffman 1988: 56; 29). Spannungsmanagement weist Goffman (1988: 56; 130) als Hauptmöglichkeit diskreditierter Personen im Umgang mit dem Stigma aus. Ziel dieser Strategie sei es, dem Stigma so weit die Aufmerksamkeit zu entziehen, dass Normalität erreicht werden kann (Goffman 1988: 130; 145; 149).

Zunächst sollen zwei Techniken vorgestellt werden, durch die die Konstituierung von Normalität erfolgt und deren Effekte und Problematiken dargelegt werden. Diese Praktiken, die v. a. eine Informantin als Mittel vorstellt, um dem Stigma in gemischten Interaktionen die Aufmerksamkeit zu entziehen, wird im Anschluss der Umgang mit der HIV-Infektion und ihren Effekten im Selbsthilfekontext gegenübergestellt. Abschließend wird Normalität als eine „historischspezifische" (Link 1997: 313) Praxis dargelegt, die sich ab 18. Jahrhundert mittels der „Macht der Norm" (Foucault 1977: 23) durchzusetzen begann.

5.3.2.1 Die Normalisierung des Verhaltens anderer

Während die Mehrzahl der Informantinnen mit Rat- und Hilflosigkeit und/oder durch die Initiierung von Widerstandspraktiken auf Stigmatisierungen reagiert, konstituiert sich eine Informantin weder als Stigmatisierte noch als Ausgestoßene. Im Mittelpunkt steht hier die Normalisierung des Verhaltens anderer. Diese Technik, die der Strategie des Spannungsmanagements unterstellt ist, praktiziert sie gegenüber Eltern und Masseurin, Sachbearbeiterin und Arbeitgeber wie auch gegenüber Freunden und Bekannten.

In einer längeren Passage stellt die Informantin den familiären Umgang mit der Infektion dar:

> „das Schöne ist eben dass man so normal damit umgeht, also bei uns auf jeden Fall, in der Familie, ja, .. es wird da nicht so viel Aufhebens drum gemacht, meine Eltern selber reden so mit keinem darüber (mh) und ich mein sie/ meine Mutter sagt dann immer zu mir - sie haben einen sehr netten Bekanntenkreis, sie machen immer Kunsttrips über's Wochenende (mh) dadurch sind sie auch immer viel unterwegs gewesen, tanzen gegangen, weißt du, immer so von Kollegen aus (ja), so Feste machen, halt Kegeln und (..?) - wenn dies jetzt erzählen würden, dann würd es immer heißen ‚Und, wie geht's eurer Tochter?' (mh) ne, und überhaupt (mh) und (..?) so ein ganz normales Leben, soweit es eben geht, ein normales Leben zu führen (mh), was aber denk ich mal der Lauf der Dinge ist, äh, ich weiß noch am Anfang, da haben wir laufend darüber gesprochen (ja) die ersten Monate und plötzlich ebbte das ab (mh), das heißt für mich war's halt immer noch präsent, ich lebe damit, aber für den Rest der Familie, der Freunde ging irgendwann der nor Alltag, der Normalität (mh), der immer unterbrochen wird, wenn denn was Akutes ist, aber ansonsten kommt man in eine Normalität rein (mh), die ich selber hab (ja) ähm, man hat seinen Alltag (mh) sicherlich an machen Tagen denk ich auch mal darüber nach, ganz speziell wenn's einem nicht so gut geht, aber ansonsten hab ich auch diese Normalität (mh), vergess es manchmal selber (ja) [...] ich denk einfach mal, ich denk einfach mal, ich akzeptier es einfach, dass sie mit niemanden darüber reden, sie schreiben mir nicht vor, dass ich damit eben ruhig umgehen muss, also sie akzeptieren, dass ich es meinen Freunden und Bekannten erzählt habe, und, ich äh, akzeptier es umgekehrt eben auch wie sie damit umgehen (ja), denn letztlich müssen sie damit leben können und wenn sie's auf die Art und Weise können ist es okay, einmal, meine große Schwester ist eben auch wesentlich äh offener damit, ich denk es ist auch ein Generationsproblem (mh), meine Eltern sind X und X [gibt Alter der Eltern an], ähm, ich denk mal, es ist auch die Generation, die das nicht so offen raushängt. Sie würdens auch nicht erzählen wenn ich Krebs hätte, es ist also nicht die Krankheit AIDS, sondern diese (chronischen schweren Erkrankungen?)" (Int.3: 44 ff.).

Der Umgang mit der Diagnose und der Infektion wird hier wesentlich durch das Phänomen der Normalität bzw. des Normalen strukturiert[306]. Den Begriff des

---

[306] Die Informantin wendet den Begriff des Normalen bzw. der Normalität in zwei verschiedenen Bedeutungen an, die Link et al. (2003: 8) voneinander differenzieren. Einerseits nutzt die Informantin diese Begriffe analog des von Link (1997) spezifizierten Konzepts des Normalismus, andererseits wendet sie sie im Sinne gewohnheitsmäßigen Alltagshandelns an.

5.3 Die Situation Diskreditierter

Normalen zieht die Informantin einerseits als positives Beurteilungskriterium für den innerfamiliären Umgang mit der Infektion heran, den sie zugleich als unprätentiös im Sinne von unaufwendig spezifiziert. Sie ruft damit die zwei Bedeutungsebenen von Normalität auf: als Wertung und Beschreibung, Sein und Sollen (Waldschmidt 2004: 191).

Link (1997: 185 f.; Link et al. 2003: 8) weist den Terminus des „Normalen" als Begriff aus, der erst im 18. Jahrhundert im allgemeinen Sprachgebrauch auftritt und sich heute als deskreptive Kategorie auf nummerische Häufigkeiten und statistische Durchschnitte bezieht. Normal – wie auch sein Substantivierung Normalität – ist aus dieser Perspektive das, „was die Mehrheit, denkt, sagt und tut" (Waldschmidt 2004: 190) und steht nach Link et al. (2003: 7 ff.; vgl. auch: Link 1997) in entschiedener Differenz zu präskriptiven Normen und juridischer Normativität.

Während religiöse oder auch klassisch juridische Normen ein bestimmtes Verhalten eindeutig als (un-)zulässig definieren, fragt die alltägliche Frage nach der Normalität, ob tatsächliches Verhalten „tolerabel" und „akzeptabel" sei oder ob vielmehr dringend interveniert werden müsse (Link 1997: 22).

Als Entstehungsbedingungen des modernen „Normalismus"[307] fungiert nach Link et al. (2003: 18) die Ausdifferenzierung der Gesellschaft, die ab 18. Jahrhundert zu der gleichzeitigen Explosion und Relativierung spezifischer Normativitäten und Habiti und in Folge zu Orientierungsunsicherheiten geführt habe. Der Terminus Normalität, der ab 19. Jahrhundert in die Alltagssprache emigriert, übernimmt die Aufgabe, eine „Art Orientierungsraster" zu konstituieren, „das dem Handelnden einen vorläufigen ‚Ort' in einer ‚Landschaft' zuweist, den er akzeptieren oder infrage stellen kann, bevor er handelt" (Link et al. 2003: 8; 18 f.). Normalität dient aus dieser Perspektive als „Orientierungsmuster für moderne ‚Alltage'" wie Link et al. (2003: 18) festhalten.

Als Voraussetzung des „Normalismus" fungiert die Verdatung – d. h. die massenhafte Datenerhebung und -auswertung – aller gesellschaftlich als wichtig erachteter Ereignisse und, darauf aufbauend, die Konstituierung eines Normalfeldes, das eine bestimmte Menge von Aussagen als untereinander vergleichbare Normaleinheiten konstituiere, die dann in Form von Wissen auf das Verhalten der Gesellschaftsmitglieder zurückwirken können (Link et al. 2003: 9; Link 1997: 75; Waldschmidt 2004: 192). Normalität erweist sich damit als ein „unbestimmter Referenzpunkt", als eine Leerstelle, die in Folge des Auseinanderdriftens von moralischen Wertungen und empirischem Verhalten immer wieder neu

---

[307] Den Begriff bzw. das Konzept des Normalismus verwendet Link (1997) für eine „historischspezifizierte enge Fassung" der Termini „normal" und „Normalität", die, „im Sinne eines spezifisch modernen, europäisch-nordamerikanischen Dispositivs", die Verdatung der Gesellschaft voraussetzen (Link et al. 2003: 8).

hergestellt werden müsse: „Sie ist nicht mehr Effekt a priori gesetzter Vorschriften, sondern a posteriori konstituierter Tatbestand, Ergebnis massenhaften Verhaltens oder Wollens und seiner statistischen Erhebung" (Waldschmidt 2004: 192). Sie ist das „Produkt" ständiger Normalisierungen explosiv-dynamischer Entwicklungen auf gemäßigt-dynamische, eben „normal" dynamische Durchschnitte und zeichnet sich durch das Ausklammern von Problemen und Ausstehen von Interventionen aus (Link 1997: 41; 425; 21).

Auf letzteres verweist auch die Informantin. Sie verdeutlicht das Normale bzw. Normalität als einen Umstand, der durch Reden und „Akutes" aufgehoben wird: Normalität wird demnach durchbrochen, wenn die Infektion durch Thematisierung, Aufhebens oder akuten Handlungs- und Interventionsbedarf Aufmerksamkeit erfordert. Im Gegenzug setzen die Eltern Informationskontrolle als strategisches Mittel ein. Die Nicht-Thematisierung der Infektion im außerfamiliären Bereich ist hier nicht Resultat mangelnden Interesses oder fehlenden Handlungsbedarfs, sondern ist dem Wunsch nach einem normalen Leben unterstellt: Unter der Voraussetzung des Stillschweigens scheint die Konstituierung von Normalität möglich.

Durch diese Umgangsweise wird aber nicht nur die HIV-Infektion, sondern auch das Verhalten der Eltern als etwas Anormales konstituiert. Um die Umgangsweise der Eltern von diesem Eindruck zu befreien, sieht sich die Informantin mit der Anforderung konfrontiert, ihr Handeln zu normalisieren. Vor diesem Hintergrund greift sie zu einer Strategie, die auf „Expandierung und Dynamisierung der Normalitäts-Zone" zielt und Link (1997: 75; 78) als „flexiblen Normalismus" bezeichnet. Die Informantin zieht einen soziologischen Diskurs heran, um das Stillschweigen der Eltern als eine generationsbedingte Umgangsweise mit schwer chronischen Krankheiten zu plausibilisieren. Unter dieser Perspektive wird das Verhalten der Eltern zu einer normalen Umgangsweise, die unabhängig vom Erkrankungsmodus zur Anwendung gelangt. Nicht das Stigma AIDS, sondern vielmehr der Umgang einer spezifischen Generation bedingt aus dieser Perspektive die Nicht-Thematisierung der HIV-Infektion.

Diese Strategie, die der Normalisierung des Verhaltens anderer dient, wendet die Informantin unter Zuhilfenahme unterschiedlicher Diskurse in den verschiedensten Bereichen an. Handlungen und Reaktionen anderer, die als Stigmatisierungen gedeutet bzw. als solche offensichtlich werden, versucht sie als Handlungsweisen zu plausibilisieren, die nicht nur ihr gegenüber – als HIV-infizierte Person – angewandt werden, sondern erklärbare Verhaltensweisen darstellen, die unter spezifischen Bedingungen normal sind. Das stigmatisierende Verhalten einer Masseurin ihr gegenüber erklärt sie so:

5.3 Die Situation Diskreditierter

„und, ich hab das einmal erlebt, da hatte ich Massage und die fragte irgendwie ob ich Medikamente nehme, ‚Ja, das und das'. Ja, äh, ob ich irgendwelche Krankheiten hätte, einfach weil ja viel Krankheiten auch zu Verspannungen führen können (mh), da sagte ich eben das ich an AIDS erkrankt bin und das war ne Frau, die war hochschwanger, sie sagte: ‚Oh'. Ich sag: ‚Haben Sie Probleme damit?', ‚Nein, Nein, Nein', aber man merkte einfach sie war befangen (mh). Ich wusste von meiner Freundin aus X [Stadt] einer, die war während der Schwangerschaft furchtbar sensibel (mh), sie guckte sich Werbung an und in der Werbung fiel ein Kind hin und sie saß da und heulte (lachen), also (mh), der Hormonspiegel macht Frauen dann schon sehr (?) (ja) und da (sagte sie zu mir?), sagen sie mal, ich, der erzählte ich das so, ich weiß das und das, ‚kann das bei ihnen auch der Fall sein?' ‚Ja' sagte sie, ‚aber, ich darf das nicht, ich darf das nicht!' Ich sag: ‚ist das bei ihnen der Fall?', ‚Ja, aber', ich sag, ich sag: ‚wissen Sie was, ich glaub ich möchte lieber nen anderen haben' (mh), ‚seien Sie mir nicht böse' (sag ich?), ‚aber ich möchte jemanden anderes haben, *haben Sie einen Kollegen?' (lachend)* (mh), und wir haben uns auf den Flur getroffen (mh), sie hat mir Ultraschallbilder gezeigt, das war nicht das Ding, sie hatte es nicht mit mir persönlich, aber ich denke, wenn sie mich hätte massieren müssen (mh), dann wär ihr viel durch den Kopf gegangen (ja), nicht das sie sich ansteckt, das wusste sie, dafür ist sie ja zu medizinisch, aber eben solche Gedanken, von wegen (?) wird mein Kind gesund sein, das kann ja auch Kind (praktisch ?) sein (mh), also ich ha damit überhaupt keine Probleme gehabt (mh) und ich kenn das nicht, das ich dann sag, ich nehme Probleme nicht (mh), ich denk einfach mal, das denkste, ich sag immer, ich hab praktisch eine panische Angst vor Spinnen (mh), ich weiß vom Verstand her, dass die mich nicht beißen können (mh), dass die mich nicht umbringen werden, dass die mir einfach nix antun (ja), (lachen) und trotzdem krieg ich das rein wenn ich ne Spinne seh (ja), dann kann ich noch so viel Verstand benutzen, das Gefühl sagt ‚Renn!' (mh), ‚lauf was du kannst' (mh), (..?) aber sobald man die Wimpern erkennen kann (lacht) (mh), und ich denk mal, das ist genau das Gleiche, wenn einer Angst hat vor (Löwen?) oder wenn einer Angst hat vor ner Erkrankung, die jemand anders hat (mh). Ich kann mir vorstellen, wenn ich jemand kennenlernen würde mit Neurodermitis, richtig heftiger Neurodermitis, ich hätte auch Berührungsängste (mh), ich würde versuchen mich zu überwinden (mh), aber die Berührungsängste/ ihn vielleicht umarmen wenn da im Gesicht (..?) (mh), und das muß ich anderen auch zugestehen (ja)" (Int.3: 52 ff.).

Die Betroffenheit und Befangenheit der Masseurin normalisiert die Informantin in Bezugnahme zweier Diskurse und vielfältiger Belege. Die Reaktionsweise der Masseurin verortet sie zunächst in den Zusammenhang der Schwangerschaft und plausibilisiert sie im Rekurs auf einen biomedizinischen Diskurs als eine Verhaltensweise, die, jenseits von Intentionalität durch Hormone[308] gesteuert, zu spezi-

---

[308] Die Bedeutung weiblicher Hormone – insbesondere von Östrogen – und deren Rolle als „all-power masters of mood, sexuality, appearance and behaviour" (Harding 2000: 134) haben Harding (2000) wie auch Oudshoum (1994) herausgearbeitet.

fischer Sensibilität und Ängstlichkeit leitet. Gleichzeitig verdeutlicht sie die Reaktionsweisen der Masseurin anhand ihres eigenen Bekanntenkreis als eine allgemeine Reaktion Schwangerer und damit als eine normale Verhaltensweise dieses Personenkreises. Die Nicht-Diskreditierung ihrer Person reichert sie in Folge durch einen weiteren Nachweis an. Der weiter bestehende Kontakt zwischen ihr und der Masseurin und die Präsentation der Ultraschallbilder fungieren als Beleg für einen nicht distanzierten Umgang.

Dennoch scheinen die aufgeführten Plausibilisierungen, die Normalisierung des Verhaltens der Masseurin nicht hinreichend zu belegen noch als Nachweis zu gereichen, dass die Informantin kein Problem mit der Reaktionsweise der Masseurin hat. Denn diese könnte, wie dann deutlich wird, auch einer unrealistischen Wahrnehmung geschuldet sein. In Folge kennzeichnet die Informantin ihre Perspektive als eine, die nicht durch das Verdrängen von Problemen gekennzeichnet ist. Auch im Anschluss zieht die Informantin einen psychoanalytischen Diskurs heran, um die Normalisierung der Masseurin weiter zu plausibilisieren. Anhand ihres Verhaltens expliziert sie zunächst die Wirkungsweise von Ängsten und damit zugleich das Verhalten der Masseurin. Ihre Spinnenphobie dient ihr als Beleg, dass Ängste nicht über den Verstand kontrolliert, sondern vielmehr durch Gefühle regiert werden, die wiederum Reaktionen und Handlungen determinieren. Aus dieser Perspektive wird die autonome Handlungsfähigkeit Ängstlicher aufgehoben und ihr Verhalten als ein quasi determiniertes Reaktionsschema jenseits von Intentionalität konstituiert, das, wie die Informantin dann anhand einer exemplarischen Ausführung darlegt, unterschiedlichen Sachverhalten geschuldet sein kann. Die Angst erscheint damit als eine Reaktionsweise, die sowohl durch eine Hormonumstellung im Rahmen einer Schwangerschaft, durch eine spezifische Tiergattung (Spinnen, Löwen) oder auch durch eine Krankheit aufgerufen werden kann. Diente der Informantin weiter oben der Rückgriff auf die Krebserkrankung als Normalisierungsfolie für das generationsspezifische Schweigeverhalten der Eltern, so zieht sie jetzt die Neurodermitiserkrankung zur Normalisierung von Berührungsängsten heran.

Die Strategie, die die Informantin zur Normalisierung des Verhaltens anderer heranzieht, wurde „zu Beginn des 19. Jahrhunderts durch Broussais-Comte[309] formuliert" und bildet „die eigentliche Basis" für den Normalismus (Link (1997): 102). Link (1997: 77 ff) bezeichnet sie als „flexiblen Normalismus", insofern sie auf die Flexibilisierung von Normalitätsgrenzen zielt. Dieser stellt er die „proto-

---

[309] Zunächst formulierte der Arzt Broussais die Annahme, dass es zwischen dem normalen und dem pathologischen Zuständen des Körpers keine qualitative Differenz, sondern bloß quantitative Differenzen gäbe. Von Comte wurde dieses Prinzip dann auf die Soziologie übertragen (Link 1997: 128).

5.3 Die Situation Diskreditierter

normalistische" Strategie gegenüber (Link 1997: 102)[310]. Den „Protonormalismus" weist Link als historisch ältere Strategie aus, die eine eindeutige Diskontinuität zwischen dem Normalen und dem Pathologischen etabliert und darauf zielt, „das Spektrum der Normalität (wieder) auf Punktnormen zurückzuführen oder zumindest die Toleranzbereiche entscheidend zu verringern. Zu diesem Zweck werden eindeutige Korrelationen zwischen Normalität beziehungsweise Anormalität und fest umrissenen, vermeintlich natürlichen Merkmalen, zum Beispiel Körper, Herkunft und Abstammung, hergestellt. Stigma-Grenzen werden aufgebaut und festgeklopft; die normalistischen Landschaften werden zusammengezogen und die Pole deutlich markiert. Grenzüberschreitungen sollen verhindert, Positionen in dem einen oder anderen Feld stabilisiert und verstetigt werden" (Waldschmidt 2004: 192 f.).

Die zweite normalistische Strategie, der „flexible Normalismus", beruht dagegen auf dem Kontinuitätsprinzip. Link (1997: 23; 26-31) arbeitet in seiner umfangreichen Studie zum Normalismus heraus, wie diese Strategie, die auf die Ausweitung und nicht Komprimierung der Normalitätsgrenzen zielt, sich in Folge der 1968er-Jahre und der hier ausgelösten „neuen sozialen Bewegungen" allmählich gesellschaftlich durchzusetzen begann. Zum Zweck der Ausweitung und Dynamisierung der Normalitätszonen postuliert diese Strategie – wie Link (1997: 101) u. a. exemplarisch an der Stigmastudie Goffmans (1988) ausweist – „die Kontinuität eines einzigen Normalfeldes zwischen ‚Normalen' und ‚Stigmatisierten'".

Dieses Ziel verfolgt auch die Informantin, die das Verhalten der Masseurin vor dem Hintergrund spezifischer Bedingungen (Schwangerschaft) als ein übliches und somit normales Verhalten plausibilisiert. Diese strategische Operation weist Link (1997: 101 f.) als die grundlegende Taktik des flexiblen Normalismus aus. Konturiert wird diese Operation durch zwei weitere Schritte.

Neben der Betonung der Kontinuität besteht die zweite Taktik in der Graduierung des Sektors der Normalität und dem der Anormalität in viele kleine Differenzen, sodass die Ziehung der Normalitätsgrenze um so willkürlicher erscheine (Link 1997: 102). Die dritte Taktik kennzeichnet Link (1997: 102) als Praxis, bei der „in das anormale Segment zuvor möglichst normale Populationen disloziert werden, [so] daß schließlich und endlich beide Seiten in einem Spiel chiastischer

---

[310] Beide Strategien sind Praktiken, die im Feld des Normalismus operieren und auf die Konstituierung einer Normalzone, auf ein homogenes Kontinuum, d. h. auf Normalisierung zielen (Link 1997: 77; 81). Die „wesentliche Differenz" zwischen Protonormalismus und flexiblem Normalismus macht Link (1997: 92) in dem Modus der Normenkonstituierung bzw. Normalitätskonstruktion aus. Während der Protonormalimus ex ante durch Wesensschau behaupte zu wissen, was normal und was anormal sei und dieses dem Individuen repressiv aufzwinge, errechne der flexible Normalismus die Normen ex post aus statistischen Erhebungen und überlasse es den Individuen selbst, ihr Verhalten auf Basis dieses Wissens zu adjustieren (Link 1997: 92).

Integration versetzt" und dadurch die Normalitätsgrenze quasi aufgehoben werde. Letztere Strategie finden sich auch in den Darlegungen der Informantin. Sie markiert das angstgesteuerte Verhalten als eins, das von Phobikern wie von Schwangeren, von ihr wie von der Masseurin praktiziert wird, wodurch es zu einem – unter spezifischen Bedingungen – normalen, allgemein gebräuchlichem Verhalten konstituiert wird.

Damit erscheint die Reaktion der Masseurin auf die Eröffnung der HIV-Infektion nicht länger als eine stigmatisierende Praxis. Vielmehr wird ihr Verhalten zu einem Standardverhalten konstituiert und damit der Normalität unterstellt. Denn, partizipieren beide Seiten am Standardverhalten, dann „partizipieren sie an nichts anderem [als] an Normalität" (Link 1997: 102).

Die Informantin wendet dieses Verfahren auch im Kontext der Arbeit an. Bevor darauf näher eingegangen wird, gilt es jedoch zu zeigen, welche Funktion sie der Normalisierungspraxis zuweist:

> „und ich sag ja, wenn ich dann immer alles gleich persönlich nehme, .. klar, dann wär das Leben sehr schwer, .. (das war so?), weil mir hat mal einer gesagt (mh): ‚Genieß!' (Und ich sag zu ihm?) ‚Verreck du Aas!' (mh) und da war ich daraufhin, hubs, so schnell geht das, ich sprech hier aus Erfahrung (mh), oh, Gott! ne? (Mh), und ich mein, ich will ja auch von anderen normal behandelt werden (ja) und, und ich sag auch zu anderen ‚eh, verreck du Aas oder (Lös auf'?), oder, ich mein, dass was ich sag, müssen doch andere auch sagen können (ja), das kann ich doch nicht immer gleich persönlich nehmen (ja), so, ich kenn eben sehr viele, so, weiß nicht (..?), die sich das durchaus persönlich nehmen wollen (mh), die dann sagen (..?) soll verrecken (mh) hat mit verrecken nix zu tun (leises lachen), hat mit dem na? (mit dem Spruch, ne?, mh) sag ich doch" (Int.3: 54 f.).

Das „Nicht-persönlich-Nehmen" fungiert als strategische Praxis, die es der Informantin ermöglicht, Reaktionen, Verhaltensweisen und Äußerungen anderer nicht sehr schwer zu nehmen. Die Informantin unterstreicht dabei die Normalität verletzender Äußerungen. Dazu zieht sie ihr eigenes Verhalten heran, um so zu unterstreichen, dass andere nur das tun, was auch sie tut. Die Aussprüche, Kommentare und Fragen anderer werden aus dieser Perspektive zu normalen Verhaltens- und Umgangsweisen, die toleriert werden müssen, wenn die Zone der Normalität nicht verlassen werden soll.

Diese Praxis wendet die Informantin auch im Kontext der Arbeit an. Hier dient sie ihr als Mittel, sowohl das stigmatisierende Verhalten ihrer Sachbearbeiterin wie die Nicht-Einstellung durch den früheren Arbeitgeber zu normalisieren. Auf welche Erklärungsmuster und Diskurse sie dabei zurückgreift, gilt es hier abschließend darzulegen und damit zu verdeutlichen, mit wieviel Aufwand die Informantin die Normalisierung des Verhaltens anderer betreibt, um die eigene

5.3 Die Situation Diskreditierter

Position als Nicht-Ausgestoßene und Nicht-Stigmatisierte zu belegen. Richtet sich der Fokus damit einerseits auf die Quantität der Beweislast, so gilt es zugleich, deren Qualität nicht aus dem Auge zu verlieren. Denn, wie sich anhand der verwendeten Diskurse zeigt, werden neoliberale Argumentationsfiguren, die auf Ausgrenzung setzen, hier aufgerufen, um die eigene Benachteiligung zu normalisieren, um sich nicht als stigmatisiert konstituieren zu müssen – und dadurch gleichzeitig belegt, welche Diffundierung und Selbstverständlichkeit solchen Diskursen bereits anhaftet.

Die Informantin schildert in einer längeren Passage, wie sie sich an die Sachbearbeiterin ihres Arbeitsamtes wendet, um eine Umschulung zu beantragen, als sie ihren erlernten Beruf nicht mehr ausüben kann:

„Viele, wenn man so in Selbsthilfegruppen, war ich ja auch, durchaus, die erwarten/ ich weiß nicht was die erwarten, die gehen gleich mit einer aggressiven Haltung an die Leute ran, teilweise, äh, ich hatte mich damals auf dem Arbeitsamt erst mal erkundigt, weil man von Anfang an bei der AIDS-Hilfe sagte ‚Nein! Umschulung kriegst du nicht!' (Mh) ‚Die sagen dir, das lohnt sich nicht' (mh) und irgendwie wollt ich das nicht akzeptieren (mh), hab ich da angerufen und hatte da eine sehr netten Sachbearbeiter am Telefon, ‚sagen Sie mal, mh, ist das wirklich so?' Sagt er, ‚ne, ganz ehrlich' sagt er ‚kann ich mir nicht vorstellen, aber ich werd mich mal erkundigen' (mh), meine Telefonnummer dann dagelassen, ne halbe, dreiviertel Stunde später ging das Telefon, war er wieder dran, sagt er ‚(?) ich hab mal mit ihrer zuständigen Sachbearbeiterin der Rehaabteilung gesprochen', er sagt, ‚das gibt es gar nicht so (?)', sagt er, ‚ich war so frei und hab'nen Termin gemacht, ist Ihnen das Recht?' ‚Ja' sag ich, ‚Super!'. Na ja und dann bin ich eben da hin, wie gesagt ich wollte Antrag stellen auf Umschulung, das war ne ganz Tolle, äh, (sagt sie?) ‚darf ich Sie mal was fragen?' (Mh), selbst wenn mich einer fragt, ‚wie hast Du das gekriegt?' (mh), das ist doch ne ganz normale, menschliche Frage (mh), wenn jemand das Bein ab hat, sag ich doch auch, ‚Mensch, wie ist das passiert?' (mh), und wenn ich nicht darauf antworten will, muss ich ja nicht (mh), und viele (sehen schon darin?) schon'ne gewisse, so 'n gewissen Angriff (mh), die fahren gleich die Krallen aus, (mh), also, seh ich nicht so (mh) und, dann hat sie mich noch so'n bisschen was gefragt und gemacht und getan, ‚ja' sagt sie, ‚ich muss jetzt nur kontrollieren ob die Anwaltschaft erfüllt ist', die ganz normale Anwaltschaft, die jeder erfüllen muss, wenn er was vom Arbeitsamt haben will (mh), sprich, ein Jahr eingezahlt haben, hat ich Gott sei Dank, ,mh, ja' sagt sie ‚mit der Bezahlung, das kann ein, zwei Monate dauern'. Ich war Mitte Februar da und am ersten März fing eine Umschulung an, die wollte ich gerne mitmachen, also sagt sie, ‚ja, ich geb mir die (?)' sagt sie, dass kann sein, dass sie erst im April oder vielleicht sogar erst im Mai nachher die Zahlung kriegen' (mh) ‚mit Rückzahlung logischerweise' (ja), ‚Nachzahlung' sagt sie, ‚weil der Amtsschimmel muss immer erst seinen Weg gehen' (ja) ich hab am ersten März auf der Schulbank gesessen und hab ab April mein Geld gekriegt" (Int.3: 49 f.) [...]
„und deswegen konnt ich nie nachempfinden, wie, wie immer viele generell sagten,

wie gesagt (da bei der AH?) ‚Du kriegst das nicht' und ich denk mir mal, ich kriegt das ja, immer so diese negative (mh) ich sag ‚Leute, ihr müsst vielleicht auch mal den Leuten einfach die Chance geben zu reagieren'" (Int.3: 51 f.).

Die Informantin positioniert sich hier im Gegensatz zu „vielen" Selbsthilfegruppenteilnehmern, die aus ihrer Perspektive mit einer aggressiv-negativen Erwartungshaltung ihren Gegenübern keine Chance im Umgang lassen. Sie arrangiert sich im Gegenzug weder mit einer negativen Erwartungshaltung noch nimmt sie ihrem Gegenüber die Chance zu reagieren. Mit ihrem Appell an die Community zur Unvoreingenommenheit plädiert sie für einen Verhaltenskodex, der nicht durch die Perspektive der „In-group", sondern durch eine „Out-group-Ausrichtung" strukturiert wird (Goffman 1988: 140; 143). Nicht „das Aggregat von Personen, die wohl die gleichen Privationen erleiden müssen" (Goffman 1988: 141), sondern der Gesichtspunkt „der Normalen und der weiteren Gesellschaft, die sie konstituieren" (Goffman 1988: 143), wird zur Basis ihres Verhaltens und Beurteilens.

Verhilft ihr diese Position zu einer Umschulung, so strukturiert diese auch ihre Perspektive auf das Verhalten der Sachbearbeiterin.

Die Frage nach der Herkunft des Stigmas, die Goffman (1988: 27) als „klassische Formel" für eine stigmatisierende Form der Annäherung ausweist, die er als „Invasion des Privaten" bezeichnet, unterstellt die Informantin der Normalisierung. Die Frage ist aus dieser Perspektive kein „Angriff", wie sie entgegen der Sichtweise der Community argumentiert, sondern eine „normale menschliche Frage", die sie im Rekurs auf ihr Verhalten normalisiert. Das diese Praxis, mit der die Informantin auf die Ausweitung von Normalitätsgrenzen zielt, auch als eine Strategie gedeutet werden kann, bei der „eine Schein-Akzeptierung die Basis für eine Schein-Normalität bildet" (Goffman 1988: 152), legt ihre abschließende Darstellung in der nachfolgenden Passage nahe, in der sie die Nicht-Einstellung ihres ehemaligen Arbeitgebers normalisiert.

Zunächst positioniert sich die Informantin auch hier entgegen „viele andere Betroffene", die die Nicht-Einstellung eines „chronisch Kranken" als Ausstoßung bewerten. Wurde weiter oben gezeigt, wie einer Informantin das Recht auf Ausbildung aus Perspektive eines Kosten-Nutzen-Kallküls abgesprochen wurde, so wird hier deutlich, wie weit solche ökonomischen Lebenswertdiskurse diffundiert sind: Eine solche Position findet sich nicht nur seitens Arbeitgeber oder Vorgesetzte, sondern taucht auch auf Seiten Betroffener auf. Die Nicht-Einstellung als „Kranke" erscheint aus dieser Perspektive nicht als Diskriminierung, sondern wird vor dem Hintergrund wirtschaftlicher Erwägungen als legitim und unabwendbar plausibilisiert:

5.3 Die Situation Diskreditierter

„ich muss ja mal ehrlich sagen, wenn ich als Arbeitgeber jemanden einstellen soll, wo ich auf den heutigen Markt vielleicht für eine Stelle 100 Leute hab (mh) und davon äh, sagen wir mal nur 90 Gesunde, da würd ich mich nicht für einen Kranken entscheiden, weil ich immer rechnen muss, und gerade ist die äh, chronische Krankheit immer so, dass man damit rechnen muss Auszeiten zu haben (mh). Das kann sich´n kleiner Arbeitgeber absolut nicht (mh) erlauben, das muss ich ehrlich zugestehen, dass kann man nicht persönlich nehmen. Ich würd auch keinen anstellen, wenn ich die Wahl hätte zwischen soundsoviel Gesunden (mh), die auch gute Qualifikation mitbringen (mh) und jemand der krank ist, um so sozial zu sein, muss der Betrieb groß genug sein (mh), um den mit tragen zu können, wenn das aber ein kleiner/ das war ein kleiner Betrieb auch wo ich (unter anderem?) Umschulung gehabt hab, die sind denn ja auf meine Kraft angewiesen, die suchen weil sie wirklich noch eine Kraft brauchen (mh), die sie immer noch voll einsetzen können (mh). Also wenn ich jetzt (mit denen?) in Zusammenarbeit gehen wollte (mh), wo man sagt ‚Mensch uns (?) jeden Tag' ne, (ja) da muss ich jemanden haben, den ich voll einsetzen kann (mh) wenn ich aber dann natürlich sag (ja) gleich morgen sag ‚ich kann nicht kommen, mir geht´s heut nicht gut, komme eventuell morgen' (mh) also ich kann´s verstehen, ich kann da nur nicht unbedingt diesen negativen Aspekt raus sehen (mh), das nicht die Großen, mal eben, zum Beispiel jetzt X-Bank oder, .. irgendwelche großen Firmen, die, äh, die so und so viele Plätze ja auch besetzen müssen, mit Stellungen, ne (mh,) für die ist es auch okay wenn sie jemand nützen (mh), Kleine können sich das nicht leisten (mh) und da seh ich auch nicht immer unbedingt dieses negative, wie viele andere Betroffene, die das immer gleich alles persönlich (nutzen/nehmen?), deswegen bin ich nicht ausgestoßen. Das ist für mich ein wirtschaftliches Denken, und da, denk ich auch nicht, dass es nur die Krankheit AIDS ist, das könnte Krebs sein, das könnte chronisches Asthmaleiden (mh), das könnte ne hochgradige Zuckererkrankung sein (mh), einfach Krankheiten wo ich mit Auszeiten rechnen muss (mh) und wenn sich das ein Arbeitgeber nicht leisten kann, dann und das denk ich einfach okay ist, für mich ist es okay, ich würd´s auch nicht machen, wenn ich ne (Putze?) suche, wo ich immer denken muss, Mensch, ne (mh) jeden zweite Woche kommt sie nicht, würd ich ja auch nicht machen, wenn ich Hilfe brauche und mir eine einstelle, will ich auch eine haben, die kommt,.. und von daher, ich bin jetzt nicht liberal eingestellt, aber ich hab dafür Verständnis (mh) auch wenn ich den – würd ich nicht sagen – aber einfach den Kürzeren damit ziehe (ja) aber Verständnis hab ich dafür schon, ... (geil?) wärs natürlich schon, (wenn man mit der Erkrankung ne Stellung?)" (Int.3: 71 ff.).

Auch hier zieht die Informantin die verschiedenen Taktiken des flexiblen Normalismus heran, um die Nicht-Einstellung zu normalisieren.

Die Konstituierung eines Kontinuitätsfeldes zwischen Normalen und Stigmatisierten erfolgt hier durch Übernahme der Perspektive des Arbeitgebers in Bezugnahme des eigenen Verhaltens. Vor dem Hintergrund „wirtschaftlichen Denkens" wird die Einstellung eines chronisch Kranken zu einem „sozialen Verhalten", das sich weder der kleinere Betrieb noch sie sich leisten könn(t)en.

Auch hier verweist die Informantin nicht nur auf das eigene Verhalten, um das Handeln des Arbeitgebers zu normalisieren, sondern erweitert das Feld der potenziell Ausgeschlossenen um Asthma-, Krebs- und Zuckererkrankte.

Zum Ende ihrer langen Normalisierungsverhandlung verlässt die Informantin jedoch ihre Position der Perspektivübernahme und kontrastiert ihr „Verständnis" für die Nicht-Einstellung mit dem Begehren nach einem Arbeitsplatz. Genau dieser Umstand eröffnet eine Ambivalenz zwischen Wunsch und Realität, die die Normalisierungsstrategien der Informantin in die Nähe der „Linie der guten Anpassung" rückt (Goffman 1988: 151). Goffman (1988: 136-153) extrahiert diese aus den „verfochtenen Verhaltenskodizes", die Stigmatisierten von Seiten Professioneller nahegelegt werden – in anderer Terminologie: aus Ratgeberliteratur für einen passenden Umgang.

Zur Basis der konstitutiven „Formel für den Umgang mit Normalen" wird nach Goffman (1988: 143-153) die Hilfe, die stigmatisierte Person „Normalen" angedeihen lassen sollen, wobei ihnen letztlich geraten werde, „mit einer Akzeptierung seiner selbst und unser natürlich zu erwidern auf eine Akzeptierung seiner, die wir ihm eben nicht in erster Linie gewährt haben"; „so lässt man eine Schein-Akzeptierung die Basis für eine Schein-Normalität bilden", konstatiert Goffman (1988: 152) und weist als „Ironie dieser Verhaltensmaßregeln" nicht den Umstand aus, dass vom stigmatisierten Individuum verlangt werde, das zu sein, was sie [die Normalen K. P.] es nicht für sie sein lassen wollen, sondern „dass diese Expropriation seiner Reaktion wohl die beste Gegenleistung sein mag, die es für sein Geld kriegen kann. Wenn es tatsächlich begehrt, so weit wie möglich ‚wie jede andere Person' zu leben und akzeptiert zu werden ‚als das, was es wirklich ist', dann ist in vielen Fällen die klügste Position, die es einnehmen kann, diese, die einen falschen Boden hat; denn in vielen Fällen kann das Ausmaß, in dem Normale das stigmatisierte Individuum akzeptieren, dadurch maximiert werden, dass es mit vollkommener Spontanität und Natürlichkeit agiert, als ob seine bedingte Akzeptierung, die es zu strapazieren sich wohl hütet, volle Akzeptierung sei".

Vor diesem Hintergrund scheinen die seitens der Informantin präsentierten Strategien als Korrelate einer „guten Anpassung", auch wenn hier nicht professionelle Ratgeber und Instruktionsweisen – die Goffman (1988: 136-153; v. a. 140) als ausschlaggebend für die „Daseinsrezepte" der „guten Anpassung" ausweist –, sondern spezifische Diskurse als Anleitungsweisen fungieren.

Als Leitdiskurse des flexiblen Normalismus macht Link (1997: 80) u. a. Ökonomie und „flexibilistische Psychologien" aus, auf die auch die Informantin zugreift, um die Normalisierung der anderen zu betreiben. Als spezifisches Charakteristikum des flexiblen Normalismus – und gleichsam wesentliche Differenz zum Protonormalismus – kennzeichnet Link (1997: 92; 39) die Selbstregulierung

5.3 Die Situation Diskreditierter

der Subjekte auf Durchschnitte hin. Im Mittelpunkt der strategischen Praktiken der Informantin steht jedoch nicht die Selbstadjustierung, sondern die Normalisierung des Verhaltens anderer. Erst auf den zweiten Blick zeigt sich, dass die Informantin diese strategischen Praktiken initiiert, um sich selbst nicht außerhalb von Normalität positionieren zu müssen bzw. als außerhalb von Normalität positioniert zu erfahren. Die Normalisierung des Verhaltens anderer fungiert demnach als Praxis, durch die die Informantin retrospektiv auf eine Positionierung innerhalb des Durchschnitts – bzw. genauer: einer Randzone – zielt. Normalität sei nicht nur Verheißung, wie Waldschmidt (2004: 195) konstatiert, sondern erzeuge auch Normalisierungsdruck. Die Sorge, aus den Normalitätszonen heraus zu fallen, und die Angst, in eine Randposition zu geraten, aus der kein Entkommen möglich sei, treibe die Subjekte um und leite sie dahin, sich immer wieder aufs Neue in die einzelnen Normalitätsfelder zu positionieren (Waldschmidt 2004: 195 f.). Die HIV-Infektion erscheint vor diesem Hintergrund als eine Randposition, aus der „kein Entkommen möglich ist". Darauf verweisen Quantität und Qualität der herangezogenen Diskurse und Belege, um sich selbst als Nicht-Stigmatisierte und Ausgestoßene zu präsentieren. Die Dringlichkeit dieses Anliegens lässt die Informantin auch auf einen neoliberalen Diskurs zurückgreifen, mithilfe dessen sie die eigene Diskriminierung normalisiert, um sich nicht als Ausgestoßene konstituieren zu müssen. Die „Linie der gute Anpassung" (Goffman 1988: 151) erfolgt hier unter Zuhilfenahme eines Diskurses, der, wie Castel (1983: 68) und Foucault (2004b) zeigen, den Individuen je nach „Fähigkeiten" und wirtschaftlichen Erfordernissen unterschiedliche soziale Schicksale zuweist. Einprägsam wird hier das Diskreditierungspotenzial der HIV-Infektion deutlich: eine Diskriminierung vor dem Hintergrund wirtschaftlicher Argumente erscheint weniger prekär, als die Nicht-Einstellung als HIV-Infizierte.

Die Informantin zielt nicht nur die Normalisierung des Verhaltens anderer, um sich innerhalb der Normalitätszone zu verorten, sondern nutzt auch selbstregulierende und anleitende Praktiken. Im Gegensatz zu den bislang dargelegten Praktiken richten sich diese nicht retrospektiv, sondern prospektiv auf die Sicherung von Normalität.

5.3.2.2 Informationskontrolle

Die Strategie der Informationskontrolle wenden die Informantinnen nicht nur an, um die Diagnose vor anderen zu verbergen. Auch wenn andere um die Diagnose wissen, wird diese Praxis initiiert. Gefühlsregungen und Körperverluste werden vor anderen verborgen und FreundInnen werden zu Nicht-Beachtung der Infektion angeleitet.

Die Technik der Informationskontrolle richtet sich hier nicht darauf, das Stigma nicht evident werden zu lassen, sondern verhilft dazu, die „Andersartigkeit" aus dem Fokus der Aufmerksamkeit zu ziehen und dadurch Normalität zu sichern (Goffman 1988: 56).

Eine Informantin schildert, wie sie auf diese Strategie zugreift, um zu verhindern, dass Gefühlsregungen Normalität sprengen:

> „ich kann vielleicht nach Außen hin, wenn´s mir jetzt nicht so gut geht, bin ich so einer, der, also erst mal muss ich das mit mir abmachen (mh) und das mach ich dann auch mit mir alleine, ich hab damals die Diagnose gekriegt, dass mein Herz angegriffen war, ich hab damals ne Zeitlang nur noch 50 % Leistung am Herzen gehabt (mh), ich war wie so ne Schlafmaschine, und wie er mir das sagte, war meine erste Reaktion, na ja, also jetzt die Umschulung, dann kann ich ja nachher ins Soziale gehen (mh) da braucht man große Herzen – das macht sich nämlich durch ein großes Herz bemerkbar (mh), ja wenn der Herzmuskel zu schwach wird, dann wird der größer (ach so) – und solche Schnaps waren das, ne? (Ja) (lacht). So nach dem Motto, ja wenn das Gehirn keinen Platz mehr hat, dann muss das/ (zu groß wird?), eben wegen des vielen Wissens, muss es eben woanders hin ausweichen (ja) und wie ich dann alleine war, hab ich erst mal geheult (ja), musste damit erst mal fertig werden (ja), aber erst mal keine Blöße geben, und hinterher, wie ich das für mich selbst verarbeitet hatte, da kann ich damit normal umgehen (ja), das ist halt so/ man muss irgendwie darauf reagieren" (Int.3: 58 f.).

Die Informantin veranschaulicht einerseits, wie die Mitteilung der Herzinsuffizienz ihre bestehenden Pläne umwirft und sie emotional destabilisiert und andererseits, dass ihr erst nachdem sie die Diagnose allein verarbeitet hat, ein normaler Umgang nach außen gelingt. Normalität erscheint an Gefühlskontrolle gebunden. Entsprechend wird der Verlust von Kontrolle (Heulen) und die Bewältigung emotionaler Destabilisierungen zu etwas, was vor anderen verborgen werden muss – sie stellen eine „Blöße" dar, die Normalität gefährden. Die Verarbeitung der Diagnose bzw. Gefühlskontrolle fungiert hier als selbstregulative Strategie und als probates Mittel, um Normalität zu wahren.

Als sicherer und undiskutabler Normalitätsbereich gilt der Bereich im Alltag, in dem kein dringender Handlungs- und Interventionsbedarf vorliegt und der sich durch das Ausklammern von Problemen auszeichnet (Link 1997: 21; 425). In diesem Sinne verwendet auch die Informantin den Begriff des Normalen. Dadurch wird Normalität gleichsam zu einem prekären wie auch fragilen Konstrukt: Exponierte Gefühlsäußerungen gereichen zu seiner Fragmentierung.

5.3 Die Situation Diskreditierter

Aber nicht in jedem Fall ist Selbstregulierung möglich. Durch die körperlichen Begleiterscheinungen der HIV-Infektion erfährt sich die Informantin immer wieder außerhalb von Normalität:

> „was mir immer noch sehr schwer fällt einzugestehen, dass ich nicht mehr so kann wie ich mal wollte und dann nicht mehr konnte, das ist nach wie vor mein großes Problem (ja) äh, vom Verstand her krieg ich das schon eher mal gebacken zu sagen ‚ne, das ist nicht gut wenn ich das jetzt mach' aber vom Gefühl her nicht (mh) und ich hab so ältere Freunde, ich arbeite nämlich ehrenamtlich in der Tafel (mh) und ehrenamtlich im Hospiz, im Hospiz sind sehr viele junge Kolleginnen, aber eben so die älteren in der Tafel sagen immer ‚na ja, Mensch, ich kann auch nicht mehr so'. Ich sag ‚aber ihr habt auch längere Zeit gehabt euch dran zu gewöhnen (mh), an diesen normalen – ich sag jetzt mal Verfall, das fehlt mir einfach'" (Int.3: 9).

Als Bewertungsgrundlage fungiert der Vergleich mit der eigenen und der älteren Altersklasse, durch die ihr „Nicht-mehr-Können" – der „Verfall" – zu einem unzeitgemäßen wird. Dadurch steht sie gleichsam innerhalb wie auch außerhalb von Normalität:

> „das bringt mich manchmal echt in die Verzweiflung, aber äh, ich denk mal es ist normal in dem Alter, dass man da noch nicht so/ äh, ja für mich bedeutet das Resignation wenn ich das alles so nicht mehr so kann, sach ich mal, so nicht (erreichen?) kann, ist nicht mein Ding, von daher,.. ist das Leben mit so einer Erkrankung in dem Sinne schon sehr schwer" (Int.3: 9).

Die eigene Alterskohorte bildet den Ausgangspunkt für die Positionierung zwischen Außen und Innen. Die Leistungseinbußen des sich verändernden Körpers und die Aufgabe frühere Ziele werden zu Zeichen der Unnormalität, auf die sie entsprechend ihres Alters mit Verzweiflung und Resignation normal reagiert.

Die nachlassende Leistungsfähigkeit gerät im Vergleich zu früher – wie auch andere Informantinnen betonen – und im Vergleich zu anderen immer wieder in den Blick. Der Verlust, der dabei registriert wird, ist besonders schmerzhaft, wenn das eigene „Außen" durch den Leistungsvergleich mit einer älteren Person bekundet und das Eingeständnis vor der Öffentlichkeit erfolgt:

> „also wenn mich ein alter Mensch auf den Fahrrad überholt, das geht mir doch sehr aufs Ego (ja) wenn ich das dann Freunden erzähle, dann lacht man schon darüber, aber (mh) selbst wenn ich mitlache, das tut mir doch im Grunde genommen es mir sehr weh (ja) und ich denk mal, das ist auch die größte Schwierigkeit dann mit einer Krankheit fertig zu werden, ich hab ne schöne Vergangenheit und/ du, ähm, einfach mit der Akzeptanz, dass man einfach nicht mehr so kann, ich hab vorher im vierten Stock gewohnt und bin ausgezogen, weil ich diese vier Stockwerke nicht

mehr schaffe (ja) und jedes Mal wenn man dann so ein Eingeständnis macht, äh, das also öffentlich macht, hab ich immer so das Gefühl, äh, wie kann das (ausdauern?), also wenn ich mir selbst zu Hause, zu Hause bin und denk, ich möchte meinetwegen Fenster putzen und sag ‚ach ne, so, ich kann nicht mehr, ist mir zu anstrengend, ich hör auf', das kriegt keiner mit (mh), aber sobald es in der Öffentlichkeit ist, da wurmt es mich um so mehr" (Int.3: 9 f.).

Die Leistungseinbußen heben die „normale" Abfolge des Lebenslaufs auf: Ältere Menschen überholen sie auf dem Fahrrad. Der Versuch, diese Kränkung durch distanzierendes Lachen zu nivellieren, missglückt. Jedes „Nicht-mehr-Können" wird zu einem schwierigen Eingeständnis, wenn es durch andere oder nach außen hin objektiviert wird.

Während die Informantin auf das „Nicht-mehr-Können" keinen Einfluss nehmen kann, versucht sie, den Normalitätsverlust vor anderen zu minimieren. So wie sie emotionale Destabilisierungen vor anderen zurückhält und sich erst nach einer erfolgreichen Selbstregulierung wieder präsentiert, zieht sie sich auch aus der Öffentlichkeit zurück, um den nicht kontrollierbaren Körper nicht offensichtlich werden zu lassen:

„hinzu kommt bei mir noch, dass ich durch die Erkrankung äh chronische Durchfälle hab, also wenn ich auf einmal das Laufen krieg, wunder dich nicht (?) (ja), das beeinträchtigt einen natürlich auch, wenn ich zu Hause bin, in meinem Bereich, dann ist alles okay, nur woanders ist dann, erst mal muss ich wissen wo das Klo ist und wenn man (?) mit Leuten zusammen ist, die man nicht so gut kennt, dann ist das immer peinlich (ja), meine Freunde wissen eigentlich alle Bescheid, aber wenn mal dann irgendwelche Feten sind oder so, wo noch andere hinkommen (ja), also äh, merk ich dann, dass ich wieder irgendwas erfinde, um nach Hause zu gehen oder erst gar nicht hinzugehen" (Int.3: 9).

Der Rückzug aus Sozialität fungiert als Preis, um Peinlichkeiten zu entgehen. Informationskontrolle richtet sich auch hier auf die Ebene des Sichtbaren und zielt darauf, dem Stigma die Aufmerksamkeit zu entziehen.

Der Wunsch nach einer normalen Lebensführung verfolgt die Informantin nicht nur durch selbstregulative Techniken. Sie ersucht auch ihre FreundInnen, ihrer Situation keine spezifische Aufmerksamkeit zu zollen und ihr gegenüber keine Sonderbehandlung zu praktizieren. Um dies zu erreichen, leite sie die Freunde an: Sie erzieht sie dazu. Diese Anforderung ist jedoch zugleich mit spezifischen Konsequenzen verbunden, wie sie schildert:

„ich will nicht sagen das bei uns [im Freundeskreis K.P.] nur so alles Gold ist was glänzt (mh), wir zanken auch mal (mh) manchmal auch richtig gut, aber meinetwegen, ich mein ich will ja auch soweit ein normales Leben führen (mh), von daher

5.3 Die Situation Diskreditierter

und man muss dann eben auch damit rechnen, dass man mal Streitereien kriegt (ja), ich will ja nicht mit Samthandschuhen angefasst werden (?), manchmal ist es eben weil ich doch eben verhältnismäßig stark nach außen bin, generell auch so, wenn ich mal was hab, so das mach ich schon erst mal mit mir aus, bevor ich das mit anderen betackel, aber (mh), so manchmal fehlt es mir auch, dass man es mir anerkennt, wenn ich was hab (mh), weil, ich hatte, selbst als ich das hohe Fieber hatte, ein Tag hatte ich fast 40 Fieber, am nächsten Tag hab ganz normal meinen Haushalt gemacht (mh), hab Wäsche gewaschen, – das musste ich, weil wenn man so hohes Fieber hat, dann schwitzt man natürlich dementsprechend – damit ich neues Bettzeug hab und hab Bett neu bezogen, um 9 Uhr kam eine Freundin ach komm sei nicht so faul, ach komm, wir gehen spazieren' (mhmh), ich sag: ‚Entschuldigung du, ich hab grad 40 Fieber gehabt' (mh) und das vergisst/ das vergessen sie, aber das ist aber meine eigene Schuld (ja), ich hab sie so erzogen (mh), können sie sich (so´n Ding?) gar nicht vorstellen, dass/ doch manchmal fehlt mir dann auch (ja) diese Anerkennung, die einem dann zugute kommt (mh) wenn mal einer sagt ‚ich bewunder dich, wie du immer alles so anpackst' das geht dir runter wie Öl (ja), also ich (?)/ nicht vor Mitleid, aber solche Sätze tun einem wirklich mal gut (ja), dass man mal anerkannt bekommt, ich mein, mein Leben ist schon irgendwie undankbar" (Int.3: 29 f.).

Die Informantin schildert die Situation als eine aporetische, zwischen Samthandschuhen und Anerkennung, zwischen Besonderem und Normalität. Die Ambivalenz ergibt sich aus dem Wunsch nach Normalität – d. h. dem Wunsch, als gleichwertig angesehen und behandelt zu werden –, der mit dem Begehren nach Anerkennung ihrer besonderen Leistungen kollidiert, die sie genau aufbringen muss, um die Aufrechterhaltung von Normalität zu sichern.

Anerkennung zu bekommen bedeutet demnach, ihre Situation als eine besondere zu kennzeichnen, was sie aber zugleich außerhalb von Normalität positioniert. Dagegen bedeutet Normalität, für die Bewältigung von Alltag und Haushalt keine spezifische Bewunderung zu erfahren, da diese weder mit besonderen Leistungen noch mit spezifischen Mühen, sondern vielmehr mit Selbstverständlichkeit assoziiert wird. Genau diese Aporie scheint die Informantin zu der Evaluation ihres Lebens als ein letztlich undankbares zu leiten.

Feststellen lässt sich, dass die HIV-Infektion mit körperlichen und biographischen Effekten verbunden ist, die die Informantin außerhalb von Normalität positionieren. Als Referenzrahmen und Bewertungsmaßstab der Normalität fungiert die eigene Alterskohorte, die als Basis für die Konstituierung von Erwartungen fungiert. Entsprechend verdeutlicht die Informantin nicht nur körperliche Veränderungen, die im Zusammenhang mit der HIV-Infektion stehen, als unregierbar, sondern auch Gefühle, die durch nicht realisierte Alterserwartungen entstehen.

Die Position des Außen geht mit Verzweiflung einher, insofern sie mit dem Verlust von Möglichkeiten und der Aufgabe von Zielen verbunden ist, die für andere ihrer Altersgruppe konstitutiv sind. Informationskontrolle dient in diesem Zusammenhang als Mittel, um die Aufrechterhaltung von Normalität zu wahren. Informationskontrolle, die hier dem Spannungsmanagement unterstellt ist, ermöglicht es der Informantin, Effekte der HIV-Infektion – wie Erkrankungen, körperlichen Leistungseinbußen, Verluste von Körper- und Gefühlskontrolle – der Aufmerksamkeit zu entziehen, um Normalität nicht zu gefährden. Verbunden ist diese Form der Selbst- und Fremdführung (sie leitet andere dazu an) mit spezifischen Konsequenzen. Bedeutet dies einerseits, Kontrollverluste allein konfrontieren zu müssen, so geht dies andrerseits mit dem Verlust von Anerkennung einher, die sie explizit für die Aufrechterhaltung bzw. Produktion von Normalität aufbringen muss.

5.3.2.3 Die Thematisierung

Während in „gemischten Kontakten" – wie Goffman (1988: 22) die Momente bezeichnet, in denen Stigmatisierte und „Normale" sich in einer gemeinsamen Interaktion befinden – die Demonstration emotionaler Destabilisierungen wie auch die Darstellung und Thematisierung körperlicher Begleiterscheinungen der HIV-Infektion zu der Aufhebung von Normalität führen, stellt sich dies im Kontext der Selbsthilfe anders dar. Eine Informantin schildert:

> „und die das wissen, dadurch ist/ das man, das man das voneinander weiß, so ne offene Beziehung entstanden, dass man, dass das, ja, ich weiß nicht, wie vielleicht ne ähnliche Mutter-Kind-Beziehung sein kann (mh), also man muss keine Geheimnisse mehr voreinander haben (ja), so, man muss sich nicht mehr verstecken, man kann auch mal Heulen und sagen ‚aah, es geht mir so beschissen oder Scheiße, im Augenblick habe ich wieder überall Pilz, oder steh auf und hab auf einmal Gürtelrose, Mist, Scheißkrankheit' und so" (Int.1: 21 f.).

Das gemeinsame Wissen um die Infektion stellt die Informantin als Voraussetzung „offener Beziehungen" ohne Geheimnisse dar. Damit rekurriert sie auf den Umstand, dass die HIV-Infektion in diesem Zusammenhang weder als Extremwert noch als Abweichung, sondern vielmehr als Attribut gilt, das die Zugehörigkeit zur Normalitätszone bezeugt. Die Thematisierung und Darstellung körperlicher und emotionaler Begleiterscheinungen der HIV-Infektion wird damit zu Normalität.

Der Umgang mit Informationen zeigt sich damit als eine relationale Praxis, die analog der eigenen Position zur Normalitätszone erfolgt. Auf diesen Umstand verweist auch Goffman (1988. 11; 170), wenn er herausstellt, dass der Terminus des Stigmas einer Begriffssprache von Relationen und nicht von Eigenschaften bedürfe und entsprechend „Normale" und „Stigmatisierte" nicht als Personen, sondern als Perspektiven ausmacht, die in sozialen Situationen konstituiert werden. Aus dieser Position vermag, wie Goffman (1988: 11) festhält, „(e)in und dieselbe Eigenschaft [...] den einen Typus zu stigmatisieren, während sie die Normalität eines anderen bestätigt, und ist daher als ein Ding weder kreditierend noch diskreditierend" – eine Situation, die gleichermaßen für alle Attribute gilt, jedoch nur in geringem Ausmaß für die Lebensführung HIV-Infizierter gilt.

5.3.2.4 Norm und Normalisierungsverfahren im Kontext der Biomacht

Foucault hat das Aufkommen der Biomacht im 18. Jahrhundert als Zeitpunkt markiert, wo es zu der Ablösung alter juristischer Machtypen durch neue normalistische kommt: Repressive Techniken werden durch produktive Verfahren ersetzt, die als „unerlässliche Elemente bei der Entwicklung des Kapitalismus" fungieren, der „Machtmethoden brauchte, die geeignet waren, die Kräfte, die Fähigkeiten, das Leben im ganzen zu steigern, ohne deren Unterwerfung zu erschweren" (Foucault 1983: 110; 168).

Die Biomacht arbeitet nicht mit dem Recht, sondern mit der Technik, nicht mit dem Gesetz, sondern über Normalisierung, nicht mit der Strafe, sondern über Kontrolle, und vollzieht sich in Ebenen und Formen, die über den Staat und seine Apparate hinausgehen, wie Foucault (1983: 110 f.) akzentuiert. In diesem Kontext vollzieht sich „die wachsende Bedeutung, die das Funktionieren der Norm auf Kosten des juridischen Systems des Gesetzes gewinnt" (Foucault 1983: 171). Durchgesetzt wird die Norm durch die „Machtprozeduren der Disziplinen" (Foucault 1983: 166).

Als Disziplinen bezeichnet Foucault (1976c: 176 ff.) spezifische Körpertechniken, die sich im Laufe des 17. und 18. Jahrhunderts in Kollegs, Elementarschulen, Spitälern und beim Militär – den Disziplinarinstitutionen – entwickeln. Diese Körpertechniken, die sich grundlegend von bisherigen Körpertechniken und Disziplinarverfahren – wie Sklaverei, Domestikentum oder Vasallentum – unterscheiden, werden zu allgemeinen „Herrschaftsformen" (Foucault 1976c: 175 f.). Im Gegensatz zu jenen Techniken, die gleichsam mit Disziplinierung arbeiten und am Körper ansetzen, erblickt mit den Disziplinen „eine Kunst des menschlichen Körpers das Licht der Welt [...], die nicht nur die Vermehrung seiner Fähigkeiten und auch nicht bloß die Vertiefung seiner Unterwerfung im Auge hat, sondern die Schaffung eines Verhältnisses, das in einem einzigen Mechanismus den Körper um so gefügiger macht, je nützlicher er ist, um umgekehrt" (Foucault 1976c: 176).

Die Disziplinarmacht – wie Foucault diese Körperkunst bezeichnet – erzielt durch den Einsatz dreier einfacher Instrumente ihren Erfolg: dem hierarchischen Blick, der normierenden Sanktion und die Kombination beider Techniken in den Verfahren der Prüfung (Foucault 1976c: 220). Ziel der normierenden Sanktion ist die Reduzierung von Abweichungen, die sie durch herkömmliche Strafen (Geldbuße, Peitsche, Karzer), Übungen und Belohnungen durchsetzt. Das „Strafsystem der Norm" unterscheidet sich wie Foucault (1976c: 232-236) darlegt, in Grundlage und Wirkungsweise vom traditionellen Strafsystem des Gesetzes.

Sie zielt weder auf Sühne noch „eigentlich auf die Unterdrückung eines Vergehens", sondern entfaltet ihre korrigierende Wirkung durch fünf verschiedene Verfahren (Foucault 1976c: 236). Sie bezieht die einzelnen Taten, Verhaltensweisen und Leistungen der Individuen auf eine Gesamtheit, die zugleich Vergleichsfeld, Differenzierungsraum und zu befolgende Regel sei. Dadurch werden die Individuen differenziert, ihre Fähigkeiten und „Natur" quantifiziert und in Werten hierarchisiert. Mit dieser wertenden Messung geht der Zwang zur Einhaltung von Konformität einher und zugleich wird eine äußere Grenze gegenüber den Anormalen gezogen (Foucault 1976c: 236). Dieses „lückenlose Strafsystem, das alle Punkte und alle Augenblicke der Disziplinaranstalten erfasst und kontrolliert, wirkt vergleichend, differenzierend, hierarchisierend, homogenisierend, ausschließend. Es wirkt normend, normierend, normalisierend" (ebd.). Dadurch unterscheidet es sich grundlegend von der Strafjustiz, die sich auf einen Gesetzeskorpus bezieht, der Taten nach allgemeinen Kategorien typisiert, dadurch ein Gegensatz zwischen dem Erlaubten und dem Verbotenen zieht und verurteilend ein für allemal scheidend und entscheidend wirke (Foucault 1976c: 236).

Die Disziplinaranstalten schaffen ein „Strafsystem der Norm", das als alltägliches „kleines Tribunal in den Häusern der Zucht" tagt und zum Durchbruch der „Macht der Norm" in Schule, Medizin und Arbeitswelt führt (Foucault 1976c: 237). Es entsteht, wie Foucault (1976c: 237) konstatiert, „mehr und mehr ein System von Normalitätsgraden, welche die Zugehörigkeit zu einem homogenen Gesellschaftskörper anzeigen, dabei jedoch klassifizierend, hierarchisierend und rangordnend" und dadurch individualisierend wirken.

Über das Erziehungs- und Gesundheitswesen, wo „(s)owohl der Prototyp der französischen Schule wie auch der organische Gesundheitszustand" das Attribut „normal" erhalten, erfolgt in Frankreich im 18. Jahrhundert die Diffundierung der „Normalitätssematik", wie Waldschmidt (2004: 191) im Rekurs auf Canguilhelm (1974) festhält.

Auf Mitte des 20. Jahrhunderts datiert Deleuze (1990: 250) den Übergang von einer Disziplinar- zu einer Kontrollgesellschaft. Als ein Kennzeichen derselben weist er die veränderte Normalisierung aus. Im Gegensatz zur Disziplinar-

5.3 Die Situation Diskreditierter

macht erfolge diese jetzt nicht länger durch die sogenannten Einschluss-Institutionen (Schule, Militär, Fabrik, Klinik), sondern durch die Subjekt selbst (Deleuze 1990: 250).

Auch Link (1997) verweist auf zwei normalistische Verfahren, die sich durch den Modus der Normenkonstituierung unterscheiden. Während der Protonormalismus seine Normen ex ante festlege und bereit sei, sie diese den Individuen repressiv aufzuzwingen, errechne der flexible Normalismus die Normen ex post aus statistischen Erhebungen und überlasse es den Individuen, ihr Verhalten aufgrund ihres Wissens über die Statistik selbst zu adjustieren (Link 1997: 92).

Gewendet auf die vorliegende Studie lässt sich feststellen, dass die Informantinnen durch zwei verschiedene Techniken Normalität konstituieren: sie ziehen einerseits die Technik des flexiblen Normalismus zur Normalisierung des Verhaltens anderer heran und nutzen andererseits die Technik der Informationskontrolle. Die Technik der Normalisierung des Verhaltens anderer dient dazu, die eigne Position retrospektiv ins Normalitätsfeld zu verorten. Die Quantität der herangezogenen Normalisierungsbelege verweist hier weniger auf die Normalität der HIV-Infektion, als vielmehr auf ihr Stigmatisierungspotenzial und den Wunsch der Informantin nach einer Position innerhalb der Normalitätszone. Die Qualität der Normalisierungsbelege geben dagegen Hinweis, welches „spezifisch-kulturelle Wissen sich in Subjektivität" (Link 1997: 49) transformiert und d.h., welche „Spezialdiskurse" in die Gesellschaft diffundiert und Legitimität hinsichtlich der Plausibilisierung von Normalität erzeugen. Soziologische, biomedizinische, psychologische, psychoanalytische und neoliberale Diskurse ließen sich hier ausmachen. Deutlich wurde in diesem Zusammenhang nicht nur welche Legitimität und Plausibilisierungsmacht neoliberale Diskurse entfalten, sondern gleichsam, wie vor ihrem Hintergrund Ausgrenzungen nicht länger als Stigmatisierungs- oder Diskriminierungspraktiken wahrgenommen, sondern vielmehr zu unerlässlichen Notwendigkeiten minimiert und konstruiert werden.

Neben retrospektiven Techniken wurden prospektive Techniken der Selbstregulierung als Normalisierungsverfahren genutzt. In diesem Zusammenhang zeigte sich, dass körperliche Effekte der HIV-Infektion vor anderen verborgen, jedoch nicht grundsätzlich reguliert werden können. Wie jetzt darzustellen sein wird, fungieren diese als Auslöser biographischer Transformationsprozesse.

6 Biographische Transformationsprozesse

Die HIV-Infektion geht mit körperlichen, sozialen und ökonomischen Auswirkungen einher, die die Lebensführung verändern und eine Transformation des Selbstverhältnisses einleiten können. Drei Effekte der HIV-Infektion fungieren als Auslöser: der sich verändernde Körper, das Stigmatisierungspotenzial der Diagnose und die Auseinandersetzung mit der Endlichkeit. Während körperliche Veränderungsprozesse die Änderungen der Lebensführung bedingen, kann die Beschäftigung mit Stigmatisierung und Endlichkeit zu einer Transformation des Selbstverhältnisses leiten.

Die Veränderungen veranschaulichen und bilanzieren die Informantinnen vielfach anhand der Dichotomie zwischen Vergangenheit und Gegenwart. Im Mittelpunkt der Problematisierungen steht dabei die Verhandlung zwischen (Un-)Abhängigkeit und Selbstbestimmung, Ausgrenzung und Teilhabe, Fremd- und Selbstsorge. Diese gilt es hier abschließend darzulegen und dabei Transformationen in den Blick zu nehmen, die sich auf biographische Prozesse und Selbstverhältnisse beziehen.

Zunächst gilt es Veränderungen, die durch körperliche Materialisierungsweisen der HIV-Infektion ausgelöst werden, in den Blick zu nehmen. Im Anschluss wird dann aufgezeigt, wie die Beschäftigung und Auseinandersetzung mit Stigmatisierung und Tod Selbstverhältnisse und Lebensführung verändern.

6.1 Körperliche Materialisierungsweisen als Transformationsagenten

Die HIV-Infektion führt zu heterogenen Erkrankungen, Infektionen und körperlichen Begleiterscheinungen. Um regulierend auf die HIV-Infektion einzuwirken, greifen die Informantinnen nicht nur zu klassischen medizinischen Verfahren (Tabletten und Operationen), sondern ziehen auch alternative Techniken heran. Form und Funktion dieser Praktiken gilt es einleitend darzulegen, bevor näher auf Transformationen eingegangen wird, die durch körperliche Materialisierungsweisen der HIV-Infektion bedingt werden.

6.1.1 Regulierungspraktiken

Mit der Einnahme antiretroviraler Medikamente versuchen die Informantinnen, Viruslast und Helferzellenanzahl zu regulieren. Jenseits dieses medizinisch-naturwissenschaftlichen Verfahrens schildern sie, wie sie auf esoterische und magische Techniken und auf Alltagspraktiken zurückgreifen, um Einfluss auf Erkrankungen und Virus zu nehmen. Eine Informantin erzählt:

> „Und, was ich mache, hab ich dir auch noch nicht erzählt. Ich arbeite auch sehr viel mit Steinen, ne (mhm). Also, so diese Steine, auch so für Krebs Steine, hier (ach so), auch so für Krebs Steine (mh), es gibt ja so, da ist das Buch da unter und dann, da unter das da. So Halbsteine (ja so Halbsteine ja). Ich will gar nicht sagen, dass ich da nun unbedingt dran glaube oder so ne, aber wenn ich Zeit habe, dann leg ich mir hier einen drauf (mhm) und da einen drauf, ne (mhm) und dann lieg ich im Bett und dann lass ich mir gute Gedanken (ja) durch den Kopf gehen, was nicht immer klappt (ja), muss ich dabei sagen (ja) und so. Das mach ich, geh viel raus, das hab ich vorher auch schon gemacht, dass man den Kopf frei kriegt, dass man nicht hier nur so, ‚ach ich arme Frau, warum nur grade ich'. Ja, warum die ganzen unschuldigen Kinder (mhm) oder so was, also denk ich dann" (Int. 7: 17 f.).

Die Informantin stellt drei verschiedene Selbsttechniken dar. Die Technik des Steinauflegens, die sich im esoterischen Kontext verortet und magischen Techniken zugerechnet werden kann, die Technik des „positiven Denkens" und das „Rausgehen".

Mit der Technik des „positiven Denkens" und der Praxis des „Rausgehens" zielt die Informantin auf eine mentale Einflussnahme. Eine positive bzw. optimistische Grundhaltung soll erzielt und durch eine Kontextveränderung eine Fixierung auf die eigene Problematik unterbunden werden.

Während bei diesen Praktiken der Informantin das Selbst gleichsam als Subjekt und Objekt dient, wird bei der Technik des Steinheilens –, die bereits im Mittelalter praktiziert wurde (Bloße 2003) und durch die „New Age"-Bewegung neu belebt wurde – ein magisches Objekt herangezogen, um eine heilende Wirkung zu erzielen.

Durch die Ausrichtung auf kausale Einflussnahme unterscheiden sich magische von religiösen Praktiken (Gottweis et al. 2004: 25)[311]. Gemeinsam ist bei-

---

[311] Während bei der Anwendung magischer Techniken davon ausgegangen wird, dass die erwünschte Wirkung unmittelbar durch die Anwendung der Technik oder mittelbar durch die Person des Magiers in Gang gesetzt wird, wird der Erfolg religiöser Techniken weder durch die unmittelbare Handlung noch durch den Ausführenden bewirkt, sondern durch Gebet und Unterwerfung unter eine Macht – Gott – erfleht (Gottweis et a. 2004: 25). Nach Mauss (1974: 173) neigt die Religion zur Metaphysik und geht in der Schaffung idealer Bilder auf, während die Magie auf zahlreichen Seitenwegen den mysti, auf dem sie ihre Kräfte sammelt, verlässt, um sich in das weltliche Leben zu mischen und dort

6.1 Körperliche Materialisierungsweisen als Transformationsagenten

den Techniken, dass sie die Möglichkeit eröffnen, mit „Unerklärlichem und Unabänderlichem umzugehen" (Gottweis et a. 2004: 29). Malinowski (1983) sieht die gegenwärtige „kulturelle Funktion" magischer Techniken in der „Institutionalisierung von Hoffnung" (Gottweis et al. 2004: 29) – was gleichsam für religiöse Praktiken gilt.

Diese Funktion scheint auch die Informantin der Praxis des Steinauflegens zuzusprechen, die sie „nicht unbedingt" aus Überzeugung praktiziert, wie sie anfügt.

Magische, religiöse und naturwissenschaftliche Aspekte liegen der Praxis einer anderen Informantin zugrunde. Sie schildert, wie sie ihr Zusammenleben mit dem Virus organisiert, um sich selbst das Leben nicht „sehr, sehr schwer zu machen":

> „ja klar ich identifizier mich einfach auch damit, ne (mh), mh, also mich gibt´s ja nur im Doppelpack oder/ von daher, ich hab ihn ja auch meinen Virus getauft, und äh, hab ihn sehr personifiziert (mh, ja), aber das macht es mir einfach möglicher mit ihm in Frieden zusammen zu sein, ne? (mh). Denn wenn ich ihn immer nur als Feind betrachten würde, dann würd ich mir das Leben ja sehr schwer machen (ja), dann würd ich ja immer ein Teil von mir hassen (ja), manchmal ist er eben sehr stark und stärker als ich (ja) und ich denk mal, dass/ dann würd ich mir das Leben sehr, sehr schwer machen (mh), ich muss nun mal mit dem andern leben (ja) und also, wie gesagt, toi, toi, toi, das hab ich eigentlich ganz gut hingekriegt, so dieses Miteinander (Int.3: 57).

Unternehmensberater weisen Personalisierung als gängige Technik bei strukturellen Konflikten aus, d. h. bei Konflikten, bei dem eine Partei ihre Ziel nur erreichen kann, wenn sie die Ziele der anderen durchkreuzt – oder mit anderen Worten: der Erfolg des einen den Misserfolg des anderen bedeutet (Berner 2005).

Im Gegensatz zu Verfahren, bei dem Interessensgegensätze als „böse Absicht" personalisiert werden, weil sie nicht als Folgen unterschiedlicher Zielsetzungen und damit als Nebenwirkungen struktureller Konflikte wahrgenommen werden, nutzt die Informantin diese Technik „positiv".

Durch die Taufe und das damit verbundene Benennungsverfahren unterwirft sie das Virus einem doppelten Kontrollverfahren: Indem sie es vermenschlicht, wird es einerseits zu einer potenziell handhabbaren Person konstituiert und durch die Bezeichnungspraxis gleichsam einer bestimmten Ordnung unterstellt, die es seiner Funktion als „Feind" entheben soll. Diese zugleich magische wie auch

---

Aufgabe zu finden. Auf einer allgemeineren Ebene kennzeichnet Mauss (1974: 173) die Magie als eine Kunst des Machens, die zum Konkreten tendiert, während die Religion zum Abstrakteren neige. Zur Differenz zwischen beiden vgl. auch: Mauss: 1974: 176 ff.

religiöse Praxis erscheint als eine strategische „Befriedungstechnik", die der Informantin dazu verhilft, die unvereinbare Divergenz des „strukturellen Konflikts" in ein symbiotisches Verhältnis zu transformieren.

Diese Praxis erscheint jedoch nicht losgelöst von wissenschaftlichem Wissen, wenngleich dies eine Verschiebung erfährt. Während sich die Aufmerksamkeit der immunologischen Forschung[312] seit den 1950er-Jahren auf die Unterscheidung zwischen ‚,Selbst' und ‚Nicht-Selbst'" richtet, um zu erfahren, wie der Organismus „eigenes" erkennt und „fremdes" identifiziert (Feyerabend 2006: 13 f.), zielt die Informantin auf die Aufhebung dieser Unterscheidung, um eine symbiotische und damit beiderseitige Lebensweise zu ermöglichen.

Anhand der Darstellungen der Informantinnen wird deutlich, dass magische Praktiken nicht in Konkurrenz zu konventionellen medizinischen Verfahren auftreten. Vielmehr werden diese ergänzend genutzt. Während sich magische Praktiken jedoch kaum auf die Lebensführung auswirken, stellt sich dies für medizinisch-naturwissenschaftliche Verfahren und Wissensproduktionen anders dar – wie auch weiter oben deutlich wurde. Eine Informantin schildert:

> „ich hab zum Beispiel so´n, so´n mikroskopisches Bild von dem Virus (ja), das interessiert mich so (ja), also mich interessiert das wahnsinnig (ja), ich hab auch so, so ein ziemlich gutes Fachwissen (mh), wie, welche Reaktionen einfach wie in dem Körper und ich finde das auch sehr wichtig, weil man ja auch seinen Körper ganz anders verstehen lernt" (Int.3: 85).

Medizinische Dispositive entfalten Wirkungsmacht und transformieren das Körperverständnis. Das Wirkungspotenzial medizinischer Dispositive bleibt dabei nicht auf die Wahrnehmung des Körpers oder den unmittelbaren Umgang mit der HIV-Infektion beschränkt, sondern wirkt sich auch auf die Lebensführung aus. Im Gegensatz zu den restlichen Teilnehmerinnen einer Selbsthilfegruppe plädiert diese Informantin für eine Ausweitung des medizinischen Blicks auf den Alltag. Sie schildert, wie sie zu ihrem Bedauern mit diesem Anliegen keine Mehrheit bei den restlichen Teilnehmerinnen ihrer Selbsthilfegruppe findet:

> „und deswegen hab ich mich da auch wieder ausgeklinkt und das finde ich eigentlich schade, denn für mich äh, weißt du meine Freundin die lungentransplantiert ist, die treffen sich einmal im Monat und da ist meistens auch ein Arzt anwesend, dass man eben so Neuigkeiten, ebent auch, aber es wird genau so gut über Sachen gesprochen, die man äh,.. so privat gemacht hat (..? erzählt und gemacht?) aber doch immer so unter dem Händchen dieses Facharztes, der äh, eben mit Rat und Tat beiseite steht, als Freund oder als Mediziner eben (mh) und das fehlt mir einfach so diese/" (Int.3: 86).

---

[312] Zu Immunologie und ihren Diskursen vgl. auch: Martin 1994; Haraway 1995, 1995b.

6.1 Körperliche Materialisierungsweisen als Transformationsagenten

Der Wunsch der Informantin pointiert die Bedrohlichkeit der Infektion: Erst unter dem „Händchen" und Rat des Arztes scheint die Sicherheit des Alltags gewährleistet. Ihr Anliegen erscheint als Materialisierung eines Vorgangs, den Foucault (hier in: Lemke 1997: 237) als „biopolitische Strategie" der modernen Medizin bezeichnet. Mit dem Paradigmenwechsel von der Klinik- zur Überwachungsmedizin im Übergang zum 20. Jahrhundert wird die Aufmerksamkeit vom pathologischen Körper auf alle Mitglieder der Bevölkerung gelenkt (Gestaldo 2000: 116). Die Kategorien von Gesundheit und Krankheit weichen dem Konzept des Risikos, wodurch ein bedeutender Anteil der Gesundheit als Risiko-Status redefiniert worden sei (Gestaldo 2000: 116 f.). Durch diese Transformation weitet die Medizin ihr Gebiet aus: neben der Feststellung und Heilung von Krankheiten, wird die Gesundheitsförderung zu ihrem Terrain (Gestaldo 2000: 116 f.; Lemke 1997: 237). Tendenziell wird dadurch alles zum Gegenstand der Medizin, weil jetzt alles entweder die Gesundheit bedroht oder garantiert, konstatiert Lemke (1997: 237).

Aber nicht in jedem Fall löst die Bedrohlichkeit der Infektion und/oder die Nähe zu medizinischen Verfahren und Wissensproduktionen den Wunsch nach einer Medikalisierung des Alltags aus. Wie eine andere Informantin darlegt, kann Krankheit auch zu einer kritischen Perspektive gegenüber dieser Tendenz leiten. In Differenz zum hegemonialen Körperdiskurs akzentuiert sie ihre Position:

> „ich muss nur gucken damit gut umzugehen und was ich daraus mach (mh) mit meiner Zeit und mit meinem Kräftehaushalt `n bisschen anders umzugehen. Weil ich neig doch dazu immer, äh, so nach vorne zu preschen und zu, das andere zu ignorieren und zu sagen ich schaff das auch wenn ich will und na ja nach zwei Monaten haut´s mich dann eben doch wieder rein (ja), als man/ die Krankheit bremst mich dann schon schnell wieder aus (mh) und ich merk schon auch, dass ich ähm viel oder das sie vielleicht auch da ist, dass ich mal lerne mit mir anders umzugehen, also mit meinen Kräften anders zu haushalten (ja), mit meinem Körper, mit allem, nen anderen Umgang vielleicht zu finden (ja), weil der wurde eher ignoriert (mh), und äh, so in der Gesellschaft integriert, so als Leistungsmaschine, der muss funktionieren, der hat einfach zu funktionieren und ähm, .. dass ist einfach nicht so, das geht net (mh), und das wir auch heute find ich ganz extrem, wird jeder Körper als Maschine gesehen, man kann da drin rum operieren und Silikon da rein und Fett da raus, es wird einfach nur als Maschine angesehen, der Körper und das ist denke ich auch noch mal son Aspekt den jede Krankheit mit sich bringt, den Körper anders zu sehen (mh), und das Leben anders zu sehen auch" (Int.2: 30 f.).

Die Informantin markiert Krankheit als Auslöser einer veränderten Perspektive auf Körper und Leben und wendet sich dabei explizit gegen das mechanistische Körpermodell, das sie als dominierendes Paradigma der Gegenwart ausmacht.

Im Gegensatz zu der Informantin, die den medizinischen Blick auf den Alltag und eine Lebensführung unter der Anleitung des Arztes als Sicherheit konstituierendes Mittel veranschlagt, plädiert sie für eine eigenverantwortliche Selbststeuerung im Umgang mit Krankheit und Körper. Eigenverantwortlich gilt es demnach einen veränderten Umgang mit sich und dem Körper zu lernen, wobei in Konnotation zu Managementdiskursen Zeit und Kräftehaushalt bedacht werden müssen. Mit diesen imperativen Selbstforderungen wendet sich die Informantin gegen das von Descartes geprägte Körpermodell, das auf der Trennung von Körper, Geist und Seele aufbaut und mit Säkularisierung, Aufklärung und Diffundierung naturwissenschaftlicher Diskurse Krankheit als reine Funktionsstörung aus dem System religiöser Sinnstiftung herauslöste (Gottweis et al. 2004: 28).

In ihrer Darstellung konstituiert auch die Informantin Krankheit als quasi autonom Handelndes, dass das nach vorne preschende „Ich" abbremst und sich ihm als „anderes" gegenüberstellt. Diese Dissoziation gilt es nun jedoch selbstverantwortlich aufzuheben und damit dem naturwissenschaftlichen Maschinenmodell entgegenzutreten, das Krankheit als bloße Funktionsstörung außerhalb des „Ichs" positioniert. Der Arzt fungiert aus dieser Perspektive nicht länger als primärer Ansprechpartner; vielmehr wird hier das Subjekt zum Experten konstituiert und für einen gelingenden Umgang mit Krankheit, Körper und Selbst in die Verantwortung genommen. Ihm obliegt es in Abwendung von einem Körper- und Krankheitsmodell, das seine Legitimität eingebüßt zu haben scheint, einen anderen Umgang zu finden und umzusetzen. Beide Konstituierungsweisen akzentuieren die Wirkungsmacht moderner Biopolitik. Während erstere Konstituierungsweise auf dem Konzept „traditioneller Gesundheitserziehung" verweist, der sich mit dem Paradigmenwechsel der Medizin im Übergang zum 20. Jahrhundert einleitet und darauf aufbaut, dass persönliche Verantwortung und Gesundheitsprävention in Bezugnahme professioneller Expertisen erfolgt, rekurriert die „radikale Gesundheitserziehung", auf selbstverantwortliche Subjekte, die selbst ihre Gesundheit organisieren (Gestaldo 2000: 116).

Die Überlegungen zum künftigen Umgang mit Infektion und Selbst entfaltet zweitere Informantin im Rekurs ihrer Berentung. Mit welchen Effekten und Transformationen diese Situation einhergeht, gilt es weiter unten genauer in den Blick zu nehmen; zuvor sollen jedoch bisherige Ergebnisse kurz zusammengefasst werden.

Deutlich wurde, dass die Informantinnen neben medizinischen Praktiken auch auf „alternative" Techniken zurückgreifen, um Einfluss auf die HIV-Infektion zu gewinnen. Sie nutzen magische Praktiken und Alltagsverfahren, um auf Erkrankungen, Virus und Denken regulierend einzuwirken. Dabei zeigte sich, dass der medizinische Blick auch jenseits der unmittelbaren Behandlung der HIV-Infektion Wirkungsmacht entfaltet. Unterscheiden lassen sich hier zwei divergierende Effekte.

Auf der einen Seite wird der Arzt vor dem Hintergrund seines medizinischen Wissens als prospektiver Anleiter und retrospektiver Richter des Alltagsverhalten und der Lebensführung angerufen. Unter dieser Perspektive wird medizinisches Wissen als ein Sicherheitsfaktor konstituiert, der dazu verhelfen soll, die Bedrohlichkeit der HIV-Infektion zu minimieren, indem Alltag und Lebensführung durch den Arzt auf ihre Kompatibilität mit den Implikationen der HIV-Infektion überprüft werden. Konkurrenz erfährt dieses traditionelle Arzt-Patientinnen-Verhältnis durch das Konzept der selbstverantwortlichen Patientin. Gemeinsam ist beiden Konzepten, dass sie auf einem Paradigma der Medizin aufbauen, das sich Anfang des 20. Jahrhunderts entfaltet und die Konzepte von Gesundheit und Krankheit neu konfiguriert (Gestaldo 2000: 116). Sie verlegt ihre Aufmerksamkeit von den Kategorien „Gesundheit" und „Krankheit" hin auf das Konzept des Risikos (Gestaldo 2000: 116; vgl. auch: Armstrong 1995). Mit dieser Verschiebung fungiert Krankheit nicht länger „per se" als Problem, wie Gestaldo (2000: 116) akzentuiert; vielmehr wird jetzt ein bedeutsamer Teil der Gesundheit als „at-risk" definiert. Unter dieser Prämisse, verstärkt durch die Implikationen einer Infektion, die weder heilbar und nur in Maßen kontrollierbar erscheint, entfaltete dieses Modell seine Wirkungsmacht.

Gleichzeitig zeigt sich, dass der medizinische Blick nicht kritiklos in den Alltag exportiert wird. Mit der Absage an das medizinisch-naturwissenschaftliche Körper- und Krankheitskonzept erfährt auch das traditionelle Arzt-Patientinnen-Verhätnis eine Verschiebung. Der Arzt wird von seiner traditionellen Rolle und Aufgabe – als Experte und Anleiter – dispensiert und durch das Konzept der selbstverantwortlichen Patientin ersetzt bzw. ergänzt. Die Patientin übernimmt auf Basis ihrer Kritik am traditionellen Körper- und Krankheitsverständnis der Medizin die Aufgaben des Arztes nun selbst. Aus dieser Perspektive obliegt es ihrer Verantwortung, einen gelingenden Umgang mit der Krankheit im Alltag zu suchen, zu finden und umzusetzen, ohne dabei Selbst oder Körper zu missachten.

Nicht nur spezifische Techniken und medizinische Konzepte entfalten subjektivierende Wirkungsmacht. Darüber hinaus wirken sich auch körperliche Begleiterscheinungen und Folgeerkrankungen der HIV-Infektion auf die Lebensführung aus und bedingen ihre Transformation. Dies gilt es nun darzulegen.

6.1.2 Einschränkungen: „Seit meiner Infektion ist das alles nicht mehr drin"

Nicht immer können Erkrankungen und körperliche Folgeerscheinungen reguliert werden. Die Informantinnen schildern, wie körperliche Materialisierungsweisen der HIV-Infektion dazu führen, dass die bisherige Form der Lebensführung nicht mehr aufrechterhalten werden kann. Anhand der Kontrastierung zwischen Vergangenheit und Gegenwart beschreibt eine Informantin:

> „also bin unwahrscheinlich schnell schlapp, und, und, und, äh, es geht mir sehr, sehr dreckig manchmal (tiefes Einatmen) und bin auch sehr, sehr müde immer (mh), also, ab, ab abends um, um neun, da, da fallen mir schon halb hier die Augen zu, also da kann ich schon ins Bett gehen und so, wo ich mehr eigentlich sonst so´n Nachtmensch bin, also ich bin sonst so, früher ham wir bis um eins, zwei aufgeblieben und bin dann erst im ge/ ins Bett gegangen (mhm), und wenn ich dann um sieben wieder aufstehen musste, das war für mich überhaupt (ja) kein Problem oder so, aber seit meiner Infektion (ist?) das alles nicht mehr drin, ne (mhm), und da hab ich ganz große Probleme mit (nachher irgendwelche Sachen?) meine Güte, ich mach/ ich hab meinen Kindern was vorgemacht wenn die dann so/ wie mein Sohn noch lebte, dann sind wir ja immer zusammen in die Disco gegangen (mhm) oder so, das war immer sehr, sehr witzig muss ich sagen und äh, wenn wir dann nach Hause gekommen sind, morgens um sechs sozusagen (mhm), dann war ich um zwölf schon wieder hoch und die haben bis nachmittags siebzehn Uhr gepennt" (Int.5: 50 f.).

Und eine andere:

> „wenn ich meinen Haushalt gemacht hab, dann grundsätzlich gemacht hab, bin ich richtig kaputt (?), ich muss auch ehrlich sagen, abends, äh, ich bin auch niemand der abends so weg geht, weil ich hab abends/ so wenn meine Freunde von der Arbeit kommen, dann essen sie und sagen wir um neun dann gehen die noch mal´n Bierchen trinken (mh), da ist der Tag für mich einfach gelaufen (mh), das ist wirklich zu Ende (ja), dann sitz ich noch gemütlich vor meinem Fernseher und gucke fernseh oder ich lese (mh) und des war´s dann auch (mh), dann könnt ich mich auch nicht mehr aufraffen noch mal loszuziehen (mh), absolut nicht (also das muss ich mir schon eingestehen?) (ja), na ja, so ist das nun mal (mh), es hat ja keiner gesagt, dass es leicht fällt" (Int.3: 28).

Körperliche Effekte der HIV-Infektion bedingen eine Lebensführung, die eine unerwünschte Opposition zwischen sich und anderen eröffnet. Bisherige Formen gesellschaftlicher Teilhabe entfallen. Beide Informantinnen veranschaulichen dies am Beispiel abendlicher Freizeitpraktiken. Disco- und Kneipenbesuche scheinen nicht mehr möglich. Bedeutsam, insofern in einer weitgehend durch Erwerbsarbeit strukturierten Gesellschaft eine Vielzahl von Kontaktmöglichkeiten in den Abendstunden liegen. Der Kontakt mit den Freunden wird, wie eine

6.1 Körperliche Materialisierungsweisen als Transformationsagenten

Informantin schildert, zu einem, der eher durch „Akutes" denn durch regelmäßigen Austausch strukturiert wird:

> „Also ich bin dann doch so im Schoß der Familie und der Freunde gut aufgefangen, wenn's mir schlecht geht dann/ selbst Freunde die ich jetzt wenig sehe (mh), weil die halt ihren eigenen Tagesrhythmus haben (mh), das ist ganz normal (ja), mein besten/ meine beste Freundin, die arbeitet auch bis abends, um fünf, um sechs manchmal, dann haben die`n sehr großen Bekanntenkreis und den sie auch sehr pflegen, ja da sieht man sich nicht all zu oft, wenn ich aber krank bin (mh), also jetzt irgendwas Akutes hab, im Krankenhaus lieg oder auch zu Hause, dann brauch ich nur anzurufen, dann steh ich immer an erster Stelle" (Int.3: 28).

Nicht nur der Raum für freundschaftliche Begegnungen erfährt eine Einschränkung, auch die Möglichkeiten einer partnerschaftlichen Bindung zu einem „gesunden Mann" wird unter diesen Voraussetzungen als Utopie konstituiert:

> „also wenn ich jetzt einen normalen gesunden Mann kennenlernen würd, und, ,.. äh, es wär immer für mich schwer, einfach so an ein normales Leben anzuknüpfen (mh), .. und äh, einfach so mitzuhalten, das geht einfach nicht (mh) und umgekehrt ist es für den Gesunden natürlich auch immer schwer nachzuempfinden (mh), es ist absolut nicht möglich, man kann es versuchen, aber es ist nicht machbar" (Int.3: 91 f.).

Die Erreichung der Normalitätszone durch eine selbstregulative Ausrichtung auf den Durchschnitt, die Link (1997) als favorisierte Praxis zur Konstituierung von Normalität nach 1968 ausweist, scheint nicht mehr möglich. Das Prinzip der Normalisierungsgesellschaft – die Angleichung an den Durchschnitt – wird durch die körperlichen Materialisierungsweisen der Infektion aufgehoben: Das „normale Leben" entfällt, wird zur Ab- und Annormalität[313] und entgleitet ins „Außen".

Unter dieser Prämisse werden nicht nur die Möglichkeiten gesellschaftlicher Teilhabe am Abend eingeschränkt; vielmehr scheinen dadurch auch essenzielle Formen der Sozialität, wie sie Freundschaften und Partnerschaften darstellen, eine Restriktion zu erfahren und eine Transformation der Lebensführung zu bedingen.

Schränken körperliche Effekte die Möglichkeit zur Partizipation ein, so bedingen sie vielfach auch den Ausstieg aus der Erwerbstätigkeit. Welche Veränderungen mit dieser Situation verknüpft sind, gilt es nun in den Blick zu nehmen.

---

[313] Anormalität und Abnormalität werden hier im Sinne Links et al. (2003: 13) verwendet. Anormalität bezieht sich entsprechend auf Abwesenheit von Normalität, wogegen der Begriff Abnormalität die Abweichung von Normalität meint.

6.1.3 Der Ausstieg aus der Erwerbstätigkeit

Körperliche Einschränkung[314] und psychische Begrenzungen leiten den sozialversicherungsrechtlichen Umstand der Erwerbsunfähigkeit – bzw. ab 2001 der Erwerbsminderung[315] – ein. Von dieser Situation sind sieben der neun Informantinnen betroffen, wobei nicht in jedem Fall der Rente unmittelbar eine Erwerbstätigkeit vorausging.

Die Bewilligung der Rente bilanzieren die Informantinnen als Erleichterung und Befreiung, wenn sie dadurch einer physisch und psychisch belastenden beruflichen Situation entkommen. Vice versa kann die Berentung auch als Verlust bewertet werden oder als (eine) Voraussetzung fungieren, um ein unterbrochenes Projekt, ein neues Ziel oder einen lang gehegten Wunsch in Angriff zu nehmen. Während im letzteren Fall die finanzielle Sicherung, die die Rente gewährleistet, als Voraussetzung, nicht jedoch als Auslöser für Transformationsprozesse fungiert, gilt es hier Transformationsprozesse in den Blick zu nehmen, die durch die Aufgabe der Berufstätigkeit ausgelöst werden.

Bereits durch den Interviewstieg verdeutlicht eine Informantin, welche Bedeutung der Beruf für sie und ihr Leben hatte:

„Also erst mal vorweg, ich bin gelernte XX [Berufsbezeichnung] (bitte was?) XX [Interviewpartnerin zieht eine andere Bezeichnung heran] (ach so), mit Leib und Seele (ja) und ich hab viel gearbeitet, viele Stunden und (mh), ebent wenig frei, das war aber auch okay so (mh), weil ich liebte meinen Beruf so über alles" (Int.3: 3 f.).

Der Beruf wird zur primären Konstituierungsweise: Die Informantin führt sich über ihre Berufsbezeichnung ein und verortet sich über diesen. Sie spezifiziert dabei Funktion und Relevanz, die der Beruf für sie hatte. Dieser bestimmte nicht nur zeitlich und emotional ihre Lebensführung, sondern gleichsam Seinsweise und Lebensplanung – wie sie an anderer Stelle ausführt.

---

[314] Die HIV-Infektion geht nicht mit einer sich stetig verschlechternden körperlichen Situation einher. Vielmehr schildern die Informantinnen, dass der Krankheitsverlauf sich durch Phasen und Schübe, neue Infektionen und Genesungen auszeichnet, die wiederum von neuen Erkrankungen und Infektionen durchbrochen werden.

[315] Am 1.1.2001 wurde der frühere § 44 des SGB (Sozialgesetzbuch) VI abgeschafft. Damit entfällt eine Rente, die aufgrund einer Berufs- oder Erwerbsunfähigkeit im Fall von Krankheit oder Behinderung Betroffenen unter bestimmten Voraussetzungen 2/3 ihrer Vollrente gewährte. Mit dem Gesetz zur Reform der Renten (1.1.2001) besteht die Möglichkeit, eine Rente aufgrund einer Erwerbsminderung zu beantragen. Gewährt wird diese, wenn aufgrund von Krankheit oder Behinderung Betroffende auf nicht absehbare Zeit außerstande sind, unter den üblichen Bedingungen des allgemeinen Arbeitsmarktes mindestens drei Stunden täglich erwerbstätig zu sein (SGB VI: § 43.). Sind im Vorwege die als erforderlich erachteten Einzahlungen erfolgt, wird jetzt 50 % der Vollrente ausgezahlt.

6.1 Körperliche Materialisierungsweisen als Transformationsagenten

Analog zu dieser Relevanzsetzung präsentiert die Informantin den Verlust des Berufs als ersten Effekt der HIV-Infektion:

„und der fehlt mir heute auch (mh) so (manchmal zuckt dann so ?), mir fehlt mein Beruf dann auch wirklich (ja), und ich neide auch teilweise meinen Freundinnen und Freunde wenn die von so viel Überstunden erzählen, da bin ich teilweise neidisch, ich hab gern gearbeitet (ja), (das fehlt?)" (Int.3: 4).

Mit dem Verweis auf ihren Neid rekurriert die Informantin nicht nur auf das Fehlen des Berufs, sondern zugleich auf das Manko einer Lebensweise, die durch die Arbeit strukturiert war. Entsprechend konstituiert sie die Rente als Warteschleife zum Tod, die sie so lang wie möglich zu umgehen versucht:

„ich mein damals 1994 [= Zeitpunkt der Diagnose K. P.] hab ich normal angefangen zu arbeiten, weil ich anfangs sagte, ne, ‚ich will einfach noch nicht zum Abstellbahnhof zum Tod stehen, auf (mh), auf den Friedhof', das wär für mich eben gleichbedeutend gewesen, wenn ich von Anfang an gleich Rente beantragt hätte" (Int.2: 75 f.).

Die Rente wird unter einer auf Erwerbsarbeit zentrierten Lebensführung zu einem bloßen Warten auf den Tod: Nicht-Arbeit wird zu einem Leben ohne Leben. Eine Umschulung[316] ermöglicht der Informantin ein Moratorium vom „Abstellbahnhof zum Tod", bis körperliche Auswirkungen die weitere Erwerbsarbeit unterbinden (In.3: 11; 76). Den Verlust der Arbeit und der damit verbundenen Lebensführung versucht die Informantin durch Krankheitseinsicht zu bewältigen. Sie schildert:

„gut ich mein ich bin 35 Jahre alt, ich denk mal vom Verstand her krieg ich das sicherlich auch schon hin zu sagen, okay ich bin nun mal in diesem Krankheitsstatus, aber vom Gefühl her absolut nicht (ja) (will ich mal behaupten?) und äh, das hat dann auch zur Folge, dass ich mich überfordere" (Int.3: 4).

Über die Ratio soll der Verlust akzeptiert und das Verhalten an den Krankheitsstatus angepasst werden. Psychische wie auch physische Selbstsorge erscheinen aus dieser Perspektive als Aufgabe des selbstverantwortlichen Subjekts. Die Informantin knüpft dabei an ein behavioristisches Erlernbarkeitsmodell an, das auf der Konzeption des autonomen und rationalen Subjekts aufbaut[317]. Nach Vorstellung dieser Konzeption trifft das Subjekt seine Entscheidungen „auf der

---

[316] Die Umschulung leitet die Informantin ein, weil der von ihr ausgeübte Beruf einen körperlichen Einsatz verlangte, der ihr unter den Bedingungen der HIV-Infektion nicht mehr möglich war.
[317] Vgl. auch: Brunnett 2001: 199.

Grundlage von Informationen und Wissen" und setzt sie selbstverantwortlich um (Brunnett 2001: 199). Doch der Rückgriff auf die „vernünftige" Selbsttechnologie scheitert, denn das Gefühl wird zum konstituierenden Element, das sich der rationalen Krankheitseinsicht widersetzt und die Verhaltensweise lenkt.

Wiederholt bezieht sich die Informantin auf dieses Schisma (Verstand – Gefühl), um zu verdeutlichen, warum ihr sowohl das Eingeständnis, „dass ich nicht mehr so kann wie ich mal wollte und dann nicht mehr konnte" wie auch die Disziplinierung des Verhaltens misslingt (Int.3: 9). Das Gefühl konstituiert die Informantin in diesem Zusammenhang nicht nur als autonom Handelndes, sondern vielmehr als Referent ihres Selbst.

Erwartungen werden, wie Goffman (1988: 16) darlegt, nicht im Rekurs auf das, „was jedermann zusteht", sondern in Bezugnahme derjenigen Kategorien gebildet, nach denen man aufgrund des Alters, des Geschlechts oder des Berufes „fraglos passt". Genau auf diesen Umstand rekurriert die Informantin, indem sie auf ihre Alterskohorte verweist:

> „und das fällt mir halt sehr, sehr schwer (ja) das bringt mich manchmal echt in die Verzweiflung, aber, äh, ich denk mal, es ist normal in dem Alter, dass man da noch nicht so/ äh ja für mich bedeutet das Resignation, wenn ich das alles so nicht mehr so kann, sach ich mal, so nicht (erreichen?) kann, ist nicht mein Ding, son daher ist das Leben mit so einer Erkrankung in dem Sinnen schon sehr schwer" (Int.3: 9).

Damit wird deutlich, dass körperliche Materialisierungsweisen nicht nur bisherige Lebensführung und visierte Lebensplanung unterbinden. Die Informantin sieht sie sich zugleich mit der Schwierigkeit einer als aufgehoben erfahrenen Normalität konfrontiert, die sie in Opposition zum Freundeskreis positioniert und entsprechend in die Verzweiflung treibt.

Der Ausstieg aus der Erwerbstätigkeit geht mit weiteren Konsequenzen einher. Die Informantin beschreibt zum einen Transformationen, die ihr Selbst betreffen, und akzentuiert zum anderen Veränderungen, die sich auf der Ebene der Sozialität lokalisieren und im Zusammenhang ihrer ökonomischen Situation stehen. Beide gilt es nachfolgend darzulegen.

Der Ausstieg aus der Berufstätigkeit ist für die Informantin mit einer Transformation des Selbst verbunden, die sie als Verweichlichung ausmacht:

> „ich merk das auch, ich war früher (so anders?), wenn ich so aus X (Stadt im Ausland) oder nach Y (Stadt) nach Hause gefahren bin, bin mit dem Auto gefahren, alleine (mh), hat mir überhaupt nix ausgemacht (mh), hab mich rein gesetzt, bin 14 Stunden gefahren und war zu Hause (ja), von Z (Stadt) da zum Beispiel und das würd ich mir heute alles gar nicht mehr zutrauen (mh) also man ver-weichlicht?

6.1 Körperliche Materialisierungsweisen als Transformationsagenten

Doch! Es ist ne Art Verweichlichung, man traut sich nicht mehr soviel zu" (Int.3: 14)

und:

„grad weil ich sehr selbstständig war und sehr/ eben logischerweise durch meine Auslandsaufenthalte auch viel erlebt hab und mitgemacht hab und mich immer durchbo – immer alleine durchboxen musste (mh) und davon ist überhaupt nix mehr von über, so dieses, äh, äh, sich alleine, weiß du wo man manchmal denkt in X [Land] auch, was weiß ich, da mit Sprachbarrieren zu tun hatte, am Anfang, ich sprach ja nicht die Sprache (mh), mh, ja! Davon ist eigentlich nix mehr über, würd ich mir glaub ich heute, jetzt, hier nicht mehr so zutrauen" (Int.3: 15).

Selbstzutrauen konstituiert die Informantin als Resultat einer kontinuierlichen Praxis, die im Kontext beruflicher Erfordernissen entsteht und durch mangelnde Übung obsolet wird.

Die Konstitution von Fähigkeiten durch wiederholende Praxis hat Foucault (1976c; (D&E) 1984: 768) als Resultat von Disziplinarmechanismen und Selbsttechnologien ausgemacht, die der „Ästhetik der Existenz" unterstehen. Der Übung weist er dabei eine zentrale Funktion zu, weil diese „das Medium der Konstitution von Subjektivität ist" (Menke 2003: 284).

Auf diesen Aspekt rekurriert die Informantin. Die nicht mehr vorhandene Übung (das Mitmachen und Durchboxen) im Kontext der Berufsarbeit ist für sie mit einem Verlust des Selbstzutrauens verbunden, d. h. dem Verlust der Gewissheit, über geeignete Fähigkeiten zu verfügen, um den Umgang mit Situationen erfolgreich zu meistern.

Neben diesen „Selbstverlusten" führt die Informantin weitere Verluste auf, die im Zusammenhang ihrer ökonomischen Situation stehen und Transformationen auslösen. Finanzielle Restriktionen bedingen einerseits eine Abhängigkeit von informellen und staatlichen Hilfesystemen und begrenzen andererseits die Möglichkeit, Sozialitätseinschränkungen zu relativieren, die sich aus der Situation der aufgehobenen Normalität ableiten. Beide Aspekte gilt es nachfolgend darzustellen.

Der Ausstieg aus der Berufstätigkeit bedingt eine ökonomische Transformation, die die Informantin als Wandel von einer Situation, wo sie „sehr gutes Geld gemacht" hat, hin zu einer markiert, wo ihr das Geld fehlte (Int.3: 34; 12). Bedeutet dies einerseits „Kampf" mit den Ämtern und die Offenlegung sämtlicher Besitzverhältnisse, so fungiert diese andererseits als Ausgangspunkt für die Aufrechterhaltung einer ungewollten Lebensführung:

> „und dann, dann kam ich nach X [Stadt] und heute muss ich sagen, also wenn ich damals gewusst hätte wie das verlaufen würde (ja), ich wär nicht nach X [Stadt] zurückgekommen. Das war nie meine/ ich wollte immer, ich wollte auf jeden Fall wieder ins Ausland gehen und (mh) oder auf jeden Fall da unten in X [Region] bleiben, weil man da einfach flexibler ist. Man ist schnell man in X [Land], man ist schneller in Y [Land]. Hier oben die X-Mentalität ist eigentlich so überhaupt nicht mein Ding, aber na ja, ich bin hier und ich geh auch nicht weg, weil ich denke auch äh, ne gewisse moralische Verpflichtung meinen Eltern gegenüber zu haben (mh), also es ist nicht so, dass es mir schwerfällt jetzt (ja), aber äh, hier zu bleiben und zu sagen ‚ach Mensch, eigentlich wollte ich wieder weg und meine Eltern, eigentlich sind meine Eltern daran Schuld, dass ich hier bin', so ist es nicht, es ist die freie Entscheidung (mh), aber ich find ich könnte nicht sagen (?), sie unterstützen mich finanziell ja auch, sonst könnt ich mir das hier auch gar nicht leisten, äh, das ich sag ‚Schickt mir mal euren monatlichen Scheck (mh), und wenn ich dann aus den Zähnen pfeif dann komm ich', das ist nicht mein Ding, absolut nicht (ja), na ja und deswegen bin ich halt hier in X [Stadt] wieder gestrandet" (Int.3: 8).

Den Aufenthalt am ungeliebten Ort präsentiert die Informantin als Ambivalenz zwischen freier Entscheidung und moralischer Verpflichtung. Die moralische Verpflichtung gegenüber den Eltern steht im Zusammenhang der finanziellen Zuwendung, die sie von diesen erhält. Diese Unterstützung entgilt sie durch ihre Präsenz und Anwesenheit. Die diesen Modell zugrunde liegende Moral konstituiert die Informantin als freie Entscheidung ohne Alternative, die ihre metaphorische Entsprechung im Bild der Schiffsbrüchigen findet, die, nachdem ihr die Lebensgrundlage zerbrochen ist, jenseits einer eigenen Einflussnahme dort landet, wohin das Schicksal sie verschlägt.

Mauss (1950) hat diese Form der Reziprozität als asymmetrischen Tausch bezeichnet. Unter den Bedingungen ungleicher Ressourcen wird „die Gabe" mit einer ungleichen Gegenleistung vergolten, „um den Respekt anderer zu erwerben und […] Selbstachtung" wahren zu können (Sennett 2004: 264). Diese strategische Praxis fungiert als Möglichkeit, um eine Situation zu relativieren, die die Informantin so beschreibt:

> „man ist immer nur am Nehmen (mh), das ist gar nicht meine Art, aber es geht einfach nicht anders (ja), es geht einfach nicht anders und das sind alles, da drin seh ich die größten Schwierigkeiten, so dieses das manchmal, im Grunde nicht mehr, nicht nur alleine durch die Erkrankung seiner nicht selbst ist, sondern auch durch dieses ganze soziale Umfeld eben, ne (mh), und äh, .. ja! (Manchmal?) ist es schon schwer oder wenn man dann/ das hat man sich alles anders gewünscht (mh), das sind so die Konfrontationen mit dem normalen Leben und man selber (mh) ist halt anders, das ist manchmal schon schwer" (Int.3: 14 f.).

6.1 Körperliche Materialisierungsweisen als Transformationsagenten

Transformationen des Selbst sind demnach nicht nur dem Manko beruflicher Praxis geschuldet, sondern bedingen sich auch durch die Abhängigkeit von Unterstützungssystemen, die mit dem Umstand der „Immer-nur-Nehmens" verbunden sind – einer Praxis, der die Informantin „größte Schwierigkeiten" attestierte und die sie jenseits von Normalität positioniert.

In den „Anfangszeiten des industriellen Kapitalismus" wird die Arbeit zur wichtigsten Quelle für gegenseitigen Respekt und Selbstachtung konstituiert (Sennett 2004: 136). Im 19. Jahrhundert setzt sich im Abendland schließlich gesamtgesellschaftlich der Gedanke durch, dass „die Arbeit einen absoluten Wert darstellt und höher steht als die Muße" (Sennett 2004: 136). Aus der damit verbundenen Moralisierung der Arbeit resultiert nach Sennett (2004: 137; 141; 147) sowohl der gesellschaftliche Widerwille, der unterstützungsbedürftigen Erwachsenen entgegengebracht wird, wie auch die Schwierigkeit Betroffener, Hilfe in Anspruch zu nehmen.

Vor diesem Hintergrund fungiert die Strategie des asymmetrischen Tauschs als Möglichkeit, Ungleichheit zu relativieren und Respekt zu wahren. Welche Relevanz die Informantin dieser Praxis zumisst, zeigt sich anhand ihrer quantitativen Verwendung: Gegenüber Eltern, Freundinnen und Geschwistern versucht die Informantin diese Praxis in Anschlag zu bringen:

> „ist es einfach so, dass man mir viel abnimmt, wenn ich dann mal sag ‚komm ich kann doch mal bügeln', Freundin, ‚nein lass mal' und, ne (mh), sagt immer ‚schon dich und überhaupt' und ich denk mal, schonen kann ich nachher in der Kiste (mh) und, und es ist natürlich immer schwer dieses Hilfe annehmen (mh), es ist immer leichter wenn man umgekehrt auch was tut (ja), (damit ich nicht?) nur sag ‚Mensch mach mal, wann kommste mal, ich brauch dich, tust du mal' und äh, ich sag, es wär für mich leichter, wenn ich umgekehrt eben immer mal da sein könnte, weil, leider ist das nicht so" (Int.3: 37 f.).

Die abgeschlagene Reziprozität wird für die Informantin zum Anlass, sich ehrenamtlich zu engagieren. Diese Praxis tritt an die Stelle des unmittelbaren asymmetrischen Tauschs und ermöglicht der Informantin, das konstatierte Ungleichgewicht zwischen Nehmen und Geben zu relativieren:

> „und letztlich hatt ich aus dem Grund auch angefangen ehrenamtlich zu arbeiten, (mh), nicht weil ich so´n ehrenamtlicher, so´n Geist bin, weil ich sag, ich muss was Gutes tun, es ging mir einfach darum, einfach auch noch mh das Gefühl zu haben man wird gebraucht" (Int.3: 37).

Nicht der Aspekt der Fürsorge oder der Wohltätigkeit fungiert als Auslöser ihres Engagements. Analog der gesellschaftlichen Anrufung zu Produktivität, die sich im 19. Jahrhundert durchsetzt (Sennett 2004: 136), ist es der Gedanke, nicht nutzlos sein zu wollen. Das Gefühl der Nützlichkeit resultiert nach Sennett (2007: 150 f.) aus einer Tätigkeit, die „auch für andere wichtig ist" und mit öffentlicher Anerkennung honoriert wird[318]. Die Relevanz dieses Aspekts wird von den Interviewpartnerinnen akzentuiert, wenn sie von ihrer Suche nach einer gesellschaftlich relevanten und sinnstiftenden Tätigkeit erzählen, die sie anstreben sobald ihre körperliche Integrität (wieder) gesichert erscheint.

Durch ihre ehrenamtliche Tätigkeit kann die obige Informantin der gesellschaftlichen Anrufung nach Produktivität entsprechen und öffentliche Anerkennung finden. Sie schildert, wie ihre Motivation für ein solches Engagement durch die Hinterfragung ihres Alltagshandelns in Gang gesetzt wurde:

> „und wie mein Psychologe am Anfang fragte ‚was machen Sie denn?' – die stellen immer so Fragen ne, (mh), jemand anders traut sich das ja nicht, ja, was mach ich jetzt, denk, lieber Gott was mach ich denn nun eigentlich (leicht lachend), (mh), ja ich steh, irgendwann steh ich auf, ... ja aber irgendwie, dass ich irgendwas Produktives mach, kann ich nicht sagen (mh), . und da hilft mir die Tafel und das Hospiz schon sehr dabei" (Int.3: 40).

Deutlich wird hier die Wirkungsmacht des Produktivitätsaspekts, die der Psychologe anzurufen scheint, um die gesellschaftliche Integration und das Gefühl der sozialen Relevanz bei der Informantin zu stärken. Die ehrenamtliche Tätigkeit vermittelt der Informantin jedoch nicht nur gesellschaftliche Anerkennung, sondern verhilft ihr gleichsam zu einer Position, die, wie sie darstellt, ihrer alltäglichen Konstituierung diametral gegenübersteht:

> „Und da bin ich zum ersten Mal wieder die Starke (mh), da kann ich mal trösten (ja), ne? (Ja). Mag vielleicht ne merkwürdige Motivation sein aber es ist nun mal so (ja) (?), ich genieß das in vollen Zügen" (Int.3: 41 f.).

Die ehrenamtliche Arbeit fungiert demnach als eine Tätigkeit, die es der Informantin gestattet, das im persönlichen Kontext erfahrenen Ungleichgewicht zwischen Geben und Nehmen auszugleichen und eine Position und Konstituierungsweise einzunehmen, die sie im persönlichen Umfeld nicht mehr findet, und darüber hinaus, für ihre Arbeit mit gesellschaftlicher Anerkennung – d. h. dem Gefühl, von anderen gebraucht und für andere relevant zu sein – honoriert zu werden. Die ehrenamtliche Arbeit lässt sich damit als eine zugleich ausgleichende und konstituierende Praxis ausmachen, die es der Informantin ermöglicht,

---

[318] Sennett (2007: 150) bezieht in diesem Zusammenhang explizit Position gegen ehrenamtliche Tätigkeiten, die nach seinem Befürworten „Gefahr laufen Nützlichkeit auf ein Hobby zu reduzieren".

6.1 Körperliche Materialisierungsweisen als Transformationsagenten

soziale Begrenzungen zu relativieren, die durch die Aufgabe der Erwerbstätigkeit einerseits und sich manifestierende körperliche Materialisierungsweisen andererseits ausgelöst werden.

Das ehrenamtliche Engagement kann jedoch finanzielle Restriktionen nicht ausgleichen. Die ökonomische Situation, mit der sich die Informantin trotz informeller und formeller Unterstützung konfrontiert sieht, wirkt sich wiederum auf die Möglichkeit aus, Sozialitätsbegrenzungen zu relativieren. Sie schildert:

> „ich mein ich bin mit fünfunddreißig Jahren berentet, äh, da gibt´s nicht viel (ja), 1000,- knappe 1000,- Mark Rente (ja), da kann ich nicht jeden Tag mir erlauben in die Stadt zu fahren, Kaffe trinken zu gehen (ja), das geht absolut nicht (ja), denn wenn ich Kaffe trinken geh, ich mein, ich trink so gern immer so schön so Milch, Milch (Milchkaffee, ja), äh, ja dann bist du sechs Mark los (mh), und nun bin ich jemand der trinkt schnell aus (lachen), (ja), also insofern bleib ich ne halbe Stunde, allenfalls mal ne dreiviertel Stunde, ja, oder ich muss mir noch´n zweiten bestellen (mh), und äh, meine Freundinnen die arbeiten natürlich alle tagsüber, sodass man in solchen Momenten, wenn man dann so alleine loszieht, sich dieses alleine sein auch sehr bewusst ist (mh), und von daher, gut ich bin auch sehr gerne bei mir zu Hause (ja), von daher bin ich auch viel zu Hause, ohne dass es mich jetzt unbedingt belastet, sicherlich dann wieder Phasen wieder wo man denkt, ach Mensch, Scheiße, aber im Großen und Ganzen, kann ich gut mit mir alleine umgehen (ja), ich les zum Beispiel sehr gerne (mh), kann das durchaus auch schon tagsüber machen (ja), Ja! Das ist es eben, ich denk mal dieser finanzielle Aspekt ist schon/ wenn man da schon bisschen mehr hätte, das wär schon schön (ja, das glaub ich), könnt man natürlich auch ganz anders gestalten, ja aber das ist nun mal nicht so" (Int.3: 12 f.).

Der finanzielle Hintergrund schränkt die Möglichkeiten gesellschaftliche Teilhabe ein. Das Zuhause wird zum favorisierten Aufenthaltsort. Bei der „Wahl" des Hauptaufenthaltsortes leiten die Informantin jedoch nicht nur ökonomische Erwägungen, sondern auch ihre Position des Außen. Die Präferenz für das Zuhause wird unter dieser Perspektive zu einer ambivalenten Lösung, die sich durch ihr zugleich belastendes und befreiendes Potenzial auszeichnet. Belastend, insofern das Zuhause jenseits von Sozialität steht, befreiend, insofern es der Informantin das Bewusstsein um ihr Alleinsein – und damit die Offensichtlichkeit ihrer Situation als Ausnahme – erspart.

Alle Informantinnen schildern, wie ökonomische Restriktionen die Möglichkeit zu gesellschaftlicher Teilhabe begrenzen und zu Isolation leiten. Neben einer finanziell prekären Lage schränken körperliche Materialisierungsweisen der HIV-Infektion die Möglichkeit zur Partizipation ein. Dies wird insbesondere im akuten Erkrankungsfall virulent. Internet und Telefon werden unter diesen Bedingungen zu einer Möglichkeit, Teilhabe aufrechtzuerhalten:

„ich bin jemand der gerne und viel telefoniert (ja - Lachen), ist mal ne Kommunikationsmöglichkeit (ja) und ich denk mir mal, wenn ich jetzt mit jemanden klönen will (ja), dann ruf ich den auch an (ja), dann ist es mir völlig wurscht, ob das tagsüber ist (ja) oder ob das abends ist, es gibt jetzt günstige Tarife (ja, genau, das ist es ja), denn wenn ich das Geld irgendwann nicht mehr hab, dann kann ich mir auch'n Strick kaufen (mhm), also, ich seh denn auch mal so an Zeiten, wo es mir mal nicht so gut geht (mh), das kann ich anhand meiner Telefonrechnung ganz genau (lacht) (lacht - verfolgen), ja, sehn (?), ne Rechnung von 200,- Mark, als es mir schlecht ging (mh), aber ich sag mir einfach mal, wenn ich dann ein paar (Monate?) hab, wo´s mir schlecht geht, dann geh ich ja nicht alleine einkaufen (mh), und welcher Vater lässt sich das Geld geben für die Einkaufe (mh), also meiner nicht (mh). Und ich verbrauch ja dann auch wenig (ist doch okay?) (ja)," (Int.3: 65 f.).

Auch hier wird deutlich, dass die Kommunikationsmöglichkeit des Telefons durch den gegebenen finanziellen Hintergrund konturiert wird. Nur weil der Vater der Informantin den finanziellen Ausgleich übernimmt, wird es ihr im Erkrankungsfall möglich, in dem von ihr erwünschten Ausmaß Sozialität herzustellen.

Zusammenfassend lässt sich feststellen, dass der Ausstieg aus der Erwerbsarbeit mit sozialen und ökonomischen Effekten einhergeht, die eine grundlegende Transformation der Lebensführung bedingen und sich auf das Selbstverhältnis auswirken. Ist die Situation, einerseits mit der Schwierigkeit verbunden, dass die bislang handlungsleitende Orientierung auf Beruf und Arbeit ihre Gültigkeit verliert, so steht sie zugleich in Opposition zu der Lebensführung Gleichaltriger und verschärft so die Differenz zwischen der eigenen Lebensführung und der Lebensweise anderer. Die Akzeptanz und Bewältigung dieser Situation gestaltet sich schwierig, insofern Gefühle und Verstand, die als Mittel der Selbstregulation aufgerufen werden, nicht miteinander interagieren. Im Gegensatz zum Verstand wird das Gefühl als eine unregierbare Instanz jenseits der Intentionalität konstituiert, die im Rekurs der sozialen Identität des Subjekts, d. h. in Bezugnahme derjenigen Normen und sozialen Kategorien gebildet wird, in die das Subjekt entsprechend seines Alter „fraglos passt" (Goffman 1988: 16).

Der Ausstieg aus der Erwerbstätigkeit ist nicht nur mit der Bewältigung des Verlusts der bisherigen Orientierung, Wünsche und Planungen und der Reorganisation der Lebensführung verbunden. Darüber hinaus geht die Rente mit Selbstverlusten einher, die sich sowohl aus dem Mangel beruflicher Praxis als auch durch die ökonomische Abhängigkeit von Hilfesystemen und der Angewiesenheit auf physische Unterstützung ableiten. Diese bedingen eine Situation, die durch mangelndes Selbstzutrauen gekennzeichnet und als Verlust äquivalenter Reziprozitätsverhältnisse erlebt wird. Letztere Konstituierungsweisen steht im Zusammenhang der absoluten Wertsetzung der Erwerbsarbeit, die parallel zu der

6.1 Körperliche Materialisierungsweisen als Transformationsagenten

gesellschaftlichen Diskreditierung Erwachsener führt, die der Hilfe und Unterstützung bedürfen (Sennett 2004). Vor diesem Hintergrund fungiert die Technik des asymmetrischen Tauschs als eine Selbsttechnologie, die es der Informantin angesichts ungleicher Ressourcen ermöglicht, die Ungleichheit zwischen Geben und Nehmen auszugleichen und Selbstachtung zu wahren (Mauss 1950; Sennett 2004). In diesem Zusammenhang wird ehrenamtliche Arbeit zur Möglichkeitsbedingung, das im privaten Kontext erfahrene Ungleichgewicht zu relativieren und Anerkennung zu finden.

Levi-Strauss (1974: 28) wie auch Sennett (2004: 260 ff.) betonen im Rekurs auf Mauss (1950) die Bedeutung des asymmetrische Tauschprinzips. Der asymmetrische Tausch ermöglicht es aus ihrer Perspektive, dass es zwischen Beteiligten „keine Verlierer" gibt[319], sondern eine Bindung zwischen den „Parteien" konstituiert wird, die sich durch das Wechselspiel zwischen Geben und Nehmen, Hilfe und Gegenhilfe erhält (Sennett 2004: 260 f.). Im Gegensatz zum äquivalenten Tausch des kapitalistischen Markts werde erst durch dieses Prinzip, das aufhöre, Leistung und Gegenleistung zu berechnen, eine emotionale Bindung zwischen den Menschen konstituiert und dadurch möglich, dass Menschen nicht durch Ungleichheit einander entfremdet, sondern miteinander verbunden würden (Sennett 2004: 261 ff.).

Levi-Strauss (1974: 30; 27) konstatiert im Rekurs auf Mauss, dass es der Austausch als „gemeinsamer Nenner einer großen Zahl untereinander scheinbar sehr heterogener sozialer Aktivitäten" gestattet, Rückschluss auf Sozialstruktur und Form einer Gesellschaft zu nehmen. Mit der neoliberalen Ausrichtung der Sozialpolitik wurde durch die Abschaffung des Tatbestands der Erwerbsunfähigkeit, zugunsten des Status der Erwerbsminderung, die Rente von 2/3 auf 50 % der Vollrente herabgesetzt. Der asymmetrische Tausch als Mittel zur Relativierung von Abhängigkeit wurde damit als Praxis staatlichen Handelns[320] weiter auf die Seite der Zivilgesellschaft (Familie, FreundInnen, Selbsthilfenetzwerke, Stiftungen, karitative Einrichtungen) verschoben. Diese Entwicklung knüpft an der frühliberalen Grenzziehung an, die aufgrund des negativen Charakters des Rechts soziale Absicherung nur moralisch denken konnte (Ewald 1993: 66 ff.;

---

[319] Hier muss zwischen dem Verlust zwischen Beteiligten und individuellen Verlusten unterschieden werden. Denn, wie anhand der Darlegungen der Informantin weiter oben deutlich wird, ist der asymmetrische Tausch hier mit der Aufrechterhaltung einer Lebensführung an einem ungeliebten Ort verbunden.

[320] Mauss (1950: 160) vertritt die Position, dass der Sozialstaat dem Einzelnen mehr als die Rückerstattung eingezahlter Sozialversicherungsbeiträge schuldet: „der Staat, der die Gemeinschaft repräsentiert, schuldet ihm, zusammen mit seinem Dienstherren, eine gewisse Sicherung seines Lebens gegen Arbeitslosigkeit, Krankheit, Alter und Tod", weil es – wie er am Beispiel des französischen Arbeiters ausbuchstabiert – für lebenslange harte Arbeit kein finanzielles Äquivalent gebe (Sennett 2004: 263 f.).

79). Angesicht der Angewiesenheit auf finanzielle und physische Unterstützung werden familiale und informelle Systeme, karitative Einrichtungen und Selbsthilfeverbände in die Pflicht genommen. Unter diesen Prämissen wird, wie exemplarisch am Beispiel einer Informantin deutlich wurde, die Möglichkeit zur Aufrechterhaltung einer unabhängigen Lebensführung wie auch die Chance auf gesellschaftliche Teilhabe entscheidend beschränkt und das Risiko moralischer Abhängigkeit von Unterstützung gewährenden informellen Systemen ausgeweitet.

6.2 Stigmatisierung und Endlichkeit als Transformationsagenten

Lösen einerseits körperliche Effekte der HIV-Infektion eine Änderung der Lebensführung und Transformationen des Selbst ein, so fungiert andererseits die Auseinandersetzung mit Stigmatisierung und Tod als Katalysator für Transformationsprozesse.

Der Schock, der durch die Diagnose ausgelöst wird, fungiert hier als Anlass, die bisherige Lebensführung ins Visier zu nehmen und Änderungen einzuleiten, die im Zusammenhang transformierter Selbstverhältnisse veranschaulicht werden. Im Mittelpunkt stehen dabei zwei Aspekte: die Drogenabhängigkeit und eine Lebensführung unter Missachtung eigener Bedürfnisse, Wünsche und Belange.

Im Gegensatz zu den Änderungen, die durch körperliche Effekte bedingt werden, zeichnen sich die hier dargelegten Transformationen nicht durch Einschränkungen, Begrenzungen und Verlusterfahrungen, sondern durch die Befreiung von Abhängigkeiten, der Ausweitung des Autonomiepotenzials und durch eine erweiterte Kontextualisierung aus. In allen Fällen ist es hier ein Denkprozess, der die Informantinnen dazu leitet, „gegenüber Tätigkeits- und Reaktionsweisen auf Abstand zu gehen, sie für sich zum Denkgegenstand zu machen und sie auf ihren Sinn, ihre Bedingungen und ihre Zwecke hin zu befragen" (Foucault (D&E) 1984: 732)[321]. Eine Informantin schildert:

> „ich bin eigentlich durch diese Infektion gezwungen worden, äh über mich nachzudenken und mal Klarheit äh, zu gewinnen und mal´n Überblick über mein Leben zu kriegen" (Int.4: 44).

Die unterschiedlichen von den Informantinnen initiierten Änderungen gilt es nun genauer vorzustellen und damit die Transformation von einem Selbstver-

---

[321] Mit dieser Charakterisierung differenziert Foucault ((D&E) 1984: 732) das Denken von Mentalitäten und Haltungen.

6.2 Stigmatisierungen und Endlichkeit als Transformationsagenten

hältnis der Fremd- zu einem der Selbstsorge darzulegen, der dem Kriterium einer für sich guten Lebensweise unterstellt ist. In einem ersten Schritt wird die Transformation von einer Konstituierung als „gute Frau" hin zur Selbstsorge vorgestellt.

6.2.1 „Ich wollte auch immer die gute Frau sein"

Die Auseinandersetzung mit der HIV-Infektion fungiert für zwei Informantinnen als Auslöser, um ihre bisherige Orientierung, die auf das Wohlbefinden anderer unter Missachtung eigener Wünsche und Belange gerichtet war, infrage zu stellen und zu verändern.

Beide Informantinnen beschreiben die Situation, die sie zu der Einleitung von Änderungen veranlassen. Während für eine Informantin die Realisierung, nicht unmittelbar mit dem Tod rechnen zu müssen, als Auslöser fungiert, wird für die andere Informantin das Stigmatierungspotenzial der HIV-Infektion zum Anlass, die eigene Lebensführung und ihr Selbstverhältnis zu bedenken.

Erstere Informantin schildert, wie die Erfahrungsberichte HIV-positiver Männer sie zu einer Änderung der Lebensführung leiten:

„und da haben die Männer erzählt, wie es denen eben geht mit ihrer Krankheit umzugehen (ja) und ... dann hat der eine gesagt, also, er wartet ja nun auch auf den Tod, der ja nun bald kommen soll, aber er sagte, das kommt nicht, weil jeden Morgen wenn er darauf wartet geht wieder die Sonne (lacht) auf und er ist immer noch nicht tot. Und da hab ich gedacht, guck mal wie blöd du bist, ne, (mhm), kämpf mal, fang mal an zu kämpfen. Und da hab ich gesagt, so jetzt geht es andersrum (mhm) und dann hab ich mir noch ein Buch gekauft von Luise High und dann muss ich sagen, hatt´ ich auch meinen Tiefpunkt überwunden, so Tage gibt es immer, aber die Krankheit ist so klein (mhm), vorher war sie so groß (mhm) riesengroß, rosarot (ja) für mich, wenn ich im Bett, ich konnte nicht schlafen, ich konnte nicht aufstehn, ich hab immer nur gedacht, die Kinder und dies und das, aber das ist so klein für mich, also das kann ich dir gar nicht sagen, so mini, mini, so klein. Also das ist nicht mehr das Thema, diese Krankheit (mhm). Na ja, und dann bin ich angefangen zu kämpfen. Dann hab ich zu meinem Mann gesagt: ‚ich verlasse dich'" (Int.7: 5).

Die „Durchbrechung des Todesdiskurses"[322] wird hier zur „Bedingung der Möglichkeit", eine als unbefriedigend erfahrene Situation zu verändern und die Trennung einzuleiten.

Dagegen schildert die andere Informantin, wie ihr unter den Bedingungen einer für sie „unhändelbaren" Situation das Ungleichgewicht zwischen Geben

---
[322] Vgl. dazu auch: Kapitel 4. 1.6.1.

und Nehmen in der Partnerschaft deutlich wird. Ihr ebenfalls positiv getesteter Mann weist nicht nur ihr Gesuch nach Gesprächen über die mit der HIV-Infektion aufgeworfene Stigmaproblematik ab, sondern fordert im Gegenzug von ihr Fürsorge und Hilfe bei der Lösung seiner Probleme ein. Diese Situation löst bei der Informantin die Hinterfragung ihrer Position aus:

> „es ist das erste Mal, seit ich, ähm, seit ich denken kann, dass, dass da in mir etwas angewachsen ist, und was ist mit mir? Überhaupt, und was mach ich jetzt damit? Und wie soll ich damit klarkommen?" (Int.4: 40).

Seine parallele Forderung nach finanzieller Versorgung wird für die Informantin letztlich zum Anlass, die Scheidung einzureichen:

> „und als ich dann merkte, ich kann meinen Wohnung verlieren und das war ja so letztlich früher mal mein Traumziel, ne eigene Wohnung zu haben (mh), da auf einmal machte es Klick und ich sag, ne, ne, ne Moment, Augenblick, jetzt, jetzt (ja), nix wie weg hier, dann hab ich die Scheidung eingereicht" (Int.4: 63).

Die Informantinnen konstatieren unter diesen Bedingungen einen Änderungsprozess, den sie ähnlich beschreiben. Die eine Informantin hält fest:

> „Es ist Schade, dass ich durch so'n Schock oder durch so'n schreckliches Ereignis wach werden musste (mhm), also aufgewacht bin" (Int.7: 8).

Und die andere merkt an:

> „ich kam wie aus 'm , aus'm dunklen Raum in einen hellen, so ungefähr, dass ich sag, ‚oh Gott! Was hab ich denn da alles gemacht, was das alles für mich bedeutet'" (Int. 4: 63).

Beide stellen ihr bisheriges Selbstverhältnis und Lebensführung als etwas dar, was im Dunklen bzw. im Schlaf und damit jenseits von Evidenz bzw. Bewusstsein situiert war. Die durch das Elternhaus erfahrene Sozialisation weisen beide als konstitutiv für ihr ehemaliges Selbstverhältnis aus:

> „Ich war immer die gute Frau, ich wollte auch immer die gute Frau sein, so, weil ich das ja von zu Hause kenne, keine Widerrede, ne?" (Int.7: 11).

Beide Informantinnen schildern, wie im Elternhaus die Einnahme einer eigenen Position unterbunden wurde und Kindheit und Jugend durch Repression („immer unterm Daumen" (Int.7: 2)) und Handlungsverbote („ich durfte nichts, ich durfte gar nichts" (Int.7: 2)) gekennzeichnet war. Sie rekurrieren auf eine Vergesell-

6.2 Stigmatisierungen und Endlichkeit als Transformationsagenten

schaftungsform, die durch die Ausrichtung auf vorgegebene Normen jenseits der Beachtung ihrer Wünsche und Belange verlief und weisen diese als konstitutiv für ihre Konstituierung als „gute Frau" aus.

Der Versuch, die Individuen in Übereinstimmung mit einem präskriptiven Modell zu bringen, hat Foucault (2004a: 89 f.) als Normation bezeichnet und diese Vorgehensweise als Charakteristikum der Disziplinartechniken ausgemacht. Grundlegend sei hier nicht das Normale oder Abnormale[323], sondern die Norm (Foucault 2004: 90). Disziplinierung und Normalisierung kennzeichnet Menke (2003: 292) im Rekurs auf Foucault als Grundzüge der Sozialisierung: Beide fungieren als Verfahren, durch die Handlungsfähigkeit ausgebildet wird.

Menke (2003: 283-299), der Unterschiede und Gemeinsamkeiten zwischen den Praktiken sozialer Disziplinierung und den Übungen der Selbstsorge extrahiert, markiert Disziplinartechniken in Übereinstimmung mit Foucault (1976c[324]) als Praktiken, die nicht zu einer Steigerung subjektiver Macht – im Sinne des „Sich-selbst-führen-Können, um persönlich sein Leben führen können" – führen. Vielmehr werde durch diese das „Bewusstsein dieser Macht verdrängt und die Ausbildung dieser Macht geschwächt" (Menke 2003: 293). Die Crux der Disziplinarpraktiken bestehe darin, dass diese nicht nur „normalisieren und disziplinieren, sondern, dass sie es so, nämlich so total tun, dass die darüber hinausgehende Macht zur persönlichen Lebensführung verlorengeht".

Auf diesen Aspekt rekurrieren die Informantinnen, wenn sie unterstreichen, dass die Ausrichtung auf das Wohl, die Zufriedenheit, Wünsche und Pläne des Partners über Jahre hinweg „freiwillig" erfolgt sei. Eine der Informantinnen betont in diesem Zusammenhang die Ähnlichkeit, die sie zwischen ihrem Verhalten und dem Verhalten ihrer Mutter ausmacht:

> „und hab mich einfach immer nur untergeordnet, total (ja) es, es ist/ mein Fazit ist, niemand hat mich gezwungen [...] er soll zufrieden sein oder (ja) man soll ihn in einem guten Licht sehn, das ist also schon teuflisch ähnlich wie meine Mutter das gemacht hat auch so dieses, immer Harmonie und alles unterm Teppichboden (mhm) kehren, nichts hochkommen lassen, wir haben also auch praktisch keine Streits gehabt" (Int.4: 19).

Die Orientierung auf das Wohl des anderen, die sich durch eine ungleichgewichtige Reziprozität zwischen den Partnern auszeichnet, verdeutlichen beide Informantinnen als eine Praxis, deren Wirkungsmacht nicht durch das Scheitern der

---

[323] Vgl. auch: Kapitel 5.3.2.4.
[324] Menke (2003) schließt damit unmittelbar an Foucault (1976c: 175 ff.) an, der „das Neue" und Spezifische der Disziplinarpraktiken darin ausmacht, dass hier eine Technik zum Tragen kommt, der es nicht nur gelingt, die Fähigkeiten der Unterworfenen zu mehren, sondern „den Körper um so gefügiger zu machen je nützlicher er ist, und umgekehrt". Vgl. auch: Kapitel 5.3.2.4.

ersten Ehe aufgehoben wird. Auch in den sich anschließenden Partnerschaften und Ehen fungiert dieses Prinzip als strukturierendes Moment:

> „hatte dann einen X [Nationalität] kennengelernt, aus X [Stadt] und acht Jahre waren wir mit dem zusammen gelebt (mhm) und äh, da setzte sich das eigentlich noch fort, dass ich noch mehr rumgerödelt hab, um einen Mann zufriedenzustellen" (Int.4: 31).

Und im Anschluss:

> „und auch da lief die gleiche Maschinerie wieder ab, dass nicht er derjenige war, der, der mich zu irgendwas aufgefordert hat (mh) oder irgendwie was verlangt hat von mir, gar nicht, sondern äh, Gefühl, auf Gefühlsschiene wieder das gleiche Ding, also ich bin aktiv geworden und ich mache Dinge von alleine" (Int.4: 34).

Vor diesem Hintergrund fungiert die HIV-Diagnose als Bruch. Die aufscheinende Endlichkeit und das Stigmatisierungspotenzial der Infektion werden für die Informantinnen zum Anlass, die bisherige Lebensführung und Konstituierung infrage zu stellen. Das bisher „fraglos Gegebene" wird zur Disposition gestellt, wie Schütz (1979) aus wissenssoziologischer Perspektive konstatiert, und löst einen Denkprozess aus, den Foucault ((D&E) 1984: 732) analog zu Schütz als Resultat einer „Verunsicherung" beschreibt: „In Wirklichkeit muss, damit ein Handlungsbereich und ein Verhalten ins Feld des Denkens eintritt, eine gewisse Anzahl von Faktoren ihm oder es unsicher gemacht, ihm seine Vertrautheit genommen oder in dessen Umfeld eine gewisse Anzahl von Schwierigkeiten hervorgerufen haben".

Das Stigmatisierungspotenzial der HIV-Infektion evaluiert eine der Informantinnen so:

> „das war etwas, was mir gezeigt hat, ich kann das nicht händeln" (Int.4: 40).

Die Ausrichtung auf die Wünsche, auf das Wohl und die Zufriedenheit des anderen wird angesichts der sich anzeigenden und manifestierenden Schwierigkeiten als nicht mehr hinreichend für einen konstruktiven Umgang mit der Lebensführung beurteilt; die Konstituierung als „gute Frau" als Bedrohung des eigenen Wohlergehens bzw. als Erlässlichkeit wahrgenommen.

Den Wechsel, auf den die Informantinnen in diesem Zusammenhang rekurrieren, lässt sich als Transformation von einer Praxis der Fremdsorge hin zu einer der Selbstsorge beschreiben. Im Mittelpunkt steht nicht länger die Orientierung auf das Wohlergehen des (Ehe-)Mannes, sondern die Ausrichtung des Handelns an Kriterien einer für sich selbst als gut erachteten Lebensweise, die den Maximen der Selbstsorge unterstellt ist:

6.2 Stigmatisierungen und Endlichkeit als Transformationsagenten

> „na ja, also ich hab, denk schon mich weiter entwickelt, ich hab immer kleine Schritte gemacht und ich bin schon dazu gekommen zu sagen ‚Und wo bin ich? Und was ist für mich gut?' (ja) .. das ist fü/ es ist immer erst die zweite Frage, aber ich bin wenigstens so weit, dass ich sagen kann, äh, immer wenn jemand was von mir möchte, dass ich dran denke und sag ‚Ja, und was hab **ich** davon?'" (Int.4: 48).

Die Informantin kennzeichnet diese Transformation als eine Praxis, die sie allmählich vollzieht. Nicht eine „totale" Transformation der Lebensführung (Int.4: 41) steht im Mittelpunkt, sondern die Erforschung des Ichs als unbekannte Landschaft:

> „und ich wär **sowas** von froh wenn ich äh, rausfinden könnte **was ich will** (mhm) vielleicht will ich bis zehn Uhr schlafen und und um halb elf will ich frühstücken oder ich sag ‚ich, ich steh um acht auf und mach meinen Haushalt wie alle anderen Menschen vielleicht auch und dann plan ich was für den Tag', ich fahr gerne rum, ich guck mir gerne äh, Sachen an, Kirchen oder, oder Landschaften oder sonst was (mhm) ich bin gern mobil (mh) und, ähm hab dann meinen äh/ komm nach Hause und und und ruh mich aus, einfach diese Grundbedürfnisse, **für mich** rauszufinden und auch zu leben (mhm) das wär mein, mein, mein, ja mein Wunsch, dass ich´s überhaupt mals empfinden kann (ja), weil so dieses, dieses, diese Zerrissensein, das weiß ich wie das ist, das kann ich jedem berichten, wie das ist, äh und, und dieses schnelle Aufgeben, also jetzt meine Wünsche aufgeben, meine Bedürfnisse sofort weg-drücken zu können, also da bin ich Meister drin (mh), das kann ich jedem erklären wie man das macht, aber das ist ja nicht das was Leben ausmacht (ja), ich kann ja auch keinen/ man redet ja immer von irgendwelchen Zielen oder so (weinend).. (?).. also kleine Ziele, ja okay, sagen wir so, einen eigenen Tagesablauf entwickeln, ja" (Int.4: 58 f.).

Sie tritt damit ihrem Selbstverhältnis als Un-Person entgegen, das sie im Vorwege so beschrieb:

> „ich habs einfach nicht mehr erkennen können, dass ich überhaupt keine eigene Person mehr bin (mhm) schon lange nicht, ne, dass ich mich da total aufgelöst hatte (leicht lachend) (mhm) in in, in in alles regeln, alles machen(ja), immer zufrieden ist, dass er ja nichts zu nörgeln (ja) und zu meckern hat" (Int. 4: 29).

Als entscheidend erweist sich in diesem Zusammenhang, dass die Konstituierung als „gute Frau" nicht nur vor dem Hintergrund der elterlichen Sozialisierung plausibilisiert wird. Bisherige Konstituierung wie auch künftiges Verhalten wird auch im Rekurs psychologischer und psychoanalytischer Diskurse auf der Ebene der Person problematisiert und damit jenseits gesellschaftlicher Verhältnisse individualisiert. Die Fokussierung und Orientierung ihrer Lebensführung auf das Wohl des anderen deutet eine der Informantinnen so:

„und auch, auch für mich hätt es ne Art Befriedigung, weil das hab ich immer so gemacht gehabt und ich hatte es ja auch noch nicht erkannt, dass das nix mit mir persönlich zu tun hat sondern eher mehr damit, dass ich, ja schon mit mir persönlich, dass ich, äh, äh, für andere etwas tun muss, um Aufmerksamkeit zu bekommen (mhm) oder um Zuneigung, Zuwendung zu bekommen" (Int.4: 39).

Der Informantin, der dieses Deutungsmuster im Rahmen ihrer Begleittherapie nahegelegt worden zu sein scheint, rekurriert hier auf ein psychologisches Erklärungsmuster. Rieder (2002: 179; 181), die die Subjektivierung der Krankenpflege analysiert hat, macht genau dieses Deutungsmuster[325] als Erklärungsansatz für die „opferbereite Schwester" aus, die sich durch ihre Bereitschaft zu individueller Mehrarbeit i. R. der Krankenpflege auszeichnet. Die Rückstellung eigener Interessen zugunsten der Interessen der PatientInnen wird aus dieser Perspektive als narzisstische Problematik der Helferinnen gedeutet, die „Ausdruck eines besonders starken Bedürfnisses nach Anerkennung durch andere Personen sei" (Rieder 2002: 179), eine Plausibilisierung, die sich analog bei der Informantin findet.

Auf der Ebene der Person erfolgt nicht nur die Deutung der Fremdsorge, sondern auch die Deutung des gegenwärtigen Verhaltens. Als Ziel ihrer Selbstsorge proklamiert die Informantin zunächst die Befreiung von Ängsten und Paniken, die sie gegenwärtig überkommen, wenn sie Stigmatisierungen befürchtet. Ihr Erschrecken angesichts der Konfrontation mit Ausgrenzungspraktiken positioniert die Informantin dabei im Zusammenhang ihres Selbst („ich kann damit nicht umgehen" (Int.4: 72)). Verstärkt wird diese Deutung, die auf der Ebene der Person situiert ist, durch einen psychoanalytischen Erklärungsansatz:

„es ist, es ist tatsächlich so, dass ich da etwas gehandicapt bin, weil ich, wie gesagt, wenn, wenn jetzt für jemand anders, würd ich überall rumheulen und (ja) würd all diese, diese, diese Dinge nicht, äh, nicht empfinden, dann, dann fühl ich mich stark, nur für/ das, das hat vielleicht mit diesem (tiefes Einatmen) mit der Infektion direkt gar nichts zu tun, sondern dass ich einfach für meine eigenen Belange nicht eintreten kann oder nicht genügend, ja? Oder das sich immer verwischt mit Gefühlsduseleiene oder so was und, also für mich, ich hab schon ne Menge Fortschritte gemacht, aber ge/ genau auf dieser Ebene läufts also das ganz schleppend an (mh), ganz schleppend, ich kann also nicht einfach/ meine Therapeutin meinte dann ich wär nicht (leicht lachend), in, in Bereichen was Gefühlswelt betrifft, nicht erwachsen (mhm) genug, oder noch nicht erwachen, (würd ich nicht?) kompetent reagieren, also je/das sagt sie jetzt nicht abwertend (nene), sondern einfach, dass ich jetzt, dass es ne Hilfestellung ist (und?) mir mal klarzumachen, wo meine Defizite liegen, ja?" (Int.4: 76).

---

[325] Beispielsweise bei Schmidtbauer (2000).

6.2 Stigmatisierungen und Endlichkeit als Transformationsagenten

Das Nicht-Wissen, wie sie auf Stigmatisierungen regieren soll, wird hier zu einem individuellen Defizit konstituiert, der aus der nicht-erwachsenen Konstituierung der Informantin resultiert. Aus dieser Perspektive erscheint die Informantin nicht in der Lage, für eigene Belange einzutreten – und wie sie an anderen Stelle aufführt, für sich Verantwortung zu übernehmen (Int.4: 48). Die von der Informantin dargelegte Erklärung folgt dem Konzept altruistischer Abtretung von Anna Freud (1978: 95 ff.). Diesen Diskurs identifiziert Rieder (2002: 179) in ihrer Studie als ein (weiteres) Deutungsmuster, das auf der Ebene der Person, die Opferbereitschaft von Frauen erklärt: „Als altruistische Abtretung bezeichnet Anna Freud eine Projektion von als nicht akzeptabel befundenen Triebwünschen auf andere Personen, und die Unterstützung dieser Personen bei der Erfüllung solcher Wünsche". Ein Verhalten, das, wie die Informantin analog eines von Anna Freud (1978: 98) zur Veranschaulichung genutzten Falls darlegt, auf die Dichotomie Kind-Erwachsener aufbaut.

Feststellen lässt sich, dass die mit der HIV-Infektion verbundenen Problematiken die Informantinnen einerseits dazu führen, die bisherige Lebensführung und Selbstkonstituierung in den Blick zu nehmen und Änderungen einzuleiten. Die einseitige Ausrichtung auf das Wohl des anderen unter Missachtung eigener Wünsche, Interessen und Wohlergehens wird unterbunden und eine Transformation des Selbstverhältnisses in Richtung Selbstsorge initiiert. Die Informantinnen kennzeichnen diese Transformation explizit als Abwendung von einer Konstituierung als „gute Frau", die, wie sie darlegen, durch eine vollkommen ungleichgewichtige Reziprozität zwischen den Partnern gekennzeichnet war. Die „Befreiung" von diesen Verhältnissen geht einerseits mit der Ausweitung des Autonomiepotenzials einher, d. h. mit einem Prozess, wo das „um das Gute seines Lebens besorgte Subjekt" auf die inhaltliche Erweiterung seiner Selbstführungsfähigkeiten zielt (Menke 2003: 295). Andererseits zeigt sich, welche subjektivierende Wirkungsmacht in diesem Zusammenhang psychologische und psychoanalytische Diskurse entfalten. Der Rückgriff auf diese Diskurse wie auch ihre Wirkungsmacht plausibilisiert sich nicht zuletzt dadurch, dass die Mehrzahl der Informantinnen auf Therapieerfahrungen zurückgreifen – Therapieerfahrung, die sie entweder im Kontext verschiedener Drogenentzüge gemacht haben oder die sie bedingt durch die HIV-Infizierung in Form einer Begleittherapie erfahren haben. Die Deutungsmuster, die hier zum Tragen gelangen, fokussieren auf die Ebene der Person. Individuelle Defizite und mangelnde Fähigkeiten werden aus Perspektive dieser Diskurse als ausschlaggebend für konstatierte Problematiken und sich manifestierende Schwierigkeiten identifiziert; die Behebung der Defizite wird als Lösung vorgestellter Problematiken präsentiert. So zeigt sich, dass die Konstituierungsweise als „gute Frau" wie auch die mangelnde Handlungsmächtigkeit bei der Konfrontation mit Stigmatisierungen und Ausgrenzungspraktiken als Verhaltensweisen markiert werden, die aus dem individuellen Defizit der Person resultieren, die als gestört (narzisstisch) bzw. unreif (nicht erwachsen) objektiviert wird.

Deutlich wird in diesem Zusammenhang, dass durch die Fokussierung auf die Ebene der Person der gesellschaftspolitische Rahmen verdeckt wird, der zu spezifischen Lösungen aufruft und die Produktion entsprechender Konstituierungsweisen anleitet; oder mit anderen Worten: Der Zusammenhang zwischen Mikro- und Makroebene entfällt. So hat Schütze (1986) am Beispiel der paradigmatischen Figur der „guten Mutter", die sich als Pendant der „guten Frau" zeigt, rekonstruiert, dass diese nicht das negative, sondern vielmehr das positive Produkt und Gegenüber spezifischer Rationalitäten und wissenschaftlicher Diskurse darstellt. Dass die hier praktizierte Form der Fremdsorge, die sich durch die Rückstellung eigener Interessen zugunsten der Interessen anderer auszeichnet, nicht unbeeinflusst von der christlichen Ethik ist, legt Rieder (2002) mit ihrer Analyse zur Konstituierungsweise der „opferbereiten Schwester" nahe. Diese zeigt sich entscheidend durch das Muster der christlichen Nächstenliebe beeinflusst, eine Konstruktion, die sich gleichsam durch Selbstverzicht auszeichnet (Rieder 2002: 182). Die christliche Ethik charakterisiert sich nicht nur durch Selbstverzicht, sondern gleichsam durch die delphische Praxis des „Erkenne dich selbst" (Foucault 1993). Während im Zeitalter der Stoa die Selbsterkenntnis der „Sorge um sich selbst" untergeordnet wird, wird diese mit der Etablierung des Christentums zur leitenden Maxime und nimmt eine Form der Selbstentzifferung an, bei der es das „wahre" Selbst aufzudecken gilt (Foucault 1993: 29 ff.; 1994: 283).

Auch die Informantinnen nutzen vielfach Verfahren, die sich als moderne Varianten christlicher Geständnispraktiken ausmachen lassen. Die moderne Form der Selbstsorge zeigt sich damit als ein Konglomerat: Zielen die Informantinnen einerseits auf eine Form der Lebensführung, die sich auf die Ausweitung ihrer Selbstführungsfähigkeiten richtet und sich von der Praxis des Selbstverzichts abwendet, so bedienen sie sich andererseits Techniken, die auf der Erkenntnis des „wahren" Selbst aufbauen, wobei der Rekurs auf psychologische und psychoanalytische Diskurse bedingt, dass Probleme und Schwierigkeiten individualisiert werden.

Die Transformation hin zu einem Selbstverhältnis der Selbstsorge vollziehen die Informantinnen nicht nur durch die Abwendung von der Konstituierungsweise als „gute Frau", sondern auch, wenn sie ihre bisherige Drogenabhängigkeit vor dem Hintergrund der Endlichkeit in den Blick nehmen und Befreiungsversuche initiieren. Dies gilt es nun abschließend darzulegen.

6.2 Stigmatisierungen und Endlichkeit als Transformationsagenten 373

6.2.2 „Irgendwie bin ich durch die Krankheit wieder gesund geworden"

Fünf der neun Interviewpartnerinnen waren über Jahre hinweg heroinabhängig. Während eine Interviewpartnerin bereits vor der HIV-Transmission wieder „clean" ist, gelingt es den übrigen Informantinnen, sich nach Bekanntgabe der HIV-Diagnose von der Heroinabhängigkeit zu lösen[326].

Die Auseinandersetzung mit dem Tod markieren zwei Informantinnen explizit als Auslöser für die Befreiung von der Drogenabhängigkeit. Inwiefern diese als Auslöser für einen Transformationsprozess fungiert, schildert eine der Informantinnen:

„und ich glaub des ist, weiß ich nicht, dass ich dadurch dem Leben so nahe gekommen bin, durch die Auseinandersetzung mit dem Tod, dass ich jetzt da auch gar nichts mehr dazwischen stellen will (mh), wissen Sie? Zwischen Leben und Tod ist ja so/ eigentlich, dass man denn, wenn man´s nicht mehr erträgt, da den Rausch dazwischen stellen will (ja), des das will ich gar nicht mehr" (Int.1: 23).

Die Auseinandersetzung mit dem Tod führt zu einer Annäherung an das Leben, die sie – wie auch die andere Informantin – dazu leitet, das Leben „pur" zu ertragen. Die HIV-Infektion bzw. die Diagnose wird zum Katalysator der Genesung. In Umkehrung der klassischen Definitionen von Krankheit und Gesundheit konstatiert sie:

„also krank geworden bin ich durch meine Scheiß-Lebensgeschichte, also dass ich da denn Pflegeeltern und wieder Pflegeeltern und denn zu meiner richtigen Mutter, ... also wenn ich/ und ich hab auch schon oft gedacht, wenn ich nicht/ dass ich nachher süchtig geworden bin (mh) ist für mich auch nur logisch" (Int.1: 35)

„wenn ich wenn do Resümee zieh, dann denk ich, es ist nur logisch, wenn ich nicht später süchtig geworden wär, denn w/ hätt ich mich umgebracht oder ich wär verrückt geworden (mh) aber, d/ also normal hätt ich nicht ausgehalten (mh) und ich hab auch jetzt noch, nachdem es so lang he, her ist, dreißig Jahre, hab ich noch ganz dolle Depressionen (mh), die, die Zeit wo ich gedrückt hab, weg gewesen sind, die jetzt, wo ich clean bin, wieder kommen, mit denen ich jetzt aber leben kann (mh), aber für mich ist es, weiß ich nicht, also ne logische Folge von der Geschichte, dass ich süchtig geworden bin und, das hört sich jetzt vielleicht versponnen an, aber irgendwie bin ich durch die Krankheit wieder gesund geworden (mh), weil die Krankheit mich gezwungen hat, also, .. ja! Clean zu werden, clean zu bleiben, mich mit allem auseinanderzusetzen (mh) und weil ich durch die Krankheit eben auch

---

[326] Zwei Informantinnen nehmen zum Zeitpunkt des Interviews eine Substitution in Anspruch, während die anderen zwei Informantinnen ohne Substitution leben.

ganz doll gelernt hab, viele Sachen auszuhalten und mich selbst wundere, wie viel ich auch aushalten kann (mh), auch ohne Stoff" (Int.1: 36).

Krank wird die Informantin durch ihre „Scheiß-Lebensgeschichte" und gesund durch die „Krankheit". Die Sucht kennzeichnet sie als Selbsttechnologie, um Tod und Irrsinn zu entgehen und verdeutlicht sie dabei als eine „Droge" im klassischen Sinne, d. h. als ein Mittel, das zwischen Heilung und Krankheit steht und die Konnotation beider Seiten in sich trägt. Die HIV-Infektion fungiert dabei als Bruch: Sie leitet sie zu einer Auseinandersetzung und zwingt sie, „clean zu werden, clean zu bleiben".

Im Gegensatz zu der Informantin, für die die HIV-Infektion mit vielfältigen Verlusten und negativ konnotierten Transformationen verbunden ist, stellt diese Informantin dar, wie ihr die HIV-Infektion neue Möglichkeiten eröffnet und zu einer positiven Transformation der Lebensführung beiträgt. In einer Passage evaluiert sie:

„und ja ich weiß nicht, also ich ich bin manchmal so wenn ich dann auch alleine bin und am überlegen so, einerseits hat mir die Krank/ okay, also des hat mir viel/ das hat mir einiges genommen, aber es hat mir fast mehr gegeben als es mir genommen hat (mh), so, ich weiß nicht,.. ich bin, also jetzt heute zum Beispiel, ich treff X (Name), ich treff Y (Name) und man nimmt sich innen Arm und es ist, es ist egal ob der andere äh also gedrückt hat oder auf´n Strich gegangen ist oder schwul ist, .. weiß ich nicht, also ich hab, ich hab vorher nie so, so intensive Beziehungen gehabt (mh) und hab die wirklich nur bekommen durch, durch das Virus (mh) mit dem Virus (mh), ja, ich wär sonst weder in die AIDS-Hilfe gegangen, noch da in den AIDS-Gottesdienst gegangen, ich weiß nicht .... also ich hab, weiß ich nicht, .. ich hab jetzt Rente eingereicht, werd die auch innen halben Jahr durchhaben, krieg zwar nur 500,- Mark (mh), das ist für hier zu wenig, aber für Indien reichts völlig (mh), um da zu leben" (Int.1: 17).

Die Diagnose – bzw. das Virus – fungiert für die Informantin als „Schlüssel". Sie eröffnet ihr den Zugang zu einer Community und verhilft ihr dadurch zu Beziehungen, die, wie sie festhält, in dieser Qualität nie hatte.

Identität betrifft nach Sennett (2007: 59) „weniger die Frage, wer man ist, als wohin man gehört". Die Diagnose wird unter dieser Prämisse zu einer Möglichkeitsbedingung. Sie ermöglicht Verortung und Kontextualisierung und damit gleichsam Sozialität, Partizipation und Freundschaften.

Die Relevanz dieser Transformation erschließt sich vor dem Bericht[327] eines HIV-positiven Mannes aus Berlin, der verdeutlicht, welche Wirkungsmacht der Wunsch nach Zugehörigkeit entfaltet und zu welchen radikalen Lösungsmitteln

---

[327] Vgl.: „Geschichte der Infektionkrankheiten" (Arte 3/2007).

6.2 Stigmatisierungen und Endlichkeit als Transformationsagenten

in bestimmten Kontexten – vor dem Hintergrund anscheinend mangelnder Alternativen – gegriffen wird. Er schildert, wie er verschiedentlich in schwulen Internetforen um die Weitergabe des Virus angefleht worden sei, um über die Diagnose den Zugang zu einer Community zu erhalten und dadurch Anonymität und Einsamkeit zu entkommen. Unter Bedingungen der Marginalisierung scheint die Diagnose HIV-positiv als ein erstrebenswertes Zeichen wahrgenommen zu werden, das den Weg und die Chance auf eine Kontextualisierung eröffnet, die vielfach schmerzlich vermisst zu werden scheint.

Die Diagnose eröffnet der Informantin nicht nur den Zugang zu einer Community. Darüber hinaus wird die Rente für sie zur Möglichkeitsbedingung, um einem seit der Jugend gehegten Wunsch – der Arbeit mit behinderten Kindern – Gestalt zu verleihen:

> „und mit 500 Mark kann ich da wunderbar leben im Monat (mh) und kann da den halben Tag denn/ wo ich will, was weiß ich in Kalkutta oder in Vinares oder auf Sri Lanka – das hab ich vor zwei Jahren auch gemacht, sechs Wochen als Volon, Volontärin – irgendwo halbtags arbeiten und denn kann kann man sich seinen Bereich aussuchen (mh) für mich eben handicapt children (mh), was, wo ich hier nie die Möglichkeit hätte" (Int.1: 18).

Ähnlich wie die Informantin weiter oben hebt auch diese Interviewpartnerin die Bedeutung der Arbeit hervor und unterstreicht deren Relevanz für die Konstituierung von Sinn:

> „ich bin noch zu fit, um hier auf den Tod zu warten (ja klar) und ich bin auch noch zu/ ich hab auch keine/ ich bin auch zu intelligent und auch nicht bereit, nur um hier zu putzen dauernd (ja) und ich kann auch nicht die ganze Zeit nicht nur lesen, lesen, lesen (ja) was mich interessiert kann ich auswendig, von/ ah, ich will auch nicht nur Fernseh gucken (ja) die ganze Zeit, und dauernd, was weiß ich, ins Oper oder ins Kino oder JWD zu gehen hab ich nicht das Geld [sehr schnell gesprochen],. Na ja (?) ... und ich denk mir, noch kann ich des und´n halben Tag und um den haben Tag zu arbeiten bin ich auch kräftig genug (ja) und auch wenn ich da kein Pfennig dafür krieg und nur mein Frühstück krieg dafür, trotzdem ist es mir wertvoller, wie wenn ich hier äh nen Acht-Stunden Job hab, wo ichn Haufen Geld krieg aber wo ich ungern hingeh und wo ich nur genervt wieder komme (ja), da Scheiß ich doch drauf" (Int.1: 18 f.)

Körperliche Leistungsfähigkeit und der gesicherte finanzielle Hintergrund fungieren als Voraussetzung für die Realisierung ihres Wunsches nach einer sinnerfüllenden Arbeit, die sie von einer ökonomischen Zielsetzung differenziert.

Die Transformation der Lebensführung geht auch bei dieser Informantin mit einer Hinwendung zur Selbstsorge einher. Anhand ihres Umgangs mit Behörden und mit (signifikanten) Anderen veranschaulicht sie:

> „dass eben weil ich gezwungen war, also dadurch mich mehr mit der Endlichkeit zu beschäftigen, aber, aber ich merk auch so, also ich kann/ ich weiß jetzt/ ich kann eher formulieren was mir wichtig ist, ich kann mich eher durchsetzen, also kann – und wenn ich dreimal zur Behörde rennen muss und wenn die wieder sagen ‚ja, aber da fehlt noch ein Papier', okay, dann hol ich noch'n Papier (mh), aber dann geh ich eben noch mal hin, also ich kann jetzt, weil ich weiß, dass ich nicht ewig lebe, das hat mir die Stärke gegeben mich eher für Sachen einzusetzen (ja), die mir wichtig sind (ja), oder so wenn ich so mit X [Name], denn okay, denn sieht man sich nicht so oft, aber wenn man sich sieht, dann ist es intensiv (mh) und weil beide um den Tod wissen, und um die Krankheit wissen und um die ganze Scheiße die damit verbunden ist, man muss/ weiß ich nicht/ also es befreit einen auch von Zwang zur täglichen Lüge (mh), also so normalerweise (tagsüber?) ‚och wie geht's?' und immer höflich und ‚alles in Ordnung' und so, die Leute die ich mag und die mich mögen, da muss ich nicht heucheln (mh), ich will auch nicht mehr heucheln (mh), warum? (mh), .. Ich belüg mich nicht mehr und ich belüg andere nicht mehr und wer die Wahrheit nicht erträgt, der muss dann eben gehen (mh), ja so, ... doch ich denk für mich ist das Ganze Befreiung auch" (Int.1: 24).

Als ausschlaggebend für ihre Selbstsorge markiert die Informantin die Auseinandersetzung mit der Endlichkeit. Das Wissen um die eigene Sterblichkeit – und damit um einen begrenzten Zeitraum – fungiert als Voraussetzung, eigene Interessen formulieren und umzusetzen zu können. Am Beispiel des Umgangs mit Behörden und signifikanten Anderen führt die Informantin die Praxis ihrer Selbstsorge vor und verdeutlicht gleichzeitig, was ihre heutige Relevanzsetzung strukturiert. Zur Veranschaulichung greift sie dabei auf zwei für sie wesentliche Bereiche zurück: Ist der eine für ihre materielle Sicherung bedeutsam, so der andere für ihre emotionelle und soziale Sicherung.

Durchsetzungsfähigkeit und Gelassenheit markiert die Informantin als Fähigkeiten, die heute ihren Umgang mit der Bürokratie bestimmen – einen Umgang, den die Informantinnen vielfach unter dem Stichwort „Kampf" subsumieren und damit eingängig die Praxis charakterisieren, mit der sie sich unter den gegebenen sozialpolitischen Bedingungen bei der Auseinandersetzung um Pflege-, Wohngeld und Rentenbewilligung konfrontiert sehen. Verhelfen ihr die erworbenen Qualitäten zur Durchsetzung ihrer materiellen Rechte, so gestaltet sie den Umgang mit signifikanten Anderen heute in Differenz zu denjenigen Regeln, die den Alltag bestimmen.

Das gemeinsame Wissen um Tod, „Krankheit" und den damit verbundenen Effekten ermöglichen, wie die Informantin ausführt, die Befreiung von normati-

6.2 Stigmatisierungen und Endlichkeit als Transformationsagenten

ven Umgangsritualen und -konventionen, die sie als „Zwang zur täglichen Lüge" markiert und mit Heucheln gleichsetzt. Implizit verweist sie damit auf den Diskurs des verdrängten Todes[328].

Junge (2002: 48 ff.) zeigt im Rekurs auf Foucault (1983), wie die Materialfülle zum Thema Tod und Sterben die These der „Rede von der Tabuisierung und Verdrängung des Todes" widerlegen. Das Festhalten an dieser These – die, wie Foucault (1983) zeigt, dem in unserer Gesellschaft gängigem Prinzip folgt, die Macht weniger als produktiv denn als repressiv zu denken – resultiert nach seinem Befürworten aus dem „Gewinn des Sprecher" (Junge 2002: 49; vgl. ebenso: Foucault 1983: 15). Genau diese Funktion nimmt auch die Informantin in Anspruch: Derjenige, der sich gegen das Todestabu auflehne – so Junge (2002: 49) – begreife sich als Begründer der Wahrheit und lokalisiere sich selbst expressiv verbis als außerhalb der repressiven Macht stehend. Nun setzt sich die Informantin weder gegen das Todestabu bzw. die Todesverdrängung ein noch fordert sie im Gegenzug die Thematisierung von Tod und Sterblichkeit. Gleichsam entfaltet sie den von Foucault (1983) und Junge (2002: 48) konstatierten „Moment der Befreiung", indem sie sich gegen repressive Konventionen wendet, die aus ihrer Perspektive eine „wahrhaftige" Selbstdarstellung verhindern, der sie sich nicht länger beugen will.

Lässt sich ihre Proklamation für eine „wahrhafte" Selbstdarstellung einerseits als Widerstandspraxis gegenüber Konventionen verstehen, die die Thematisierung von Krankheit und Leid aus dem Alltagsgespräch verbannen und die HIV-Infektion als Krankheit des anderen (Sontag 1997) ausweisen, so zeigt sich andererseits, dass ihre Forderung nicht außerhalb der Macht, sondern vielmehr dem christlichen Geständnisimperativ unterstellt ist, der eine wahrhafte und öffentliche Darstellung des Selbst fordert und zugleich den Ausschluss derjenigen durchsetzt(e), die sich dem „Diktat" der Wahrheit nicht stellen wollten.

Das Verhältnis zum Selbst zeichnet sich jedoch nicht nur durch diese „neue" Wahrheitsbeziehung („ich belüg mich nicht mehr") aus, sondern gleichsam durch eine Haltung, die hedonistische Züge impliziert. Im Rekurs auf das Klavier, was in ihrer Wohnung steht, äußert die Informantin auf Nachfrage:

> „und des hab ich ganz billig vor zwei, drei Jahren mit dem Putzen, mit dem Putzen verdient, aber des ist auch so´n Luxus (mh), was ich mir jetzt gönne (mh), was ich früher nicht gemacht hätte (ja), okay da hätt ich, was weiß ich, auf irgendwas gespart

---

[328] Vgl. dazu den exzellenten Überblick von Junge (2002: 39-52), der „die Aspekte der anhaltenden Diskursivierung der Verdrängung nicht unter dem Blickwinkel wahr oder falsch beleuchtet, sondern die dadurch entstandenen Beziehungen, Machtstrukturen und Kräfteverhältnisse, sprich die Effekte der Diskurse aussucht und betrachtet".

(mh), aber jetzt nicht mehr (mh), wenn ich's will, denn/ okay ich spar drauf, aber ich mach es dann auch" (Int.1: 25).

Diese Form der Selbstsorge, die nicht bei der Planung von Wünschen verbleibt, sondern deren Umsetzung praktiziert, wird konturiert durch eine Selbsthaltung, die sich nicht länger durch eine Form normativer Strenge auszeichnet:

„... und ich hab bevor ich was genommen hab [Drogen K. P.] auch oft gedacht, also man könnte alles erreichen, dass hab ich mir längst abgeschminkt (mh), durch die Krankheit,.. dass ich zwar weiß, also ich kann nicht alles erreichen, aber ich, ich hab die Erwartungen an die anderen, aber auch an mich runter geschraubt, also das macht doch nix, dass ich nicht alles weiß (ja), ich würd zwar gern alles wissen (mh), aber es ist nicht schlimm (lachen), dass ich's nicht weiß (ja), so, weiß ich nicht (lachen)... ne, noch irgendwas?.. Ja, solche Sachen, die Wichtigkeiten haben sich verschoben, .. also was mir, ja, es hat sich rauskristallisiert, was für mich wichtig ist (mh) und wofür ich keine Kraft vergeuden muss" (Int.1: 37).

Auch hier konstituiert die Informantin sowohl die Bedingungen der „Krankheit" wie auch die Auseinandersetzung mit dem Tod als konstitutive Voraussetzung ihres veränderten Selbstverhältnisses, das, wie sie verdeutlicht, sich auch auf das Gegenüber auswirkt. Krankheit und Tod verschieben die Relevanzsetzungen und transformieren Zielsetzungen und Erwartungen, indem sie eine Differenzierung zwischen Wichtigem und Unwichtigem einleiten und bedingen. Bedingen, insofern Kraft und Zeit jetzt als begrenzte Ressourcen erscheinen, die die Informantin zu einer Prioritätensetzung anzurufen scheinen.

Zusammenfassend lässt sich feststellen, dass die HIV-Infektion die Informantin zu einer Transformation der Lebensführung und des Selbstverhältnisses leitet. Als Auslöser fungiert die Auseinandersetzung mit Tod und Endlichkeit, die sie dazu führen, sich von der Drogenabhängigkeit zu lösen. Unter den Bedingungen der Marginalisierung wird die Diagnose gleichsam zu einer Möglichkeitsbedingung, die der Informantin zu einer Kontextualisierung verhilft. Sie ermöglicht ihr den Zugang zu einer Community und damit zu relevanten Anderen. Darüber hinaus fungiert die Infektion als Voraussetzung für die Durchsetzung einer minimalen finanziellen Absicherung (Rente), die es der Informantin erlaubt, die Umsetzung eines lang ersehnten (Berufs-)Wunsches zu verfolgen.

In Gegenüberstellung zu den Transformationen, die weiter oben dargelegt wurden, zeigt sich die Relevanz und Bedeutung, die der jeweiligen Ausgangsposition zukommt. Fungiert die HIV-Infektion für eine Informantin als Weg vom „In" ins „Off", so scheint sie für die andere den Weg vom „Off" ins „In" zu eröffnen, indem sie ihr zu „Gesundheit" und „Arbeit" verhilft und Sozialität ermöglicht.

6.2 Stigmatisierungen und Endlichkeit als Transformationsagenten

Die Auseinandersetzung um „Krankheit" und Tod wird für letztere Informantin nicht nur zum Ausgangspunkt für eine veränderte Lebensführung, sondern leitet gleichsam zu einem veränderten Selbstverhältnis, das sich durch seine Hinwendung zur Selbstsorge charakterisiert, die hedonistische Züge wie auch Relativierungen impliziert, welche sich wiederum aus einer Relevanzsetzung ableiten, die Wichtiges von Unwichtigem trennt. In diesem Zusammenhang entfalten konstitutive Elemente des christlichen Selbstverhältnisses ihr subjektivierendes Potenzial. Unter Bedingungen der Endlichkeit wird die Anrufung nach einer „wahrhaften" Selbstdarstellung zum Quasi-Imperativ. Die Relevanz, die dieser Anrufung im Kontext signifikanter Beziehungen zugemessen wird, scheint damit verknüpft, dass gegenseitige Bekenntnisse unsichtbarer Mängel, heute als gegenseitiger Beweis von Vertrauen und Verpflichtung fungieren und zugleich als Mittel gelten, um relevante Beziehung zu ratifizieren (Goffman 1988: 95; 111).

Im Folgenden gilt es zentrale Ergebnisse der Studie zusammenzuführen und zu zeigen, in welcher Fom und mit welchen Effekten Machtausübung im analysierten Feld erfolgt.

7 Die Regierung der HIV-Infektion

Ausgangspunkt der vorliegenden Arbeit war die Frage, wie sich HIV-positive Frauen unter den Bedingungen einer Infektion konstituieren, die im gesellschaftlichen Kontext Diskreditierungen und Stigmatisierungen hervorruft. Um die Selbstkonstituierung im gesellschaftspolitischen Kontext zu analysieren, nutzte ich das Konzept der Gouvernementalität. Dieses Instrumentarium ermöglicht es, den Zusammenhang zwischen Mikro- und Makropraktiken in den Blick zu nehmen und damit zu zeigen, in welcher Form und mit welchen Effekten Machtausübung in den als problematisch erachteten Feldern erfolgt.

Anhand der Darlegungen der Informantinnen lassen sich drei zentrale Problematisierungen ausmachen: die medizinischen Implikationen der HIV-Infektion, die Steuerung von Informationen, die die Infektion betreffen und biographische Transformationsprozesse. Die medizinische, die gesellschaftliche und die biographische Regierung der HIV-Infektion standen damit im Fokus der Untersuchung. Zentrale Ergebnisse werden nachfolgend vorgestellt und dabei auf Form, Funktion und Effekte gegenwärtiger Machtausübung fokussiert.

Regierungsweisen und Transformationsprozesse werden jedoch nicht ausschließlich durch diskursive Praktiken und Machtverhältnisse, sondern entscheidend auch durch körperliche Symptome und Erkrankungen, Nebenwirkungen der Medikamente und Schmerzen ausgelöst und bedingt. Um diese nicht als bloße Effekte von Bezeichnungspraktiken, sondern als aktive Materialisierungsweisen fassen zu können, habe ich auf das Konzept des situierten Wissens von Haraway (1995) zurück gegriffen. Entsprechend gilt es den Körper als „materiell-semiotischen Erzeugungsknoten" (Haraway 1995: 96) zu verstehen, der als Ausgangspunkt spezifischer Handlungsweisen und Transformationsprozesse fungiert.

Die medizinische Regierung der HIV-Infektion

Die medizinische Regierung der HIV-Infektion lässt sich in drei thematische Felder untergliedern: die Rationalität und Anwendung des HIV-Antikörpertests, die Regierung der antiretoviralen Therapie und die Regierung der Untersuchungs- und Behandlungspraktiken jenseits einer antiretoviralen Therapie. Im

Rekurs des ersten Feldes zeigt sich, in welcher Form gegenwärtig der Schutz des Lebens objektiviert wird.

Im Kontext der Diagnose

Die Rationalität des HIV-Antikörpertests

Die HIV-Testpolitik verweist auf eine Rechtspraxis, in der das Recht auf Sicherheit als konstitutives Prinzip fungiert. Dieses Recht entfaltet sich erst mit der Durchsetzung des Sozialrechts im Vorsorgestaat. Im Mittelpunkt stehen jetzt nicht länger die Freiheitsrechte, die den Einzelnen vor dem Zugriff des Staates sichern (sollen), sondern der Schutz des Lebens zentriert um den Begriff der Prävention (Ewald 1993). Das Recht auf Sicherheit hat Ewald (1993) im Rekurs auf Foucault (1983; 1976b) als Voraussetzung für die Etablierung biopolitischer Programme ausgemacht, die sich in der rechtlichen Form der Absicherung vor dem Staat nicht ungehindert entfalten konnten[329]. Parallel hat er auf ihr Doppelgesicht verwiesen: Richten sich spezifische Maßnahmen auf den Schutz der Gesellschaft vor „gefährlichen Individuen" (Pasquino 1979; in: Lemke 1997: 223), so nehmen sich andere des Schutzes des Individuums vor der Gesellschaft an (Ewald 1993; Foucault 1976b).

Der Schutz des Individuums vor der Gesellschaft wurde 1987 gerichtlich verbürgt. Seit diesem Zeitpunkt erfordert die Durchführung eines HIV-Antikörpertests grundsätzlich die „informierte Zustimmung" des Patienten. Im Gegensatz zu Diagnosetechniken, die aufgrund einer potenziellen körperlichen Integritätsverletzung der expliziten Zustimmung des Patienten nach vorangegangener Risikoaufklärung bedürfen, leitet sich die Implementierung dieser Regelung im Fall des HIV-Tests nicht aus dem Untersuchungsrisiko, sondern von den sozialen und psychischen Konsequenzen ab, die mit der Diagnose verbunden sein können. Die HIV-Infektion wurde damit explizit als Stigma anerkannt.

Mit der Durchsetzung der „informierten Zustimmung" wurde nicht nur der Schutz des Individuums vor der Gesellschaft verbürgt, sondern zugleich die

---

[329] Erst mit der Entdeckung des Solidaritätsmodells gelingt es am Beispiel der ansteckenden Krankheit zu zeigen, „wie man aus der Freiheit eine positive, die Freiheit erhaltende Verpflichtung zum Tun ableiten kann" [...], (die) sich nicht nur mit der Freiheit verträgt, sondern auch ihre Bedingung ist" (Ewald 1993: 464; 451). Überwunden wird damit die liberale Rechtsauffassung, die auf die Achtung der Rechte anderer begrenzt war, während sie positive Beziehungen dem Bereich der Moral zuordnete (Ewald 1993: 463).

7 Die Regierung der HIV-Infektion

Frage entschieden, in welcher Form der Schutz der Bevölkerung künftig zu praktizieren sei. Mit der Unterbindung von Zwangstests wurde der „individuellen Suchtstrategie" eine Absage erteilt und der Übergang zur „gesellschaftlichen Lernstrategie" vollzogen. Eingeleitet wurde damit ein Wechsel der Machttechniken, der sich als Übergang von Praktiken der Repression und Disziplin hin zu Sicherheitsdispositiven zeigt. Statt auf Überprüfung, Zwang und Ausgrenzung wurde auf die Fähigkeit des Menschen gesetzt, mittels Information und Aufklärung ein verantwortliches Handeln im Hinblick auf sich und andere zu erlernen (Rosenbrock 2000). Mit dem Fokus auf Prävention wurde gleichsam der Übergang zu einer ökonomischeren Machtform vollzogen: Der Schutz der Bevölkerung wird nicht länger über eine äußere Instanz, sondern durch die Subjekte selbst – respektive durch freiwillige Selbstkontrolle – gesichert.

Die Machttechnologie, die zu dieser Subjektivierung leitet, wird als Responsibilisierung bezeichnet (Krasmann 2000; 2003; Pieper 2003). Sie erscheint paradigmatisch für die gegenwärtige Form der Biopolitik, bei der Macht über Befähigung operiert (Pieper 2006) und die Selbstlenkungsfähigkeit der Subjekte über Einsicht in die Konsequenzen und/oder moralische Appelle mobilisiert wird (Krasmann 2000).

Weder auf Länder- noch auch Bundesebene gilt die Regelung der „informierten Zustimmung" uneingeschränkt. Auf Länderebene finden sich Regelungen, die bestimmte Bevölkerungsgruppen (Asylsuchende und Strafgefangene), die als Risikogruppen gelten, von diesem Recht ausschließen und gegebenenfalls zu einem Test zwingen können. Auf Bundesebene wird das Recht auf informationelle Selbstbestimmung durch das Transfusionsgesetz (TFG) obsolet. Deutlich wird hier einerseits, dass der biopolitische Schutz der Bevölkerung der Unversehrtheit der Persönlichkeitsrechte (GG Art. II Abs. 1 und 2) – und d. h. dem Schutz des Individuums vor der Gesellschaft – vorgelagert ist. Andererseits zeigt sich, dass der biopolitische Schutz der Bevölkerung nicht nur durch die „gesellschaftliche Lernstrategie", sondern auch durch spezifische Gesetze bzw. deren Aufhebung erfolgt. Mit anderen Worten: neben die Technik der Responsibilisierung tritt die souveräne Macht, um den Schutz der Bevölkerung zu sichern[330].

In Reaktion auf das Aufkommen von AIDS kam es 1998 und 2001 schließlich zu der Reformation und Neufassung bis dahin geltender Gesetze und Verordnungen. 1998 wurde das TFG, das u.a. den Umgang mit Blut- und Plasmaspenden regelt, neu eingeführt; 2001 löste das Infektionsschutzgesetz (IfSG) das Geschlechtskrankheitengesetz (GeschlkrG) von 1953 und das Bundesseuchengesetz (BseuchG) von 1961 ab. Unterschiedliche Machttechnologien neh-

---

[330] Vgl dazu abschließend: Kapitel 8.

men sich hier des Schutzes des Individuums und der Bevölkerung an und akzentuieren, in welcher Form, die Prävention beider jeweils praktiziert wird.

Um den Schutz der Bevölkerung zu gewährleisten, verknüpft das TFG vier verschiedene Verfahren bzw. Konzepte: den präventiven Ausschluss von Risikogruppen aus der Blut- und Plasmaspendepraxis, die Routinetestung aller Blutprodukte auf den HI-Virus, die Mitteilungspflicht zwischen Behörden des Bundes und der Länder bei Verdacht schwerwiegender Nebenwirkungen von Blutprodukten und das Postulat fremdverantwortlichen Handelns HIV-infizierter Personen.

Der Schutz infizierter Personen erfolgt auf psychosozialer und somatischer Ebene: Durch den Spenderselbstausschluss soll Stigmatisierungs- und Diskriminierungspraktiken vorgegriffen und dadurch der psychosoziale Schutz Infizierter gewährleistet werden, während durch die unverzügliche Mitteilung eines gesichert festgestellten Infektionsstatus dem Infizierten das Einleiten medizinischer Behandlungen ermöglicht werden soll. Gemeinsam ist beiden Praktiken, dass sie auch dem Schutz der Bevölkerung dienen: Ermöglicht erstere das Infektionsrisiko abzusenken, so soll das Wissen um die Infektion auch das fremdverantwortliche Handeln Infizierter auslösen und beispielsweise zu der Anwendung von Safer Sex Praktiken leiten.

Der Schutz der Bevölkerung wird im Rahmen des IfSG generell durch seuchenspezifische Maßnahmen gesichert, die zu der Aufhebung individueller Rechte leiten können. Auch dem Schutz HIV-Infizierter wird im IfSG Rechnung getragen. Auch diese Maßnahme zeichnet sich durch ihre doppelte biopolitische Funktion aus: Erfolgt die Meldepflicht über eine diagnostizierte HIV-Infektion weiterhin nichtnamentlich, so ermöglicht die neu eingeführte Namenskodierung, ein spezifischeres Wissen über Infektionsraten und -wege zusammenzutragen.

Deutlich wird, dass der biopolitische Schutz über heterogene Machttechnologien und Konzepte erfolgt, wobei das Primat auf den Schutz der Bevölkerung liegt. Wie, ob und mit welchen Effekten die unterschiedlichen Sicherheitsstrategien und Machttechnologien zum Einsatz gelangen, zeigte sich anhand der Darlegungen der Informantinnen.

Die Suche nach der Diagnose und die Diagnosemitteilung

Die Informantinnen wenden sich an das medizinische System, wenn sie körperliche Veränderungen registrierten oder einen HIV-Test durchführen lassen wollen. Während im ersten Fall körperliche Materialisierungsweisen der HIV-Infektion, die sie als nicht kontrollierbar erfahren, zum Aufsuchen des medizinischen Systems leiten, ist es im zweiten Fall der Verdacht eines Infektionsrisikos. Unmittelbar wird die Durchführung eines Tests eingeleitet, wenn spezifische Erkrankungen (PCP) vorliegen oder die Informantinnen selbst ein Infektionsrisiko mutmaßen. Wenden sich die Informantinnen dagegen mit unspezifischen Symptomen an das medizinische System, so zeigt sich, dass nicht alle Informantinnen unmittelbar als potenzielle HIV-Infizierte wahrgenommen werden. Dieser Umstand erfolgt nicht losgelöst von der Konstruktion der Risikogruppen. Entscheidend für die Einleitung einer „Risikoevaluation" durch den Arzt sind demnach (auch) das äußere Erscheinungsbild der Patientin und die Kategorisierung ihres sozialen Rahmens. Sind diese nicht mit dem assoziierten „Bild" einer Risikogruppe kompatibel, so erfolgt die Abklärung potenzieller Infektionsrisiken nicht in jedem Fall im Rahmen der Anamnese. Dies zeigt sich daran, dass ein HIV-Antikörpertest verschiedentlich erst durch die Praxis der Ausschlussdiagnostik induziert wurde.

Nicht in jedem Fall wird von den Informantinnen die Einwilligung zur Testdurchführung eingeholt. Verletzt wird hier das Recht auf Selbstbestimmung, das explizit die Zustimmung zur Testdurchführung fordert, um den Schutz des Individuums vor der Gesellschaft zu gewährleisten. Deutlich wird dadurch, dass das durch die Verfassung garantierte Recht auf (informationelle) Selbstbestimmung nicht nur im Rahmen der Blutspendepraxis aufgehoben wird. Entspricht dieses Vorgehen einer staatlich geregelten Praxis, die dem Schutz der Bevölkerung Priorität zollt, so zeigt sich die Nichtbeachtung der „informierten Zustimmung" hier als Praxis einer paternalistischen Medizin, die den psychosozialen Schutz des Individuums missachtet. Die Missachtung des Selbstbestimmungsrechts des Patienten sieht in der Schmitten (1999: 134) durch den Umstand bedingt, dass „die Anerkennung des Patienten-Einverständnisses als Legitimation ärztlichen Handelns" nicht primär durch die ärztliche Profession, sondern durch die Rechtsprechung durchgesetzt worden sei. Die mangelnde Reponsibilisierung der Ärzte scheint vor diesem Hintergrund durch eine Form der Machtauübung bedingt, die Foucault (1978: 46; 53 ff.) als ungeeignet bewertet, wenn „Menschen und Dinge" einem jeweils spezifischen Ziel zugeführt werden sollen.

Keine der Informantinnen berichtet von einem dem Test vorausgehenden Beratungsgespräch, wie es die Regelung der „informierten Zustimmung" impliziert. Die Notwendigkeit einer der Testdurchführung vorangestellten wie auch die Wartezeit flankierenden Beratung belegt das Beispiel einer Informantin, die in der Wartezeit auf das Testergebnis massive Ängste entwickelt, die in der Androhung des Selbstmords kulminieren.

Unabhängig davon ob die Informantinnen um die Durchführung des HIV-Testes wussten oder nicht: die Mitteilung der HIV-positiven Diagnose wird als Schock erlebt, die Ratlosigkeit auslöst, die Aufhebung der Subjektposition impliziert und heterogene Transformationen einleitet, die das Selbstverhältnis, die Lebensführung und das Verhältnis zu anderen betreffen.

Welche Relevanz einer der Diagnosemitteilung nachfolgenden Beratung zukommt, wie sie seitens AIDSpolitischer, sozialwissenschaftlicher und medizinischer Praxis, Forschung und Literatur angeraten wird, zeigt sich in doppelter Hinsicht.

(Mangelnde) Beratung im Anschluss an die Diagnosemitteilung

Im unmittelbaren Kontext der Diagnosemitteilung entfaltet 1990/1991 die Diskursivierung „HIV= Tod" (Dannecker) subjektivierendes Potenzial. Gilt für diesen Zeitraum einerseits, dass wirksame Medikamente kaum vorhanden waren, so zeigt sich andererseits, dass diese Diskursivierung je nach Kontext und Beratungsform mit unterschiedlichen Techniken verbunden wird und zu unterschiedlichen Effekten leitet.

Die mangelnde (qualifizierte) Diskussion des Testergebnisses bedingt, dass die Erwartung eines baldigen Todes das Selbstverhältnis einer Informantin strukturiert – und lähmt. Erst durch den Hinweis einer Krankenschwester gelingt es dieser durch die Lektüre biographischer Darstellungen HIV-positiver Männer, die Wirkmächtigkeit der Todesannahme zu erkennen und die Änderung ihres Selbstverhältnisses einzuleiten. Hier zeigt sich nicht nur, welche Relevanz der Diskussion des Testergebnisses zukommt, sondern auch welche Bedeutung der Austausch und die Vernetzung Betroffener haben. Zugleich wird deutlich, dass die Auseinandersetzung mit der psychosozialen Situation der Informantin nicht dem medizinischen Aufgabenfeld zugeordnet ist. Vielmehr scheint sich hier eine geschlechtsspezifische Arbeitsteilung zu manifestieren, die zwischen medizinischer und emotionaler Versorgung der Patienten differenziert und damit einem alteuropäischen Modell folgt, das sich mit der Entwicklung der universitären Medizin und der Implementierung des naturwissenschaftlichen Krankheitsverständnisses im 19. Jahrhundert etablierte. Die Aufspaltung zwischen Krankheit und Kranken, zwischen medizinischer und emotionaler Versorgung erscheint nicht als Ausnahmefall. Auch im stationären Bereich zeigt sich, dass entsprechend der gängigen Zentrierung der Selbstbestimmungsaufklärung auf physische Risiken, die psychosozialen Probleme einer Patientin in der Wartezeit auf das Testergebnis nicht wahrgenommen werden. Dagegen reagiert das medizinische System unmittelbar bei Bedrohung der körperlichen Integrität (Androhung des Suizids) mit der Installation von Kontrollpraktiken.

Die Nicht-Beachtung psychosozialer Aspekte durch den behandelnden Arzt – und damit des Kriteriums, das erst zu der Konstituierung der Schutzbedürftigkeit Infizierter geführt hat –, zeigt sich gleichwohl nicht als spezifisches oder gar repräsentatives Merkmal der Arzt-Patientinnen-Beziehung. Vielmehr ließ sich feststellen, dass mit zunehmender Behandlungsdauer zwischen Arzt und Patientin vielfach Beziehungen entstehen, in denen der Arzt nicht nur die emotionale Versorgung der Patientin übernimmt, sondern zugleich als Berater bei Problematiken fungiert, die der gesellschaftlichen Konstruktion der Infektion geschuldet sind.

Nicht nur mangelnde, sondern auch erfolgte Beratung wirkt sich auf das Selbstverhältnis und die Lebensführung aus. Bedingt durch den Diagnosezeitpunkt entfaltet auch hier die Annahme eines baldigen Todes ihre Wirkungsmacht. In Differenz zu der Situation mangelnder Beratung fungieren hier Lebenszeitprognosen als Instrumentarium der medizinischen Beratung und postulieren die Annahme eines berechenbaren Todeszeitpunkts. Prognosen fungieren als Informationstechnologien und Regierungsweisen, die mittels Einsicht in die Konsequenzen eine „Technologie der Selbstmobilisierung" (Krasmann 2000) auslösen. Sie werden als reell verbleibende Zeit gefasst und diese zu Lebenszeitrahmen konstituiert, anhand und innerhalb derer die Lebensführung (re-)organisiert wird. Die so produzierte Lebenszeit geht mit spezifischen Änderungen der Lebensführung einher: Krankheitseffekte scheinen antizipiert und vorausschauend reguliert zu werden. Ökonomische Erwägungen spielen dabei eine entscheidende Rolle. Langfristige Lebensplanungen, die mit finanziellen Restriktionen verbunden sind, werden zugunsten weniger belastender Lebensmodelle aufgegeben. Im Gegenzug werden bisherige Lebensentwürfe verabschiedet, um Karrierewege anzuschieben und finanzielle Unabhängigkeit zu erzielen. Bei der prospektiven Kompensation künftiger Entwicklungen wird neben finanziellen Kriterien auch informellen Unterstützungssystemen eine konstitutive Rolle zugewiesen und dem familialen System eine neue Relevanz zugemessen. Um auf informelle Unterstützung und Hilfe zurückgreifen zu können, wird die bisherige Lebensführung und -planung revidiert und der Rückzug in die Heimatstadt – bis hin in das Elternhaus – organisiert. Die vorgenommenen Rückwendungen und Anbindungen an das familiale System akzentuieren die unzureichende Funktion sozialstaatlicher Systeme, die die benötigte Unterstützung nicht gewährleisten. Sie unterstreichen die „Strukturprinzipien und Funktionsmechanismen eines nach neoliberalen Grundsätzen ‚reformierten' Gemeinwesens", bei dem „erfahrungsgemäß" wie Butterwegge (2007: 175; 180) festhält, Leistungskürzungen „besonders frühzeitig, spürbar und nachhaltig" dort auftreten, wo sie die am meisten verletzliche und am wenigsten widerstandsfähige Bevölkerungsgruppen (wie Alte, Kranke, Arbeitslose und MigrantInnen) treffen. Durch eine Politik, die sich durch die „Reindividualisierung sozialer Risiken" auszeichnet, wird die Gewährleistung sozialer Sicherheit in die Familie redelegiert und damit an ein mittelalterliches Modell angeknüpft, das den „Maschen der Gemeinschaft" die Aufgabe sozialer Sicherung zuweist (Castel 2005; Butterwegge 2007: 175; 200).

Mit welchen Implikationen der Abbau wohlfahrtsstaatlicher Leistungen für die Informantinnen verbunden ist, wird im Zusammenhang biographischer Transformationsprozesse noch genauer akzentuiert. Hier wird dargelegt, mit welchen Effekten sich die Informantinnen konfrontiert sehen, wenn die Materialisierung des Körpers – respektive körperliche Veränderungen, die durch die HIV-Infektion ausgelöst werden – die Aufgabe der Erwerbstätigkeit bedingt.

Ungeachtet dessen zeigt sich: Prognosen werden überlebt. Vor diesem Hintergrund werden eingeleitete Änderungen retrospektiv bedauert. Zielen Prognosen der verbleibenden Lebenszeit darauf, die Zukunft auf Basis bestimmter Kalkulationen berechenbarer zu gestalten und Betroffenen dadurch ein vorausschauendes Handeln und Planen zu ermöglichen, so gerät ihre jeweilige kontextuelle Situiertheit, die gleichsam ihre Beschränkung impliziert, aus dem Blick.

Selbstkonstituierungen zwischen Responsibilisierung und Schicksal

Das subjektivierende Potenzial der „gesellschaftlichen Lernstrategie" mit ihrer Anrufung nach Selbstverantwortung, zeigt sich im unmittelbaren Kontext der Diagnosemitteilung, wo die Informantinnen die Transmission in der Ambivalenz zwischen Schuld und Unschuld, Selbstverantwortung und Schicksal verhandeln. Vor dem Hintergrund, dass präventives Verhalten als Norm und gleichsam als Beleg des selbstverantwortlichen Subjekts gilt, wird die Transmission grundsätzlich begründungsbedürftig.

Die Darlegungen der Informantinnen belegen nicht nur die Wirkungsmacht der Responsibilisierung, sondern verdeutlichten zugleich, dass das liberale Zurechnungsmodell seine unumschränkte Gültigkeit verloren hat.

Das klassisch-liberale Zurechnungsmodell zeichnet sich durch drei subjektive Faktoren aus, die die Kausalität der Handlung ergänzen: „die Intentionalität der Handlung, das Vorauswissen um die Folgen und die Freiheit auch anders entscheiden und handeln zu können" (Bayertz 1995: 14). Sind diese Bedingungen gegeben, so kann das Subjekt als Urheber eines Schadens identifiziert und zur Verantwortung gezogen werden (Bayertz ebd.). Im Kontext der HIV-Transmission hat dieses Modell nur noch eingeschränkte Geltung. Mangelndes Vorauswissen um die Folgen ist nicht mehr hinreichend, um einer Verantwortungszurechnung zu entgehen. Unter der Prämisse individueller Risikoverantwortlichkeit verweisen mangelnde Kenntnisse über Ansteckungswege und -risiken wie auch die unterlassene objektive Überprüfung des Serostatus des Partners tendenziell auf das Unvermögen des Subjekts Selbstsorge zu praktizieren.

7 Die Regierung der HIV-Infektion

Handlungsalternativen sind aus dieser Perspektive nicht grundsätzlich verstellt, sondern werden durch ein Manko des Subjekts obsolet. Diese Tendenz findet ihre Entsprechung im Kontext der Regierung der antiretoviralen Therapie. Deutlich wird dort, wie psychosomatische und psychologische Diskurse, die Gesundheitsrisiken im Zusammenhang individueller Fähigkeiten beurteilen, als Steuerinstrumente fungieren und subjektivierende Wirkungsmacht entfalten.

Nicht alle Informantinnen verhandeln die Transmission im Zusammenhang von Selbstverantwortung und Schuld. Unter zwei Voraussetzungen gelingt es den Informantinnen solchen Verhandlungen entgegenzuwirken bzw. zu entgehen: einerseits, wenn sie die Verantwortungszurechnung als gesellschaftliche Konstruktion wahrnehmen und andererseits, wenn sie sich jenseits einer autonomen Subjektposition verorten.

Unterschiedliche Positionierungen im Schulddiskurs verweisen darauf, dass Verantwortungszurechnung im gesellschaftlichen Kontext nicht geschlechtsneutral konstruiert ist. Während die weibliche Sexualität mit Intentionalität verknüpft wird, wird männliche Sexualität naturalisiert und damit jenseits von Willensfreiheit verortet. Sieht sich eine Informantin unter dieser Voraussetzung im gesellschaftlichen Kontext mit Schuldvorwürfen konfrontiert, so verhindert ihre kritische Hinterfragung dieser Konstruktion, dass sie die eigene Transmission in Bezugnahme individueller Verantwortungszurechnung problematisiert.

Die Verhandlung der Transmission im Kontext von Schuld und Selbstverantwortung entfällt dagegen, wenn sich die Informantinnen außerhalb einer autonomen Subjektposition positionieren. Dies findet sich, wenn die Transmission als Schicksal gefasst oder unter Einwirkung von Gewalt (Vergewaltigung) oder Betrug (willentliche Vorenthaltung des seropositiven Status) erfolgte. Diese Voraussetzungen scheinen im gesellschaftlichen Kontext jenseits einer Position verortet zu werden, bei der dem Subjekt Handlungsmacht zuerkannt und es in Folge zu individuellem Risikomanagement aufgerufen wird.

Vor diesem Hintergrund wird deutlich, dass eine Verantwortungszurechnung unabhängig von individuellen Vorstellungen und Ressourcen erfolgt, wenn das Subjekt die gesellschaftlich vorhandenen Möglichkeiten (sei es Wissen um Ansteckungswege und -risiken, sei es die Überprüfung der Aussagen des Partners auf seine Gültigkeit hin), nicht in ausreichendem Maße genutzt zu haben scheint, um einer Transmission zu entgehen. Ein solches Verantwortungskonzept, das unabhängig vom Kontext nur auf die Taten bzw. Resultate rekurriert, hat Krasmann (2003) als neoliberal bezeichnet. Die Anwendung dieses Konzepts auf die Kriterien Wissen und Kontrolle ist nicht zufällig. Beide fungieren als konstitutive Elemente einer ökonomischen Regierungsweise, die den Schutz der Bevölkerung nicht länger über Gewalt und Disziplinarmaßnahmen, sondern v.a. über Prävention und Selbstkontrolle gewährleisten will. Unter diesem Blickwinkel lässt sich ihre neoliberale Unterordnung als unabdingbare Voraussetzung für die Konstituierung einer Gesellschaft verstehen, die Deleuze (1990) als Kontrollgesellschaft bezeichnet hat.

Dagegen bleibt das klassisch-liberale Verantwortungsmodell gültig und entsprechend das Subjekt von einer Verantwortungszurechnung befreit, wenn subjektive Faktoren für die Konstituierung von Handlungsfolgen – sprich der Transmission – im gesellschaftlichen Kontext als unerheblich bewertet werden. Gelingt es einigen Informantinnen unter dieser Voraussetzung zunächst einer Verantwortungszurechnung zu entkommen, so holt sie das „Paradigma des individuell riskanten Verhaltens" (Brunnett 2001) ein, wenn sie Dritte von der Diagnose in Kenntnis setzen. Eine Befreiung von der Kategorie der Selbstverantwortung kann jetzt nur noch im Fall einer Vergewaltigung aufrecht erhalten werden. Dagegen scheinen weder Betrug noch Prädestinationslehre ausreichende gesellschaftliche Legitimation zu genießen, um die Informantinnen von einer Verantwortungszuschreibung zu entheben und entsprechend zu „Scham und Schuld" (Int. 7) zu leiten.

Die Effekte und Problematiken, die mit der Offenlegung der Diagnose verbunden sind, gilt es weiter unten genauer aufzuzeigen. Zunächst soll jetzt auf die Regierung der antiretoviralen Therapie eingegangen und gezeigt werden, welche Techniken und Effekte hier Wirkungsmacht entfalten.

Die Regierung der ART

Die Darlegung der Wirkungsweise der Medikamente nimmt in den Interviews einen breiten Raum ein. Im Mittelpunkt stehen dabei die mit der Einnahme verbundenen Nebenwirkungen. Unterscheiden lassen sich Nebenwirkungen, die sich körperlich manifestieren, von solchen, die sich bedingt durch das Einnahmeregime reglementierend auf die Lebensführung auswirken. Körperliche Beeinträchtigungen können unmittelbar, mittelbar oder künftig auftreten, sie sind sinnlich – z. B. als Schmerzen – wahrnehmbar oder werden über Blutuntersuchungen und biochemische Messverfahren in Form von „Werten" nachgewiesen, die für die Betreffenden oftmals noch nicht wahrnehmbar, aber potenziell bedrohlich erscheinen.

Vor dem Hintergrund der Wirkungsweisen der Medikamente verhandeln die Informantinnen die Einnahme der Medikamente zwischen konsequenter Einnahme und radikaler Ablehnung. Den Hintergrund ihrer Positionierung bilden zwei Diskurse mit unterschiedlichen Zeitperspektiven. Der Selbstbestimmungsdiskurs fokussiert auf die Gegenwart und wendet sich sowohl gegen eine Einnahmepraxis, die sich reglementierend auf die Lebensführung auswirkt, wie auch gegen die Unkalkulierbarkeit der Medikamente, die eine selbständige Lebensführung begrenzen könnten. Bei einer Einnahmepraxis nach Anweisung des Arztes visieren die Informantinnen dagegen auf die Zukunft, während medizinische Diskurse ihre Mitarbeit mobilisieren.

Anhand der medizinischen Wissensproduktion lässt sich die Rationalität der antiretoviralen Therapie (ART) mit ihren Implikationen und Problematiken zusammenhängend heraus arbeiten.

Die Rationalität der ART

Die Entwicklung neuer Medikamente wird im Jahre 1996 zunächst als Revolution und Hoffnung gewertet, den Ausbruch von AIDS „wenn schon nicht zu verhindern so doch entscheidend zu verlangsamen" (Nungeßer 1996), bis heterogene Nebenwirkungen den langfristigen Einsatz der Medikamente einschränken.

Parallel treten neue Problematiken in den Kontext der medizinischen Behandlung. Vor dem Hintergrund der veränderten chemischen Zusammensetzung der Medikamente wird die strikte „Compliance" der Patienten erforderlich, um nicht nur die bestmögliche Wirksamkeit der Medikamente zu gewährleisten, sondern zugleich die Gefahr einer Medikamentenresistenz abzuwenden. Verstärkt wird diese Anforderung durch das quantitativ beschränkte Medikamentenarsenal. Die Lebensverlängerung erscheint vor diesem Hintergrund an die Fähigkeit der Patientinnen gekoppelt, ein Behandlungsregime aufrechtzuerhalten, dass mit massiven Nebenwirkungen verbunden sein kann. Durch diese Implikationen wird ein rationales und autonomes Subjekt produziert, dem die Verantwortung für seine Behandlung übertragen wird.

Parallel mit dieser Entwicklung tritt eine neue Labortechnik in den Kontext der Untersuchung. Neben der Ermittlung der Helferzellen, deren Anzahl Auskunft über Zustand und Funktionsfähigkeit des Immunsystems geben soll, ist es ab diesem Zeitpunkt möglich, die HIV-Partikel im Blut zu messen. Damit steht eine neue Bewertungstechnik zur Verfügung, die zur Messung des Infektionsstatus und der Wirksamkeit der Medikamente genutzt wird. Hintergrund für die bedeutsame Rolle, die dieser Technik zugesprochen wird, bildet eine Studie von Mellors (1995), die die Infektionsentwicklung im Zusammenhang der Viruslast prognostiziert. Basierend auf den Ergebnissen dieser Studie, wird seitens der Medizin eine antiretrovirale Therapie favorisiert, die zu einer starken Senkung der Viruslast führt und die Medikamente hinsichtlich dieses Ziels misst und beurteilt.

Wird über die Quantität der Viruslast und die Anzahl der Helferzellen der Immunstatus der Patientin und die Effizienz eines Behandlungsregimes beurteilt, so dienen die ermittelten Laborwerte zugleich als konstitutive Bewertungsgrößen, die über Anfang und Ende eines Medikamentenregimes entscheiden. Vor diesem Hintergrund fungieren beide Verfahren als Technologien des Regierens, die den medizinischen Blick leiten.

Wie die Regierung der antiretoviralen Therapie über die Technologie der „Werte" verläuft und welche Effekte diese „Wahrheitsproduktion" entfaltet, zeigt sich anhand der Darlegungen der Informantinnen.

Die Technologie der „Werte"

Nicht nur Viruslast und Helferzellen kommt im Kontext der ART eine entscheidende Rolle zu: Auch Nieren- und Leberwerten können den Abbruch eines Behandlungsregimes bedingen. Vor dem Hintergrund der existentiellen Funktion, die Laborwerten zukommt, entfalten sie subjektivierende Wirkungsmacht: Sie werden zu Technologien, die die Selbstlenkungsfähigkeit der Patientinnen durch „Einsicht in die Konsequenzen" (Krasmann 2000) mobilisieren. Jenseits eines sinnlichen Nachvollzugs werden sie zu den Korrelaten der Beunruhigung, der Bedrohung und der Sorge, zu den Seismographen von Gesundheit, Krankheit und Hoffnungslosigkeit. Sie disziplinieren Wünsche und Handlungen und konstituieren damit die Lebensführung wie das Selbstverhältnis der Informantinnen. Sie entfalten eine produktive Wirkungsmacht, der sich die Informantinnen nur schwerlich entziehen können. Der Versuch, diese Realität zu entmachten, findet seine Grenze durch die medizinische Praxis, in der die „Werte" als grundlegende Bezugsgröße fungieren, auf die beständig rekurriert wird.

Das letztlich nicht die Quantität der „Werte", sondern die theoretische Konzeptionalisierung des Immunsystems als maßgebliche Instanz bei der Bewertung des Immunstatus und der Generierung medizinischer Therapiekonzepte fungiert, zeigt sich anhand der Darlegungen einer Informantin. Eine Konzeptionalisierung von Viren und Helferzellen, die auf einer veränderten Sichtweise des Körpers und des Immunsystems basiert, löst hier einen Paradigmenwechsel der Therapiekonzepte aus. Nicht die Quantität, sondern die Qualität der Helferzellen – ihre Fähigkeit ein Programm zu erlernen – wird als maßgeblich erachtet, um den „schlauen" und flexiblen Viren effektiv begegnen zu können. Der Fokus wird entsprechend von einer schnell zu senkenden Viruslast auf eine Qualifizierung der Helferzellen verschoben und eine Therapiepause als Möglichkeit konzipiert, um den Helferzellen eine solche zu ermöglichen.

Erscheint die Anrufung nach Verantwortung mit der politischen Rationalität des Neoliberalismus als „subjektives Pendant [.] Verantwortung delegierender Staaten" wie Krasmann (2000: 198) festhält, so lässt sich die Konzeptualisie-

7 Die Regierung der HIV-Infektion

rung von Körpern und Immunsystem als flexible und lernfähige Entitäten als ein Konstruktionsprozess ausmachen, der seine Entsprechung in den Anforderungen findet, die heute für alle sozialen Phänomene zu gelten scheinen. Konstatieren Bröckling et al. (2000) für individuelle und kollektive Körper, dass diese „schlank", „fit" und „autonom" sein müssen, so findet diese Anforderung ihre analoge Ergänzung in der Konzeptionalisierung der Mikroorganismen und des Immunsystems. Die Vorstellung des Körpers als „reibungslos funktionierende Maschine, die der professionellen Wartung bedarf" sei längst abgelöst vom „Körper als System, als komplexe Verquickung von Rückkoppelungen", der dem „grenzenlos globalen Kapitalismus" und seinen Anforderungen nach Flexibilität und Lernfähigkeit entspricht, wie Duden/Noeres (2002: 30) in Rekurs auf Martin (1994) konstatieren. Diese zeigt anhand empirischer Studien, dass die Vorstellungen über die „innere und äußere Beschaffenheit des Körpers", den Vorstellungen entspricht, die das wirtschaftliche und soziale Leben strukturieren (Martin 2002: 51).

Auch wenn sich im Kontext der Einnahmepraxis antiretroviraler Medikamente heterogene Positionen ausmachen lassen, zweifelt keine der Informantinnen die Realität der „Werte" an. Vielmehr wird die Ablehnung eines antiretoviralen Behandlungsregimes auch in Bezugnahme der „guten Werte" (Int.1) begründet.

Die Einnahmepraxis

Im Kontext der ART lassen sich drei verschiedene Positionen voneinander unterscheiden: die konsequente Ablehnung der Einnahme antiretroviraler Medikamente, eine Einnahmepraxis, die vorwiegend nach Anweisung des Arztes erfolgt und schließlich eine Einnahmepraxis, die sich durch Einlegen von Therapiepausen – entgegen ärztlicher Anweisung – auszeichnet.

Eine positive Wirkung der Medikamente wird von den Informantinnen nur an zwei Stellen explizit akzentuiert. Sie findet sich dort, wo die Informantinnen durch die Einnahme eines Medikamentenregimes eine sinnlich nachvollziehbare Verbesserung ihrer körperlichen Befindens erfahren. Da eine Behandlungsindikation oftmals im Zusammenhang eines als relevant erachteten Werteparameters erfolgt, zeichnet sich die Situation für die Informantinnen vielfach dadurch aus, dass, wie Dannecker (1997) in Rekurs auf die „neuen Medikamente" festhält, die Betreffenden „aktuell oftmals nicht an ihrer Krankheit, sondern an den Folgen einer Therapie leiden, welche den Ausbruch der Krankheit [erst] abhalten soll".

Die Ablehnung der ART: die Einnahmepraxis als Reglementierung der Lebensführung

Eine antiretrovirale Therapie wird abgelehnt, um einer reglementierenden Lebensführung nach medizinischen Vorgaben zu entgehen. Diese Position zielt darauf, den bestehenden, eng umrissenen und zeitlich terminierten Gestaltungsspielraum nicht weiter zu begrenzen. Die Fremdbestimmungen aus Vergangenheit und Gegenwart werden zu den konstituierenden Bedingungen der Entscheidung. Der Fokus richtet sich hier nicht auf die Zukunft, sondern auf die Gegenwart, die als der „noch" zu gestaltende Bereich konstituiert wird.

Therapiepausen: die ART zwischen Krankheitsbegrenzung und Reglementierung der Lebensführung

Eine eindeutige Ablehnung der ART ist nicht immer möglich bzw. steht im Zusammenhang mit der Materialisierungsweise der HIV-Infektion. Ambivalent wird die Einnahmepraxis verhandelt, wenn sie gleichsam mit positiven wie negativen Wirkungen verbunden ist. Ermöglicht sie einerseits die Abwendung von Erkrankungen, so ist sie andererseits an eine restriktive Einnahmepraxis gebunden, die eine rationale Organisation und Funktionalisierung der Lebensführung bedingt und die Möglichkeiten gesellschaftlicher Teilnahme entscheidend begrenzt. Ähnlich wie bei der grundsätzlichen Ablehnung einer ART, wird hier die Schwierigkeit einer Unterordnung betont und der medizinischen Fremdbestimmung die Selbstbestimmung gegenüber gestellt. Therapiepausen werden unter diesen Voraussetzungen zur Möglichkeit, einer reglementierten Lebensführung temporär zu entkommen und der medizinischen eine „gesellschaftliche Logik" (Herzlich & Pierret 1991) entgegenzusetzen.

Dybowski (2005), die anhand einer empirischen Studie den Einfluss medizinischer Therapien auf die Alltagsanforderungen HIV-infizierter Frauen untersucht, konstatiert, dass sich mit der Chronifizierung der HIV-Infektion Forschung und Praxis zunehmend der medizinischen Behandlung zuwandten, während soziale Aspekte ins Abseits gerieten (2005: 8). Diese Entwicklung, die Dybowski (2005) als Rückschritt in die Richtung des „old Public Health" wertet, erscheint nicht losgelöst von der Durchsetzung einer neoliberalen Rationalität, die auf eine Ökonomisierung des Sozialen drängt und das Subjekt, unabhängig von individuellen Ressourcen, gesellschaftlichen Bedingungen und sozialen Strukturen in die Verantwortung nimmt.

7 Die Regierung der HIV-Infektion

Die Aufrechterhaltung der Einnahmepraxis

Die Informantinnen, die der medizinischen Forderung nach regelmäßiger Medikamenteneinnahme Folge leisten, problematisieren nicht die Reglementierung der Lebensführung oder die ärztliche Fremdbestimmung, sondern die heterogenen Nebenwirkungen der Medikamente – d.h. körperliche Materialisierungsweisen, die erst durch die Einnahmepraxis konstituiert werden. Unmittelbare Einnahmeschwierigkeiten (Übelkeit, Durchfälle, Magenschmerzen, Erbrechen) und mittelbare Nebenwirkungen (Migräneanfälle, kolikartige Durchfälle, Vereiterungen der Zehen, Lipodystrophie), die eine konsequente Einnahmepraxis erschweren oder verhindern, begegnen die Informantinnen mittels (selbst-) regulierender Praktiken und palliativer Verfahren, um den Wirkungsverlust der Medikamente nicht zu riskieren. Die „Einsicht in die Konsequenzen" (Krasmann 2000) ist es, die hier ihr Verhalten leitet. Als „Technologie der Selbstmobilisierung" (Krasmann 2000) fungiert das quantitativ begrenzte Medikamentenarsenal, vor dessen Hintergrund sie nach konstruktiven Lösungen suchen, um ihre Zukunft nicht zu gefährden.

Die Regierung der Patientinnen verläuft jedoch nicht ausschließlich über diese Technologie. Deutlich wird, dass die Selbstlenkungsfähigkeit der Informantinnen bei Nicht-Einhaltung der medizinischen Logik auch über moralische Appelle mobilisiert wird. Grundlage bilden psychologische Diskurse neuer Provenienz, die auf der Konzeption eines rationalen, selbstverantwortlichen, kontrollierten und unternehmerischen Selbst aufbauen. Rose (2000) betont das Steuerungspotenzial solcher Diskurse, während verschiedene Autorinnen (Greco 1993; Odgen 1995; Nettleton 2000) darlegen, wie diese Subjektkonzeptionen in unterschiedliche Bereiche diffundieren und Wirkungsmacht entfalten. Dies gilt auch für die Regierung der ART. Wird die Nicht-Einhaltung der Compliance als unverantwortliches Handeln bewertet, das dem Unvermögen der Patientin geschuldet ist, so entfaltet diese Zuschreibung subjektivierendes Potenzial: Die Nicht-Aufrechterhaltung der geforderten Einnahmepraxis wird als persönliches Manko rezipiert und das Vermögen zur Selbstkontrolle als erstrebenswerte Fähigkeit bewundert, um intendierte Ziele zu erreichen; ärztliche Forderungen nach einer bewussten Auseinandersetzung mit der Infektion werden in Selbstanforderungen transformiert und die Suche nach Kriterien eingeleitet, die eine gelingende Einnahmepraxis gewährleisten könnten. Entsprechend werden in diesem Zusammenhang nicht die antiretroviralen Medikamente, sondern die eigene Kapazität eine solche durchsetzen zu können problematisiert. Demnach scheint das Subjekt auch beim Auftauchen körperlicher Materialisierungsweisen, die ihm enge Grenzen setzen, nicht von der Selbstverantwortung einer gelingenden Einnahmepraxis befreit: Über die Kognition wird nach einer Position gesucht, um das Medikamentenregime aufrecht erhalten zu können. Das Suchen und Finden einer Möglichkeitsbedingung wird dabei sukzessiv in eine imperative Forderung an das Selbst transformiert. Aus dieser Perspektive scheint eine gelingende Einnahme der Medikamente an eine Kognition gebunden, die „nur" gefunden werden muss.

Die Einnahmepraxis als Unkalkulierbare

Die Informantinnen verhandelten das Für und Wider einer ART nicht nur vor dem Hintergrund (un-) mittelbarer Nebenwirkungen, sondern verweisen auch auf die Unkalkulierbarkeit der Medikamente. Aufgrund des erst relativ kurzen Entwicklungszeitraums der Medikamente ist die Situation für sie durch kaum vorhandene Studien über potenzielle Nebenwirkungen gekennzeichnet. Auf diesen Umstand verweisen die Informantinnen, indem sie wiederholt ihren Status als Versuchskaninchen akzentuieren. Diese gemeinsame Einschätzung leitete sie gleichwohl zu unterschiedlichen Positionierungen im Kontext der ART.

Zu einer Ablehnung der ART kommt es auch hier, wenn auf Gegenwart und Lebensqualität und nicht Zukunft und Lebensdauer rekurriert wird. Aufgrund mangelnden Wissens werden die Medikamente als Risiko für die vorhandene Lebensqualität konstituiert und eine Einnahme abgelehnt. Lässt sich die Zurückweisung der ART damit als eine widerständige Praxis verstehen, die sich gegen eine Lebensführung nach medizinischen Vorgaben und Machbarkeit richtet, die als Begrenzung des eigenen Wohlergehens beurteilt wird, so zeigt sich gleichsam, dass diese im Zusammenhang von Lebenswertverhandlungen steht. Aus dieser Perspektive erscheint eine Zurückweisung der ART nicht nur als Entscheidung eines selbstverantwortlichen Subjekts, das seine terminierte Unabhängigkeit und Kontrolle nicht durch die Unkalkulierbarkeit der Medikamente riskieren will, sondern gleichsam der Produktion eines „lebenswerten" Subjekts unterstellt, das die gesellschaftliche Normierung dessen, was als lebens(un)wert gilt durch Selbst-Normalisierungen umsetzt, indem es für seine eigene Lebensbegrenzung plädiert, wenn es gesellschaftlichen Werten wie Gesundheit, Mobilität, Unabhängigkeit und Handlungsfähigkeit nicht mehr entsprechen kann. Der Tod fungiert unter dieser Prämisse nicht als Grenze, sondern als ureigenstes Feld der Biomacht, wie, in Absetzung von Foucault, neben Graefe (2003) v.a. Agamben (2002) eindrücklich anhand der Unterscheidung zwischen „zoe" und „bios" darlegt, die er als politische Kategorien vorführt.

Auch die Informantinnen, die sich für eine ART entscheiden, betonten die Unkontrollierbarkeit der Medikamente und akzentuieren die Angst um ihren künftigen körperlichen Status. Die Angst vor einer medizinischen Stagnation fungiert hier jedoch disziplinierend auf die Angst vor potenziellen Folgewirkungen der Medikamente. Nicht die Gegenwart, sondern die Zukunft wird hier als Gestaltungsbereich und medizinische Forschung als Hoffnungsträger konstituiert.

Die Regierung der Untersuchungs- und Behandlungspraktiken

Im Kontext des medizinischen Umgangs mit der HIV-Infektion lassen sich unterschiedliche Arzt-Patientinnen-Verhältnisse differenzieren, die mit unterschiedlichen Subjektivierungsweisen und divergierenden Implikationen verbunden sind.

Im Gegensatz zur ART wird hier deutlich, dass das autonome und selbstverantwortliche Subjekt nicht durchgängig als Gegenüber des Arztes konstituiert wird. Solange die Prekarität der Existenz als unbewiesene Annahme zur Disposition steht, wird die Selbstverantwortlichkeit des Subjekts durch die Fürsorgepflicht und Verantwortungsübernahme des Arztes ersetzt. Durch die Konstituierung eines paternalistischen Machtverhältnisses soll die Patientin vor der Belastung unbestätigter Verdachtsdiagnosen verschont bleiben. Der „geschlossene Bewusstheitskontext" – d.h. der Ausschluss der Patientin von dem vorhandenen medizinischen Wissen – ist implizit damit verbunden, dass die Möglichkeit einer „informierten Zustimmung" und damit die Chance entfällt, sich unter den gegebenen Bedingungen gegen ein Untersuchungsverfahren auszusprechen.

Dagegen kennzeichnete sich das „partnerschaftlich-dialogische" Verhältnis durch die Beachtung der Willensentscheidung der Kranken. Die Alleinentscheidung des paternalistischen Arztes wird hier in eine einverständliche Entscheidung zwischen Arzt und Patientin transformiert. Eine zentrale Funktion kommt hier den regelmäßigen, über Jahre stattgefundenen Untersuchungen zu. Fungieren diese einerseits als Voraussetzung für die zunehmende Wissenskonstituierung des Arztes, so bilden die regelmäßigen Kontakte andererseits die Basis für die Konstituierung von Vertrauen auf Seiten der Informantin. Wissensgefälle und Vertrauensverhältnis erscheinen konstitutiv für diese Regierungsform, bei der der Arzt als Experte formell die Zustimmung für Untersuchungs- und Behandlungsverfahren bei seiner Patientin einholte, die dadurch von Entscheidungszwängen – für oder wider medizinische Verfahren – befreit bleibt.

Im Gegensatz zur paternalistischen und „partnerschaftlich-dialogischen" Führungsweise stellt sich der Entscheidungsfindungsprozess bei einer selbstverantwortlichen Regierungsweise gänzlich anders dar. Der Patientin obliegt hier nicht nur die Wahlfreiheit für oder wider Untersuchungs- und Behandlungsverfahren, sondern zugleich ein Entscheidungszwang. Dieser bedingt sich durch den

Umstand, dass der Arzt nicht länger als alleiniger Experte konstituiert wird. Eröffnet Wahlfreiheit einerseits die Möglichkeit eine Entscheidung nach eigener Präferenz zu treffen, so ist sie andererseits mit der Schwierigkeit befrachtet, eine akzeptable Lösung nicht nur suchen, sondern auch finden zu müssen.

Das Sagbare und das Sichtbare

Die Mitteilung der Diagnose kennzeichnen die Informantinnen vielfach als ihr „größtes Problem". Zwischen Sagen und „Nicht-sagen", Offenbaren und Lügen, Erzählen und Verheimlichen wird der Umgang mit der Diagnose verhandelt. Zwischen diesen Polen verläuft auch der Umgang mit Zeichen, die anderen einen Rückschluss auf die Infektion ermöglichen könnten. Informationen über die Infektion werden demnach über Sagbares wie Sichtbares vermittelt.

Die Informantinnen verweisen mit ihren Verhandlungen auf einen Konflikt, aus dem sie einen konstruktiven Weg suchen aber kaum finden. Der Umgang mit Informationen, die die HIV-Infektion betreffen, stellt sich für sie als Aporie dar, weil sowohl die Offenlegung als auch das Verbergen der Diagnose mit Konsequenzen behaftet ist.

Die Offenlegung der HIV-Infektion ist für die Informantinnen problematisch, weil die Infektion im gesellschaftlichen Kontext als Stigma gilt. Dadurch ist die Offenbarung der Diagnose immer mit dem Risiko von Diskreditierungen und Stigmatisierungen verbunden. Vor diesem Hintergrund fungiert Informationskontrolle als Möglichkeit, Normalität zu wahren und mangelnder Akzeptierung zu entgehen, die Goffman (1988) als zentrales Situationsmerkmal stigmatisierter Personen ausweist. Informationskontrolle stellte sich jedoch für die Informantinnen kaum als hinreichende Lösung dar. Problematisch ist das Verbergen und/oder Verschweigen der HIV-Infektion, weil sie von dem Imperativ geleitet werden, anderen die „Wahrheit" der Infektion kund zu tun. Entsprechend wird Informationskontrolle als Unterschlagung präsentiert und mit Lügen gleichgesetzt.

Foucault (1983; 1993; 1977) kennzeichnet den Imperativ zur Selbstenthüllung wie auch die Ausrichtung an der Norm als konstitutive Machttechniken des Abendlands. Welche Wirkungsmacht diese Techniken, die Foucault auch als „Geständnispraxis" und „Macht der Norm" (Foucault 1983; 1977) bezeichnet, durch ihre produktive Entfaltung erfahren haben, zeigt sich – differenziert nach der Situation Diskreditierbarer und Diskreditierter – anhand der Selbstkonstituierungen der Inormantinnen und ihrem Informationsmanagement.

7 Die Regierung der HIV-Infektion

Die Situation Diskreditierbarer

Die Rationalität der Geständnispraktiken

Die Verpflichtung zur Wahrheit, die die Informantinnen zur Offenlegung der Diagnose leitet, lässt sich als eine „Geständnispraxis" identifizieren (Foucaults 1983, 1993). Foucault zeigt, wie sich diese mönchische Praxis, die mit einer „Dechiffrierung des Selbst" und der öffentlichen „Enthüllung" von Geheimnissen einhergeht, mit der Institutionalisierung der Beichtpflicht im 13. Jahrhundert in der Laienwelt etablierte. Durch die Neuformulierung des Schuldverständnisses wird ihr Bereich ausgeweitet und eine Befassung mit sich selbst ausgelöst, die zu einer neuen Form der Subjektivierung leitet, die sich durch eine Steigerung der Individualität kennzeichnet (Hahn 2000). Nicht im Kontext von Tod und Strafe, sondern durch die Biomacht erfährt das Geständnis seine entscheidende Ausweitung und Transformation. Indem es der Menschenführung anheim gestellt wird, dringt diese Praxis in vielfältige gesellschaftliche und wissenschaftliche Zusammenhänge ein. Konturiert durch ein Machtverständnis, das Macht eher als Repression und Untersagung denn als produktives Kräfteverhältnis begreift, entwickelt sich das Geständnis zu einer Praxis, die nicht länger als „Wirkung einer Macht erscheint, die Zwang auf uns ausübt", sondern wird vielmehr „in einem ursprünglichen Verhältnis zur Freiheit" gestellt (Foucault 1983: 77).

Die Regierung des Sagbaren und des Sichtbaren

Die Informantinnen verhandeln den Umgang mit der Diagnose v.a. in drei existentiellen Feldern: im Kontext der Medizin, gegenüber signifikanten Anderen und im Bereich der Arbeit. Während der Imperativ zur Wahrheit fast durchgehend Wirkungsmacht entfaltet, variieren die Motive, die das Informationsmanagement der Informantinnen strukturieren.

Ihre Darlegungen belegen nicht nur Produktivität, Transformation und subjektivierendes Potenzial der christlichen Geständnispraktiken, sondern auch mit welchen Effekten diese Machttechnik im Kontext der HIV-Infektion verbunden ist.

Im medizinischen Kontext, im Bereich der Arbeit wie auch im Zusammenhang sexueller Beziehungen leiten gesundheitspräventive Aspekte die Informantinnen zu einem Geständnis und zeigen, wie sich die christliche Praxis in ein biopolitisches Anliegen eingeschrieben hat. Der von Foucault (1994) konstatierte Zielwechsel zwischen alter und neuer Pastoralmacht wird hier deutlich: Nicht die Erlösung im Jenseits, sondern die Sicherung des säkularisierten Heils – der

Gesundheit – steht im Mittelpunkt. Das Geständnis der Informantinnen, das gleichsam dem Schutz des Gegenübers als auch der Sicherung der eigenen Gesundheit dient, wird über moralische Appelle und Einsicht in die Konsequenzen mobilisiert. Auch wenn sich juridische Normen dieses Themas annehmen, zeigt sich in diesem Zusammenhang, dass nicht der Staat biopolitische Anliegen über Dressur und Überwachung umsetzt, sondern vielmehr die Subjekte biopolitische Ziele mittels Selbstpraktiken realisieren, indem sie durch ihr Geständnis selbstverantwortlich die präventive Kontrolle und Regulierung der eigenen Gesundheit verfolgen wie auch fremdverantwortlich den Schutz ihres Gegenübers vor einer Transmission aufrufen.

Leiten gesundheitspräventive Aspekte die Informantinnen dazu, die Diagnose offen zu legen, so verhindert im Gegenzug die Angst vor Diskreditierungen und Stigmatisierungen die Offenbarung der HIV-Infektion. Während dieser Umstand den Informantinnen im Kontext der Arbeit weniger Schwierigkeiten bereitet, stellt sich dies gegenüber signifikanten Anderen anders dar. Hier entfaltet der Imperativ einer wahrhaften Selbstdarstellung unumschränkt sein Potenzial. Signifikanten Anderen gilt es demnach die Diagnose offen zu legen, um das Spezifische des Selbst und der Lebensführung anzuzeigen.

Um das Stigmatisierungsrisiko mindern bzw. einschätzen zu können, entwickeln die Informantinnen verschiedene Strategien, die sich auf unterschiedliche Personenkategorien beziehen.

Lernen sie neue Personen kennen, denen sie eine exklusive oder besondere Bedeutung zuweisen, steht die Suche nach dem geeigneten Eröffnungszeitpunkt im Mittelpunkt ihrer Problematisierung. Diese Praxis entfaltet sich vor dem Hintergrund einer Gesellschaft, in der eine reziproke Selbstenthüllung als Mittel der Vertrauenskonstituierung fungiert (Goffman 1988), während die HIV-Infektion als gefährliche Krankheit und Stigma konstituiert wird. Beide von den Informantinnen präsentierten Lösungsmodelle – das unmittelbare und das spätere Geständnis – zielen auf den Schutz vor emotionalen Verletzungen.

Durch ein Geständnis, das in unmittelbarer Nähe zum Kennenlernen erfolgt, soll einerseits der Schutz vor einer späteren – als schmerzhaft empfundenen – Abweisung der Person gewährleistet werden und andererseits dem Vorwurf eines Vertrauensbruchs – der durch ein späteres Geständnis ausgelöst werden könnte – vorausgegriffen werden. Dagegen setzt das spätere Geständnis auf die bis dato erreichte Beziehungsqualität, um das Diskreditierungsrisiko zu mindern.

Der Geständniszeitpunkt wird nicht nur durch dieses Kriterium, sondern auch durch den Beziehungsmodus strukturiert. So erfolgt im Fall einer Partnerschaft der Geständniszeitpunkt relativ zur Sexualität. Diese Form des Informationsmanagements steht im Zusammenhang gesellschaftlicher und ärztlicher Anleitungsweisen wie auch juridischer Rechtsnormen, die die Responsibilisierung

Infizierten anrufen bzw. strafrechtliche Konsequenzen androhen, wenn eine Transmission des Gegenübers erfolgt, ohne das die Aufklärung des Sexualpartners oder die Anwendung von Safer Sex Maßnahmen praktiziert wurde.

In diesem Zusammenhang zeigt sich, dass auch wenn der Schutz des Gegenübers gesichert wurde, der Geständnisimperativ seine Wirkungskraft behält und die Informantinnen zu einer Offenbahrung der Diagnose leitet.

Bei bestehenden Beziehungen und Bindungen steht dagegen nicht die Suche nach dem idealen Geständniszeitpunkt, sondern die Ermittlung des Stigmatisierungsrisikos im Mittelpunkt der Problematisierung. Oberste Priorität weisen die Informantinnen der Aufrechterhaltung bestehender Bindungen zu, wobei auch langjährige Beziehungen nicht grundsätzlich Sicherheit vor Diskreditierungen und Beziehungsabbrüchen bieten. Um die Position signifikanter Anderer gegenüber der HIV-Infektion zu ermitteln und ihre Verschwiegenheit einzuschätzen, ohne eine Aufdeckung zu riskieren, ziehen die Informantinnen vorhandene Informationen heran und werten gegebene Indizien aus. Durch diese Strategie indirekter Informationsermittlung minimieren sie mit dem Aufdeckungsrisiko auch das Erkenntnispotenzial. Sie offenbaren dadurch nicht nur, welche Wirkungsmacht sie dem Stigma zumessen, sondern akzentuierten auch die Relevanz, die sie bestehenden Bindungen zuweisen. Entsprechend sehen sie von einer Offenlegung der Diagnose ab, wenn sie das Stigmatisierungsrisiko und/oder die Aufrechterhaltung der Kontrolle über Wissen und Nicht-Wissen nicht einschätzen können bzw. als unsicher bewerten. Informationskontrolle fungiert dabei nicht nur als Mittel, um den eigenen Schutz zu sichern, sondern gleichsam als Instrumentarium, um die eigenen Kinder vor Stigmatisierungen und signifikante Andere vor emotionalen Belastungen zu bewahren.

Auch durch diese Konstituierungsweise, bei der die Verantwortungsübernahme für das psychische Wohlergehen des Anderen das Informationsmanagement der Informantinnen leitet, bleibt der Geständnisimperativ wirkungsmächtig und kollidierte mit der Anrufung als „gute Mutter" (Schütze 1991), „gute Schwester" und „gute Tochter". Es entsteht das Paradoxon, signifikanten Anderen das „wahre" Selbst präsentieren und gleichsam Belastungen von diesen abwenden zu müssen, die erst durch das Geständnis konstituiert werden. Ein herausgeschobenes Geständnis wird hier zur strategischen Lösung, die es gestattet, Stigmatisierungen und Belastungen zu begrenzen und zugleich Verantwortungsübernahme und Wahrheitspflicht abzugelten.

Auch im Kontext der Arbeit leitet die Angst vor Stigmatisierungen die Informantinnen zum Verbergen der Diagnose, wobei je nach Personenkategorie unterschiedliche Konsequenzen befürchtet werden. Wird dem Arbeitgeber die Diagnose vorenthalten, um die Chance auf eine Übernahme in ein gesichertes

Arbeitsverhältnis nicht zu gefährden, so wird dem Kollegium die HIV-Infektion verschwiegen, um eine Diskreditierung der Person nicht zu riskieren.

Ist das Risiko der Visibilität der HIV-Infektion – wie im Fall einer Erkrankung – gegeben, sehen sich die Informantinnen mit zusätzlichen Anforderungen konfrontiert. Unter dieser Prämisse erweitern sie ihr Informationsmanagement, indem sie auf drei klassische Techniken zurückgreifen: Sie verbergen und kaschieren Stigmazeichen und täuschen Anderen eine andere Diagnose vor.

Erscheint Informationskontrolle einerseits als Mittel, um Diskreditierungen und Stigmatisierungen zu entgehen und damit als Instrumentarium, um den eigenen Schutz wie auch den psychosozialen Schutz signifikanter Anderer zu gewährleisten, so ist dieses Lösungsmodell auch mit spezifischen psychischen, somatischen und sozialen Auswirkungen verbunden. So zeigte sich, dass Informationskontrolle die Angst vor Aufdeckung nicht mindert und das Verbergen der Diagnose im Kontext der Arbeit auch die Missachtung körperlicher Erfordernisse bedingt, um eine Konstituierungsweise als leistungsfähiges Subjekt nicht zu gefährden, die als Voraussetzung für die Übernahme in ein gesichertes Arbeitsverhältnis erscheint. Damit wird deutlich, dass sich im Kontext der Arbeit weder das Informationsmanagement auf das „Sagbare" noch die Effekte der Informationskontrolle auf psychische Auswirkungen reduzieren, sondern vielmehr beide Regierungsweisen auch den Körper umfassen und in Mitleidenschaft ziehen. Informationskontrolle geht darüber hinaus mit sozialen Effekten einher, wenn Distanzierung als einzige Möglichkeit erscheint, um der gesellschaftlichen Anforderungen nach reziproker Selbstdarstellung zu entgehen.

Grundsätzlich lässt sich feststellen, dass das Informationsmanagement der Informantinnen durch zwei Implikationen strukturiert wird. Zum einen entfaltet der christliche Imperativ seine Wirkmächtigkeit und leitet die Informantinnen zur Enthüllung ihres wahrhaften Selbst gegenüber signifikanten Anderen. Zum anderen wird das Informationsmanagement durch zwei gesundheitspräventive Aspekte strukturiert, die auf der Technik der Responsibilisierung fußen. Während somatische Aspekte die Informantinnen dazu führen, die HIV-Infektion im medizinischen Kontext und im Zusammenhang signifikanter Anderer offen zu legen, leiten sie psychosoziale Aspekte dazu an, die Diagnose zu verschweigen. In beiden Kontexten steht nicht nur der eigene Schutz, sondern gleichsam der Schutz des Gegenübers zur Disposition. Auch im Kontext der Arbeit leitet der Schutz des Gegenübers zu der Offenbahrung der Diagnose und die Angst vor Stigmatisierungen zu ihrem Verbergen, jedoch kollidiert hier der Schutz der eigenen Gesundheit mit dem Wunsch nach einem gesicherten Arbeitsverhältnis.

Deutlich wird, dass die Geständnispraxis einem zweifachen biopolitischen Anliegen Rechnung trägt. Durchgesetzt wird der biopolitische Schutz durch ein Modell, bei dem das „Verantwortungsprinzip im Sinne eines normativen Steuerungsmechanismus" (Bayertz 1995: 43) fungiert. Kaufmann (1992: 67) hat die Funktion dieses Mechanismus für die Gegenwart expliziert: „Die soziale Funktion der Zuschreibung von Verantwortung besteht in der Mobilisierung von Selbstverpflichtung im Sinne außergewöhnlicher, nicht programmierbarer Handlungsbereitschaft für besondere Zwecke sozialer Systeme. Die Zuschreibung von Verantwortung erfüllt also eine spezifische Funktion im Rahmen von Organisationen, nämlich die Lösung gerade derjenigen Probleme, die sich durch eine Organisation nicht in genereller Weise regen lassen". Vor diesem Hintergrund erscheint das Ziel des „aktivierenden Staates" im Kontext der HIV-Infektion realisiert, wobei in Fortsetzung der Solidaritätslehren nicht nur die Mobilisierung von Selbstverpflichtung, sondern auch die Mobilisierung von Fremdverpflichtung zum Schutz und Wohl des anderen gelungen erscheint.

Die Situation Diskreditierter

Erfahren andere von der HIV-Infektion, so werden die Informantinnen einerseits mit Stigmatisierungen und andererseits mit Hilfsangeboten konfrontiert. Beide Verhaltensweisen erhalten durch den jeweiligen Kontext ihre spezifische Formierung, auch wenn klassische Stigmatisierungspraktiken – wie beispielsweise die „Invasion des Privaten" (Goffman 1988) – bereichsübergreifend auftreten.

Im medizinischen Kontext stehen mit dem Ansteckungsrisiko einerseits und den gesellschaftlichen Effekten der Infektion andererseits beide Aspekte im Mittelpunkt, die die politische Regierung der HIV-Infektion strukturieren. Medizinische Sicherheitsmaßnahmen, die darauf zielen eine Infektionstransmission zu verhindern, entfalten stigmatisierendes Potenzial, wenn sie einseitig auf die Sicherung der „Gesellschaft vor gefährlichen Individuen" (Foucault 1976b) gerichtet sind, während der Schutz des Individuum vor der Gesellschaft entfällt – indem beispielsweise keine Achtung darauf verwendet wird, dass Dritten der HIV-positive Status der Betreffenden nicht ersichtlich wird. Rat und Hilfe erfahren die Informantinnen im Gegenzug durch Ärzte und medizinisches Personal, die sich auf die Behandlung der HIV-Infektion spezialisiert haben und ihnen durch ihre Position als „Weise" (Goffman 1988), als wohlwollende Zuhörer und erfahrene Ratgeber bei Konfrontationen mit Stigmatisierungen zur Seite stehen.

Im Kontext der Arbeit steht dagegen die Leistungs- und Effizienzfähigkeit des Subjekts zur Disposition und strukturiert stigmatisierende wie unterstützende Praktiken. Auch hier zeigt sich die Wirkungsmacht neoliberaler Subjektkonstruktionen und Machttechniken. Die Technik der Responsibilisierung leitet hier nicht nur zu der moralischen Diskreditierung einer Informantin, der ein unverantwortlicher Umgang mit der Infektion unterstellt wird, sondern diese wird darüber hinaus auch als Beleg ihrer mangelnden Effizienz konstruiert. Entsprechend werden Ausgrenzungen über ökonomische Kriterien plausibilisiert: Kosten-Nutzen-Kalküle werden herangezogen, um ihr das Recht auf Ausbildung und Studium abzusprechen.

Setzt die Sozialpolitik des Wohlfahrtsstaats auf Inklusion, so zeigt sich hier paradigmatisch wie dieses Dispositiv seine Gültigkeit einbüßt. Die Tendenz, die sich hier offenbart, hat Castel (1983) als „neue" Form der Populationssteuerung identifiziert, die unter den Erfordernissen nach Wettbewerb und Rentabilität den Individuen je nach „Fähigkeiten" unterschiedliche soziale Schicksale zuweist.

Nicht nur Stigmatisierungspraktiken, sondern auch Unterstützungsmaßnahmen werden im Kontext der Arbeit durch den Aspekt der Leistung strukturiert. Durch die Aufhebung geltender Leistungsnormen und Installation unterstützender Maßnahmen wird es einer Informantin möglich, krankheitsbedingte Versäumnisse zu kompensieren und dadurch sowohl den Anschluss im Klassenverbund zu wahren als auch den Abschluss der Umschulung erfolgreich zu bestehen.

Im Kontext signifikanter Anderer treten Stigmatisierungen in Form von Distanzierungen und Kontaktabbrüchen auf, sofern keine langjährigen Bindungen bestanden. Ansteckungsangst und die mangelnde Fähigkeit zur Reproduktion fungieren hier als Auslöser für Distanzierungen. Zugleich zeigt sich, dass die HIV-Infektion nicht grundsätzlich diskreditierende Effekte entfaltet: Fünf Informantinnen erzählen von einer Partnerschaft mit einem seronegativen Partner, den sie nach der Diagnose kennenlernen.

Finden sich seitens langjähriger signifikanter Anderer keine Kontaktabbrüche, so doch der Versuch, die diskreditierende Wirkung des Stigmas als strategisches Mittel zu nutzen, um den Zuspruch im Sorgerechtsprozess zu erwirken.

Unterstützung und Hilfe erfahren die Informantinnen durch signifikante Andere (Kinder, FreundInnen, Eltern, Geschwister) auf vielfältigen Ebenen. Stehen diese den Informantinnen einerseits als wichtige GesprächspartnerInnen zur Seite und helfen ihnen dadurch bei der Bewältigung von Trauer und Angst, so unterstützen sie die Informantinnen andererseits durch finanzielle und informelle Maßnahmen, wenn ihnen ökonomische und körperliche Einschränkungen enge Grenzen setzten – was weiter unten noch genauer akzentuiert wird.

Stigmatisierungen rufen bei den Informantinnen Rat- und Hilflosigkeit hervor, wenn es um die Diskreditierung ihrer Person geht, während sie Widerstandspraktiken initiieren, wenn ihre Persönlichkeitsrechte – auf Datenschutz, auf Ausbildung und Studium – bedroht werden. Auch unter Zuhilfenahme anderer wenden sie sich gegen solche Verfahren und versuchen deren Geltungsmacht aufzuheben. Korrekturverhalten wird dagegen durch unterschiedliche Machttechniken und Machtverhältnisse ausgelöst. Zum einen zeigt sich, wie durch die

Technik der Responsibilisierung die Informantinnen die Verarbeitung der Infektion und den Umgang mit Stigmatisierungen als individuelle Problematiken und private Angelegenheit konstituieren. In Entsprechung zum neoliberalen Zurechnungsmodell werden diese jenseits des gesellschaftspolitischen Kontextes der eigenen Selbstverantwortung unterstellt und mit der imperativen Anforderung nach effizienter Bewältigung verknüpft. Wirkungsmacht scheinen in diesem Zusammenhang auch ökonomische Erwägungen zu entfalten. Zeigt sich unter den Bedingungen der Diskreditierbarkeit, dass der Wunsch nach einem Arbeitsvertrag, die Missachtung der eigenen Gesundheit bedingt, so scheint das Begehren nach einer ökonomisch gesicherten Zukunft in diesem Zusammenhang dazu zu führen, sich geforderten Verhaltensnormen zu unterwerfen, selbst wenn unklar bleibt, welchen Kriterien es dafür zu entsprechen gilt. Von diesem Anpassungsmodus lassen sich Korrekturmodi unterscheiden, die sich unter dem von Goffman (1988) geprägten Konzept des Spannungsmanagements subsumieren lassen.

Spannungsmanagement kennzeichnet Goffman (1988) als Verfahren, das darauf zielt, dem Stigma die Aufmerksamkeit zu entziehen, um Normalität zu konstituieren bzw. zu wahren. Neben Foucault (1983) legt insbesondere Link (1997; 2003) die Genealogie und Rationalität der Normalisierung dar, die „als der verbliebene letzte und höchste, unhintergehbare ‚Wert' modern-okzidentaler Gesellschaften" (Seebacher-Brandt, zit. in: Link 1997:23) erscheint und auf der Fähigkeit der Subjekte zur Selbstnormalisierung – sprich auf der Fähigkeit zur Selbstadjustierung – beruht (Link 1997: 25). Drei unterschiedliche Techniken lassen sich differenzieren: die Strategie des „flexiblen Normalismus" (Link 1997), die Technik der Informationskontrolle und Anleitungsweisen, die signifikante Andere zur Nichtbeachtung der HIV-Infektion mit ihren Effekten aufrufen. Gemeinsames Ziel dieser Techniken ist es, eine Positionierung und Plazierung innerhalb des statistischen Durchschnitts zu erwirken, in dem Vorgänge und Verhalten als akzeptabel, tragbar und tolerabel gelten, um eine Position der Randständigkeit und Anormalität aufzuheben, die erst durch das Stigmatisierungspotenzial der HIV-Infektion und/oder Materialisierungsweisen der Infektion konstituiert werder (Link 1997).

Die Strategie des flexiblen Normalismus zeigt sich als eine Technik, die retrospektive genutzt wird, um durch die Normalisierung stigmatisierender Verhaltensweisen anderer eine Positionierung innerhalb der Normalitätszone zu erzielen. Die Quantität herangezogener Normalisierungsbelege verweist dabei weniger auf die Normalität stigmatisierender Verhaltensweisen anderer als vielmehr auf die Dringlichkeit des Begehrens nach einer Position innerhalb der Normalitätszone einerseits und das Stigmatisierungspotenzial der HIV-Infektion andererseits. Die Qualität der herangezogenen Belege verdeutlicht dagegen, welchen Diskursen im

Normalitätsfeld Wirkungsmacht zugemessen wird. Neben soziologischen, biomedizinischen, psychologischen und psychoanalytischen Diskursen zeigt sich, dass neoliberale Argumente herangezogen werden, um den eigenen Ausschluss aus dem Kontext der Arbeit als normale Vorgehensweise zu plausibilisieren. Die Nicht-Einstellung „Kranker" erscheint aus dieser Perspektive nicht länger als eine diskriminierende Praxis, sondern Exklusion als Normalität und subjektivierendes Pendant eines auf Rentabilität ausgerichteten Wirtschaftssystems.

Wird die Strategie des flexiblen Normalismus retrospektiv zur Normalitätskonstituierung genutzt, so wenden sich Informationskontrolle und spezifische Anleitungsweisen diesem Ziel prospektiv zu: Den Effekten der HIV-Infektion soll die Aufmerksamkeit entzogen und dadurch Normalität konstituiert werden. Entsprechend gilt es einerseits exponierte Gefühlsregungen, emotionale Destabilisierungen und körperliche Materialisierungsweisen der HIV-Infektion, die nicht reguliert werden können, vor anderen zu verbergen und andererseits andere zu der expliziten Nichtbeachtung körperlicher Begleiterscheinungen der Infektion aufzurufen. Beide Techniken sind mit spezifischen Effekten verbunden: Ist Informationskontrolle mit dem Rückzug aus Sozialität behaftet, so impliziert die Anrufung nach Nichtbeachtung körperlicher Effekte, die Missachtung körperlicher Leistungsanerkennung, die explizit aufgebracht werden muss, um Normalität zu konstituieren. Verweist die hier aufscheinende Aporie – zwischen Exklusion und Inklusion, Besonderen und Normalität – auf den Umstand, dass Normalität ein gleichsam fragiles wie auch prekäres Konstrukt ist, dessen Konstituierung nicht frei von Konsequenzen ist, so verdeutlichen die dargelegten Verfahren auch, dass Normalität heute nicht mehr durch spezifische Institutionen und a priori gesetzte Vorschriften, sondern ein durch (Selbst-)Adjustierungen a posteriori konstituierter Tatbestand und damit Zeugnis einer ökonomischeren Machtform ist (Deleuze 1990; Link 1997; 2003).

Biographische Transformationsprozesse

Die HIV-Infektion geht mit körperlichen, sozialen und ökonomischen Auswirkungen einher, die die Lebensführung (un-)mittelbar verändern und darüber hinaus eine Transformation der Selbstverhältnisse einleiten können. Drei Effekte der HIV-Infektion fungieren als Auslöser für Transformationsprozesse: Materialisierungsweisen des Körpers, das Stigmatisierungspotenzial der Diagnose und die Auseinandersetzung mit der Endlichkeit. Im Mittelpunkt steht dabei die Auseinandersetzung um (Un-) Abhängigkeit und Selbstbestimmung, Ausgrenzung und Teilhabe, Fremd- und Selbstsorge.

7 Die Regierung der HIV-Infektion

Körperliche Materialisierungsweisen als Transformationsagenten

Um regulierend auf körperliche Effekte der HIV-Infektion und den Virus einzuwirken, greifen die Informantinnen jenseits medizinischer Praktiken auch auf magische Techniken und Alltagspraktiken zurück. Im Gegensatz zu medizinischen Dispositiven entfalten diese Verfahren kein subjektivierendes Potenzial. Die Wirkungsmacht medizinischer Verfahren manifestiert sich dagegen gleich doppelt. Leitet die Bedrohlichkeit der HIV-Infektion auf der einen Seite zu der Medikalisierung des Alltags, so wird im Gegenzug die Erfahrung mit Krankheit und Medizin zum Ausgangspunkt einer Position, die sich vom mechanistischen Körpermodell der naturwissenschaftlichen Medizin distanziert und dem Selbst die Verantwortung für Körper und Lebensführung überträgt.

Akzentuieren beide Konstituierungsweisen die Wirkungsmacht moderner Biopolitik und gehen darin konform, dass das Subjekt die Verantwortung für seine Gesundheit übernimmt, so unterscheiden sie sich dahingehend, wem die Rolle des Experten zugetragen wird. Während erste Position auf das Modell der „traditionellen Gesundheitserziehung" verweist, bei dem Gesundheitsprävention in Bezugnahme professioneller Expertisen erfolgt, rekurriert die zweite Position auf dem Modell der „radikalen Gesundheitserziehung", bei dem nicht länger professionelle Experten, sondern die Subjekte selbst ihre Gesundheit organisieren (Gestaldo 2000).

Körperliche Materialisierungsweisen der HIV-Infektion lassen sich jedoch nicht grundsätzlich regulieren. Wird die favorisierte Technik zur Konstituierung von Normalität obsolet – die (körperliche) Selbstadjustierung an den Durchschnitt –, weil „mitmachen" und „mithalten" nicht mehr möglich ist, wird einerseits die Chance auf Sozialität restriktiver: Kontaktmöglichkeiten entfallen und begehrte Lebensmodelle werden zur Utopie. Andererseits sieht sich die Mehrzahl der Informantinnen dadurch außerstande, einer (Voll-) Erwerbstätigkeit nachzugehen.

Der Ausstieg aus der Berufstätigkeit wird negativ rezipiert, wenn die Berufstätigkeit positiv besetzt war. Drei Verlusterfahrungen lassen sich differenzieren: der Verlust des Berufes, der Verlust der bisherigen Identität und soziale Verluste, die durch eine restingtive ökonomisch Situation bedingt werden.

Mit dem Verlust des Berufes ist nicht nur der Verlust der bisherigen Lebensführung und -planung verbunden. Schwierigkeiten bereitet auch die als aufgehoben erfahrene Normalität. Die eigene Lebensführung gerät in Opposition zu der Lebensführung Gleichaltriger, während Wünsche und Erwartungen weiterhin in Bezugnahme der Alterskohorte konstituiert werden (Goffman 1988). Der Ausstieg aus der Berufstätigkeit wird darüber hinaus als Verlust bisheriger Fähigkeiten präsentiert, die durch die Praxis und Anforderungen des Berufes konstituiert wurden und bedingt schließlich durch die Berentung, die Transformation von einer Situation finanzieller Unabhängigkeit hin zu ökonomischer Abhängigkeit.

Mutiert die Durchsetzung staatlicher Transferleistungen zum „Kampf", so wird die informelle Abhängigkeit von der Hilfe signifikanter Anderer als Verlust äquivalenter Reziprozitätsverhältnisse erlebt. Die Schwierigkeit, die dieser Situation attestiert wird, verweist auf die absolute Wertsetzung der Erwerbsarbeit, die parallel zu der Diskreditierung Erwachsener führt, die der Hilfe und Unterstützung bedürfen (Sennett 2004). Angesichts ungleicher Ressourcen wird die Praxis des asymmetrischen Tauschs zur Möglichkeit, die Ungleichheit zwischen Geben und Nehmen zu relativieren und Selbstachtung zu wahren (Mauss 1950; Sennett 2004). Diese Form der Reziprozität tritt unmittelbar in Form moralischer Verpflichtung gegenüber den Eltern und mittelbar, in Form ehrenamtlichen Engagements auf. Fungiert die ehrenamtliche Arbeit als Möglichkeit, das erfahrene Ungleichgewicht zwischen Geben und Nehmen zu relativieren, gesellschaftliche Wertschätzung (als produktives Subjekt) zu erlangen und zugleich eine Konstituierungsweise (als starkes Subjekt) wiederzufinden, die im Alltag nicht mehr gegeben war, so gelingt es durch diese weder moralischen Verpflichtungen zu entkommen, noch finanzielle Restriktionen auszugleichen. Während sich die begrenzte ökonomische Situation wiederum auf die Möglichkeit auswirkt, Sozialitätsbegrenzungen zu relativieren, die erst durch die Berentung entstehen, verweisen die moralischen Verpflichtungen gegenüber hilfegewährenden Anderen auf weitere Folgekosten, die durch die „Reindividualisierung, Reprivatisierung und Rückverlagerung sozialer Risiken" (Butterwegge 2007: 200 f.) ausgelöst werden.

Stigmatisierung und Endlichkeit als Transformationsagenten

Bedingen einerseits körperliche Materialisierungsweisen der HIV-Infektion eine Änderung der Lebensführung und lösen Transformationen des Selbst aus, so fungiert andererseits die Auseinandersetzung mit Stigmatisierung und Tod als Katalysator für Transformationsprozesse. Der Schock, der durch die Diagnose ausgelöst wird, wird zum Anlass, die bisherige Konstituierungsweise und Lebensführung zu überdenken und Änderungen einzuleiten. Im Gegensatz zu den Änderungen, die durch körperliche Materialisierungsweisen bedingt werden, zeichnen sich die hier dargelegten Transformationen nicht durch Einschränkungen, Begrenzungen und Verlusterfahrungen, sondern durch die Loslösung von Abhängigkeiten, der Ausweitung des Autonomiepotenzials und eine erweiterte Kontextualisierung aus. Die Auseinandersetzung mit Endlichkeit und Stigmatisierung führt einerseits dazu, die bisherige Orientierung, die auf das Wohlbefinden signifikanter Anderer unter Missachtung eigener Wünsche und Belange gerichtet war, zur Disposition zu stellen und zu verändern und fungiert andererseits als Voraussetzung für die Loslösung von der Drogenabhängigkeit. Im ersten Fall steht die Transformation von einer Konstituierung als „gute Frau" hin zur Selbstsorge im Mittelpunkt. Die einseitige Ausrichtung auf das Wohl des Partners wird mit der Trennung unterbunden und eine Transformation von Praktiken der Fremdsorge hin zur Selbstsorge initiiert. Nicht mehr die Orientierung am Wohlergehen des Anderen, sondern die Ausrichtung des Handelns an Kriterien einer für sich selbst als gut erachteten Lebensweise steht jetzt im Mittelpunkt. Das ehemalige Selbstverhältnis, welches die Missachtung eigener Wünsche und Interessen implizierte, wird retrospektiv als Resultat der Sozialisation als auch im Rekurs individueller Defizite und Fähigkeiten auf der Ebene der Person gedeutet. Plausibilisiert sich der Rückgriff auf psychologische Diskurse durch die (psycho-)therapeutische Begleiterfahrung, die die Mehrzahl der Informantinnen in Anspruch genommen hat, so verdeutlicht sich durch diese gleichwohl die Wirkungsmacht individueller Erklärungsmuster, die gesellschaftliche Machtverhältnisse ausblenden und das Individuum für auftretende Problematiken in die Verantwortung nehmen.

Im zweiten Fall leitet die Auseinandersetzung mit der Endlichkeit zu der Loslösung von der Drogenabhängigkeit. Die HIV-Infektion fungiert dabei nicht nur als Katalysator der „Genesung", sondern wird unter den Bedingungen der Marginalisierung zur Möglichkeitsbedingung: Die Diagnose öffnet einerseits den Zugang zu einer Community und die Kontaktaufnahme zu Anderen und fungiert andererseits als Voraussetzung für die Durchsetzung einer geringfügigen Rente, die es der Informantin ermöglicht, einen lang gehegten Berufswunsch im ehrenamtlichen Bereich zu realisieren. Die Auseinandersetzung um Krankheit und Tod ist es, die hier zu einem veränderten Selbstverhältnis leitet, das sich durch die Hinwendung zur Selbstsorge auszeichnet und neben hedonistischen Zügen die Konzentration auf das für das eigene Wohlergehen als wesentlich Erachtete impliziert. Auch in diesem Zusammenhang entfaltet das christliche Geständnisimperativ subjektivierendes Potenzial. Selbstenthüllung – sprich die Offenlegung und Thematisierung der HIV-Infektion mit ihren Effekten – konstituiert in Absetzung von konventionellen Umgangsformen, die Befindlichkeitsstörungen aus dem Alltagsgespräch verbannen, nicht nur Nähe und Trost durch den Austausch ähnlicher Erfahrungen, sondern wird zugleich als Mittel der Befreiung und Gegenüber der Lüge objektiviert.

Abschließend gilt es markante Ergebnisse in einem weiteren gesellschaftlichen Rahmen zu verorten, um die Wirkungsmacht neoliberaler Machttechniken zu akzentuieren. Dazu werden sozialwissenschaftliche Studien herangezogen, die sich aus einer machtanalytischen Perspektive der Untersuchung unterschiedlicher gesellschaftlicher Felder zuwenden, um diese auf die Effekte neoliberaler Rationalität hin zu befragen. Zugleich gilt es die Funktionsweise der Biomacht darzulegen, um zu zeigen, inwieweit Macht- und Herrschaftstechnologien, die im Kontext der HIV-Infektion zum Einsatz gelangen, mit Foucaults Konzept der Biomacht kompatibel sind oder diesen gar erweitern.

8 Fazit

Die Biopolitik nimmt sich seit 1987 der HIV-Infektion in zwei strategischen Richtungen an: Lassen sich einerseits Praktiken ausmachen, die auf den Schutz der Bevölkerung vor einer Transmission zielen, so finden sich andererseits Techniken, die auf den Schutz des Individuums vor Stigmatisierungen und Diskriminierungen rekurrieren.

Der Schutz der Bevölkerung vor einer Transmission erfolgt grundsätzlich über die „gesellschaftliche Lernstrategie", die auf das selbst- und fremdverantwortliche Handeln der Subjekte und damit auf die Technik der Responsibilisierung zielt. Dagegen wird der Schutz des Individuums vor der Gesellschaft mittels der Regelung der „informierten Zustimmung" durchgesetzt: Nach erfolgter Beratung über die mit einer HIV-positiven Diagnose verbundenen gesellschaftlichen und medizinischen Implikationen wird dem Individuum seit 1987 grundsätzlich die Entscheidung über eine Testdurchführung überlassen.

Neben diesen Sicherheitsdispositiven, die den Schutz von Bevölkerung und Individuum grundsätzlich regulieren, nehmen sich Gesetze auf Bundes- und Länderebene dieser Aufgabe an. Im Rahmen dieser Gesetze werden biopolitische Ziele über heterogene Machttechniken umgesetzt: neben Sicherheitstechniken, Kontrollverfahren und Infomationstechnologien, finden sich paternalistische Verfahren und souveräne Herrschaftstechniken.

Vor diesem Hintergrund lässt sich zunächst feststellen, dass die politische Regierung der HIV-Infektion über ein Konglomerat unterschiedlicher Machttechniken erfolgt.

Einerseits finden sich Techniken, die über den Diskurs der Selbstbestimmung und die Technik der Responsibilisierung biopolitische Belange auf die Ebene des Subjekts verlagern und dadurch verdeutlichen, dass Machtausübung nicht länger repressiv, sondern produktiv erfolgt. Konstitutiv ist diese Form nicht nur für die Regierung der HIV-Infektion, sondern für heterogene gesellschaftliche Bereiche. Eine analoge Tendenz konstatiert beispielsweise Engel (2003: 232) für „staatliche, soziale und (sub)kulturelle Sexualpolitiken", Pieper (2003) für die „Regierung von Armut" und Schultz (2003) für die Regierung reproduktiver Risiken im Kontext der internationalen Bevölkerungspolitik.

Andererseits zeigt sich jedoch, dass der Schutz von Individuum und Bevölkerung im Kontext der HIV-Infektion auch mittels paternalistischer Verfahren und Herrschaftstechniken umgesetzt wird. Pieper (2003: 153f.), die ähnliche Aspekte für die Regierung der Armut ausmacht, verweist darauf, dass diese Praktiken „die Signatur einer Biomacht [tragen] wie Giorgio Agamben (2002: 20f.) sie beschreibt". Anders als in Foucaults Biomachthypothese[331] würden hier souveräne Macht und Biomacht keine Gegenpole bilden, sondern ineinander aufgehen. Die Funktionsweise der Biomacht identifiziert Pieper (2003: 153f.) in diesem Zusammenhang als eine Operationsweise, die über „innere" und „äußere" Grenzziehungen einerseits „'autonome Subjekte' des ‚Arbeitskraftunternehmers oder des ‚Erwerbsfähigen'" und andererseits „Illegalisierte ohne rechtlichen Schutz" produziert.

Ausschließungsprozeduren sind auch für die Regierung der HIV-Infektion konstitutiv. Auf Bundesebene implementiert das TFG ein paternalistisches Verfahren, dass die Aufhebung des informationellen Selbstbestimmungsrechts verfügt, wenn im Rahmen einer Blut- oder Plasmaspende eine HIV-Infektion diagnostiziert wurde. Auf Bundes- und Länderebene wird bestimmten Bevölkerungsgruppen, die als Risikogruppen und damit als „gefährlich" objektiviert werden, das Recht der „informierten Zustimmung" abgesprochen: Strafgefangene und Asylsuchende, die aus Staaten mit einer hohen HIV-Prävalenz kommen" (Voß 2000: 77), können in Bayern und Sachsen nötigenfalls zu einem Test gezwungen werden, während LangzeitstipendiatInnen[332], die aus Entwicklungsländern stammen, die Einreise auf bundesdeutsches Territorium verweigert wird, wenn sie kein HIV-negatives Testergebnis vorweisen können. Die Sicherheit der Bevölkerung vor einer Transmission wird demnach auch durch die Aufhebung sozialer Rechte und die Abriegelung des nationalstaatlichen Territoriums[333] umgesetzt.

Souveräne Herrschaftstechniken fungieren im Kontext der HIV-Regierung jedoch nicht ausschließlich als Instrumente repressiver Machtausübung, sondern zielen wie auch paternalistische Verfahren auf Produktivität: Die Responsibilisierung (un)mittelbar Betroffener soll initiiert werden. Durch die Mitteilung des HIV-positiven Status im Rahmen einer Blut- oder Plasmaspende soll der seropositiv diagnostizierten Person sowohl die Chance eingeräumt werden, frühzeitig therapeutische Maßnahmen in Anspruch zu nehmen als auch verhindert werden, dass sie die Infektion auf andere überträgt (TFG § 19.1). Die Aufhebung

---

[331] Pieper (2003: 154) bezieht sich hier explizit auf Foucaults Text „Leben machen und sterben lassen. Zur Genealogie des Rassismus" (1993: 62 ff.; hier aufgeführt als Foucault 1993d) sowie seine „Vorlesung vom 17. März 1976 (1976: 282 ff.; hier aufgeführt als Foucault 1976b).
[332] Voß (2000: 77) bezieht sich auf Stipendiatinnen der Deutschen Stiftung für internationale Entwicklung.
[333] Vgl. Pieper (2003: 153) für die Regierung der Armut.

8 Fazit

des informationellen Selbstbestimmungsrechts – durch die paternalistische Fürsorge des Staates – zielt demnach auf die Mobilisierung der Selbst- und Fremdsorge vor dem Hintergrund erfolgter Aufklärung und Beratung, und damit auf Responsibilisierung. Dieses Ziel verfolgt auch die Testdurchführung, die für AusländerInnen und AsylbewerberInnen obligatorisch ist.

In Bayern wird AsylbewerberInnen und AusländerInnen, in Sachsen AsylbewerberInnen, eine drei Monate überschreitende Aufenthaltsgenehmigung bzw. das Recht auf Asylbegehren nur erteilt, wenn sie sich einem HIV-Antikörpertest unterziehen (Voß 2000; Stöver 2000; Hübner 2001; Bauer 2004). Im Fall eines positiven Ergebnisses müssen die Betreffenden mit Unterschrift bestätigen, dass sie sowohl über die Infektion aufgeklärt, als auch dazu angehalten worden sind, SexualpartnerInnen und ÄrztInnen von der Infektion in Kenntnis zu setzen (Voß 2000). Im Gegensatz zur „individuellen Suchstrategie" der Anfangszeiten steht hier nicht die Ausgrenzung der „Infektionsquelle" zur Disposition, sondern die gezielte Anrufung „gefährlicher" Individuen. Es gilt Praktiken der Selbst- und Fremdsorge zu initiieren, wobei erst ein sicher indizierter HIV-positiver Status als Voraussetzung einer gelingenden Mobilisierung postuliert wird.

Während AsylbewerberInnen und AusländerInnen theoretisch die Entscheidung[334] zwischen Zustimmung und Ablehnung, zwischen vorläufiger Aufenthaltsgenehmigung und -verweigerung verbleibt, stellt sich dies für Strafgefangene und insbesondere für „Gefangene aus definierten Risikogruppen" (Voß 2000: 82) anders dar. Stimmen diese einer Testdurchführung nicht zu, werden sie mit allen negativen Folgen als HIV-Positive behandelt (Stöver 2000). Hintergrund dieser repressiven und ausschließenden[335] Praxis, die bis heute das Leben von Strafgefangenen in Bayern und Sachsen bestimmt, bilden irrationale[336] Momente: Der Zwangstest, der weder zur Abwehr von Gefahren (Infizierung anderer Gefangener oder Strafvollzugsbediensteter) geeignet, noch aus HIV-präventiver Sicht (Einleitung medizinischer Maßnahmen) erforderlich ist, bedient scheinbar das Informations- und Sicherheitsbedürfnis Strafvollzugsbediensteter und Länderjustizverwaltungen: durch Lokalisierung HIV-Positiver werde suggeriert,

---

[334] Während AsylbewerberInnen in Sachsen, wie Hübner (2001: 55) in ihrer Untersuchung feststellte, im Vorfeld der ärztlichen Untersuchung ein Merkblatt in ihrer Landessprache mit Informationen über Zweck und Umfang der Untersuchung übergeben werde, kritisierte der Gesundheitsreferent der GRÜNEN Lorenz gegenüber dem Merkur, dass Asylbewerber in Bayern nicht darüber informiert würden, welche Untersuchung zu welchem Zweck an ihnen durchgeführt würde – einen Umstand, den das Gesundheitsreferat durch die Erarbeitung eines Informationstextes in verschiedenen Sprachen beheben will (Wörmann 2003).
[335] Bspw. von bestimmten Tätigkeiten und – je nach Möglichkeiten der Anstalten – aus der Unterbringung in Gemeinschaftszellen. Erste bedingt sich nach Keppler (2000: 88 f.) eher aus psychologischen denn sachlichen Erwägungen.
[336] Vgl. dazu: Lemke 2000; 2007.

„das Problem" Transmission sei überschaubar, verwaltbar und kontrollierbar[337] (Stöver 2000: 135; 138 f.; 160). Dagegen scheint die Zwangstestung von AusländerInnen und AsylbewerberInnen eher durch organisatorische und ökonomische Aspekte begründet (Hübner 2001: 55; 80 f.).

Gemeinsam ist paternalistischen Verfahren, souveränen Herrschaftstechniken und Exklusionsmechanismen, dass sie sich auf Bevölkerungsgruppen und Individuen richten, die als riskant oder „gefährlich" objektiviert werden. Auch wenn Disziplinierung und Regulierung mit der Entwicklung der Biomacht zu den wesentlichen Instrumenten der Regierung werden, geht das souveräne Recht zu Töten nicht verloren (Foucault 1976b: 299 f..; 1983). Anhand des Konzepts des Staatsrassismus zeigt Foucault (1976b) wie es modernen Gesellschaften gelingt, das Recht zu Töten und Biomacht in Einklang zu bringen (Foucault 1976b: 300). Ermöglicht es der moderne Rassismus einerseits, in dem Bereich des Lebens eine Zäsur zwischen dem was leben und dem was sterben soll, zu ziehen, so wandelt er andererseits die alte kriegerische Beziehung „'wenn du leben willst, muss der andere sterben'" in eine positive Beziehung biologischen Typs um: „(D)er Tod des Anderen, der Tod der bösen Rasse, der niederen (oder degenerierten oder anormalen) Rasse, wird das Leben im allgemeinen gesünder machen, gesünder und reiner" (Foucault 1976b: 302). Die Feinde, die es zu unterdrücken gilt, sind jetzt nicht mehr „Gegner im politischen Sinne des Wortes; sie sind äußere oder innere Gefahren im Bezug auf oder für die Bevölkerung (Foucault 1976b: 302); es sind „Fremde, die sich einschleichen, und (.) Abweichler, die die Nebenprodukte dieser Gesellschaft sind" (1976b: 94). Übertragen auf die Regierung der HIV-Infektion: AusländerInnen und AsylbewerberInnen einerseits, i.v. Drogenabhängige andererseits.

Auch wenn Foucault (1976b: 303) unter dem Begriff des Tötens indirekte Formen des „Mordens" subsumiert, ist in diesem Zusammenhang ein weiterer Tötungsbegriff hilfreich. Als konstruktiv erweist sich der Rückgriff Lemkes (2003: 162) auf Castel (2000), um Foucaults Konzept des Rassismus für soziologische Exklusionsdiskussionen anschlussfähig zu machen. Dieser differenziert „zwischen drei Formen von Exklusion, die jeweils verschiedene Bedeutungen von ‚Tod' artikulieren" (Castel 2000:20 f., zit. aus: Lemke 2003: 162). Konstitutiv für paternalistische Verfahren und Herrschaftstechniken im Kontext der HIV-Regierung ist die dritte von Castel (ebd.) dargelegte Form: „die Reservierung

---

[337] Die Testung Strafgefangener auf den HI-Virus wurde 1988 auf dem Strafvollzugsausschuss der Länder beschlossen. Hintergrund dieses Beschlusses bildete der damalige Mangel an relevanetn epidemiologischen Daten (Stöber 2000: 84). Die ermittelten Zahlen erlauben jedoch aufgrund der unterschiedlichen Testpraxis der Länder (freiwillig oder „drigend angeraten") wie auch der heterogenen Beteiligung der Länder an statistischen Erhebungen kein Rückschluss auf „das Infektionsgeschehen" (Stöver 2000: 84 f.). Vgl. dazu auch: Keppler 2000: 86.

8 Fazit

eines speziellen Status für einzelne Gruppen der Bevölkerung, der es ihnen ermöglicht, in der Gemeinschaft zu koexistieren, sie aber bestimmter Rechte und der Beteiligung an bestimmten sozialen Aktivitäten beraubt". Entscheidend ist in diesem Zusammenhang, dass dieser Status im Kontext der HIV-Regierung gegenüber Personen zur Anwendung gebracht wird, die sich „in einem besonderen Abhängigkeitsverhältnis zum Staat befinden" (Voß 2000). Dies gilt gleichermaßen für AsylbewerberInnen wie AusländerInnen, Strafgefangene und HIV-positive Blut- oder PlasmaspenderInnen.

Im Gegensatz dazu zeigt sich, dass Kontrollverfahren, Informationstechnologien und Sicherheitsmechanismen, die im Rahmen des Transfusionsgesetzes bzw. Infektionsschutzgesetzes zur Anwendung gelangen, dem Schutz infizierter Menschen vor der Gesellschaft Rechnung tragen.

Vor diesem Hintergrund klärt sich, „in welcher Weise der Staat als juristisch-rechtliche Struktur und als zugleich zentralisierendes und de-zentrales Kräfteverhältnis zu denken ist" – eine Frage, die Brunnett & Gräfe (2003: 56) angesichts mangelnder Analysen zu „Gewalt und Zwang als immanente Bestandteile der liberalen und neoliberalen Rationalität" aufwerfen. Zugleich gilt für die politische Regierung der HIV-Infektion, was Pieper (2003) wie auch Brunnett & Gräfe (2003) im Rahmen ihrer Analysen festhalten: Entgegen der gängigen These des Rückzugs des Staates konstatieren sie eine „Effektisierung" (Brunnett & Gräfe 2003: 57) bzw. „Optimierung staatlicher Praktiken" (Pieper 2003: 152 f.). Beruht erstere auf der Vernetzung von Behörden, so verläuft zweitere über die „Umwälzung der Verantwortung von staatlichen Institutionen auf das ‚autonome Subjekt'" (Pieper 2003: 152 f.).

Biopolitische Machttechniken entfalten im Kontext der Regierung der HIV-Infektion Wirkungsmacht, jedoch in unterschiedlicher Form und Gewichtung. Während die Techniken, die sich des Schutzes der Bevölkerung annehmen, im Rahmen der medizinischen und gesellschaftlichen Regierung produktiv werden, lokalisieren sich die Instrumente, die sich des Schutzes Infizierter annehmen, vor allem auf der medizinischen Ebene. Dabei zeigt sich, dass der Schutz Infizierter nicht in jedem Fall seitens der Medizin gewahrt wird. Mit dieser Tendenz folgen sie den politischen Technologien, die ihr Hauptaugenmerk auf den Schutz der Bevölkerung legen.

Seitens der Medizin wird weder das Selbstbestimmungsrecht der Patientinnen durchgängig beachtet, noch die Regelung einer dem Test vorangehenden Beratung und nachfolgenden Diskussion des Testergebnisses. Dieser Umstand begründet sich nach in der Schmitten (1999: 134) durch die Implementierung der „informierten Zustimmung" für die HIV-Infektion durch die Rechtsprechung, statt durch die ärztliche Profession selbst. Dem repressiven Charakter dieses Instrumentariums scheint es demnach geschuldet, dass eine durchgängige

Responsibilisierung der Ärzte misslingt. Die Missachtung der Regelung psychosozialer Beratung führt auf Seiten der Informantinnen dazu, dass sich das Bedrohungspotenzial der HIV-Infektion ungehindert entfaltet und ihre Selbstverhältnisse und Lebensführungen strukturiert.

Im Gegenzug zeigt sich, dass die Instrumente, die den Schutz der Bevölkerung sichern, im Kontext der medizinischen Regierung der HIV-Infektion produktive Wirkungsmacht auslösen. Das Konzept der „Risikogruppen" strukturiert auf Seiten der Medizin die Suche nach der Diagnose und die Anwendung des HIV-Tests. Auf Seiten der Informantinnen entfaltet im unmittelbaren Kontext der Diagnosemitteilung die „gesellschaftliche Lernstrategie" Produktivität. Die Verhandlungen der Informantinnen belegen nicht nur das subjektivierende Potenzial der Technik der Responsibilisierung, sondern zeigen zugleich, dass das liberale Zurechnungsmodell sein Legitimationspotenzial einbüßt. Mangelndes Wissen um Handlungsfolgen (bspw. Wissen um Ansteckungswege und -risiken) ist nicht mehr hinreichend, um gänzlich einer Verantwortungszurechnung zu entgehen. Unter dem neoliberalen Postulat individueller Risikoverantwortlichkeit gelingt es den Informantinnen nur dann einer Verantwortungsverhandlung zu entgehen, wenn sie die Kategorie der Verantwortungszurechnung als gesellschaftliche Konstruktion entlarven, oder sich in eine Position verorten, die gesellschaftlich nicht mit Handlungsmacht assoziiert wird.

Die Technik der Responsibilisierung wird nicht nur durch die „gesellschaftliche Lernstrategie" aufgerufen. Auch im Kontext der ART findet sich diese Anleitungsweise. Neben ärztlichen Appellen mobilisieren auch medizinische Technologien die Selbstlenkungsfähigkeiten der Patientinnen.

Rekurrieren die Informantinnen auf die Zukunft als den zu gestaltenden Bereich, leitet sie vor dem Hintergrund eines quantitativ beschränkten medizinischen Arsenals die Technologie der „Werte", trotz gravierender Nebenwirkungen in Richtung Compliance. Setzen die Informantinnen dagegen auf die Gegenwart als den zu gestaltenden Bereich und rekurrieren auf Selbstbestimmung, wenden sie sich gegen eine Einnahmepraxis, die sich reglementierend, regulierend oder potentiell riskant auf ihre Lebensführung auswirkt und dadurch ihren Gestaltungsbereich begrenzt.

Bei Nicht-Einhaltung medizinischer Anweisungen wird die Selbstlenkungsfähigkeit der Informantinnen auch über moralische Appelle mobilisiert. Die Anrufung der Eigenverantwortlichkeit leitet die Informantinnen nicht nur zu selbstregulierendem Verhalten in Richtung Compliance, sondern geht auch mit Effekten der Individualisierung einher, die das paradigmatische Pendant disziplinärer Praktiken bilden.

Pieper (2003) unterstreicht die Produktivität moralischer Appelle. Sie macht unter der neoliberalen Programmatik „eine neue ‚moralische Regulation'" aus,

8 Fazit

die „über die Produktion von Risikodiskursen und die Logik eines verantwortlich entscheidenden Subjektes" operiert (Pieper 2003: 146). Legnaro (2007: 6), der sich der Analyse der Sozialpolitik und speziell der Drogenpolitik annimmt, diagnostiziert diese Technik als neuen moralischen Paternalismus, der „ein verändertes Paradigma des Sozialstaats [formuliert], indem er individuelles Versagen statt struktureller Rahmenbedingungen in den Mittelpunkt rückt". Er betont in diesem Zusammenhang, dass diese Technik mit einer neuen Form von Kontrolle verbunden sei (Legnaro 2007: 5 f.). Nicht Überwachung, sondern „eine merkwürdige Mischung aus Freiwilligkeit und Konsensualität, aus Einsicht in die Notwendigkeit und freundlichem Druck" sei es, die über den Zugang zu Konsum und begehrten Gütern die Individuen zur Unterwerfung leite (Legnaro ebd.). Dieses Steuerungsverfahren hat Pieper (2003: 152) im Rekurs auf Deleuze (1993), als „Kontrollform(en) mit freiheitlichem Aussehen" bezeichnet.

Die Abstraktion von strukturellen Rahmenbedingungen, die Legnaro (2007) als grundlegendes Merkmal des neuen Paternalismus ausmacht, ist für die Regierung der ART konstitutiv (vgl. auch: Dybowski 2005). So gilt für die Patientinnen der antiretoviralen Therapie im übertragenem Sinne, was Pieper (2003: 146) für die Regierung der Armut feststellt: Probleme sozialer Ungleichheit geraten in den Verantwortungsbereich der Betroffenen und „werden zu einem durch aktives Handeln abwendbarem Risiko". Während dieses Regulationsprinzip im Kontext der Regierung der Armut dazu führt, dass die Ursachen von Armut, „als Fragen individueller Motivation und Qualifikation problematisiert" (Pieper: 149) werden, leitet es im Kontext der ART dazu, dass die Informantinnen nicht die massiven Nebenwirkungen der Medikamente oder das unerbittliche Einnahmeregime problematisieren, sondern vielmehr ihre mangelnde Fähigkeit ein solches aufrechtzuerhalten.

Der neue Paternalismus fungiert als kompatibles Gegenstück der neoliberalen Rationalität, die die soziale Sicherung zunehmend auf die Seite der Subjekte verschiebt (Pieper 2003: 149; vgl. auch: Schmidt-Semisch 2000: 176; Sennett 2007; Butterwegge et al. 2007). Welche Effekte die Individualisierung sozialer Risiken im unmittelbaren Kontext der Diagnose auslöst, zeigt sich, wenn bedingt durch die Annahme eines baldigen Todes die Informantinnen finanziell belastende Lebensziele aufgeben, Karrierewege anschieben oder die Rückbindung an das familiale System einleiten, um Krankheitseffekte vorausschauend zu regulieren. Die Folgekosten für ein nach neoliberalen Grundsätzen reformierten Gemeinwesens, verdeutlichen sich gleichwohl, wenn durch eine unzureichende Rente, das Zuhause zum primären Aufenthaltsort wird und die Abhängigkeit von der Unterstützung signifikanter Anderer über moralische Verpflichtungen ausgeglichen wird, die der eigenen Lebensplanung entgegenstehen. Butterwegge (2007: 200) hat solche Entwicklungen, die durch die „Reindividualisierung, Reprivatisierung und Rückverlagerung sozialer Risiken auf die Familien" ausgelöst werden, als Rückkehr zur Familiensubsidiarität bezeichnet, während Rose (2000: 81) von der „Instrumentalisierung von Loyalitätsbeziehungen" spricht.

Auch in anderen Kontexten entfaltet diese Machttechnik ihr Potenzial. So wird eine gelungene Verarbeitung der Infektion und der konstruktive Umgang mit Stigmatisierungen vielfach jenseits gesellschaftlicher Zusammenhänge als individuelle Problematik wahrgenommen, die der Kapazität des Subjekts anheim gestellt ist.

Auch die Ablehnung der ART ist im gesellschaftspolitischen Kontext individueller Risikoverantwortlichkeit situiert. So zeigt sich die Ablehnung einer ART nicht ausschließlich als Praxis eines selbstverantwortlichen Subjekts, das sich gegen medizinische Vorgaben und Machbarkeit richtet, die es als Begrenzung des eigenen Wohlergehens erfährt. Gleichsam scheint diese an die Produktion eines „lebenswerten" Subjekts gebunden, dass für die Terminierung seines eigenen Lebens plädiert, wenn es gesellschaftlichen Normen nicht mehr entsprechen kann. Dieser Umstand verweist auf eine Erweiterung der Foucaultschen Biomachtkonzeption (1983). Der Tod bildet heute, wie auch Graefe (2003) und Lemke (2003) im Rekurs jeweils unterschiedlicher Zusammenhänge konstatieren, nicht mehr die Grenze, sondern vielmehr das „ureigenste" Feld der Biomacht (Graefe 2003). „Nicht *leben machen* und *sterben lassen*, sondern *leben machen* und *sterben machen*" identifiziert Graefe (2003: 33) in Folge als neuen und „grundlegenden Modus moderner Biopolitik".

Im Mittelpunkt der gesellschaftlichen Regierung der HIV-Infektion steht der Umgang mit Informationen, die die HIV-Infektion betreffen. In diesem Kontext entfaltet die Technik der Responsibilisierung, die „gesellschaftliche Lernstrategie" und medizinische Appelle implementieren Wirkungsmacht. Im medizinischen Kontext, im Bereich der Arbeit und im Zusammenhang sexueller Beziehungen leiten gesundheitspräventive Aspekte die Informantinnen trotz Angst vor Stigmatisierungen und Diskreditierungen zur Offenlegung der Diagnose und verdeutlichen, wie sich der christliche Imperativ zur öffentlichen Selbstenthüllung in ein biopolitisches Anliegen eingeschrieben hat. Im Gegenzug leiten psychosoziale Aspekte die Informantinnen zum Verschweigen der Diagnose: Um signifikante Andere vor emotionalen Belastungen zu bewahren oder/und sich und die Kinder vor Stigmatisierungen zu schützen, sehen die Informantinnen von einer Offenlegung der Diagnose ab, ohne dass das Geständnisimperativ seine Wirkungsmacht einbüßt und sich die Informantinnen von der Anforderung einer wahrhaften Selbstdarstellung gegenüber signifikanten Anderen befreit sehen. Deutlich wird hier, dass biopolitische Belange heute selbst- und fremdverantwortlich umgesetzt werden, wobei somatische wie auch psychosoziale Aspekte beachtet werden.

8 Fazit

Während biopolitische Anliegen und christliche Machttechniken das Informationsmanagement Diskreditierbarer strukturieren, wird die Situation Diskreditierter durch biopolitische und ökonomische Kriterien bestimmt, die durch strategische Überlegungen und der Angst vor Ansteckung konturiert werden. Legen die Informantinnen die Diagnose gegenüber Dritten offen, so werden sie mit zwei Reaktionsweisen konfrontiert: Unterstützung und Hilfe einerseits, Stigmatisierungen und Diskreditierungen andererseits. Beide Verhaltensweisen erhalten durch den Kontext ihre spezifische Formierung, auch wenn klassische Stigmatisierungspraktiken bereichsübergreifend auftreten. Während im medizinischen Sektor mit dem Ansteckungsrisiko einerseits und den gesellschaftlichen Effekten der Infektion andererseits, die Aspekte im Fokus stehen, die die politische Regierung der Infektion strukturieren, steht im Kontext der Arbeit die Leistungs- und Effizienzfähigkeit des Subjekts zur Disposition und strukturiert gleichermaßen stigmatisierende wie unterstützende Praktiken. Paradigmatisch zeigt sich in diesem Kontext, die Wirkungsmacht des Neoliberalismus mit seiner Ausrichtung zum Wettbewerbsprinzip. Die Informantinnen werden im Rahmen von Ausbildung und Arbeit nicht nur am Kriterium ökonomischer Verwertbarkeit gemessen und ihr Ausschluss vor dem Hintergrund von Kosten-Nutzen-Kalkülen plausibilisiert, Rentabilitätskriterien strukturieren auch ihre Wahrnehmungen und leiten dazu, trotz Bedauern den eigene Ausschluss aus der Arbeit zu normalisieren.

Weist Pieper (2003: 152) auf die historische Kontinuität ökonomischer Separierungspraktiken im Kontext der Regierung von Armut hin, so akzentuiert Butterwegge (2007: 205), dass die Übertragung ökonomischer Funktionsmechanismen nicht nur Sozialpolitik und Menschenkollektive, sondern auch politische Entscheidungsprozesse betrifft. Unter dieser Prämisse werden die Bundesländer zu Wirtschaftsstandorten, die „gegeneinander konkurrieren, statt wie bisher miteinander zu kooperieren und wechselseitig ihre Schwächen zu kompensieren" (Butterwegge 2007: 205).

Gemeinsam ist Bundesländern, Arbeitgebern und Informantinnen, dass sie der Rationalität ordoliberaler Politik unterstehen, dessen Ziel es ist „ein soziales Gebilde herzustellen, in dem die Basiseinheiten [.] die Form des Unternehmens haben" (Foucault 2004b: 210), um den Markt zu ermöglichen.

Nicht nur stigmatisierende, sondern auch unterstützende Praktiken werden durch den Aspekt der Leistung strukturiert. Im Gegensatz zu einer neoliberalen Sozialpolitik, die nicht danach trachtet, die zerstörerischen Wirkungen des Marktes aufzuheben, sondern vielmehr so auf die Gesellschaft einwirkt, dass „die Wettbewerbsmechanismen, in jedem Augenblick und an jedem Punkt des sozialen Dickichts die Rolle eines regulierenden Faktors spielen können" (Foucault 2004b: 207), wird Integration durch die Aufhebung geltender Leistungsnormen und die Installation unterstützender Maßnahmen ermöglicht. „Uneigennützige

Interessen", die Ferguson als konstitutives Bindungselement der bürgerlichen Gesellschaft ausmacht (Foucault 2004b: 411f.), sind demnach im Kontext der Arbeit wie auch im Bereich der Medizin nicht obsolet.

Ähnlich gestaltet sich auch die Hilfe, die den Informantinnen durch signifikante Andere zuteil wird, wobei die Unterstützung ökonomisch ausgleichend und emotional stabilisierend wirkt, während im Gegenzug der Versuch auftaucht, die diskreditierende Wirkung der HIV-Infektion für eigennützige Interessen zu nutzen.

Stigmatisierungen und Diskreditierungen begegnen die Informantinnen mit Rat- und Hilflosigkeit, Widerstand und Korrekturverhalten. Während der Angriff auf Persönlichkeitsrechte den Einsatz von Widerstandspraktiken auslöst, bringen Diskreditierungen der Person eher Reaktionen von Hilflosigkeit hervor. Das Fehlen eines normativen Rahmens anhand und innerhalb dessen Verhalten gemessen und beurteilt werden kann, scheint hier ein offensives Handeln zu erschweren. Korrekturverhalten wird dagegen durch drei Kriterien ausgelöst: durch die Technik der Responsibilisierung, durch ökonomische Erwägungen und dem Wunsch nach Normalität. Wird die Technik der Responsibilisierung auch in diesem Kontext durch moralische Appelle ausgelöst, so scheint der Wunsch nach ökonomischer Absicherung die Anpassung an Verhaltensnormen zu verstärken. Das Begehren nach einer Position innerhalb des Normalitätsfeldes leitet schließlich zu der Normalisierung stigmatisierender und diskreditierender Praktiken anderer.

Körperliche, soziale und ökonomische Auswirkungen der HIV-Infektion verändern die Lebensführung und setzen eine Transformation der Selbstverhältnisse in Gang. Auch bei der biographischen Regierung der Infektion entfalten medizinische Dispositive subjektivierende Wirkungsmacht. Leitet die Bedrohlichkeit der Infektion einerseits zu dem Wunsch nach einer Medikalisierung des Alltags, so führt im Gegenzug die Erfahrung mit Krankheit und Medizin zu einer Abwendung von medizinischen Experten und Modellen, hin zu einer Position, die dem Selbst die Verantwortung für Körper und Lebensführung überträgt. Körperliche Materialisierungsweisen der HIV-Infektion lassen sich jedoch nicht grundsätzlich regulieren. Vor diesem Hintergrund wird die Möglichkeit zur Teilhabe begrenzter und die Aufgabe der Berufstätigkeit unabwendbar. Letztere bedingt wiederum soziale und ökonomische Restriktionen und löst die Transformation der Lebensführung und des Selbstverhältnisses durch den Verlust identitätsstiftender Strukturen aus.

Die Auseinandersetzung mit Stigmatisierungen und Tod führt im Gegensatz nicht zu Transformationen, die sich durch Begrenzungen und Einschränkungen auszeichnen, sondern durch die Loslösung von Abhängigkeiten und einer Hinwendung zur Selbstsorge. Auch in diesem Zusammenhang entfalten individuelle

8 Fazit

Erklärungsmuster, die von strukturellen Rahmenbedingungen abstrahieren Geltungsmacht und nehmen das Subjekt für seine bisherige Lebensführung in die Verantwortung.

Veranschlagte in den 1980er Jahren die ACT-UP Bewegung den Zusammenschluss HIV-infizierter Menschen als Möglichkeit und Chance, um Diskriminierung, Stigmatisierung und strukturellen Problematiken wirksam entgegen zu treten, so haben sich die AIDS-Hilfen heute vielfältig von politischen und gesellschaftlichen Problematiken abgewandt. Die Ergebnisse dieser Studie beleuchten, welche Risiken sich für Menschen unter den Bedingungen einer neoliberalen Gesellschaft ergeben, die von gesellschaftspolitischen Zusammenhängen und strukturellen Rahmenbedingungen abstrahiert und den Wettbewerb als gesellschaftliches Regulationsprinzip installiert. Die Ergebnisse der Studie veranschaulichen jedoch auch, dass spezifische Konstituierungsweisen wie Schuld und Scham einerseits und Phänomene wie Vereinzelung und Isolation, Stigmatisierung und Diskriminierung, Verarmung und Benachteilung andererseits, keine festen Größen, sondern vielmehr Resultate gesellschaftlicher Produktionsprozesse und von daher veränderbar sind.

Literaturverzeichnis

Ackerknecht, Erwin (1975): Geschichte der Medizin. Stuttgart: Ferdinand Enke
Act up; New York Women & AIDS Book Group (1994): Frauen und Aids. Hamburg: Rowohlt
Agamben, Giorgio (2002): Homo sacer. Die souveräne Macht und das nackte Leben. Frankfurt am Main: Suhrkamp
AIDS-Forum DAH (Deutsche Aids-Hilfe) (1999): Compliance und antiretrovirale Therapie. Band 37, Berlin: Medialis
AIDS-Forum DAH (Deutsche Aids-Hilfe) (2000): HIV-Test 2000: Bestandsaufnahme und Perspektiven. Band 39, Berlin: Medialis
AIDS-Stiftung. Unter: www.inovationsreport.de/html/bericht/medizin/_gesundheits/bericht.html, Stand: 6/2007
Althusser, Louis (1977): Ideologie und ideologische Staatsapparate. Aufsätze zur marxistischen Theorie. Hamburg: VSA
Aretz, Bernd (2000): Von GRID zu AIDS: eine Infektion wird sichtbar. In: AIDS-Forum DAH (Deutsche Aids-Hilfe): HIV-Test 2000: Bestandsaufnahme und Perspektiven. Band 39, Berlin: Medialis, S. 13-18
Bauer, Gerd (1995): Der Test. In: Gölz, Jörg; Mayr, Christoph; Bauer, Gerd (Hrsg.): HIV und AIDS: Behandlung, Beratung, Betreuung. München (u.a.): Urban & Schwarzenberg, S. 43-49
Bauer, Uta (2004): Äthiopische Flüchtlinge in Deutschland. In: Deutsch-Äthiopischer Verein e.V. German Ethiopian Association. Ausgabe November 2004. Unter: www.deutsch-aethiopischer-verein.de, Stand: 8/2009
Bayertz, Kurt (1995): Eine kurze Geschichte der Herkunft der Verantwortung. In: Bayertz, Kurt (Hrsg.): Verantwortung: Prinzip oder Problem? Darmstadt: Wiss. Buchgesellschaft, S. 3-71
Becker-Schmidt, Regina (2000): Feministische Debatte zur Subjektkonstitution. In: Becker-Schmidt, Regina; Axeli-Knapp, Gudrun (Hrsg.): Feministische Theorien zur Einführung. Hamburg: Junius, S. 124-142
Begemann-Deppe, Monika (1976): Im Krankenhaus sterben: Das Problem der Wissenskonstitution in einer besonderen Situation. In: Begemann, Herbert (Hrsg.): Patient und Krankenhaus. München (u.a.): Urban & Schwarzenberg, S. 71-90
Bednarz, Anja (2003): Den Tod überleben: Deuten und Handeln im Hinblick auf das Sterben eines Anderen. Wiesbaden: Westdeutscher Verlag
Berner, Winfried (2005): Strukturelle Konflikte: Die schrittweise Personalisierung von Interessenskonflikten.Unter: www.unternehmensberatung.de/konflikte/strukturelle_Konflikte.php, Stand: 7/2006

Berger, Peter, L. (1979): Einladung zur Soziologie. 2. Auflage, München: DTV
Berger, Peter, L; Luckmann, Thomas (1987): Die gesellschaftliche Konstruktion der Wirklichkeit. Eine Theorie der Wissenssoziologie. 5. Auflage, Frankfurt am Main: Fischer
Bernstein, Peter L. (1998): Wider die Götter: die Geschichte vom Risiko und Risikomanagement von der Antike bis heute. München: Gerling-Akad.-Verlag
Bleibtreu-Ehrenberg, Gisela (1989): Angst und Vorurteil. AIDS-Ängste als Gegenstand der Vorurteilsforschung. Hamburg: Rowohlt
Bloße, Anna-Maria (2003): Die Heilkraft der Steine. Unter: www.naturel.biz/die_heilkraft _der_Steine. html, Stand: 7/2006
Bochow, Michael (1989): Wie leben schwule Männer heute. AIDS und Schwule. Individuelle Strategien und kollektive Bewältigung. Bericht über die zweite Befragung i. A. der DAH. AIDS-Forum DAH, Band 4, Berlin: DAH
Bohl; Michael (1999): Von der Positivenarbeit zur Compliance – und zurück? In: Aids-Forum DAH (Hrsg.): Compliance und antiretrovirale Therapie. Band 37, Berlin: Medialis, S. 143-151
Bohnsack, Ralf (2003): Rekonstruktive Sozialforschung. Einführung in qualitative Methoden. 5. Auflage, Opladen: Leske und Budrich
Bormuth, Matthias (2004): Medizin im Nationalsozialismus. In: Wiesing, Urban (Hrsg.): Ethik in der Medizin. Ein Studienbuch. Stuttgart: Reclam, S. 43-51
Bortz, Jürgen; Dörring, Nicola (1995): Forschungsmethoden und Evaluation für Sozialwissenschaftler. Berlin (u.a.): Springer
Bourdieu, Pierre (1983a): Ökonomisches Kapital, kulturelles Kapital, soziales Kapital. In: Kreckel, Reinhard (Hrsg.): Soziale Ungleichheiten. Göttingen: Schwartz , S. 183-198
Bourdieu, Pierre (1983b): Die feinen Unterschiede: Kritik der gesellschaftlichen Urteilskraft. Frankfurt am Main: Suhrkamp
Braun, Christine von (2000): Gender, Geschlecht und Geschichte. In: Braun, Christine von; Stephan, Inge (Hrsg.): Genderstudien: Eine Einführung. Stuttgart: Metzler, S. 16-57
Bröckling, Ulrich (2000): Totale Mobilmachung. Menschenführung im Qualitäts- und Selbstmanagement. In: Bröckling, Ulrich, Krasmann, Susanne; Lemke, Thomas: Gouvernementalität der Gegenwart: Studien zur Ökonomisierung des Sozialen. Frankfurt: Suhrkamp, S. 131-167
Bröckling, Ulrich; Krasmann, Susanne; Lemke, Thomas (2000): Gouvernementalität der Gegenwart: Studien zur Ökonomisierung des Sozialen. Frankfurt: Suhrkamp
Brunnett, Regina; Jagow, Finn (2001): Macht und Homosexualität im Zeitalter von AIDS. AIDS als Knotenpunkt von Normalisierungen und Selbstnormalisierungen in Sexualität von Lesben und Schwulen. In: Heidel, Ulf; Micheler, Stefan; Truider, Elisabeth (Hrsg. für die AG LesBiSchwule Studien/Queer Studies an der Universität Hamburg): Jenseits der Geschlechtergrenzen. Sexualitäten, Identitäten und Körper in Perspektiven von Queer Studies. Hamburg: MännerschwarmSkript, S. 190-205
Brunnett, Regina; Gräefe, Stefanie (2003): Gouvernementalität und Anti-Terror-Gesetze. Kritische Fragen an ein analytisches Konzept. In: Pieper, Marianne; Guitiérrez

Rodriguez, Encarnation (Hrsg.): Gouvernementalität. Ein sozialwissenschaftliches Konzept im Anschluss an Foucault, Frankfurt (u.a): Campus, S. 50-67

Bude, Heinz (1985): Der Sozialforscher als Narrationsanimateur. Kritische Anmerkungen zu einer erzähltheoretischen Fundierung der interpretativen Sozialforschung. In: Kölner Zeitschrift für Soziologie und Sozialpsychologie. Nr. 37, S. 327-336

Bührmann, Andrea D. (2004): Vom Programm zur individuellen Vermittlung von Subjektivierungsweisen – Eine Einführung in einen Problemkreis. Unter: www.lrz-muenchen.de/~Diskursanalyse/doc/Vortrag_buehrmann.pdf, Stand 7/2004

Bundeszentrale für gesundheitliche Aufklärung (Hrsg.): AIDS im öffentlichen Bewußtsein der Bundesbürger. 1985; 1987; 1988

Bundeszentrale für gesundheitliche Aufklärung (BzgA). Unter: www.frauengesundheitsportal.de, Stand 6/2007

Bulter, Judith (1995): Für ein sorgfältiges Lesen. In: Syla Benhabib; Bulter, Judith; Cornell, Drucilla; Fraser, Nancy: Der Streit um Differenzen. Feminismus und Postmoderne in der Gegenwart. Frankfurt am Main: Fischer, S. 122-132

Butterwegge, Christoph (2007): Rechtfertigung, Maßnahmen und Folgen einer neoliberalen (Sozial-) Politik. In: Butterwegge, Christoph; Lösch, Bettina; Ptak, Ralf: Kritik des Neoliberalismus. Unter der Mitarbeit von Tim Engartner. Wiesbaden: VS, S. 135-215

Castel, Robert (1991): Von der Gefährlichkeit zum Risiko: Auf den Weg in eine postdisziplinäre Ordnung? Unter: www: google: Robert Castel & Risiko, Stand: 7/2004

Castel, Robert (2005): Die Stärkung des Sozialen: Leben im neuen Wohlfahrtsstaat. Hamburg: Hamburger Ed.

Cremer, Stefan (1999): Psychische Aspekte bei HIV und AIDS. In: Gölz, Jörg; Mayr, Christoph; Heise, Walter (Hrsg.): HIV und AIDS: Praxis der Beratung und Behandlung. München (u.a.): Urban & Fischer, S. 407-432

Dannecker, Martin (1989/1997): Das andere Aids. Vortrag am Klinikum der J.W. Goethe Universität, Frankfurt am Main. Unter: www.hiv.ch, Stand 5/2003

Dannecker, Martin (1990): Homosexuelle Männer und AIDS. Eine sexualwissenschaftliche Studie zu Sexualverhalten und Lebensstil. Stuttgart (u.a.): Kohlhammer

Dausin, Bettina (2004). In: Pfahl, Lisa; Traue, Boris (2004): Tagungsbericht: Lesarten qualitativer Forschung – Methoden- Workshop [17 Absätze], in: Forum Qualitativer Sozialforschung / Forum: Qualitative Social Research [on-line Journal], 5(2), Art. 15. Unter: www.qualitative-research.net/fqs-texte/2-04/2-04tagung-pfahltraued.htm, Stand: 7/2007

Dean, Mitchel (1999): Govermentality: Power and Rule in Modern Society. London (u.a.): SAGE Publications

Deleuze, Gilles (1990): Kontrolle und Werden. Postkriptum über die Kontrollgesellschaften. In: Deleuze, Gilles: Unterhandlungen 1972-1990. Frankfurt am Main: Suhrkamp, S.243 – 262

Deleuze, Gilles (1992): Foucault. Frankfurt am Main: Suhrkamp

Delius, Christoph et al. (Hrsg.) (2000): Geschichte der Philosophie: Von der Antike bis Heute. Köln: Könemann

Denzin, Norman K. (2004): Symbolischer Interaktionismus. In: Flick, Uwe et al. (Hrsg.): Qualitative Forschung: ein Handbuch. Hamburg: Rowohlt, S. 136-149

Derrida, Jacques (1967): L´ecriture et la differance. Paris: Seuil
Deutsches Ärzteblatt (2000): HIV-Infektion. Frauenspezifische Aspekte werden unterschätzt. Nr. 9, S. 1151-1152
Dreyfus, Hubert L.; Rabinow, Paul (1994): Michel Foucault. Jenseits von Strukturalismus und Hermeneutik. Mit einem Nachwort von und einem Interview mit Michel Foucault. Weinheim: Beltz Athenäum
Drucksache 12/8591 des Bundes: Untersuchungsausschuss „HIV-Infektion durch Blut und Blutprodukte" (1993). Unter: www.parlamentsspiegel.de, Stand: 3/2005
Drucksache 4/13101: Kleine Anfrage der Abgeordnete Elke Herrmann BÜNDNIS 90/DIE GRÜNEN: HIV-Tests an Asylbewerberinnen. Unter: http://.saechsischerfluechtlingsrat.de/resources/01.09.08+HIV-Tests.pdf, Stand: 8/2009
Duden, Barbara, Noeres, Dorothee (Hrsg.) (2002): Auf den Spuren des Körpers in der technogenen Welt. Opladen: Leske und Budrich
Dunde, Siegfried Rudolf (1989): AIDS und Moral: über ein psychosoziales Problem. Frankfurt am Main: Fischer
Dunde, Siegfried Rudolf (1991): Testberatung, in: Dunde, Siegfried, Rudolf (Hrsg.): Beratungsführer zu AIDS für Angehörige psychosozialer und medizinischer Berufe. Stuttgart: Hippokrates, S. 1-9
Dunde, Siegfried Rudolf (Hrsg.) (1994): Die Angst verlieren. Schwules Leben in Zeiten von AIDS. Hamburg: Rowohlt
Dybowsi, Sandra (2005): Soweit nicht anders verordnet... : HIV-positive Frauen im Spannungsfeld zwischen Compliance und Lebensgestaltung. Frankfurt am Main: Mabuse
Eirmbter, Willy H.; Hahn, Alois; Jacob, Rüdiger (1983): AIDS und die gesellschaftlichen Folgen. Frankfurt am Main (u.a.): Campus
Engel, Antke (2003): Wie regiert Sexualität? Michel Foucaults Konzept der Gouvernementalität im Kontext queer/feministischer Theoriebildung. In: Pieper, Marianne; Gutíerrez Rodríguez (Hrsg) : Gouvernementalität. Ein sozialwissenschaftliches Konzept in Anschluss an Foucault. Frankfurt am Main (u.a.): Campus, S 224-339
Ewald, Francois (1993): Der Vorsorgestaat. Frankfurt am Main: Suhrkamp
Feldhorst, Anja (Hrsg.) (1998): Bisexualitäten. AIDS-Forum DAH. Band XI, Berlin: DAH
Feuerstein, Günter; Kuhlmann, Ellen (Hrsg.) (1999): Neopaternalistische Medizin: der Mythos der Selbstbestimmung im Arzt-Patient-Verhältnis. Bern (u.a.): Huber
Feyerabend, Erika (2006): Invasion der Mikroben. Immunologische Diskurse zwischen Gefahrenabwehr und Selbstkontrolle. In: Fantomas, Nr.9, S. 12-15
Fink-Eitel, Hinrich (1989): Foucault zur Einführung. Hamburg: Junius
Fischer, Wolfram (1978): Struktur und Funktion erzählter Lebensgeschichten. In: Kohli, Martin (Hrsg.): Soziologie des Lebenslaufs. Darmstadt (u.a.): Luchterhand, S. 5-19
Fischer-Homberger, Esther (1975): Geschichte der Medizin. Berlin (u.a.): Springer
Fischer-Rosenthal, Wolfram; Rosenthal, Gabriele (2004): Analyse narrativ-biographischer Interviews. In: Flick, Uwe et al. (Hrsg.): Qualitative Forschung: ein Handbuch. Hamburg: Rowohlt, S. 456-467
Flegel, Willy, A.; Koerner, Klaus; Wagner, Franz, F.; Kubanek, Bernhard (1996): Zehn Jahre HIV-Testung in den Blutspendediensten: Maßnahmen zur Vermeidung von In-

fektionsübertragungen durch Bluttransfusionen. In: Deutsches Ärzteblatt 93, Heft13, 29. März 1996
Flick, Uwe (1995): Qualitative Sozialforschung. Theorie, Methoden, Anwendung in Psychologie und Sozialwissenschaften. Hamburg: Rowohlt
Flick, Uwe (2004): Konstruktivismus. In: Flick, Uwe et al. (Hrsg.): Qualitative Forschung: ein Handbuch. Hamburg: Rowohlt, S. 150-163
Flick, Uwe (2004b): Triangulation in der qualitativen Forschung. In: Flick, Uwe et al. (Hrsg.): Qualitative Forschung: ein Handbuch. Hamburg: Rowohlt, S. 309-318
Flick, Uwe et al. (2004c): Was ist qualitative Forschung? Einleitung und Überblick. In: Flick, Uwe et al. (Hrsg.): Qualitative Forschung: ein Handbuch. Hamburg: Rowohlt, S. 1- 30
Fluter Nr.9 (2003): Wie geht's? Das Gesundheitsheft. Magazin der Bundeszentrale für politische Bildung. Paderborn: Bonifatius
Foucault, Michel (1966): Die Ordnung des Diskurses. Frankfurt am Main: Fischer
Foucault, Michel (1976): Mikrophysik der Macht. Michel Foucault über Strafjustiz, Psychiatrie und Medizin. Berlin: Merve
Foucault, Michel (1976b): In Verteidigung der Gesellschaft. Vorlesungen am College de France 1975-1976. Frankfurt am Main: Suhrkamp
Foucault, Michel (1976c): Überwachen und Strafen: Die Geburt des Gefängnisses. Frankfurt am Main: Suhrkamp
Foucault, Michel (1978): Die Gouvernementalität. In: Bröckling, Ulrich et al. (Hrsg.) (2000): Gouvernementalität der Gegenwart. Studien zur Ökonomisierung des Sozialen. Frankfurt am Main: Suhrkamp, S. 41-67
Foucault, Michel (1978b): Staatsphobie. In: Bröckling, Ulrich et al. (Hrsg.) (2000): Gouvernementalität der Gegenwart. Studien zur Ökonomisierung des Sozialen. Frankfurt am Main: Suhrkamp, S. 68-71
Foucault, Michel (1978c): Dispositive der Macht. Michel Foucault über Sexualität und Wahrheit. Berlin: Merve
Foucault, Michel (1981): Archäologie des Wissens. Frankfurt am Main: Suhrkamp
Foucault, Michel (1982): Hermeneutik des Selbst. Vorlesung am College de France (1982). Nachschrift und Übersetzung von Helmut Becker in Zusammenarbeit mit Lothar Wolfstetter. In: Helmut Becker et al. (Hrsg.) (1985): Michel Foucault. Freiheit und Selbstsorge. Interview 1984 und Vorlesung 1982, Frankfurt: Materialis, S. 32-60
Foucault, Michel (1983): Der Wille zum Wissen. Sexualität und Wahrheit 1. Frankfurt am Main: Suhrkamp
Foucault, Michel (1984): Freiheit und Selbstsorge. Gespräch mit Michel Foucault am 20. Januar 1984. In: Helmut Becker et al. (Hrsg.) (1985): Michel Foucault. Freiheit und Selbstsorge. Interview 1984 und Vorlesung 1982, Frankfurt: Materialis, S. 7-28
Foucault, Michel (1986): Die Sorge um sich. Sexualität und Wahrheit 3. Frankfurt am Main: Suhrkamp
Foucault, Michel (1991): Die Geburt der Klinik. München: Fischer
Foucault, Michel (1993): Technologien des Selbst. In: Michel Foucault; Rux Martin; Luther H. Martin et al. (Hrsg.): Technologien des Selbst. Frankfurt am Main: Fischer, S. 24 - 62

Foucault, Michel (1993b): Die politische Technologie der Individuen. In: Michel Foucault; Rux Martin; Luther H. Martin et al.(Hrsg.): Technologien des Selbst. Frankfurt am Main: Fischer, S. 168-187

Foucault, Michel (1993c): Hermeneutik des Subjekts. Vorlesungen am Collège de France (1981/82). Frankfurt am Main: Suhrkamp

Foucualt, Michel (1993d): „Leben machen und sterben lassen. Zur Genealogie des Rassismus". In: Lettre International, 62, S. 62-67

Foucault, Michel (1994): Das Subjekt und die Macht. In: Dreyfus, Hubert; Rabinow, Paul: Michel Foucault – Jenseits von Strukturalismus und Hermeneutik. Weinheim: Belz Athenäum, S. 243 – 261

Foucault, Michel (1995): Der Gebrauch der Lüste. Sexualität und Wahrheit 2. Frankfurt am Main: Suhrkamp

Foucault, Michel (2003): Die Wahrheit und die juristischen Formen. Mit einem Nachwort von Martin Saar. Franfurt am Main: Suhrkamp

Foucault, Michel (2004): Geschichte der Gouvernementalität I: Sicherheit, Territorium, Bevölkerung. Vorlesungen am College de France 1977-1978. Frankfurt am Main: Suhrkamp

Foucault, Michel (2004b): Geschichte der Gouvernementalität II: Die Geburt der Biopolitik. Vorlesungen am College de France 1978-1979. Frankfurt am Main: Suhrkamp

Foucault, Michel (2005) Dits et Ecrits. Schriften. Vierter Band. Frankfurt am Main: Suhrkamp

Frank, Manfred (1984): Was ist Neostrukturalismus? Frankfurt am Main: Suhrkamp

Frankenberg, Günter (1990): Aids und Grundgesetz – eine Zwischenbilanz. In: Prittwitz, Cornelius (Hrsg.): Aids, Recht und Gesundheitspolitik (Ergebnisse sozialwissenschaftlicher Aids-Forschung, Band 2). Berlin: Ed. Sigma Bohn, S. 93-113

Franz, Karljosef (1997): Die Aufklärungspflicht des Arztes gegenüber seinem Patienten. In: Franz; Hansen (Hrsg.): Aufklärungspflicht aus ärztlicher und juristischer Sicht. München: Marseille, S. 29-128

Freitag, Walburga (2005): Contergan. Eine genealogische Studie des Zusammenhangs wissenschaftlicher Diskurse und biographischer Erfahrungen. Münster: Waxmann

Freud, Anna (1978): Das Ich und die Abwehrmechanismen. 11. Auflage, München: Kindler

Fröschl, M.; Hutner, G. (1987): Das Gespräch vor dem HIV-Antikörpertest. In: Braun-Falso, O.; Deinhardt, F.; Goebel, F.D. (Hrsg.): AIDS Leitlinien für die Praxis: der Umgang mit vermutlich oder tatsächlich Infizierten. München: MMV Medizin, S. 34-38

Früchtl, Josef (1994): Was heißt es, aus seinem Leben ein Kunstwerk zu machen? Eine Antwort mit Foucault. In: Kuhlmann, Andreas (Hrsg.): Philosophische Ansichten der Kultur der Moderne, Frankfurt am Main: Fischer, S. 278-306

Fuchs-Heinritz, Werner (2000): Biographische Forschung. Eine Einführung in Praxis und Methoden. 2., überarbeitete und erweiterte Auflage, Wiesbaden: Westdeutscher Verlag

Füller, Henning (2004): Führung als konzentrierte Aktion. Eine Anwendung des Begriffs der Gouvernementalität von Michel Foucault auf das Bund-Länder-Programm ‚So-

ziale Stadt'. Unter: www.geo.uni-frankfurt.de/ifh/Persoenen/wiss-mitarb/Fueller/projekt-1_wandelreg/i..., Stand: 7/2006
Gahl, Klaus (2001): Das Selbstbestimmungsrecht des Patienten und die Fürsorgepflicht des Arztes - ein Widerspruch? In: Akademie für Ethik in der Medizin e.V. (Hrsg.): Patientenforum Medizinische Ethik: Das Recht des Patienten aus Selbstbestimmung. Unter: www.gwdg.de/~ukee/bs_2001pdf , S. 9-14
Gerhard, Ute et al. (1990): Differenz und Gleichheit: Menschenrechte haben (k)ein Geschlecht. Frankfurt am Main: Ulrike Helmer Verlag
Gestaldo, Denise (2000): Is health education good for you? Re-thinking health education through the concept of bio-power. In: Perterson, Alan; Bunton, Robin (Hrsg.): Foucault: Health and Medicine, London (u.a.): Routledge, S. 113-133
Giddens, Anthony (1992): The Transformation of Intimacy. Cambridge: Polity Press
Glaser, Barney G.; Strauss, Anselm L. (1974): Interaktion mit Sterbenden, Beobachtungen für Ärzte, Schwestern, Seelsorger und Angehörige. Göttingen: Vandenhoeck & Ruprecht
Goerke, Heinz (1988): Medizin und Technik. München: Callwey
Goffman, Erving (1971): Verhalten in sozialen Situationen. Strukturen und Regeln der Interaktion im öffentlichen Raum. Gütersloh: Bertelsmann
Goffman, Erving (1988): Stigma. Über Techniken der Bewältigung beschädigter Identität. 8. Auflage, Frankfurt am Main: Suhrkamp
Gottweis, Herbert; Hable, Wolfgang; Prainsack, Barbara, Wydra, Doris (2004): Verwaltete Körper: Strategien der Gesundheitspolitik im internationalen Vergleich. Wien (u.a.): böhlau
Graefe, Stefanie (2002): Way of life, way of death: Zur Normanlisierung des „Lebenswertes". In: Fantomas, Nr.2, Sonderausgabe zu ak – analyse & kritik, S. 30-33
Greco, Monica (1993): Psychosomatic subjects and the „duty to be well": personal agency within medical rationality. In: Economy and Society, Vol. 22, No. 3, S. 357-372
Gros, Frederik (2004): Situierung der Vorlesung. In: Michel Foucault: Hermeneutik des Subjekts. Hamburg: Suhrkamp, S. 616- 660
Guitiérrez Rodriguez, Encarnatión, (1996): Eine Frau ist nicht gleich Frau, nicht gleich Frau, nicht gleich Frau... Zur Notwendigkeit einer kritischen Dekonstruktion in der feministischen Forschung. In: Fischer, Ute-Luise et al. (Hrsg.): Kategorie: Geschlecht. Opladen: Leske und Budrich, S. 163-190
Guitiérrez Rodríguez, Encarnatión, (1999): Intellektuelle Migrantinnen – Subjektivitäten im Zeitalter von Globalisierung. Eine postkoloniale dekonstruktive Analyse von Biographien im Spannungsverhältnis von Ethnisierung und Vergeschlechtigung. Opladen: Leske und Budrich
Guttandin, Friedrich (1980): Genese und Kritik des Subjektsbegriffs. Zur Selbstthematisierung der Menschen als Subjekte. Marburg/Lahn: Guttandin und Hoppe
Haag, Barbara (1987): Aufklärung statt Zwangsmaßnahmen. In: Richardson (Hrsg.): Frauen und die AIDS-Krise. Berlin: Orlanda, S. 153-164
Habermehl, A. (1989): AIDS, empirische Daten und Analysen. Hamburg: GEWIS
Hagenbuechel, Roland (1998): Subjektivität: Eine historisch-systematische Einführung. In: Hagenbuechel, Roland; Schulz, Peter; Luzius, Reto (Hrsg.): Geschichte und Vorgeschichte der Subjektivität. Bd.1, Bremen: de Gruyter

Hahn, Alois (2000): Konstruktionen des Selbst, der Welt und der Geschichte. Aufsätze zur Kultursoziologie. Frankfurt am Main: Suhrkamp

Hall, Stuart (1994): Rassismus und kulturelle Identität. Ausgewählte Schriften 2. Hamburg: Argumente-Verlag

Hamm, Hans (1992): Allgemeinmedizin. Stuttgart (u.a.): Thieme

Hammer, Stiess (1995): Einleitung. In: Haraway, Donna: Die Neuerfindung der Natur: Primaten, Cyborgs und Frauen. Frankfurt am Main (u.a.): Campus, S. 9-33

Hansen, Karl-Justus (1997): Probleme der Aufklärungspflicht aus ärztlicher Sicht. In: Franz; Hansen (Hrsg.): Aufklärungspflicht aus ärztlicher und juristischer Sicht. München: Marseille, S. 9-28

Haraway, Donna (1995): Die Neuerfindung der Natur: Primaten, Cyborgs und Frauen. Hrsg. und eingeleitet von Carmen Hammer und Immanuel Stiess. Frankfurt am Main (u.a.): Campus

Haraway, Donna (1995b): Monströse Versprechen: Coyote-Geschichten zu Feminismus und Technowissenschaft. Hamburg (u.a.): Argumente-Verlag

Harding, Jennifer (2000): Bodies at risk: sex, surveillance and hormone replacement therapy. In: Peterson, Alan; Bunton, Robin (Hrsg.): Foucault: Health and Medicine. 3. Auflage, London (u.a.): Routledge, S. 134-150

Hartmann, Fritz (1994): Die Verantwortung des Arztes und die Verantwortung des Kranken. In: Benzenhöfer, Udo (Hrsg.): Herausforderung Ethik in der Medizin: Beiträge aus der Medizinischen Hochschule Hannover. Frankfurt am Main (u.a.): Lang, S. 9-26

Hauck, Gerhardt (1984): Geschichte der soziologischen Theorie: eine ideologiekritische Einführung. Hamburg: Rowohlt

Hauser, Walter (1997): Die Wurzeln der Wahrscheinlichkeitsrechnung: die Verbindung von Glücksspieltheorie und statistischer Praxis vor Laplance. Stuttgart: Steiner

Hemmerlein, Georg Maria (1997): Krankheitsverarbeitung bei HIV-Infizierten: Ergebnisse einer Langzeitstudie. Hamburg: Kovač

Hedrich, D. (1990): Bewältigungsstrategien HIV-infizierter Drogenabhängiger. In: Verhaltenstherapien und psychosoziale Praxis, Jg. 22, Nr.1

Heinz, Klaus; Bieniek, Bernhard (2001): Aktiv gegen das Virus – Wissenswertes über antiretrovirale Medikamente. Berliner Aids-Hilfe e.V. (Hrsg.), Lübeck: Dräger

Heinze, Thomas (2001): Qualitative Sozialforschung. Einführung, Methodologie und Forschungspraxis: München (u.a.): R. Oldenbourg

Herzlich, Claudine; Pierret, Janine (1991): Kranke gestern Kranke heute – Die Gesellschaft und das Leiden. München: C. H. Beck

Hetzel, Dirk (1999): Normalisierung von AIDS durch Compliance? In: AIDS-Forum DAH (Deutsche Aids-Hilfe): Compliance und antiretrovirale Therapie, Band 37, Berlin: DAH, S. 161-167

Higgins, D. L.; Galavotti, C. et al. (1991): Evidence for the Effects of HIV Antibody Counseling and Testing on Risk Behaviours. In: Journal of the American Medical Association (JAMA), Vol. 2666, S. 2419-2429

Hilgefort, Gisela (2000): Handbuch HIV-Prävention für Mädchen und Frauen. Berlin: DAH

Hitzler, Ronald; Eberle, Thomas S. (2004): Phänomenologische Lebensweltanalyse. In: Flick, Uwe et al. (Hrsg.): Qualitative Forschung: ein Handbuch. Hamburg: Rowohlt, S. 109-118

Höfling, Wolfram; Lang, Heinrich (1999): Das Selbstbestimmungsrecht. Normativer Bezugspunkt im Arzt-Patienten-Verhältnis. In: Feuerstein, Günter et al. (Hrsg.): Neopaternalistische Medizin: der Mythos der Selbstbestimmung im Arzt-Patient-Verhältnis. Bern (u.a): Huber, S. 17-26

Hoffman-Riem, Christa (1980): Die Sozialforschung einer interpretativen Soziologie – der Datengewinn. In: Kölner Zeitschrift für Soziologie und Sozialpsychologie, JG 32, H. 2, S. 339-372

Hösl, Jacob (2000): Unsafe Sex und der „Tatbestand Körperverletzung": aktuelle Rechtslage. In: AIDS-Forum DAH (Deutsche Aids-Hilfe): HIV-Test 2000: Bestandsaufnahme und Perspektiven. Band 39, Berlin: Medialis, S. 126-134

Honneth, Axel; Saar, Martin (Hrsg.) (2003): Michel Foucault: Zwischenbilanz einer Rezeption. Frankfurter Foucault-Konferenz 2001. Frankfurt am Main: Suhrkamp

Holzem, Christoph (1999): Patientenautonomie: bioethische Erkundungen über einen funktionalen Begriff der Autonomie im medizinischen Kontext. Münster (u.a.): LIT

Horn, Christoph (2001): Ästhetik der Existenz und Selbstsorge. In: Kleiner, Marcus (Hrsg.): Michel Foucault: Eine Einführung in sein Denken. Frankfurt am Main (u.a.): Campus, S. 137-152

Hübner, Yvonne (2001): Migration und AIDS. Eine Situationsanalyse am Beispiel Sachsen. Unter: http://dresden.aidshilfe.de/projekte/magister_huebner.pdf, Stand: 8/2009

Hügli, Anton; Lübcke, Poul (Hrsg.) (2000): Philosophielexikon. Hamburg: Rowohlt

Irrgang, B. (1995): Grundriß der medizinischen Ethik. München (u.a.): Ullstein

Imhof, Arthur E. (1980): Mensch und Gesundheit in der Geschichte. Husum: Matthiese

Jacob, Rüdiger (1995): Krankheitsbilder und Deutungsmuster. Opladen: Leske und Budrich

Jäger, Hans (Hrsg.) (1987): AIDS: psychosoziale Betreuung von AIDS- und AIDS-Vorfeldpatienten. Stuttgart (u.a.): Thieme

Jäger, Hans (1994): HIV-Infizierte in der ärztlichen Praxis. In: Dressler, Stephan; Beier, Klaus-Michael (Hrsg.): Aids und Ethik. Berlin: Ed. Sigma, S. 75-88

Jautz, Martin (2008): Besuch hinter Gittern. Unter: http://www-muechner-aidshilfe.de/index.php?sid=&ord=vereine&da..., Stand: 8/2009

Junge, Torsten (2002): Leichen im Kopf. Foucault der Tod und die Bio-Macht. In: Chlada, Marvin; Dembowski, Gerd (Hrsg.): Das Foucaultsche Labyrinth. Eine Einführung. Aschaffenburg: Alibri, S. 39-53

Junghanss, Thomas (1999): Screening von Infektionskrankheiten bei Asylsuchenden und Flüchtlingen: Was ist sinnvoll? In: Beauftragte der Bundesregierung für Ausländerfragen/ Landratsamt Rhein-Neckar-Kreis, Gesundheitsamt (Hrsg.): Gesundheit und Migration. Handlungsbedarf und Handlungsempfehlungen. Expertenworkshop, Dokumentation (Bonn/Heidelberg), S. 1-30

Kaufmann, Franz Xaver (1992): Der Ruf nach Verantwortung. Risiko und Ethik in einer überschaubaren Welt. Freiburg im Breisgau

Kauppen-Haas, Heidrun; in Zusammenarbeit mit Misch-Kelling, Maria; Reiter, Gabriele (1993): Arzt-Patient-Kommunikation ‚Revistend'. Am Beispiel internistischer Stationsvisiten. In: Löhnig, Patra; Rehbein, Jochen (Hrsg.): Arzt-Patienten-Kommunikation. Berlin: de Gryter, S. 149-176

Keppler, Karlheinz (2000): HIV/AIDS im Justizvollzug. In: DAH (Hrsg.): Betreuung im Strafvollzug. Ein Handbuch. Berlin, S. 86-100

Keupp, Heiner (2001): Das Subjekt als Konstrukteur seiner selbst und seiner Welt. In: Keupp, Heiner; Weber, Klaus (Hrsg.): Psychologie ein Grundkurs. Hamburg: Rowohlt, S. 35-57

Kleiner, Marcus S. (Hrsg.) (2001): Michel Foucault: Eine Einführung in sein Denken. Frankfurt am Main (u.a.): Campus

Klemm, Jana; Glasze, Georg (2004): Methodische Probleme Foucault-inspirierter Diskursanalyse in den Sozialwissenschaften. Tagungsbericht: „Praxis-Workshop Diskursanalyse" [64 Absätze], in: Forum Qualitativer Sozialforschung / Forum: Qualitative Social Research [on-line Journal], 6(2), Art. 24. Unter: www.qualitative-research.net/fqs-texte/2-05/05-2-24-d.htm, Stand: 6/2007

Knorr-Cetina, Karin (1984): Die Fabrikation von Erkenntnis: Zur Anthropologie der Naturwissenschaft. Frankfurt am Main: Suhrkamp

Kögler, Hans-Herbert (2004): Michel Foucault. Zweite Auflage, Stuttgart: Metzler

Kohli, Martin (1980): Zur Theorie der biographischen Selbst- und Fremdthematisierung. In: Matthes, Joachim (Hrsg.): Lebenswelt und soziale Probleme, Frankfurt am Main (u.a.): Campus, S. 502-520

Köhl, Albrecht; Schürrhoft, Roland (2001): AIDS im gesellschaftlichen Bewußtsein: Aspekte der Stigmatisierung von HIV-Infizierten und Risikogruppen. Gießen: Univ. Diss 2002. Unter: http: deposit.ddb.de/cgi-bin/dokserv?idu=966060830

Kokemohr, Rainer; Koller, Hans-Christoph (1996): Die rhetorische Artikulation von Bildungsprozessen. Zur Methodologie erziehungswissenschaftlicher Biographieforschung. In: Krüger u.a. (Hrsg.): Erziehungswissenschaftliche Biographieforschung. Opladen: Leske & Budrich, S. 90-102

Krüger, Hein-Hermann; Marotzki, Winfried (Hrsg.) Erziehungswissenschaftliche Biographieforschung. 2. durchges. Aufl., Opladen: Leske und Budrich, S. 90-102

Kühnl, Reinhard (1981): Formen bürgerlicher Herrschaft: Liberalismus – Faschismus. Hamburg: Rowohlt

Krasmann, Susanne (2000): Gouvernementalität der Oberfläche. Aggressivität (ab-) trainieren beispielsweise. In: Bröckling u.a. (Hrsg.): Gouvernementalität der Gegenwart: Studien zur Ökonomisierung des Sozialen. Frankfurt: Suhrkamp, S.194-226

Krasmann, Susanne (2003): Die Kriminalität der Gesellschaft. Zur Gouvernementalität der Gegenwart. Konstanz: UVK

Kremer, Heidemarie (Hrsg.) (2000): Storchenbeine im Minirock: Frauen, HIV und AIDS, Erfahrungen und Tipps. München: OrtmannTeam

Labisch, Alfons (1992): Homo Hygienicus: Gesundheit und Medizin in der Neuzeit. Frankfurt am Main: Campus Verlag

Lachmund, Jens (1997): Der abgehorchte Körper. Zur historischen Soziologie der medizinischen Untersuchung. Opladen: Westdeutscher Verlag

Landesstelle Jugendschutz Niedersachsen (2008): Migrantinnen. Unter: http://nibis.ni.schule.de/~jugendschutz/frauen_aids/html/body_migration..., Stand: 8/2009

Landgraf, Edgar (1999): Beobachter der Postmoderne. Aus: paraplui elektronische zeitschrift für kulturen, künste, literaturen, no.6. Unter: www.paraplui.de/archiv/generati on/postmoderne

Lang, Fredi (2000): Testverfahren. In: AIDS-Forum DAH (Deutsche Aids-Hilfe): HIV-Test 2000: Bestandsaufnahme und Perspektiven. Band 39, Berlin: Medialis, S. 41-54

Laudage, Johannes (2006): Die Salier. Das erste deutsche Königshaus. München: C. H. Beck

Legnaro, Aldo (2007): Disziplin und Kontrolle als Parameter von Drogenpolitik. In: Kriminologisches Journal, 39. Jahrgang, Heft 1, 2007, S. 5-13

Lemke, Thomas (1997): Eine Kritik der politischen Vernunft: Foucaults Analyse der modernen Gouvernementalität. Hamburg: Argumente

Lemke, Thomas (2000): Neoliberalismus, Staat und Selbsttechnologien. Ein kritischer Überblick über die *governmentality studies*. In: Politische Vierteljahresschrift, 41 Jg., Heft.1, S. 31- 47

Lemke, Thomas (2001): Gouvernementalität. In: Kleiner, Marcus S. (Hrsg.): Michel Foucault: Eine Einführung in sein Denken. Frankfurt am Main (u.a.): Campus, S. 108-122

Lemke, Thomas (2003): Rechtssubjekt oder Biomasse? Reflexionen zum Verhältnis von Rassismus und Exklusion. In: Stingelin, Martin (Hrsg.): Biopolitik und Rassismus. Frankfurt am Main: Suhrkamp, S. 160-183

Lemke, Thomas (2007): Gouvernementalität und Biopolitik. Wiesbaden: VS-Verlag

Lemmen, Karl; Pingel, Andreas; Wießner, Peter (2000): HIV-Testberatung als persönliche Herausforderung. In: AIDS-Forum DAH (Deutsche Aids-Hilfe): HIV-Test 2000: Bestandsaufnahme und Perspektiven. Band 39, Berlin: Medialis, S. 95-109

Leopold, Beate (1993): HIV-, AIDS-Prävention für Frauen in den neuen Bundesländern: Dokumentation einer Fachtagungsreihe (Herbst 1992) in Meckelnburg-Vorpommern, Sachsen-Anhalt, Brandenburg, Thüringen und Berlin aktualisiert und vorgelegt zum Welt-AIDS-Tag 1993. Berlin: Sozialpädagogisches Institut (SPI)

Leopold, Beate; Steffan, Elfriede (1990): 1. Zwischenbericht der wissenschaftlichen Begleitung zum Modellprogramm „Frauen und Aids". Sozialpädagogisches Forschungsinstitut (SPI)

Leopold, Beate; Steffan, Elfriede (1990b): 2. Zwischenbericht der wissenschaftlichen Begleitung zum Modellprogramm „Frauen und Aids". Sozialpädagogisches Forschungsinstitut (SPI)

Leopold, Beate; Steffan, Elfriede (1990c): Frauen und Aids: Erreichbarkeit und Akzeptanz medizinischer Versorgungs- und Betreuungsangebote. In: Schaeffer, Doris et al. (Hrsg.): Aids-Krankenversorgung. Berlin: Ed. Sigma, S. 84-97

Levi-Strauss, Claude (1974): Einleitung in das Werk von Marcel Mauss. In: Mauss, Marcel: Soziologie und Anthropologie I. Theorie der Magie, Soziale Morphologie. Mit einer Einleitung von Claude Levi-Strauss. München: Carl Hanser Verlag; S. 7-41

Lincoln, Yvonna S. (2004): Norman K. Denzin – ein Leben in Bewegung. In: Flick, Uwe et al. (Hrsg.): Qualitative Forschung: ein Handbuch. Hamburg: Rowohlt, S. 96-104

Link, Jürgen (1997): Versuch über den Normalismus: wie Normalität produziert wird. Opladen: Westdeutscher Verlag

Link, Jürgen; Loer, Thomas; Neuendorff, Hartmut (2003): Zur Einleitung: ‚Normalität' im Diskursnetz soziologischer Begriffe. In: Link, Jürgen; Loer, Thomas; Neuendorff, Hartmut (Hrsg.): ‚Normalität' im Diskursnetz soziologischer Begriffe. Heidelberg: Synchron Wissenschaftsverlag der Autoren, S. 7-22

Lorey, Isabelle (1996): Immer Ärger mit dem Subjekt: theoretische und politische Konsequenzen eines juridischen Machtmodells: Judith Butler. Tübingen: Ed. diskord

Lupton, Deborah; Peterson, Alan (1996): The New Public Health. Health and self in the age of risk. London (u.a.): Sage

Lupton, Deborah (2000): Foucault and the medicalisation critique. In: Peteson, Alan; Bunton, Robin (Hrsg.): Foucault: Health and Medicine. 3. Auflage, London (u.a.): Routledge, S. 94-110

Lücke, Martin; Grenz, Sabine (Hrsg.) (2006): Verhandlungen im Zwielicht. Momente der Prostitution in Geschichte und Gegenwart. Transkript Verlag: Bielefeld

Lüth, Paul (1986): Medizin in unserer Gesellschaft. Voraussetzungen, Änderungen, Ziele. Weinheim: VCH Verlagsgesellschaf mbH

Macherey, Pierre (1991): Für eine Naturgeschichte der Normen. In: Ewald, Francois; Waldenfels, Bernhard (Hrsg.): Spiele der Wahrheit. Michel Foucaults Denken. Frankfurt am Main: Suhrkamp, S. 171-192

Maihofer, Andrea (1995): Geschlecht als Existenzweise. Macht, Moral, Recht und Geschlechterdifferenz. Frankfurt am Main: Helmer

Malinowski, Bronislaw (1983): Magie, Wissenschaft und Religion und andere Schriften. Frankfurt am Main: Fischer

Martin, Emily (1994): Flexible Bodies: Tracking Immunity In American Culture-From The Days Of Polio To The Age Of AIDS. Boston: Beacon Press

Martin, Emily (2002): „Flexible Körper". Wissenschaft und Industrie im Zeitalter des Flexiblen Kapitalismus. In: Duden, Barbara, Noeres, Dorothee (Hrsg.): Auf den Spuren des Körpers in der technogenen Welt. Opladen: Leske und Budrich, S. 29-54

Masuhr, Anja (1999): Ärztliche Beratung zur antiretroviralen Therapie. In: AIDS-Forum DAH (Deutsche Aids-Hilfe): Compliance und antiretrovirale Therapie. Band 37, Berlin: DAH, S. 89-92

Mauss, Marcel (1968/1950): Die Gabe. Form und Funktion des Austauschs in archaischen Gesellschaften. Vorwort von E. E. Evans-Pritschard. Frankfurt am Main: Suhrkamp

Mauss, Marcel (1974): Soziologie und Anthropologie I. Theorie der Magie, Soziale Morphologie. Mit einer Einleitung von Claude Levi-Strauss. München: Carl Hanser Verlag

Menke, Christoph (2003): Zweierlei Übung. Zum Verhältnis von sozialer Disziplinierung und ästhetischer Existenz. In: Honneth, Axel; Saar, Martin (Hrsg.): Michel Foucault Zwischenbilanz einer Rezeption. Frankfurter Foucault-Konferenz 2001. Frankfurt am Main: Suhrkamp, S. 283-299

Michel, Sigrid (1988): HIV-Antikörpertest und Verhaltensänderung. Veröffentlichungsreihe der Forschungsgruppe Gesundheitsrisiken und Präventionspolitik im Wissenschaftszentrum Berlin für Sozialforschung (WZB), S. 88-204

Mirken, Bruce (1999): Wie viel macht es wirklich aus, ob die Pillen regelmäßig genommen werden? In: AIDS-Forum DAH (Deutsche Aids-Hilfe): Compliance und antiretrovirale Therapie. Band 37, Berlin: DAH, S. 93-107

Moers, Martin (1991): Netzwerkförderung bei pfegebedürftigen Patienten mit HIV-Symptomen – eine Ethnographie sozialer Netzte. In: Dewe, B. et al. (Hrsg.): Netzwerkförderung und soziale Arbeit. Empirische Analysen in ausgewählten Handlungs- und Politikfeldern. Bielefeld: Kleine Verlag, S. 150-155

Moers, Martin; Schaeffer, Doris (1992): Die Bedeutung niedergelassener Ärzte für die Herstellung von Versorgungskontinuität bei Patienten mit HIV-Symptomen. In: Schaeffer, Doris et al: (Hrsg.): Aids-Krankenversorgung, Berlin: Ed. Sigma, S. 133-160

Mohammadzadeh, Zahra (2000): HIV-Test und Ausgrenzung – Migration, Einreise- und Aufenthaltsbestimmungen. In: AIDS-Forum DAH (Deutsche Aids-Hilfe): HIV-Test 2000: Bestandsaufnahme und Perspektiven. Band 39, Berlin: Medialis, S. 27-32

Münker, Stefan; Roesler, Alexander (2000): Poststrukturalismus. Stuttgart: Metzler

Muthesius, Doris; Schaeffer, Doris (1996): Krankheits- und Versorgungverläufe aidserkrankter Frauen. Biographische und soziale Probleme chronisch letaler Krankheit. Berlin: Veröffentlichung des Wissenschaftszentrum Berlin: P96-210

Nettleton, Sarah (2000): Governing the risky self: how to become healthy, wealthy and wise, in: Perterson, Alan; Bunton, Robin (Hrsg.): Foucault: Health and Medicine. 3. Auflage, London (u.a.): Routledge, S. 207-222

Nungeßer, Karin (1999): Geschlecht: weiblich, Diagnose: positiv. In: weibblick Berlin 01/1999, S. 26-28. Unter: www.weibblick.de

Odgen, J. (1995): Psychosocial theory and the creation of the risky self. Social Science and medicine. 40, 3, S. 409-415

Osborne, Thomas (2000): Of health and statecraft. In: Perterson, Alan; Bunton, Robin (Hrsg.): Foucault, Health and Medicine. 3. Auflage, London (u.a.): Routledge, S. 173-188

Oudshoorn, Nancy (1994): Beyond the Natural Body. An Archaelogy of Sex Hormones. London (u.a.): Rotledge

Parin, Paul (1987): Die Mystifizierung von AIDS. In: Sigusch, Volkmar (Hrsg.): AIDS als Risiko. Über den gesellschaftlichen Umgang mit einer Krankheit. Hamburg: Konkret-LIT-Verlag, S. 54-66

Peterson, Alan (2000): Risk, governance and the new public health. In: Peterson, Alan; Bunton, Robin (Hrsg.): Foucault, Health and Medicine. 3. Auflage, London (u.a.): Routledge, S. 189-206

Pfahl, Lisa; Traue, Boris (2004): Tagungsbericht: Lesarten qualitativer Forschung – Methoden- Workshop [17 Absätze], in: Forum Qualitativer Sozialforschung / Forum: Qualitative Social Research [on-line Journal], 5(2), Art. 15. Unter: www.qualitative-research.net/fqs-texte/2-04/2-04tagung-pfahltraued.htm, Stand: 7/2007

Phase 2 ~17, Zeitschrift gegen die Realität, September 2005

Pieper, Marianne (2003): Diskursanalyse. unveröffentl. Aufsatz

Pieper, Marianne (2003b): Regierung der Armen oder Regierung der Armut als Selbstsorge. In: Pieper, Marianne; Guitiérrez Rodriguez, Encarnation (Hrsg.): Gouvernementalität. Ein sozialwissenschaftliches Konzept im Anschluss an Foucault, Frankfurt (u.a): Campus, S. 136-160

Pieper, Marianne (2007): Empire und die biopolitische Wende: die internationale Diskussion im Anschluss an Hardt und Negri, Frankfurt am Main: Campus

Plies, Kerstin (1997): Detrerminanten AIDS-präventiven Verhaltens im Jugendalter: Möglichkeiten und Grenzen der Anwendung der Theorie des geplanten Verhaltens. Eine empirische Studie auf der Datenbasis der Wiederholungsbefragung einer repräsentativen Stichprobe in Deutschland lebender jugendlicher und junger Erwachsener. Mikrofiche-Ausgabe-Marburg: Tectum Verlag

Pollack, Michael (1990): Homosexuelle Lebenswelten im Zeichen von AIDS. Soziologie der Epidemie in Frankreich. Berlin: Ed Sigma Bohn

Pühl, Katharina; Schulz, Susanne (2001): Gouvernementalität und Geschlecht - Über das Paradox der Festschreibung und Flexibilisierung der Geschlechterverhältnisse. In: Hesse, Sabine; Lenz, Ramona (Hrsg.): Globalisierung und Geschlecht. Kulturwissenschaftliche Streifzüge. Königstein im Taunus: Helmer, S. 102-127

Pühl, Katharina (2003): Der Bericht der Harz-Kommission und die ‚Untenehmerin ihrer selbst': Geschlechterverhältnisse, Gouvernementalität und Neoliberalismus. In: Pieper, Marianne; Rodriguez, Encarnation, Gutierrez (Hrsg.): Gouvernementalität. Ein sozialwissenschaftliches Konzept in Anschluß an Michel Foucault. Frankfurt am Main (u.a.): Campus, S. 111-135

Pschyrembel (1998): Medizinisches Wörterbuch. Berlin: de Gruyter

Raab, Heike (1998): Foucault und der feministische Poststrukturalismus. Dortmund: Ed. Ebersbach

Raschke, Peter; Ritter, Claudia (1991): Eine Großstadt lebt mit AIDS – Strategien der Prävention und Hilfe am Beispiel Hamburg. Berlin: Ed. Sigma Bohn

Raspe, Hans-Heinrich (1976): Informationsbedürfnisse und faktische Informiertheit bei Krankenhauspatienten. Darstellung und Diskussion eines Mißverhältnisses. In: Begemann, Herbert (Hrsg.): Patient und Krankenhaus; München (u.a.): Urban & Schwarzenberg, S. 49-70

Reinhard, Wolfgang (2000): Geschichte der Staatsgewalt. Eine vergleichende Verfassungsgeschichte Europas von den Anfängen bis zur Gegenwart. München: C. H. Beck

Richardson, Diane (1987): Frauen und die AIDS-Krise. Berlin: Orlanda

Rieder, Ines; Ruppelt, Patricia (1991) (Hrsg.): Frauen sprechen über AIDS. Frankfurt am Main: Fischer

Rieder, Kerstin (2002): Seiner eigenen Subjektivität verhaftet zu sein. Zum Machttypus der Subjektivierung in der Krankenpflege. In: Moldaschl, Manfred; Voß, G. Günter (Hrsg.): Subjektivierung von Arbeit. München (u.a.): Rainer Hampp, S. 177-194

Riesling-Schärfe, Heike (1999): Frauen und AIDS: Geschlechterkonstruktionen im Risiko: Zur Ökologie der Lüste. Münster: LIT

Ritter, Gerhard A. (1990): Der lange Weg. Die Anfänge des Wohlfahrtsstaats in Deutschland. In: Nitschke, August; Ritter, Gerhard A.; Peukert, Detlef J.K.; Bruch, Rüdiger von (Hrsg.): Jahrhundertwende. Der Aufbruch in die Moderne 1880-1930. Bd. 1, Hamburg: Rowohlt, S. 121-146

Robert-Koch-Institut. Unter: www.rki.de

Rose, Nicolas (1990): Governing the Soul: The Shapping of the Private Self. London: Routledge

Rose, Nicolas (1992): Governing the enterprising self. In: Heelas, P.; Morris, P. (Hrsg.): The Values of the Enterprise Culture. London: Routledge

Rose, Nicolas (2000): Tod des Sozialen? Eine Neubestimmung der Grenzen des Regierens. In: Bröckling u.a. (Hrsg.): Gouvernementalität der Gegenwart: Studien zur Ökonomisierung des Sozialen. Frankfurt: Suhrkamp, S.72-109
Rosenbrock, Rolf (1986): Aids und präventive Gesundheitspolitik. Berlin: WZB Forschungsschwerpunkt Arbeitspolitik
Rosenbrock, Rolf (1987): AIDS kann schneller besiegt werden. Gesundheitspolitik am Beispiel einer Infektionskrankheit. Hamburg: VSA
Rosenbrock, Rolf; Salem, Andreas (1990): AIDS-Prävention. Ergebnisse sozialwissenschaftlicher AIDS-Forschung. Band 1, Berlin: Ed. Sigma
Rosenbrock, Rolf (1999): Epidemiologische „Normalisierung": AIDS wird eine Krankheit wie andere auch. In: DAH (Hrsg.): AIDS-Hilfe – Unternehmen Zukunft? Dokumentation der Fachtagung, Berlin
Rosenbrock, Rolf (2000): Der HIV-Test in der politischen Auseinandersetzung – ein persönlicher Rückblick. In: AIDS-Forum DAH (Deutsche Aids-Hilfe): HIV-Test 2000: Bestandsaufnahme und Perspektiven. Band 39, Berlin: Medialis, S. 19-25
Rosenbrock, Rolf (2000b): Testen zu Hause am Küchentisch? Der HIV-Home-Sampling-Test. In: AIDS-Forum DAH (Deutsche Aids-Hilfe): HIV-Test 2000: Bestandsaufnahme und Perspektiven. Band 39, Berlin: Medialis, S. 63-69
Rosenbrock, Rolf (2002): Die Normalisierung von AIDS: Politik, Prävention, Krankenversorgung. Berlin: Ed. Sigma
Rosenbrock, Rolf (2006): Gesundheitspolitik : eine systematische Einführung. 2. vollst. überarb. und erw. Auflage, Bern: Huber
Rühmann, Frank (1985): AIDS – Eine Krankheit und ihre Folgen. Frankfurt am Main: Edition Qumran i. Campus Verlag
Rühmann, Frank (1990): Zur Geschichte des Kampfes gegen Geschlechtskrankheiten zwischen 1900 und 1933. In: Rosenbrock, Rolf; Salmen, Andreas (Hrsg.): Aids-Prävention (Ergebnisse sozialwissenschaftlicher Aids-Forschung, Band 1), Berlin: Ed. Sigma, S. 291-305
Rühmann, Frank (1990b): Aids und Recht: Zur Geschichte des Gesetzes zur Bekämpfung der Geschlechtskrankheiten. In: Prittwitz, Cornelius (Hrsg.): Aids, Recht und Gesundheitspolitik (Ergebnisse sozialwissenschaftlicher Aids-Forschung, Band 2), Berlin: Ed. Sigma, S. 31-36
de Saussure, Ferdinand (1967): Grundlagen der allgemeinen Sprachwissenschaften. Hrsg. von: Charles Bally und Albert Sechehaye. Berlin: de Gruyter
Schaeffer, Doris (1995): Patientenorientierte Krankenversorgung: Aids als Herausforderung. Zeitschrift für Gesundheitswissenschaften 3, Nr. 4, S. 332-348
Schaeffer, Doris; Moers, Martin (1992): Professionelle Versorgung von HIV- und Aids-Patienten. Zwischenbericht des Projekts „Versorgung und Betreuung von Patienten mit HIV-Symptomen. Präventive Potenziale kurativer Institutionen. Veröffentlichungsreihe der Forschungsgruppe Gesundheitsrisiken und Präventionspolitik, Wissenschaftszentrum Berlin für Sozialforschung, P. 92-208
Schaeffer, Doris; Moers, Martin (1993): Professionell gebahnte Versorgungspfade und ihre Konsequenzen für die Patienten. Ergebnisse einer strukturanalytischen Untersuchung der Aids-Krankenversorgung. In: Lange, C. (Hrsg.): Aids- eine Forschungsbilanz. Berlin: Ed. Sigma S. 59-74

Schaeffer, Doris; Moers, Martin (1995): Ambulante Pflege von Hiv- und Aids-Patienten. Veröffentlichung der Arbeitsgruppe Public Health. Wissenschaftszentrum Berlin für Sozialforschung, P95-201

Schaeffer, Doris et al. (1992): Aids Krankenversorgung zwischen Modellstatus und Übergang in die Regelversorgung. In: Schaeffer, Doris et al. (Hrsg.): Aids-Krankenversorgung. Berlin: Ed. Sigma

Schaeffer, Doris; Rosenbrock, Rolf (1992): Aids-Krankenversorgung. Berlin: Ed. Sigma

Schaeffer, Doris; Rosenbrock, Rolf (1994): Versorgungsverläufe von Aids-Patienten. Prozessuale und dynamische Aspekte der Versorgungsnutzung. Zwischenbericht. Unveröffentl. Manuskript. Berlin: Wissenschaftszentrum Berlin für Sozialforschung

Schemmann, Frank (1996): Ich bin HIV-positiv – Wie schwule Männer ihre Infektion verarbeiten. Hamburg: Männerschwarm Skript

Schilling, Rainer (2007): „Barebacking". Auszug aus einem Referat von Rainer Schilling Schwulenreferat der DAH. In: position! Die Zeitschrift des Bundesweiten Netzwerkes der Menschen mit HIV und Aids. 30. Ausgabe, Februar 2007, S. 24-27

Schiwy, Günther (1984): Der französische Strukturalismus: Mode – Methode – Ideologie. Mit einem Anhang von Texten von de Saussure.... . Hamburg: Rowohlt

Schmacke, Norbert (1990): Aids und Seuchengesetze: Anmerkungen zu historischen Erfahrungen bei der „Bekämpfung" von Infektionskrankheiten. In: Prittwitz, Cornelius (Hrsg.): Aids, Recht und Gesundheitspolitik (Ergebnisse sozialwissenschaftlicher Aids-Forschung, Band 2). Berlin: Ed. Sigma Bohn, S. 17-29

Schmidt, Hans-Jürgen (2005): Mediale Deutungsmuster von AIDS: über die Konsequenz medialer Darstellung für Prävention und praktische Arbeit, Diss. 2005. Online Publikation. Unter: deposit.ddb.de/cgi-bin/dokserv?idu=975610805

Schmidt-Semisch, Henning (2004): Risiko. in: Bröckling, Ulrich; Krasmann, Susanne; Lemke, Thomas (Hrsg.): Glossar der Gegenwart. Frankfurt am Main: Suhrkamp, S. 222-227

Schmitten, Jürgen in der (1999): Die Patienten-Vorausverfügung. Handlungsverbindlicher Ausdruck des Patientenwillens oder Autonomie-Plazebo? In: Feuerstein, Günter; Kuhlmann, Ellen (Hrsg.): Neopaternalistische Medizin: der Mythos der Selbstbestimmung im Arzt-Patient-Verhältnis. Bern (u.a.): Huber, S. 131-151

Schücking, Prosper (2000): Zur Zulässigkeit von HIV-Antikörpertest und vergleichbaren Diagnosemethoden ohne Einwilligung der Patient(inn)en. In: AIDS-Forum DAH (Deutsche Aids-Hilfe): HIV-Test 2000: Bestandsaufnahme und Perspektiven. Band 39, Berlin: Medialis, S. 123-125

Schulte et al. (2000): Defizite der sozioökonomischen und psychosozialen Unterstützung HIV-positiver Frauen. In: Gesundheitswesen 2000, 62, S. 391-399

Schultz, Susanne (2003): Von der Regierung reproduktiver Risiken. *Gender* und die Medikalisierung internationaler Bevölkerungspolitik. In: Pieper, Marianne; Gutiérrez Rodríguez, Encarnation (Hrsg.): Gouvernementalität. Ein sozialwissenschaftliches Konzept in Anschluss an Foucault. Frankfurt am Main (u.a.): Campus, S. 39-49

Schulz, Walter (1979): Ich und Welt. Philosophie der Subjektivität. Pfullingen: Neske

Schütze, Fritz (1976): die Technik des narrativen Interviews in Interaktionsfeldstudien – dargestellt an einem Projekt von kommunalen Machtstrukturen. In: Arbeitsberichte und Forschungmaterialien der Fakultät für Soziologie der Universität Bielefeld, Nr. 1, S. 1-62

Schütze, Fritz (1987): das narrative Interview in Interaktionsfeldstudien I – Studienbrief der Fernuniversität Hagen

Schütze, Yvonne (1986): Die gute Mutter. Zur Geschichte des normativen Musters „Mutterliebe", Bielefeld: Kleine Verlag

Scott, Joan W. (1992): The Evidence of Experience. In: Chandler, James; Davidson, Arnold I.; Harootunian, Harry (Hrsg.) (1994): Questions of Evidence: Proof, Practice and Persuasion across the Disciplines. Chicago: university of Chicago Press, S. 386-387

Seewald, Otfried (1990): Verfassungs- und verwaltungsrechtliche Aspekte von Aids. In: Prittwitz, Cornelius (Hrsg.): Aids, Recht und Gesundheitspolitik (Ergebnisse sozialwissenschaftlicher Aids-Forschung, Band 2). Berlin: Ed. Sigma Bohn, S. 37-61

Seidel, Otmar (1992): Probleme der psychosozialen AIDS-Forschung. In: Ermann, Michael; Waldvogel, Bruno (Hrsg.): HIV-Betroffene und ihr Umfeld. Berlin (u.a.): Springer, S. 19-26

Sennett, Richard (2000): Der flexible Mensch. Die Kultur des neuen Kapitalismus. 7. Auflage, Berlin: Berlin Verlag

Sennett, Richard (2004): Respekt im Zeitalter der Ungleichheit. Berlin: BvT

Sennett, Richard (2007): Die Kultur des neuen Kapitalismus. Berlin: BvT

Sonnenberg-Schwan, Ulrike (2000): Der HIV-Test in der Schwangerschaftsvorsorge – Anspruch und Wirklichkeit. In: AIDS-Forum DAH (Deutsche Aids-Hilfe): HIV-Test 2000: Bestandsaufnahme und Perspektiven. Band 39, Berlin: Medialis, S. 123-125

Sonntag, Michel: (1999): Das verborgene des Herzens. Frankfurt am Main: Suhrkamp

Sontag, Susan (1997): Aids und seine Metaphern. München (u.a.): Hanser

Sozialgerichtsurteile der Jahre 2002 – 2005. In: Sozialgerichtsurteile Düsseldorf vom 22.2.2205: Az.: S 9 KR 3/03. Unter: www.netzwerkeplus.aidshilfe.de

Stäheli, Urs (2000): Poststrukturalistische Soziologien. Bielefeld: transcript

Steinkamp, Hermann (1999): Die sanfte Macht des Hirten. Die Bedeutung Michel Foucaults für die praktische Theologie. Mainz: Matthias-Grünewald

Steinke, Ines (2004): Gütekriterien qualitativer Forschung. In: Flick, Uwe et al. (Hrsg.): Qualitative Forschung: ein Handbuch. Reinbek bei Hamburg: Rowohlt, S. 319-330

Stingelin, Martin (2003): Einleitung: Biopolitik und Rassismus. Was leben soll und was sterben muß. In: Stingelin, Martin (Hrsg.): Biopolitik und Rassismus. Frankfurt am Main: Suhrkamp, S.7-26

Stöver, Heino (2000): Healthy Prisons: Strategien der Gesundheitsförderung im Justizvollzug. Oldenburg: bis. Bibliotheks- und Informationssystem der Univiversität Oldenburg

Straub, Jürgen (1989): Historisch-psychologische Biographieforschung. Theoretische, methodologische und methodische Argumentationen in systematischer Absicht. Mit einem Vorwort von Heiner Legewie. Heidelberg: Roland Asanger

Strauss, Anselm; Corbin, Juliet (1996): Grounded Theory: Grundlagen Qualitativer Sozialforschung. Weinheim: Belz

Thomas, William; Znaniecki, Florian (1958): The Polish peasant in Europe and America. 2 Bände. New York

Treibel, Annette (2000): Das interpretative Programm – Symbolischer Interaktionismus und Phänomenologie (Mead, Blumer, Husserl, Schütz, Berger/Luckmann). In: Einführung in soziologische Theorien der Gegenwart. 5. Auflage, Stuttgart: Leske & Budrich, S. 111-132

Treichler, Paula (1993): AIDS, Gender and Biomedical Discourse. In: Kauffman, L. et al. (Hrsg.): American Feminist Thought at Ccentury's End: A Reader. Cambridge, Massachusetts (USA)

Unger, Hella von (1999). Versteckspiel mit dem Virus. Aus dem Leben HIV-positiver Frauen. AIDS-Forum DAH, Band XXXVIII. Berlin: Deutsche AIDS-Hilfe

Venrath, Barbara (1994): AIDS die soziale Definition einer Krankheit. Oldenburg: BIS

Veyne, Paul (1992): Foucault: Die Revolutionierung der Geschichte. Frankfurt: Suhrkamp

Vidal, Gore (1998): Palimpsest. Memoiren. Hamburg: Hoffman und Campe

Vierkandt, Alfred (1928): Gesellschaftslehre. Stuttgart: Enke

Villa, Paula-Irene (2000): Sexy Bodies: eine soziologische Reise durch den Geschlechtskörper. Opladen: Leske und Budrich

Vonderach, Gerd (1997): Geschichtshermeneutik. In: Hitzler, Ronals; Honer, Anne (Hrsg.): Sozialwissenschaftliche Hermeneutik. Eine Einführung. Opladen: Leske und Budrich, S. 165-189

Voß, Liselotte (2000): HIV-Testpolitik und -Praxis in Deutschland. In: AIDS-Forum DAH (Deutsche Aids-Hilfe): HIV-Test 2000: Bestandsaufnahme und Perspektiven. Band 39; Berlin: Medialis, S. 70-86

Waldby, C.; Kippax, S.; Crawford, J. (1995): Epidemiological knowledge and discriminatory praktice: AIDS and the social relations of biomedicine. In: Australian and New Zealand Journal of Sociology, Vol. 31, No. 1, S. 1-14

Waldschmidt, Anne (2004): Normalität. In: Bröckling, Ulrich; Krasmann, Susanne; Lemke, Thomas (Hrsg.): Glossar der Gegenwart. Frankfurt am Main: Suhrkamp, S. 190-196

Weber, Max (1922): Gesammelte Aufsätze zur Wissenschaftslehre. Tübingen: Mohr

Weedon, Chris (1991): Wissen und Erfahrung: feministische Praxis und poststrukturalistische Theorie. Zürich: eFeF

Weißauer, Walter (1996): Aufklärungspflicht und Arzt-Patient-Beziehung. In: Lang, Arnold (Hrsg.): Die Arzt-Patient-Beziehung im Wandel. Stuttgart: Enke, S. 113-120

Werner, Marie (1999): Leben mit der antiretoviralen Therapie aus weiblicher Sicht. In: AIDS-Forum DAH (Deutsche Aids-Hilfe): Compliance und antiretrovirale Therapie. Band 37, Berlin: DAH, S. 129-134

Wicht, Holger (2002): „Wir müssen ein Leben aufbauen!". Interview von Holger Wicht. In: life +, Magazin, „Vielfältige Einheit", 10. Bundespositivenversammlung, 5. Bundesversammlung der An- und Zugehörigen, S. 14-17

Wienke & Becker (2006): Die ärztliche Aufklärung. Unter: www.vertragsarztrecht.net/printable/behandlungsfehler/50122295a812c3801.html, Stand: 11/2006

Wiesing, Urban (2004) (Hrsg.): Ethik in der Medizin, Stuttgart: Reclam

Wießner, Peter (2003): AIDS als moderner Mythos. In: AIDS-Forum DAH (Hrsg.): AIDS im Wandel der Zeiten. Teil 1. Band 47, Berlin: DAH, S. 19-71

Wikening, Rainer (2002): Entwicklung und Evaluation eines verhaltenstherapeutischen Schulungsprogramms für Patienten mit Asthma bronchiale. Unter: www.freidok.uni-freiburg.volltext.de

Wilson, Thomas, P. (1981): Theorien der Interaktion und Modelle soziologischer Erklärung. In: Arbeitsgruppe Bielefelder Soziologen (Hrsg.): Alltagswissen, Interaktion und gesellschaftliche Wirklichkeit 1 + 2. 5. Auflage, Opladen: Westdeutscher Verlag, S. 54-79

Wörmann, Caroline (2003): Aufklärung mit Händen und Füßen. In: merkur-online.de vom 23.8.03. Unter: http://www.merkur-online.de/lokales/nachrichten/aufklaerung-haende...Stand: 8/2009

Wright, Michael T. (1999): „Ungehorsam" auch bei HIV/AIDS. In: AIDS-Forum DAH (Deutsche Aids-Hilfe): Compliance und antiretrovirale Therapie. Band 37, Berlin: DAH, S. 15-59

Zippel, Stefan (1991): Hilfen und Unterstützung nach einem positiven Testergebnis. In: Dunde, Siegfried, Rudolf (Hrsg.): Beratungsführer zu AIDS für Angehörige psychosozialer und medizinischer Berufe. Stuttgart: Hippokrates, S. 49-58

Das Grundlagenwerk für alle Soziologie-Interessierten

> in überarbeiteter Neuauflage

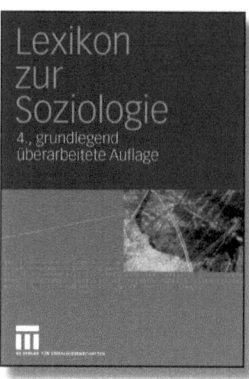

Das *Lexikon zur Soziologie* ist das umfassendste Nachschlagewerk für die sozialwissenschaftliche Fachsprache. Für die 4. Auflage wurde das Werk völlig neu bearbeitet und durch Aufnahme zahlreicher neuer Stichwortartikel erheblich erweitert.

Das *Lexikon zur Soziologie* bietet aktuelle, zuverlässige Erklärungen von Begriffen aus der Soziologie sowie aus Sozialphilosophie, Politikwissenschaft und Politischer Ökonomie, Sozialpsychologie, Psychoanalyse und allgemeiner Psychologie, Anthropologie und Verhaltensforschung, Wissenschaftstheorie und Statistik.

Werner Fuchs-Heinritz /
Rüdiger Lautmann /
Otthein Rammstedt /
Hanns Wienold (Hrsg.)
Lexikon zur Soziologie
4., grundl. überarb. Aufl.
2007. 748 S. Geb. EUR 39,90
ISBN 978-3-531-15573-9

Erhältlich im Buchhandel
oder beim Verlag.
Änderungen vorbehalten.
Stand: Juli 2009.

www.vs-verlag.de

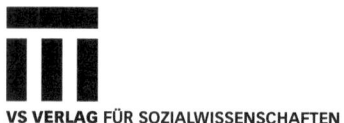

VS VERLAG FÜR SOZIALWISSENSCHAFTEN

Abraham-Lincoln-Straße 46
65189 Wiesbaden
Tel. 0611.7878-722
Fax 0611.7878-400

Die anschauliche Einführung in die Soziologie

> von Armin Nassehi!

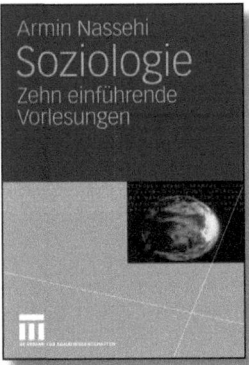

Armin Nassehi
Soziologie
Zehn einführende
Vorlesungen
2008. 207 S. Geb. EUR 16,90
ISBN 978-3-531-15433-6

Erhältlich im Buchhandel
oder beim Verlag.
Änderungen vorbehalten.
Stand: Juli 2009.

Der Inhalt: Was ist Soziologie? Oder: Über die Schwierigkeit einer Einführung – Handlung, Kommunikation, Praxis – Lebenswelt, Sinn, Soziale Rolle, Habitus – Interaktion, Netzwerk – Organisation – Gesellschaft – Individuum, Individualität, Individualisierung – Kultur – Soziale Ungleichheit, Macht, Herrschaft – Wissen, Wissenschaft – Anhang: Anmerkungen und weiterführende Literatur

Dieses Buch soll anders sein. Es führt in den soziologischen Blick und in die wichtigsten soziologischen Grundbegriffe ein, ohne aber in lexikalischer Genauigkeit, definitorischer Schärfe und simulierter Neutralität soziologische Sätze in Stein zu meißeln.

Eher von leichter Hand wird versucht, der Soziologie und der Erarbeitung ihres spezifischen Blicks über die Schulter zu schauen. Das Buch erzählt eine Geschichte, die Geschichte von Herrn A, einem Banker, der in Liebesdingen und in seinem Beruf Einiges erlebt. An dieser Geschichte wird der soziologische Blick praktisch, gewissermaßen empirisch, eher kurzweilig eingeübt.

Das Buch richtet sich nicht nur an Studierende der Soziologie, sondern auch an all jene, die einen Blick in ein Labor soziologischen Denkens wagen wollen.

www.vs-verlag.de

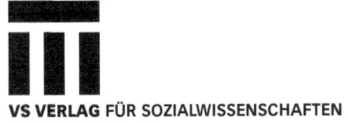

Abraham-Lincoln-Straße 46
65189 Wiesbaden
Tel. 0611.7878-722
Fax 0611.7878-400

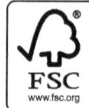

MIX
Papier aus verantwortungsvollen Quellen
Paper from responsible sources
FSC® C105338

If you have any concerns about our products,
you can contact us on
ProductSafety@springernature.com

In case Publisher is established outside the EU,
the EU authorized representative is:
**Springer Nature Customer Service Center GmbH
Europaplatz 3, 69115 Heidelberg, Germany**

Printed by Libri Plureos GmbH
in Hamburg, Germany